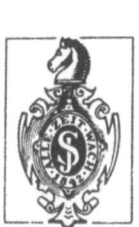

Psychologie im Nationalsozialismus

Herausgegeben von C. F. Graumann

Mit 5 Abbildungen

Springer-Verlag
Berlin Heidelberg New York Tokyo 1985

Prof. Dr. CARL FRIEDRICH GRAUMANN
Psychologisches Institut der Universität
Hauptstr. 47–51, D-6900 Heidelberg 1

ISBN-13: 978-3-540-13833-4   e-ISBN-13:978-3-540-13833-4
DOI: 10.1007/978-3-540-13833-4

CIP-Kurztitelaufnahme der Deutschen Bibliothek
Psychologie im Nationalsozialismus
hrsg. von C. F. Graumann.
Berlin; Heidelberg; New York; Tokyo: Springer, 1985.

NE: Graumann, Carl F. [Hrsg.]

Das Werk ist urheberrechtlich geschützt. Die dadurch begründeten Rechte, insbesondere die der Übersetzung, des Nachdrucks, der Entnahme von Abbildungen, der Funksendung, der Wiedergabe auf photomechanischem oder ähnlichem Wege und der Speicherung in Datenverarbeitungsanlagen bleiben, auch bei nur auszugsweiser Verwertung, vorbehalten. Die Vergütungsansprüche des § 54, Abs. 2 UrhG werden durch die „Verwertungsgesellschaft Wort", München, wahrgenommen.

© by Springer-Verlag Berlin Heidelberg 1985
Reprint of the original edition 1985

Die Wiedergabe von Gebrauchsnamen, Handelsnamen, Warenbezeichnungen usw. in diesem Werk berechtigt auch ohne besondere Kennzeichnung nicht zu der Annahme, daß solche Namen im Sinne der Warenzeichen- und Markenschutz-Gesetzgebung als frei zu betrachten wären und daher von jedermann benutzt werden dürften.

2126/3130-543210

Inhaltsverzeichnis

Psychologie im Nationalsozialismus. Eine Einführung
C. F. Graumann 1

Organische Weltanschauung und Ganzheitspsychologie
E. Scheerer 15

Das Ganze und die Gemeinschaft – Wissenschaftliches und politisches Denken in der Ganzheitspsychologie Felix Kruegers
U. Geuter 55

Ganzheits- und Gestaltpsychologie und Nationalsozialismus
W. Prinz 89

Ein Institut und eine Zeitschrift. Zur Geschichte des Berliner Psychologischen Instituts und der Zeitschrift „Psychologische Forschung" vor und nach 1933
M. G. Ash 113

Das Schicksal der nichtemigrierten Gestaltpsychologen im Nationalsozialismus
M. Stadler (Mit 3 Abbildungen) 139

Willy Hellpach; Attributionen
H. Gundlach 165

Erich Stern und die pädagogische Psychologie im Nationalsozialismus
O. Ewert 197

Die angewandte Psychologie vor und nach 1933 in Deutschland
A. Métraux (Mit 2 Abbildungen) 221

NSDAP-Mitgliedschaft und Universitätskarriere in der Psychologie
M. G. Ash und U. Geuter 263

Wurden die Juden im dritten Reich Opfer der Vorurteile „autoritärer Persönlichkeiten"?
H. Feger 279

Anhang: Dokumentation 291

Anmerkungen 310

Namenverzeichnis 313

Autorenverzeichnis

ASH, M., Prof., Dr., Department of History, University of Iowa, Iowa City, Iowa 52242, USA

EWERT, O., Prof., Dr., Psychologisches Institut, Universität Mainz, Postfach 3980, D-6500 Mainz

FEGER, H., Prof., Dr., Psychologisches Institut I, Universität Hamburg, Abteilung Sozialpsychologie, Von-Melle-Park 6 II, D-2000 Hamburg 13

GEUTER, U., Dr., Martin-Luther-Str. 78, D-1000 Berlin 62

GRAUMANN, C. F., Prof., Dr., Psychologisches Institut, Universität Heidelberg, Hauptstr. 47–51, D-6900 Heidelberg

GUNDLACH, H., Dr., Institut für Geschichte der Neueren Psychologie, Universität Passau, Schustergasse 21, D-8390 Passau

MÉTRAUX, A., Dr., Psychologisches Institut, Universität Heidelberg, Hauptstr. 47–51, D-6900 Heidelberg

PRINZ, W., Prof., Dr., Fakultät für Psychologie und Sportwissenschaft, Universität Bielefeld, Abteilung für Experimentelle und Angewandte Psychologie, Postfach 8640, D-4800 Bielefeld

SCHEERER, E., Prof., Dr., FB 5, Psychologie, Universität Oldenburg, Postfach 2503, D-2900 Oldenburg

STADLER, M., Prof., Dr., FB 9, Studiengang Psychologie, Universität Bremen, Postfach 330440, D-2800 Bremen

Psychologie im Nationalsozialismus

– Eine Einführung –

C. F. GRAUMANN

Die dunkle Vergangenheit

Der Titel „Psychologie im Nationalsozialismus" bedarf einer einführenden Erläuterung. Dieses Buch enthält nicht *die* Geschichte *der* Psychologie im Nationalsozialismus. Die Geschichte – wenn es je zu einem konsensuellen Singular und nicht zu mehreren konkurrierenden Geschichten kommen sollte – ist noch nicht geschrieben. Nicht, daß wir auf „oral history" angewiesen wären – ein trostloser Gedanke angesichts der weitverbreiteten Unfähigkeit der „Zeugen" dieser Jahre, sich angemessen zu artikulieren oder auch nur sich zu erinnern; man war eben immer mehr als Zeuge. Nein, es ist eine Menge geschrieben worden über unser Thema. Aber daraus läßt sich keine Geschichte dieser Zeit (re)konstruieren, nur die Geschichte der Versuche, diese Zeit in den Jahren danach zu (re)konstruieren. Dabei ist es diese Geschichte der „Nachkriegsauseinandersetzungen" über die Geschichte der Psychologie im Nationalsozialismus (Geuter, 1980a) und damit das Viele, was in diesen Jahren zwischen 1945 und den Siebzigern geschrieben worden ist, was die Rekonstruktion der Ereignisse zwischen 1933 und 1945 bisher eher erschwert als gefördert hat. Was in den Jahren danach an sei es vorwurfsvollen oder apologetischen Artikeln erschienen ist, mag in seiner Emotionalität nicht nur psychologisch verständlich, sondern auch als engagierte Auseinandersetzung fällig gewesen sein; es hat weder zu einer sachlichen Aufarbeitung und damit zu einer kritischen Historiographie beigetragen, noch zu der vielbeschworenen, aber nie erreichten (wenn überhaupt erreichbaren) „Vergangenheitsbewältigung". Als ein mehr politisches Nachspiel liefen sich diese Auseinandersetzungen, im Grunde ein Hickhack um die Rolle der Psychologie oder einzelner Psychologen im „Dritten Reich", irgendwann tot. Psychologen, ohnehin wenig an Historie interessiert, fanden, daß sie Besseres zu tun hatten; Historiker waren, nicht zufällig mit ihrer eigenen jüngsten Historie befaßt, zumindest in der Bundesrepublik noch weit davon entfernt, sich in die Historiographie eines Faches wie die Psychologie hineinzuarbeiten.

So hat es zwar seit 1945 mancherlei Gelegenheit gegeben, sich – mit oder ohne historiographischen Anspruch – kritisch mit der Psychologie im Nationalsozialismus auseinanderzusetzen, aber es kam nie über einen Schlagabtausch oder eine Problemverschiebung, etwa auf Methodisches, hinaus. Geuter (1980b) hat an drei solchen Gelegenheiten, der Baumgarten-Kritik von 1949, dem sogenannten „Methodenstreit" und den Impulsen aus der Studentenbewegung, die institutionellen und professionellen Hemmnisse zu verdeutlichen versucht, die einer eigentlichen Auseinandersetzung im Wege standen. Solche „Schranken" gab es ohne Zweifel; aber es gab auch noch andere Hemmnisse, die mehr psychologischer bzw. persönlicher Art waren. Sie lagen vor allem in der unauflöslichen Verschränkung der allgemeinen mit der eigenen Geschichte derjenigen, die nach 1945 Hochschullehrer der Psychologie waren. Dabei spielt es für die mangelnde Bereitschaft zu einer kritischen Aufarbeitung keine Rolle, ob der Betreffende sich selbst vor 1945 ideologisch (wie man so vornehm sagte) „exponiert" hatte und dies vergessen (machen) wollte. Auch die Majorität der Indifferenten und Unpolitischen, die nicht einmal in der Spruchkammer-Terminologie „Mitläufer" waren, standen unter der von außen oder selbstgestellten Frage der Mitschuld, was selbst und gerade für diejenigen galt und gilt, die sich nie mit dem Nationalsozialismus identifiziert, vereinzelt gegen ihn gestellt hatten. Die Frage der eigenen Mitschuld wurde, wenn öffentlich, im Rahmen der Kollektivschuldthese ganz generell diskutiert; demgegenüber hat der Studierende der Nachkriegsjahre persönliche Zeugnisse einer Gewissensforschung bei Hochschullehrern der Psychologie nur selten im vertrauten Gespräch erfahren. Wer wie der Verfasser als Studienanfänger der ersten Nachkriegsjahre wissen wollte, welches „die Vergangenheit" seiner Professoren war, stieß doppelt ins Dunkle. Im Gespräch tauchte immer wieder der Topos auf: „Es war eine finstere Zeit. Wir wollen froh sein, daß sie vorbei ist", was so viel hieß wie: „Wir wollen nicht mehr daran rühren; vielleicht später, wenn man etwas Abstand davon genommen hat." Dem Topos der finsteren Zeit entsprachen aber auch die „dunklen Flecken", die wir angehenden Psychologen in gewissen Druckerzeugnissen unserer Institutsbibliotheken fanden, besonders in den Reden, die „namhafte" Vertreter des Faches auf Kongressen gehalten hatten. Selbstverständlich war für uns das Ausgeschwärzte, Herausgeschnittene, Überklebte das Interessantere als das der Nachwelt Erhaltene; hier sammelten wir erste Erfahrungen mit der Fernleihe. Wie systematisch die Vertreter einer relativ überdauernden psychologischen Schule durch solche primitiven Zensurakte zu verhindern versuchten, daß man sie in ihrer Ganzheit kennenlernte, dokumentiert Geuter (a.a.O., S.6).

Die ins Allzumenschliche hinabreichenden Behinderungen einer kritischen Auseinandersetzung mit der Psychologie im Nationalsozialismus sind im übrigen immer noch nicht Vergangenheit. Bei dem Versuch, das diesem Buch zugrundeliegende Symposium in der Form zu organisieren, daß sich Vertreter aller akademischen Generationen um einen Tisch versammelten, stieß ich mit meinen Einladungen an ältere Kollegen auf folgende drei Typen der Ablehnung:

1. Das ist Geschichte. Ich bin Wissenschaftler. Von Geschichte verstehe ich nichts. Da müssen Sie Fachleute nehmen!
2. Das ist Vergangenheit. Die meisten sind tot. Man sollte die Toten ruhen lassen. Es ist schließlich genug darüber geredet worden.
3. Das geht nicht ohne Peinlichkeiten. Manche leben noch oder ihre Witwen. Man sollte Rücksicht auf die Hinterbliebenen nehmen.

Man sollte derartige Gründe nicht als vorgeschobene nehmen; denn erst dann wird das Dilemma ganz deutlich, in dem sich die Historiographie der Psychologie für die Zeit des Nationalsozialismus findet: Entweder sind die aufzuklärenden Ereignisse so rezent, daß vor lauter persönlicher Verstrickung und Rücksichtnahme nicht die als ideal angesehene kritische Distanz aufgebracht werden kann, oder aber – und dies wird in naher Zukunft der Regelfall sein – es fehlen die Zeitgenossen und -zeugen, die aufklären könnten, was überlieferte Dokumente unklar oder mehrdeutig gelassen haben. Insofern erschien den Teilnehmern des Symposiums, aus deren Kreis die Autoren dieses Buches kommen, der Zeitpunkt gerade recht, die Geschichte der Psychologie im Nationalsozialismus in Angriff zu nehmen. Mit einer Ausnahme sind die Autoren keine professionellen Historiker, sondern Psychologen von sehr unterschiedlicher fachhistoriographischer Erfahrung. Aber gerade für das Fach bzw. die Wissenschaft Psychologie ist es die erste Konferenz, an der sich vier akademische Generationen zusammensetzen, um die Geschichte dieser Wissenschaft im Nationalsozialismus einer Klärung näherzubringen. Was davon historiographischen Bestand hat, wird sich in der Zukunft erweisen.

Der Primat von Ganzheit und Gestalt

Eingangs wurde gesagt, dieses Buch enthalte nicht die Geschichte der Psychologie im Nationalsozialismus. Auch der zweite bestimmte Artikel bedarf der Relativierung; nicht nur in dem trivialen Sinne, in dem jede Sammlung von Artikeln nur selektiv sein kann. Ganz offenkundig finden in diesem Buch zwei Richtungen bzw. Schulen der Psychologie der zwanziger bis sechziger Jahre ganz besondere Beachtung: die ganzheits- und die gestalttheoretische Richtung. Die Rechtfertigung dafür liegt einmal darin, daß historisch diese beiden Schulen in der angegebenen Zeit, vor allem aber zum kritischen Zeitpunkt 1933, an den Universitäten des Reiches dominierten. Viel wesentlicher für unsere besondere Beachtung dieser Theorien und ihrer Protagonisten ist jedoch, daß ihre Vereinbarkeit oder gar Affinität mit der nationalsozialistischen Ideologie zu verschiedenen Zeiten unterschiedlich beurteilt worden ist – und dies von ihren eigenen Vertretern. Damit bieten sich die um die deutschen Kernbegriffe Ganzheit und Gestalt konstruierten Theorien ganz besonders für die Überprüfung etwaiger Beziehungen zwischen (wissenschaftlicher) Theorie und (politischer) Ideologie und damit letztlich zur Prüfung der Ideologiehaltigkeit psychologischer Theorien an.

Demgegenüber ist der krude Rassismus und Antisemitismus pseudowissenschaftlicher Erb- und Typenlehren, deren Vertreter sich z. T. schon vor 1933 zum Nationalsozialismus bekannten, hinreichend offenkundig. Sicher kommt man, wenn es um die Psychologie im Nationalsozialismus geht, nicht an E. R. Jaensch, G. Pfahler und L. F. Clauß vorbei, und vor allem Jaenschs internationale Bekanntheit verlangte noch eine eingehendere Analyse der Beziehungen seiner „psychologischen Anthropologie" zur N. S.-Ideologie (vgl. Boder, 1946/1970). Für die Psychologie der dreißiger und vierziger Jahre waren Jaensch, Pfahler und Clauß weniger repräsentativ als Krueger, Sander, Lersch und Kroh.

Verlust und Förderung

Zwei wichtige Themenkreise, die zur Beziehung von Nationalsozialismus und Psychologie unbedingt gehören, bleiben ausgespart, weil sie anderenorts systematisch bearbeitet werden oder schon sind. Das eine Thema ist die durch die Rassenpolitik der Nazis ausgelöste Emigration und das Schicksal der emigrierten Psychologen. Hierzu ist schon manches publiziert worden und hierauf beziehen sich vor allem die Forschungsarbeiten von Mitchell Ash (1979, 1983a).[1] Emigrant im technischen Sinne war auch, wenngleich zu spät und nicht weit genug weg, Otto Selz, der letztlich doch noch im Jahre 1943 in Auschwitz ermordet wurde (Seebohm 1970, o. J.). Zu den Opfern rassistischer Politik muß man indirekt auch Martha Muchow zählen, die nach der „Säuberung" des Hamburger Psychologischen Instituts, nämlich von W. Stern und H. Werner, schon im Herbst 1933 Suizid beging (vgl. Zinnecker, 1980). – Der Titel „Psychologie *im* Nationalsozialismus" ist insofern wörtlich zu nehmen: Gegenstand der nachfolgenden Untersuchungen ist das Geschick der nach der „Machtübernahme" noch fungierenden Wissenschaft Psychologie in einzelnen ihrer Richtungen, Institutionen und Vertreter.

Das zweite Thema, das hier ausgespart bleibt, ist das der signifikanten Professionalisierung der Psychologie während des „Dritten Reiches", vor allem unter dem Einfluß der Bedürfnisse der Wehrmacht. Hierzu liegt bereits eine umfassende Untersuchung von Geuter (1982) vor. Andererseits hängen gerade die beiden hier ausgesparten Themen der Emigration und der Professionalisierung sehr eng mit zwei zentralen Fragen zusammen, die immer wieder gestellt und auch in diesem Band wiederholt aufgegriffen werden.

1. Hat die Psychologie wirklich, wie das von innen und außen wiederholt behauptet worden ist, durch den Nationalsozialismus einen solchen Rückschlag erlitten, daß sie nach 1945 wieder von vorne anfangen mußte und noch

jahrelang, manche sagen: jahrzehntelang, das hohe Niveau der zwanziger Jahre nicht wieder erreichte? Wer die Diskussion in der benachbarten Soziologie kennt, wird auch die Parallelität der Fragestellung erkennen, wird dort doch darüber gestritten, ob die Zeit von 1933–1945 einen Bruch in der Entwicklung und somit das Jahr 1945 eine „Stunde Null" bedeuten kann (vgl. Lepsius, 1979, 1981; Schelsky, 1980).

2. Gibt es so etwas wie eine Dienlichkeit der Psychologie oder einzelner ihrer Lehren für Faschismus und Nationalsozialismus? Konnte die Psychologie oder einzelne ihrer Theorien bestimmte Praktiken des NS-Systems legitimieren? Das, was heute wie eine ungeheuerliche Frage klingt, war in der Tat die Hoffnung einiger führender Vertreter der Psychologie zu Beginn des „Dritten Reiches" und deshalb nach wie vor der Untersuchung wert.

Die erste Frage findet im vorliegenden Band – und in Übereinstimmung mit bereits vorher gewonnenen Erkenntnissen – eine klare, allerdings differenzierte Antwort. Deren wichtigste Aspekte sind die beiden folgenden.

Verlust

Nur wenige Wochen nach der „Machtergreifung", die eher eine Machtübergabe war, erließ die Reichsregierung das „Gesetz zur Wiederherstellung des Berufsbeamtentums", das den neuen Machthabern mit Hilfe der Paragraphen 3 und 4 das Recht(!) gab, sowohl Beamte „nichtarischer Abstammung" wie politisch Mißliebige zu entlassen. Durch dieses Gesetz, vor allem durch den „Arierparagraphen", wurde die Psychologie hart getroffen. Wie hart, läßt sich vielleicht nicht quantifizieren, wohl aber eindrucksvoll demonstrieren, wenn man sich die (nicht vollständige!) Liste der psychologischen Wissenschaftler vor Augen führt, die entweder direkt oder indirekt aufgrund des genannten Gesetzes und anderer Gewaltmaßnahmen ihrer Arbeitsmöglichkeiten an deutschen Universitäten bzw. im Reich beraubt wurden:

Rudolf Arnheim	Rosa Katz
Curt Bondy	Wolfgang Köhler
Egon Brunswik	Paul Lazarsfeld
Charlotte Bühler	Kurt Lewin
Karl Bühler	Martha Muchow
Heinrich Düker	Wilhelm Peters
Karl Duncker	Otto Selz
Adhémar Gelb	Erich Stern
Kurt Goldstein	William Stern
Fritz Heider	Hans Wallach
Georg Katona	Heinz Werner
David Katz	Max Wertheimer

Zwei Dutzend Namen, die der psychologischen Forschung an den Universitäten des Deutschen Reiches und Österreichs nach „Machtergreifung" und „Anschluß" fehlten. Wer auch nur die jeweils bekannteste wissenschaftliche Leistung diesen Namen zuordnen kann, vermag den Verlust an Forschungspotenz einzuschätzen, den die Psychologie als Wissenschaft im und durch den Nationalsozialismus hinnehmen mußte. Man ist versucht, diesen Namen zwei Dutzend der bekanntesten im Amt belassenen Psychologen gegenüberzustellen, wenn es der Anstand gestattete und es noch nötig wäre zu demonstrieren, wie durch die „Säuberungen", „Entjudungen" und „Gleichschaltungen" jener Jahre die Psychologie als Wissenschaft von einer vor 1933 international geachteten zu einer nach 1933 bzw. 1938 provinziellen Disziplin wurde. Zu der geringen Achtung, die die deutsche Präferenz für Charakterkunde, Typologie und Ausdruckskunde fand, trat verständlicherweise die Verachtung derjenigen, die 1933 ohne auch nur einen symbolischen Protest die Namen der jüdischen Wissenschaftler aus dem Mitgliederverzeichnis der Deutschen Gesellschaft für Psychologie löschten und deren Sitze im Vorstand einnahmen, auf welche „Machtergreifung" noch einmal Geuter (1979) aufmerksam machte, der im übrigen die These, daß die „Gleichschaltung" – auch der Institute – nicht nur „von oben" betrieben wurde, mit neuen Dokumenten belegen konnte (Geuter, 1983b). Laut Traxel (1983) hatte die Deutsche Gesellschaft für Psychologie im Jahre 1939 über die Hälfte (!) ihres Mitgliederbestandes von 1932 „verloren", und zwar bei einer sonst stark zunehmenden Mitgliederzahl.

Das aber heißt, daß, wenn man – mit guten Gründen – die These von einem äußerst schmerzhaften Einschnitt in die Psychologie als Wissenschaft durch „den Nationalsozialismus" vertritt, man gleichzeitig daran erinnern muß, daß Nazis nicht nur in den Machtpositionen des Staates und der Partei saßen. Sie waren längst in der Universität am Werk: nicht unwesentlich und an vielen Orten durch die Deutsche Studentenschaft, in der seit dem 14. Deutschen Studententag 1931 in Graz der Nationalsozialistische Deutsche Studentenbund (NSDStB) die absolute Mehrheit hatte, wodurch die „Gleichschaltung" und „Machtergreifung" an einigen Universitäten bereits vor dem 30. Januar 1933 abgeschlossen war; als unrühmliches Beispiel kann Heidelberg dienen (vgl. Peters & Weckbecker, o. J.). Aber auch innerhalb der Dozentenschaft gab es „alte Kämpfer", die auf ihre Stunde warteten, solche, die, auch ohne Parteigenosse zu sein, sich 1933 beeilten, ohne Not dem neuen Führer ihre Ergebenheit (und ihren Antisemitismus) zu bekunden, und diejenigen, die danach drängten, sich vor ihren Studenten, Kollegen und anderen Volksgenossen im Braunhemd zu zeigen. Dies ist heute vor allem durch die Recherchen und Dokumentationen Geuters (1979, 1980a, 1982) recht gut belegt. Selbst wenn diese Figuren, darunter allerdings die Spitzen der verbliebenen Deutschen Gesellschaft für Psychologie, nicht repräsentativ für die gesamte Psychologenpopulation gewesen sein sollten, deren schweigendes Hinnehmen der Ausschaltung ihrer jüdischen Kollegen (sieht man von Wolfgang Köhler ab) ist nur noch übertroffen worden durch das offizielle Schweigen über diese Vorfälle in den Jahren nach 1945, in denen man ohne Furcht frei seine Meinung sagen konnte.

Man geht nach allem nicht fehl in der Bewertung, daß die Ausschaltung rassisch und politisch unliebsamer Psychologen und die Reaktion ihrer „Kollegen" nicht nur ein schmerzlicher Verlust an wissenschaftlichem Niveau war, sondern auch und gravierender an moralischem.[2]

Förderung

Lange Zeit war es in der ohnehin spärlichen Diskussion der Nachkriegszeit über diese Ereignisse üblich, sich darauf zu beschränken, die „Nazis" (im Sinne einer outgroup) zu beschuldigen und auf den schweren Verlust zu verweisen, den die deutsche Psychologie durch die Emigration erlitten habe. Der mit der Emigration verbundene „brain drain" (der vor allem der Psychologie in den USA zugute kam) war quasi „unser" Opfer, das „wir" gebracht haben, und nicht ohne Stolz wurde auf die Einflüsse verwiesen, die deutsche Psychologen „dank" ihrer Emigration auf die amerikanische Psychologie ausübten (vgl. etwa Wellek, 1964; Metzger, 1976).

Demgegenüber trat die Beschäftigung mit der Psychologie, die im Nationalsozialismus verblieb, in den Hintergrund, sieht man von den politisch abstinenten oder apologetischen Selbstdarstellungen der Leipziger Schule durch Wellek (1954, 1960) und der Wehrmachtspsychologie durch Simoneit (1972) ab. Erst in den letzten Jahren ist der Einseitigkeit der These von der durch den Nationalsozialismus hervorgerufenen Diskontinuität der wissenschaftlichen Psychologie eine Kontinuitäts-These entgegengesetzt worden, die sich vor allem auf die beachtliche Professionalisierung der deutschen Psychologie nach 1933 stützt (Geuter, 1982; vgl. auch Traxel, 1983). Diese beiden Thesen sind insofern nicht widersprüchlich, als sich die erste auf die Qualität und Substanz des Forschungsniveaus bezieht, das durch die Vertreibung hervorragender Wissenschaftler abfiel. Die Kontinuitätsthese hingegen bezieht sich auf das Niveau der Institutionalisierung und Professionalisierung. Nimmt man beide Perspektiven zusammen, kommt man der Wirklichkeit der Psychologie im Nationalsozialismus sehr viel näher: Sieht man von einigen wenigen Vakanzen und Wegnahmen von Lehrstühlen ab, hat im ganzen die Institutionalisierung der Psychologie zugenommen. Das aber heißt, daß diejenigen, die von den Entlassungen nicht betroffen waren oder an die Stelle der Entlassenen rückten, wissenschaftlich weiterarbeiten konnten: „business as usual".

Über Art und Niveau dieser wissenschaftlichen Arbeit ist damit noch nichts gesagt, und hier können, wie es auch der vorliegende Band belegt, die Werturteile auseinandergehen. Auch wenn man, wie es W. Prinz in seinem Beitrag tut, die Auffassung vertritt, die nach 1933 (und auch nach 1945 noch) dominierenden Gestalt- und Ganzheitspsychologien hätten schon vor 1933 ihren eigentlichen Höhepunkt überschritten gehabt, so gibt es doch gerade bei den Emigranten gute Beispiele für eine fruchtbare Weiterentwicklung des in die Emigration mitgebrachten Ansatzes, die diese These zumindest relativieren sollten. Der Hinweis auf die späteren Arbeiten eines Kurt Lewin, Heinz Werner, Rudolf Arnheim, Georg Katona und ihrer Schüler möge genügen, um zu demonstrieren, daß gerade auch Wegentwicklung von der theoretischen Ausgangsposition wissenschaftlich fruchtbar werden kann.

Bruch oder Kontinuität? Verlust oder Gewinn? Schrumpfung oder Wachstum? Wie immer man die ersten der hier aufgeworfenen beiden Hauptfragen zur Geschichte der Psychologie im Nationalsozialismus formuliert, die Antwort ist in keinem Fall für „die Psychologie" im Sinne einer der jeweiligen Alternativen zu geben. In ihrem wissenschaftlichen Niveau, sofern dieses immer von einer international gebildeten scientific community bestimmt wird, hat die Psychologie als Forschung gelitten. Als institutionell strukturiertes Fach, also gemessen an Instituten, Lehrstühlen, Studentenzahlen und Stellen auf dem Arbeitsmarkt, ist die Psychologie im Nationalsozialismus gewachsen. Was die Dominanz gewisser Theorien betrifft, so ist angesichts der schon in den zwanziger Jahren feststellbaren Präferenz für Ganzheits- und Gestalttheorien, für Typenlehren, für Charakter- und Ausdrucksdiagnostik und der damit einhergehenden Aversion gegen Assoziationstheorien und dem „seelenlosen" Behaviorismus, aber auch gegen die Psychoanalyse, Kontinuität, teilweise bis in die sechziger Jahre, zu konstatieren. Im wissenschaftlichen Personal wiederum finden wir beides, Diskontinuität durch die „Wiederherstellung des Berufsbeamtentums", Kontinuität bei fast allen übrigen Professoren und Assistenten. Es ist diese Differenzierung nicht nur notwendig für ein klares Bild der Verhältnisse jener Zeit. Sie ist auch von methodologischem Interesse. Lange Zeit war „Psychologiegeschichte" (wie auch andere Wissenschaftshistoriographie) primär, wenn nicht ausschließlich, die Darstellung der Aufeinanderfolge von Personen bzw. von Theorien, kaum aber die Rekonstruktion der Institutionalisierung und Professionalisierung und des sie bedingenden politischen, ökonomischen und sonstigen sozialen Kontextes der Psychologie. Zumindest für die Grundlagenforschung wurde versucht, diesen Immanentismus durchzuhalten; für die angewandte Psychologie war ohnehin immer schon klar, daß wirtschaftliche oder militärische Anforderungen für bestimmte Entwicklungen auslösend oder förderlich waren. Erst in jüngster Zeit ist die Einbettung der – allgemein gesprochen – sozialen Randbedingungen in die Wissenschaftsgeschichte überhaupt selbstverständlich geworden.[3] Schließlich bietet die Geschichte des 20. Jahrhunderts genügend Beispiele dafür, wie politische Veränderungen (nicht nur Revolutionen) auch Veränderungen der Strukturen und Funktionen der Wissenschaft nach sich gezogen haben. Wenn also auch die

Psychologie institutionell und professionell im Nationalsozialismus einen Aufschwung erfahren hat, dann lag es nahe, wie Geuter (1982) es getan hat, nach den militärischen, ökonomischen etc. Randbedingungen zu fragen, denen dieses fragwürdige Wachstum zu verdanken war. Damit stellt sich sogleich die zweite zentrale Frage, die man jetzt präzisieren muß: Welcher Art war die Dienlichkeit der Psychologie für das NS-System? Auf die Rolle der Psychologie für die Wiederaufrüstung im Rahmen der Wehrmachtspsychologie sei, weil diese im Detail bereits belegt, wenn auch recht unterschiedlich bewertet worden ist (Ansbacher, 1949; Fitts, 1946; Geuter, 1982, 1983; Simoneit, 1972), hier nicht weiter eingegangen. (Über die Verwendung von Psychologen beim Fremdarbeitereinsatz, bei der Deutschen Arbeitsfront und der Nationalsozialistischen Volkswohlfahrt vgl. Ansbacher (1950) und Geuter (1982)). Mit dem Schicksal der pädagogischen Psychologie und der Psychotechnik befassen sich die nachfolgenden Beiträge von O. Ewert und A. Métraux. Nimmt man die Selbstdarstellungen und Offerten der praktizierenden und Praktiker ausbildenden Psychologen aus der Zeit vor 1945 hinzu, so gewinnt man den Eindruck, daß die Psychologie in dem Maße fungibel war, wie sie brauchbare Diagnostiker und Diagnostika stellte. Wo diese versagten oder nicht mehr gebraucht wurden, verlor die Psychologie an Interesse und an Förderung – eine fast trivial zu nennende Sequenz, wären nicht immer wieder die berufsethischen Fragezeichen, die man an manchem „Einsatz" anbringen muß. Doch wäre dies kein Unikum des tertium imperium.

Affinität oder Unvereinbarkeit?

Für das Verständnis der Psychologie im Nationalsozialismus zentraler und für das Selbstverständnis der Protagonisten und Anhänger der herrschenden Theorien dieser Zeit prinzipiell beunruhigender sollte die bis heute kontrovers diskutierte Frage sein, ob die dominante Theoriebildung in der Psychologie der zwanziger und dreißiger Jahre das Maß an Affinität zur nationalsozialistischen Weltanschauung aufwies, das ihr eine legitimierende Funktion zugewiesen hätte. Gemeint sind die Spielarten der Ganzheitstheorie, deren wichtigste Varianten die genetische der Leipziger und die gestalttheoretische der Berliner Schule waren.

Wiederum erweist sich die Frage nach der Affinität oder Unvereinbarkeit als in dieser Form zu pauschal gestellt, um sie im Sinne einer der beiden Alternativen beantworten zu können. Sicher ist, daß ebenso, wie ab 1933 Vertreter der beiden Hauptrichtungen deren Affinität zur siegreichen Weltanschauung offeriert hatten (vgl. hierzu die Belege bei Geuter, 1979, 1980a und 1982), sie nach 1945 das Trennende, wenn nicht, wie W. Metzger (1979) die Unvereinbarkeit, beteuerten. Nur meinten sie jeweils etwas anderes an der Psychologie wie am Nationalsozialismus, setzten jeweils anderes mit anderem in Beziehung.

Hier nun wesentlich genauer zu differenzieren, als es in dem oft allzu verblasenen und verbosen Ganzheitsdiskurs überhaupt möglich war, ist eine der Hauptaufgaben, die zur Beantwortung der Affinitätsfrage zu lösen ist und der sich einige Beiträge dieses Bandes stellen. Nicht also, ob sich unter den Psychologen, die im weitesten Sinne dem Ganzheitsprinzip huldigten, auch gehäuft Rassisten fanden, ob sich aus der genetischen Ganzheitspsychologie Antisemitismus rechtfertigen läßt oder gar, ob Gestaltpsychologie gegen Rassismus feit, sind die entscheidenden Fragen (obwohl derartiges behauptet worden ist). Vielmehr geht es, auch in diesem Band, darum, die Ebenen zu identifizieren, auf denen die Fragen einer Ideenverwandtschaft überhaupt sinnvoll gestellt werden können. Dazu ist es erforderlich, sowohl den disziplinären Rahmen der Psychologie wie den zeitlichen der zwanziger und dreißiger Jahre zu sprengen: Philosophische und weltanschauliche Ideen des 19. Jahrhunderts und teils sehr viel älteren Ursprungs, die in lebens- und gesellschaftstheoretische Gedankengebäude Einlaß fanden, bildeten als soziale Repräsentation auch den Überbau der nationalen und kulturellen Identität vieler Deutscher. Sie finden wir nicht nur unter den Politikern, voran, aber nicht ausschließlich, bei Deutsch-Nationalen und Nationalsozialisten; wir finden sie auch unter rechten Philosophen, Gesellschaftswissenschaftlern und Seelenwissenschaftlern. Für manche, auch für solche, die die „vulgäre" Weltanschauung und vor allem die Gewaltherrschaft der NSDAP und des von ihr kontrollierten Staates ablehnten, war Psychologie im Nationalsozialismus der Versuch zu einer deutschen Seelenwissenschaft. Zahlenmäßig mögen es wenige gewesen sein; ihre relative Lautstärke und Penetranz war auch eine Funktion des Schweigens und Weghörens der vielen. Die Stunde dieser anderen wäre spätestens in den Jahren nach 1945 gewesen. Sie ist ohne Not versäumt worden. Deshalb steht die Historiographie der Psychologie im Nationalsozialismus auch in den achtziger Jahren noch in den Anfängen. Mehr als Anfänge können auch die Autoren dieses Buches nicht anbieten. Sie prüfen in den nachfolgenden Kapiteln Theorien, Hochschullehrer und Institutionen, deren Schicksale und, soweit erkennbar, ihre Beziehungen zum Nationalsozialismus. Der Prototyp war weder der Nazi und die nationalsozialistisch eingefärbte Theorie noch der Antifaschist und die gegen faschistische oder allgemein totalitäre Ideologien immunisierenden Theorien. Er lag – in oft bedrückender Normalität – dazwischen, nicht unbedingt so schillernd wie Willy Hellpach, von dem Horst Gundlach zeigt, wie er vorher und nachher allen möglichen Attributionen offensteht; eher so, daß er vor 1945 ideologisch nicht auffiel und sich nach 1945 bestätigen lassen konnte, daß er nicht dazugehört hatte. Der Prototyp hat, so gut es ging, seine Wissenschaft gemacht und hätte es – bis heute – gerne dabei bewenden lassen; schließlich habe Wissenschaft nichts mit Politik, Psychologie wenig mit gesellschaftlichen Problemen, haben wissenschaftliche Theorien nichts mit Ideologie zu tun.

Daß es damit aber keineswegs sein Bewenden hat, ist die allen Autoren dieses Buches gemeinsame Überzeugung. Sie in den nachfolgenden Kapiteln zu vertreten, hat neben der Mühe, Daten beizubringen, nicht leicht zugängliche Dokumente aufzuspüren, oft auch Mut gekostet, Anfeindungen entgegenzutreten.

Eine völlig andere Affinitätsfrage haben in der Vergangenheit diejenigen aufgeworfen, die sich an eine Psychologie *des* Nationalsozialismus heranwagten. Der bekannteste Versuch sind die umstrittenen Studien zur „autoritären Persönlichkeit" (Adorno, Frenkel-Brunswick, Levinson & Sanford, 1950) geblieben. Wir haben in der Beschränkung auf die Psychologie *im* Nationalsozialismus diese Frage, ob es Persönlichkeitsdispositionen gibt, die für die Übernahme faschistischer oder totalitärer Haltungen prädisponieren, nicht aufgegriffen. Wohl aber hat Hubert Feger Überlegungen angestellt, wie man aus der Sicht der heutigen Sozialpsychologie die Frage Adornos und seiner Mitarbeiter neu angehen könnte.

Zur „Psychologie im Nationalsozialismus" gehören schließlich einige Originalia, die uns die Sprache und mit ihr den Geist wie den Ungeist dieser Zeit vermitteln (vgl. Anhang). Schon die kleine Auswahl demonstriert, wo wir letztlich nach Affinität und Unvereinbarkeit suchen müssen; nicht so sehr im Wortlaut wissenschaftlicher Theorien als in den Werten, die sich hinter vielen Worten verbergen und in wenigen klar aussprechen lassen.

Dafür, daß das Symposium und das Buch in der jetzt der Öffentlichkeit vorgelegten Form zustande gekommen ist, sei allen Autoren und den anderen Teilnehmern des Symposiums „Psychologie im Nationalsozialismus" vom 9.–11. November 1983 für ihre Mitwirkung gedankt, vor allem den beiden einzigen Zeugen des Psychologiestudiums der Jahre vor 1945 und jetzigen Emeriti Elfriede Höhn und Rudolf Bergius. Besonderer Dank gilt der Werner-Reimers-Stiftung in Bad Homburg, die das Symposium ermöglicht hat, und dem Springer-Verlag, Heidelberg, für den Mut zu diesem Buch. Ohne die kritische Hilfe von Gudrun Ruscher wäre manche Textstelle weniger klar und deutlich geblieben.

Anmerkungen

1 Weitere Arbeiten zur Emigration deutscher und österreichischer Psychologen stammen von Bühler (1965), Graumann (1976), Henle (1980), Köhler (1971), Luchins (1975).
2 Vgl. hierzu auch die frühen Beurteilungen der Situation der Psychologie und des Verhaltens der deutschen Psychologen unter dem NS-Regime bei Wyatt und Teuber (1944) sowie Baumgarten (1949).
3 Für die Geschichte der Psychologie wird dieser neue Ansatz deutlich bei Jaeger und Staeuble (1978) und in Woodward und Ash (1982); zur Theorie vgl. Graumann (1983) und Ash (1983).

Literatur

Adorno, T.W., Frenkel-Brunswik, E., Levinson, D.J., & Sanford, R.N. (1950). *The authoritarian personality*. New York: Harper & Row.

Ansbacher, H.L. (1949). Bleibendes und Vergängliches aus der deutschen Wehrmachtspsychologie. *Mitteilungen des Berufsverbandes deutscher Psychologen, 3* (11), 3-9.

Ansbacher, H.L. (1950). Testing, management and reactions of foreign to workers in Germany during World War II. *American Psychologist, 5,* 38-49.

Ash, M.G. (1979). The struggle against the Nazis. *American Psychologist, 34,* 363-364.

Ash, M.G. (1983a). Die deutschsprachige Psychologie im Exil: Forschungsansätze und -ergebnisse zum Problem des Wissenstransfers. *Bericht über den 33. Kongreß der Deutschen Gesellschaft für Psychologie in Mainz 1982* (S. 106-113). Göttingen: Hogrefe.

Ash, M.G. (1983b). The self-presentation of a discipline: History of psychology in the United States between pedagogy and scholarship. In L.Graham, W.Lepenies & P.Weingart (Eds.), *Functions and uses of disciplinary histories.* (Vol.7, pp.143-189). Dordrecht: Reidel.

Baumgarten, F. (1949). *Die deutsche Psychologie und die Zeitereignisse.* Zürich: Verlag der Aufbau.

Boder, D.P. (1946). Nazi Science. In P.L.Harriman (Ed.), *Twentieth century psychology* (pp.10-21). New York. (Reprint: New York: Freeport, 1970).

Bühler, Ch. (1965). Die Wiener psychologische Schule in der Emigration. *Psychologische Rundschau, 16,* 187-196.

Fitts, P.M. (1946). German applied psychology during world war II. *American Psychologist, 1,* 151-161.

Geuter, U. (1979). Der Leipziger Kongreß der Deutschen Gesellschaft für Psychologie 1933. *Psychologie- und Gesellschaftskritik, 3* (H.4), 6-25.

Geuter, U. (1980a). Die Zerstörung wissenschaftlicher Vernunft. Felix Krueger und die Leipziger Schule der Ganzheitspsychologie. *Psychologie heute, 7* (H.4), 35-43.

Geuter, U. (1980b). Institutionelle und professionelle Schranken der Nachkriegsauseinandersetzung über die Psychologie im Nationalsozialismus. *Psychologie- und Gesellschaftskritik, 4* (1/2), 5-39.

Geuter, U. (1982). *Die Professionalisierung der deutschen Psychologie im Nationalsozialismus.* Dissertation, Freie Universität Berlin.

Geuter, U. (1983a). Der Nationalsozialismus und die Entwicklung der deutschen Psychologie. *Bericht über den 33. Kongreß der Deutschen Gesellschaft für Psychologie in Mainz 1982* (S.99-106). Göttingen: Hogrefe.

Geuter, U. (1983b). *"Gleichschaltung" von oben? Universitätspolitische Strategien und Verhaltensweisen in der Psychologie während des Nationalsozialismus.* Bericht aus dem Archiv für die Geschichte der Psychologie. Historische Reihe Nr.11. Psychologisches Institut der Universität Heidelberg.

Graumann, C.F. (1976). Modification by migration: Vicissitudes of cross-national communication. *Social Research, 43,* 367-385.

Graumann, C.F. (1983). Theorie und Geschichte. in G.Lüer, *Bericht über den 33. Kongreß der Deutschen Gesellschaft für Psychologie in Mainz 1982,* Bd.1, Göttingen: Hogrefe. (S.64-75).

Henle, M. (1980) The influence of Gestalt psychology in America. In R.W.Rieber & K.W.Salzinger (Eds.), *Psychology: Theoretical and historical perspectives* (pp. 177-190). New York: Academic Press.

Jaeger, S. & Staeuble, I. (1978). *Die gesellschaftliche Genese der Psychologie.* Frankfurt: Campus.

Köhler, W. (1971). The scientists from Europe and their new environment. In M. Henle (Ed.), *The selected papers of Wolfgang Köhler* (pp. 413–435). New York: Liveright.

Lepsius, R. (1979). Die Entwicklung der Soziologie nach dem Zweiten Weltkrieg 1945 bis 1967. *Kölner Zeitschrift für Soziologie und Sozialpsychologie, Sonderheft 21,* 25–70.

Lepsius, R. (Hrsg.) (1981). Die Soziologie in Deutschland und Österreich 1919–1945. Materialien zur Entwicklung, Emigration und Wirkungsgeschichte. *Kölner Zeitschrift für Soziologie und Sozialpsychologie, Sonderheft 23.*

Luchins, A. S. (1975). The place of gestalt theory in American psychology. In S. Ertel, L. Kemmler & M. Stadler (Hrsg.), Gestalttheorie in der modernen Psychologie (S. 21–44). Darmstadt: Steinkopf.

Metzger, W. (1976). Gestalttheorie im Exil. In H. Balmer (Hrsg.). Geschichte der Psychologie, Bd. 1: Geistesgeschichtliche Grundlage („Psychologie des 20. Jahrhunderts") (S. 659–683). Zürich: Kindler.

Metzger, W. (1979). Gestaltpsychologie – ein Ärgernis für die Nazis. *Psychologie heute, 6* (H. 3), 84–85.

Peters, Chr. & Weckbecker, A. (1983). *Auf dem Weg zur Macht.* Zur Geschichte der NS-Bewegung in Heidelberg 1920–1934. Heidelberg: Zeitsprung o. J.

Schelsky, H. (1980). Zur Entstehungsgeschichte der bundesdeutschen Soziologie. Ein Brief an Rainer Lepsius. *Kölner Zeitschrift für Soziologie und Sozialpsychologie, 32,* 417–456.

Seebohm, H. B. (1970). *Otto Selz – Ein Beitrag zur Geschichte der Psychologie.* Dissertation, Heidelberg.

Seebohm, H. B. The psychologist Otto Selz: His life and destiny. In N. H. Frijda & A. de Groot (Eds.), *Otto Selz: His contribution to psychology* (pp. 1–12). The Hague: Mouton.

Simoneit, M. (1972). Deutsche Wehrmachtspsychologie von 1927–1942. *Wehrpsychologische Mitteilungen, 6* (2), 71–110.

Traxel, W. (1983). Mitgliederstand und Mitgliederbewegungen in der Gesellschaft für experimentelle Psychologie und der Deutschen Gesellschaft für Psychologie von 1904 bis 1939. In G. Lüer (Hrsg.), *Bericht über den 33. Kongreß der Deutschen Gesellschaft für Psychologie in Mainz 1982* Bd. 1 (S. 97–99). Göttingen: Hogrefe.

Wellek, A. (1954). *Die genetische Ganzheitspsychologie der Leipziger Schule und ihre Verzweigungen.* (Neue Psychologische Studien, Bd. 15). München: Beck.

Wellek, A. (1960). Deutsche Psychologie und Nationalsozialismus. *Psychologie und Praxis, 4,* 177–182.

Wellek, A. (1964). Der Einfluß der deutschen Emigration und die Entwicklung der amerikanischen Psychologie. *Psychologische Rundschau, 15,* 239–262.

Woodward, W. R. & Ash, M. G. (Eds.). (1982). *The problematic science: Psychology in nineteenth-century thought.* New York: Praeger.

Wyatt, F. & Teubner, H. L. (1944). German Psychology under the Nazi System – 1933–1940. *Psychological Review, 51,* 229–247.

Zinnecker, J. (1980). Recherchen zum Lebensraum des Großstadtkindes: Eine Reise in verschüttete Scheinwelten und Wissenschaftsstrukturen. In M. Muchow & H. H. Muchow: *Der Lebensraum des Großstadtkindes* (2. Aufl.), (S. 10–52). Bensheim: paed extra. (Original 1935).

Organische Weltanschauung und Ganzheitspsychologie

E. SCHEERER

> Es war eine alt-neue, eine revolutionär rückschlägige Welt, in welcher die an die Idee des Individuums gebundenen Werte, sagen wir also: Freiheit, Recht, Vernunft, völlig entkräftet und verworfen waren....
> Die Forschung hatte *allerdings* Voraussetzungen, – und ob sie welche hatte! Es waren die Gewalt, die Autorität der Gemeinschaft, und zwar waren sie es mit solcher Selbstverständlichkeit, daß die Wissenschaft gar nicht auf den Gedanken kam, etwa nicht frei zu sein. Sie war es subjektiv durchaus – innerhalb einer objektiven Gebundenheit, so eingefleischt und naturhaft, daß sie in keiner Weise als Fessel empfunden wurde.
> Thomas Mann, Doktor Faustus, Kap. 34

Einleitung

In theoretischer Hinsicht war die Psychologie im nationalsozialistischen Deutschland nicht völlig „gleichgeschaltet". Als hauptsächliche Richtungen der experimentellen Psychologie verblieben, nachdem die Berliner Schule der Gestaltpsychologie im wesentlichen ausgeschieden war, noch die Leipziger „Genetische Ganzheitspsychologie", die „Determinationspsychologie" N. Achs und die von E. R. Jaensch vertretene „Integrationspsychologie".

Obwohl nur *eine* dieser Schulen das Etikett ‚Ganzheitspsychologie' für sich in Anspruch nahm, wurde im Selbstverständnis der damaligen Psychologen eine gewisse Einheitlichkeit der theoretischen Ausrichtung dadurch hergestellt, daß sie *alle* behaupteten, ganzheitlich orientiert zu sein. Dies trifft auch für solche Forscher wie z. B. W. Wirth oder N. Ach zu, die – was die Methodik betrifft – noch ganz dem Paradigma der experimentellen Bewußtseinspsychologie verpflichtet blieben.

Die Ganzheitsideologie der deutschen Psychologen hatte die folgenden Komponenten: (1) Dem Ganzen kommt ein *genetischer und funktionaler Primat* gegenüber seinen Teilen zu. (2) Neben dem Erleben ist die belebte Materie im allgemeinen und der *Organismus* im besonderen Prototyp ganzheitlichen Geschehens und ganzheitlicher Ordnung. (3) Der Primat des Ganzen gilt nicht nur für das erlebende Subjekt und für das lebende Individuum, sondern auch für soziale Vorgänge und Gebilde, jedoch nicht für alle: Ganzheitlich strukturierte soziale Gebilde sind *Gemeinschaften;* sie sind von bloßen „Sozialaggregaten" zu unterscheiden. (4) Da individuelles und soziales Leben und Erleben nicht mechanischen Gesetzen folgen, erfordert ihre wissenschaftliche Bearbeitung ein Denken in biologischen statt in physikalischen oder technischen Kategorien; es wird zumeist als *„organisches Denken"* bezeichnet, sein Resultat als *„organische Weltanschauung"*. (5) Den Deutschen befähigen seine geistige und kulturelle Tradition, aber auch gewisse ihm eigentümliche psychische (oder biologische) Eigenschaften in besonderem Maße zu organischem Denken. Daher ist organisches Denken gleichzeitig *„deutsches Denken"*; mechanistisches Denken ist dagegen vorwiegend in Westeuropa entstanden und beheimatet und kann mithin geradezu als „westliches Denken" bezeichnet werden.

Tritt zu den genannten Komponenten eine positive Stellungnahme bezüglich der nationalsozialistischen Politik hinzu, dann geht das organische Denken in *völkisches Denken* über; die Psychologie wird integrierender Bestandteil einer *„völkisch-politischen Anthropologie"*. Zumindest einige Psychologen haben den Schritt vom organischen zum völkischen Denken vollzogen und propagiert. Doch dies erschwert die Einsicht in die geistesgeschichtlichen und politischen Zusammenhänge, die zur Formierung der „organischen Weltanschauung" geführt haben; denn retrospektiv erscheint sie nur allzu leicht als Ergebnis politischer Einflußnahme (durch die NSDAP) auf eine an sich unpolitische Wissenschaft.

Im folgenden werde ich zeigen, daß sich die wesentlichen Komponenten der organischen Weltanschauung schon vor 1933 herausgebildet haben, und daß die Entstehung der Ganzheitspsychologie als Teil eines umfassenderen weltanschaulichen Wandels verstanden werden muß. Ich gehe dabei von dem Grundsatz aus, die weltanschaulichen Prätentionen der Ganzheitspsychologie versuchsweise einmal ernst zu nehmen und sie auf ihre Stichhaltigkeit zu überprüfen. Zu fragen ist also, ob die Ganzheitspsychologen in der Tat auf eine spezifisch deutsche Tradition zurückgreifen konnten, und ob ganzheitliches bzw. organisches Denken tatsächlich nicht nur die Psychologie, sondern auch ihre Nachbarwissenschaften (Biologie, Soziologie) schon im vor-nationalsozialistischen Deutschland gekennzeichnet hat. Dies wird an einem charakteristischen Konzept, nämlich dem des *„sozialen Organismus"*, zu überprüfen sein. Sollte sich organisches Denken tatsächlich als „typisch deutsch" herausstellen, so wären Ursachen für eine derartige deutsche Sonderentwicklung aufzuspüren. Schließlich ist noch zu fragen, ob durch die nationalsozialistische Machtübernahme gewisse Änderungen in der Interpretation der organischen Weltanschauung aufgetreten sind.

Ihren prägnantesten Ausdruck hat die ganzheitliche Orientierung der deutschen Psychologie vor 1933 ohne Zweifel in der von F. Krueger begründeten „Zweiten Leipziger Schule" gefunden. Diese wird daher vor allem unsere Aufmerksamkeit beanspruchen, allerdings nicht ausschließlich. Denn es gab gewisse Affinitäten zwischen der Leipziger Schule und anderen, gewöhnlich weniger unter dem Aspekt der Ganzheitlichkeit gesehenen Richtungen der Psychologie. Andererseits wird sich zeigen, daß unter dem Aspekt der organischen Weltanschauung die Übereinstimmung zwischen der Leipziger Schule und der Berliner Gestaltpsychologie nicht so weitgehend war, wie häufig angenommen wird.

Die Biopsychologie: ein Weg aus der Krise der Psychologie

Stellt man die Ganzheitsbewegung innerpsychologisch dar, dann erweist sie sich als Protest gegen den Elementarismus der älteren Bewußtseinspsychologie. Von diesem Standpunkt aus überwiegen die Gemeinsamkeiten etwa zwischen der Gestaltpsychologie und der Leipziger Ganzheitspsychologie bei weitem die Unterschiede. Zwar betonten die Leipziger den Primat ungegliederter Ganzheiten und der ihnen entspringenden gefühlsartigen Erlebnisse, während die Berliner den Wahrnehmungsprozeß und den in ihm zugänglichen gegliederten Gestalten den Vorrang zuerkannten. Aber dies ändert nichts daran, daß beide Richtungen nur Varianten eines spezifisch deutschen Protestes gegen die Bewußtseinspsychologie bildeten; spezifisch deutsch deswegen, weil sich anderswo der Protest weniger gegen den Elementarismus als vielmehr gegen den Subjektivismus der Bewußtseinspsychologie richtete.

Schon bei innerpsychologischer Betrachtung läßt sich freilich gegen die hier etwas vereinfacht dargestellte Standardinterpretation manches vorbringen; vor allem dann, wenn sie annimmt, daß der antielementaristische Protest hauptsächlich gegen W. Wundt gerichtet gewesen sei. Denn im Verhältnis zu Wundt gab es von Anfang an keine Gemeinsamkeit zwischen den Berlinern und den Leipzigern. Die Begründer der Berliner Schule standen anfangs im Problemzusammenhang einer dualistischen Psychologie der Akte und Inhalte, deren Vertreter – vor allem C. Stumpf – schon am Ende des 19. Jahrhunderts gegen Wundt und seine Psychologie vorgegangen waren; die Berliner „erbten" also die Opposition gegen Wundt, im übrigen bildeten immanente Probleme der Psychologie Stumpfs und der Würzburger Schule den Hintergrund der gestaltpsychologischen Pionierarbeiten. Die Leipziger dagegen konnten sich, obwohl sie Wundt in vieler Hinsicht kritisierten, auch positiv auf ihn beziehen, z. B. im Hinblick auf den Zusammenhang zwischen wenig gegliederten psychischen Inhalten und Gefühlen, auf die Gegensätzlichkeit der Gefühle, und auf das sozialgenetische Postulat. Jedenfalls bedeutete vom Standpunkt der Leipziger Schule der Übergang zur Ganzheitspsychologie keineswegs einen plötzlichen Bruch mit einer philosophisch-psychologischen Tradition, die sie von Wundt aus in die deutsche Geistesgeschichte zurückverfolgten. Sie fühlten sich also, rein wissenschaftlich gesehen, als Konservative und nicht als Revolutionäre, und von einer „Neuen Psychologie" (Koffka, 1925) haben sie niemals gesprochen.

Für unsere Fragestellung sind freilich nicht die für die Berliner oder Leipziger Schule maßgeblichen Traditionslinien innerhalb der *Psychologie* von Belang, sondern die Einstellung dieser Schulen gegenüber der *Biologie;* und zwar nicht so sehr im Hinblick auf die Übernahme einzelner biologischer Erkenntnisse oder Theorien, sondern im Hinblick auf eine biologische Denkweise, also die Anwendung biologischer Kategorien, wie etwa ‚Organismus‘, ‚Teleologie‘, ‚Entwicklung‘, ‚Differenzierung‘, ‚Integration‘ auf psychologische Sachverhalte. ‚Organisches Denken‘ kann auch als *‚methodologischer Biologismus‘* bezeichnet werden, und es ist zu fragen, welchen Stellenwert es in den unter dem Stichwort ‚Krise der Psychologie‘ bekannten Grundsatzdiskussionen in der Mitte der zwanziger Jahre eingenommen hat.

Wie ohne Übertreibung festgestellt werden kann, hatte sich in der deutschsprachigen Psychologie ein nahezu lückenloser Konsens des Inhalts herausgebildet, daß der Weg aus der Krise der Psychologie auf dem Wege biologischen Denkens zu finden (oder schon gefunden worden) sei. In dem hier vorausgesetzten Sinn ist die „Krise der Psychologie" vor allem durch den Dualismus zwischen natur- und geisteswissenschaftlicher Psychologie bestimmt. Er geht zwar auf das Ende des 19. Jahrhunderts zurück, wurde aber endgültig erst von E. Spranger (1926/1973) auf den seither geläufigen Begriff gebracht. In derselben Abhandlung, in der Spranger die Frage nach der „Einheit der Psychologie" im verneinenden Sinne beantwortet, äußert er wenigstens als Hoffnung, daß der Gegensatz zwischen „physiologischer Psychologie" und „Psychologie des Seelisch-Geistigen" durch die „Biopsychologie" gemildert werden könne. Unter ‚Biopsychologie‘ versteht Spranger eine Psychologie, die „von den objektiven Voraussetzungen ... der Biologie aus betrieben wird" (a.a.O., S.29). Eine biologisch orientierte Psychologie wird dann „eine neue Form der Psychologie" bilden können, wenn sie sich der grundlegenden Kategorie des *Organismus* bedient, die Spranger im Sinne Kants als Urteilsmaxime auffaßt. In der Biopsychologie sollen natur- und geisteswissenschaftliche Psychologie „in der Form einer Ergänzung, ja einer Annäherung ihrer Methoden" (a.a.O., S.32) zusammentreffen.

Zwar anerkannte Spranger, daß die Biopsychologie „besonders in Deutschland" schon recht weit ausgestaltet sei, doch sah er in der von ihr zu leistenden Annäherung zwischen natur- und geisteswissenschaftlicher Psychologie noch eine Zukunftsaufgabe. Doch andere Psychologen sahen die Biopsychologie nicht nur als Postulat, sondern bereits als Wirklichkeit. K. Bühler z. B. referiert zustimmend Sprangers Gedanken über die Biopsychologie, meint aber, daß Sprangers Kritik an der naturwissenschaftlichen Psychologie nur auf eine schon überwundene Phase der Psychologie zutreffe:

> Gegen den überwundenen Physikalismus der Psychologie braucht heute keiner mehr von außen her Sturm zu laufen. Das biologische Denken ist den Jüngeren, die heute richtunggebend am Werke sind, mit wenigen Ausnahmen zur Selbstverständlichkeit

geworden. Und wenn der Ausdruck ‚naturwissenschaftliche Psychologie' etwas Lebendiges treffen soll, muß es die Biologie, darf es nicht mehr die Physik sein, an die man diese Forschungsrichtung angelehnt... denkt. (Bühler, 1927, S. 70f.)

Für Bühler nimmt die Biopsychologie demgemäß nicht nur eine zwischen natur- und geisteswissenschaftlicher Psychologie vermittelnde, sondern im Gegensatz zwischen ihnen aufhebende Funktion wahr.

Gegen den Vorwurf eines engen „Experimentalismus" war die deutsche Psychologie übrigens schon 1923 von E. R. Jaensch in Schutz genommen worden. Später stimmt Jaensch dahingehend Spranger zu, daß „das Gegeneinanderarbeiten der mehr naturwissenschaftlich und der mehr geisteswissenschaftlich orientierten Psychologie vorüber" sei (1927, S. 86f.), und zwar deswegen, weil die naturwissenschaftliche Psychologie die physikalistischen Vorurteile einer früheren Epoche überwunden habe.

Zweifellos ließen sich die Beispiele vermehren; doch wie stand es mit der genetischen Ganzheitspsychologie? Krueger hatte schon 1923 festgestellt, daß man sich „die Gesamtstruktur jedes *Seelen*wesens nach der Art des leiblichen Organismus" zu denken habe (1923/1931, S. 13), und seine umfangreichen Ausführungen über psychische Ganzheit (1926/1953) diskutieren die Ganzheitspsychologie vor allem im Kontext der „Biotheorie". Kurz, Krueger sprach zwar auch *pro domo,* aber gleichzeitig für den „Hauptstrom" der deutschen Psychologie, wenn er 1932 feststellte:

Inhaltlich gehört die Psychologie zur Lebensforschung, viel näher als zu den Wissenschaften von der anorganischen Natur... Das psychologische Denken wird notwendig immer durchgreifender und immer exakter biologisch. (1932a, S. 37f.)

Gab es theoretische Positionen, die als Abweichungen von dem vorherrschenden biologistischen Konsensus aufgefaßt wurden? Man würde vielleicht erwarten, daß sich die Polemik der Biopsychologen vor allem gegen die Vertreter der älteren Assoziationspsychologie – z. B. G. E. Müller – richtete. Aber dem war nicht so. Vielmehr war die *Berliner Gestaltpsychologie* diejenige Richtung, die am ehesten als Fremdkörper empfunden wurde. Und zwar geschah die Abgrenzung gegenüber der Gestaltpsychologie auf mindestens vier Ebenen:

(1) Seit 1923 setzt ein erbitterter Kampf um *Prioritätsansprüche* ein. Zu nennen wären hier Jaensch (1923, S. XVIff.) und Krueger (1923/1931), dessen Kongreßvortrag über den Strukturbegriff in der Psychologie auf weiten Strecken der Abweisung gestaltpsychologischer Prioritätsansprüche gewidmet ist. Als Wegbereiter des Ganzheitsprinzips nennen sowohl Jaensch als auch Krueger fast ausschließlich deutsche Forscher. Auffallend ist, daß W. James nicht in die Ahnengalerie eingereiht wird; noch Dilthey (1894/1924) hatte ihn als potentiellen Verbündeten begrüßt. Erst nach 1945 erinnert man sich an James als einen „großen Vorläufer der Ganzheitspsychologie" (Volkelt, 1963, S. 1f.).

(2) Zwar wirft man den Gestaltpsychologen vor, sich als aufdringliche „Neuerer" zu präsentieren, aber man verbindet diesen Vorwurf mit dem anderen, daß sie in Wirklichkeit hinter der Zeit zurück seien. Als „altmodisch" wurde vor allem der vorgebliche *„dogmatische Phänomenalismus"* der Berliner Schule empfunden. Die Gestaltpsychologen unterschieden nicht zwischen ‚Gestalt' und ‚Struktur' und beschränkten sich auf das „unmittelbar vorgefundene psychische Geschehen"; damit ließen sie das überdauernd-dispositionelle Moment des Psychischen außer acht. Insoweit auch sie eine „Psychologie ohne Seele" sei, unterscheide sich die Gestaltpsychologie nicht von den „bösen Assoziationsmechanikern" (Krueger, 1926/1953, S. 107). Der Phänomenalismus bedeutet gleichzeitig einen Verstoß gegen biologisches Denken, denn gerade der Organismus lehrt uns die Bedeutung der „dispositionellen Einheit", „des Strukturiertseins in unserem Sinne des Wortes"; und in *ihr* liegt „der Ansatzpunkt für alle fruchtbaren Vergleiche zwischen Organismus und Seele" (a.a.O., S. 77).

(3) Soweit ich sehe, wurde von *allen* damaligen Psychologen – vielleicht mit Ausnahme der älteren Assoziationspsychologen – gegen die Gestaltpsychologie der Vorwurf des *Physikalismus* erhoben. Daß die Gestaltpsychologen „Physikalisten" seien, darin waren sich Jaensch (Jaensch & Grünhut, 1929), Bühler (1927) und Krueger (1932a) einig; die Einigkeit ging so weit, und der Physikalismus-Vorwurf war zur so gangbaren Münze geworden, daß es ausreichte, ohne Namensnennung von „gewissen physikalistischen Gestalttheorien" (Krueger, 1932a, S.11) zu sprechen – jeder wußte, was und wer gemeint war. Er wird auch von solchen Forschern erhoben, die sich ernsthaft und detailliert mit der Gestaltpsychologie auseinandersetzen; sie will M. Scheerer (1931, S. 154) allenfalls als „Biophysik" anerkennen, und Petermann bringt mit dem Ergebnis seiner Analyse der Gestaltpsychologie gleichzeitig einen Konsensus zum Ausdruck, wenn er konstatiert:

> Sofern die Gestalttheorie ausdrücklich betont, daß ihre „Gestaltprozesse" es überflüssig machen, für das biologische Geschehen irgendwelche besonderen „Prinzipien" in die Betrachtung einzuführen, steht sie in charakteristischer Parallele zum Aggregatansatz wie zur „Maschinen"-Theorie. (Petermann, 1931, S. 274)

Nur wer der naturwissenschaftlichen Psychologie so fremd gegenüberstand wie Spranger (1926/1973), konnte es sich erlauben, die Berliner Gestaltpsychologen und die Leipziger Ganzheitspsychologen gleichermaßen als Vertreter einer Biopsychologie der Zukunft zu würdigen.

(4) Neben die wissenschaftliche Abgrenzung trat gelegentlich die *soziale Ausgrenzung*. Als Beleg mögen zwei Äußerungen Kruegers dienen:

> Geschichtlich erweist es sich als keineswegs zufällig, daß (sc. das Gestaltproblem) bisher in keinem Lande so vielseitig durchdacht, so gründlich bearbeitet worden ist wie in Deutschland. Seit einigen Jahren freilich droht der Begriff ‚Gestalt' zum Schlagwort

zu werden. Eine Gruppe neuberlinischer Psychologen preist ihn der Welt wie einen Schlüssel an, der alle seelenkundlichen, ja alle philosophischen Schlösser wie im Handumdrehen eröffne, einen Geheimschlüssel allerneuester und natürlich eigenster Erzeugung. Dieselben wortgewandten jüngeren Forscher scheinen mit der Vorgeschichte ihres Lieblingsbegriffs, auch mit der neueren, fast ganz unbekannt zu sein. (1924, S. 24)

Diese jüngeren Forscher haben sich unbestreitbare Verdienste sowohl um die beschreibende als auch um die begriffliche Klärung unserer Frage erworben – schon durch ihre schneidige Dialektik und durch die polemische Bewußtheit, wie sie vor allem dem spekulativ veranlagten M. Wertheimer eignet. Wenn sie dabei, scheinbar auf Verabredung, gegen alles Deutsche exklusiv, außer acht lassen, daß es sich um eine *gemeinsame* Sache der Seelen- und Lebensforschung handelt, jedenfalls um mehr als einen Streit neuester Schulen, so wird das Reifwerden der Dinge selbst solchen persönlichen Eifer bald auf das rechte Maß zurückführen. (1926/1953, S. 101)

Über die Wirkung solcher Einschätzungen im geistigen Klima der Weimarer Republik kann man nur spekulieren. Wie sie gemeint waren, daran dürfte kein Zweifel sein, wenn man bedenkt, von wem sie kamen: von einem Autor, der immer wieder die Ganzheitspsychologie als eine spezifisch deutsche Richtung herausstellte und diese Deutung mit ausführlichen historischen Exkursen zu belegen trachtete; der kleine, naturwüchsige Gemeinschaften auf Kosten der anonymen Großstadt verherrlichte; der schließlich in der Mystik, und nicht in der Spekulation, den spezifisch deutschen Beitrag zur Philosophie des Mittelalters erblickte ...

Kurz, vorbehaltlich einer breiteren Absicherung durch weitere Belege möchte ich die Behauptung wagen, daß die Gestaltpsychologen schon in der Weimarer Zeit aus der „Deutschen Psychologie" ausgegrenzt waren. Als die Psychologie dann ganz deutsch geworden war, drückte man sich deutlicher aus: „In Wahrheit ist diese Lehre ebenso ein Produkt echt jüdischen Geistes wie die Husserlsche Phänomenologie" (Weinhandl, 1940, S. 5) – wobei festgehalten werden muß, daß Krueger solche Gemeinheiten wenigstens öffentlich nicht mitmachte.

Geschichtlicher Hintergrund der organischen Weltanschauung

Zurück zum deutschen Idealismus!

Die Gestaltpsychologie stand jedenfalls im Verständnis derer, die sich nicht zu ihr bekannten, außerhalb des Konsensus, den Petermann (1938, S. 10) rückblickend als „Eingliederung der Psychologie in eine biologische Gesamtbetrachtung" bezeichnet hat. Das bedeutet freilich nicht, daß die „echten" Biopsychologen alle die gleiche Auffassung von der Beziehung zwischen Biologie und Psychologie hatten. Das wurde schon dadurch erschwert, daß sich die Biologie ihrerseits in einer Grundsatzkrise befand, die durch das Schlagwort „Mechanismus-Vitalismus-Debatte' bezeichnet wird. Wenn man nicht einige

Vertreter des Vitalismus, wie etwa H. Driesch oder E. Becher, als Psychologen betrachten will, dann kann man festhalten, daß der Vitalismus auch unter den Biopsychologen keinen Anklang fand. Der Weg in eine allgemeine Systemtheorie war, als Abgleiten in den Physikalismus, versperrt. Wie wollte man zu einer nicht-vitalistischen, aber dennoch ganzheitlichen Biopsychologie gelangen?

Eine recht eindeutige, wenn auch nicht unproblematische Lösung dieser Aufgabe wurde nur von Krueger angeboten. Gemeint ist sein Postulat vom „erkenntnistheoretischen, daher auch methodischen Primat des *Erlebnis*ganzen": „originäre ‚Ganzheitsgewißheit' (wohnt) *nur* dem ganzheitlichen *Erleben* inne". Daraus folgt, daß die Ganzheitsbetrachtung des Organismus auf einer Übertragung des aus dem Erleben abstrahierten Ganzheitsbegriffs auf das organische Geschehen beruht (Krueger, 1926/1953, S. 89f.). Da andererseits das Erleben selbst mit Begriffen beschrieben wird, die der Biologie entnommen sind, kann man Kruegers Vorgehen vielleicht wie folgt kennzeichnen: Die Grundbegriffe der Ganzheitspsychologie werden aus dem Erleben abstrahiert, auf das Lebensgeschehen angewendet und dadurch gleichsam mit höherer wissenschaftlicher Würde versehen, und kehren dergestalt aufgebessert in die Psychologie zurück. Das einschlägige Verfahren bleibt aber nicht auf das Wechselspiel zwischen psychologischer und biologischer Begriffsbildung beschränkt. Vielmehr werden die organizistisch „angereicherten" Ganzheitsbegriffe auch auf das Sozialgeschehen, auf die Kulturgeschichte, kurz: auf alle Wissenschaftsbereiche angewendet, in denen die Ganzheitsbetrachtung sachlich angemessen erscheint.

Wenn auch Krueger keineswegs daran zweifelt, daß biologische Organismen und die verschiedenen „Sozialorganismen" tatsächlich ganzheitlich *sind,* vertritt er dennoch keinen biologischen Reduktionismus der Art, daß die Ganzheitlichkeit des Erlebens aus der Ganzheitlichkeit des Organismus „abgeleitet" wird. Vielmehr stammt die Ganzheitlichkeit aus dem *Subjekt* und nicht aus dem Objekt der (biologischen, soziologischen etc.) Erkenntnis. Krueger selbst hat das Schlagwort ‚organisches Denken' nicht bemüht, doch ermöglicht es uns die letztlich subjektivistische Natur seines erkenntnistheoretischen Ansatzes, diesen als Sonderfall der damals umlaufenden Konzeptionen vom organischen Denken zu agnoszieren. Ihnen ist nämlich gemeinsam, daß der Erkenntnisgegenstand gleichsam nur als Anhaltspunkt, keinesfalls aber als Ursprung des organischen Denkens in Anspruch genommen wird:

Das organische Denken unterscheidet und verbindet natürliche strukturelle Zusammenhänge, das mechanische Denken unterscheidet und verbindet nur einzelne Elemente der natürlichen Strukturzusammenhänge. (Krannhals, 1928/1936, S. IX)

Die Kraft des organischen Denkens muß entbunden werden. Das organische Denken erhebt sich über die leblose Trennung nach bloßer Begriffssystematik. Es ist ein Denken, das sich an den Fäden der Lebensbeziehungen selbst entlangtastet, schon im Naturzusammenhang, noch mehr aber im Zusammenhang der Kultur. (Spranger, 1923/1973, S. 316)

Der legitimierende Rückgriff auf den deutschen Idealismus, der sich bei Krueger und anderen Organizisten findet, ist als zutreffende Selbstdeutung anzuerkennen, da sie das Organische primär dem Erkennen und erst sekundär der Sache innewohnen ließen. Daraus erklärt sich vor allem, daß man sich eher an Kant als an Schelling oder Hegel orientierte. Denn als „Denkform" (im weitesten Sinne) ist das Organische in der Tat von Kant in die Philosophie eingeführt worden, während die späteren Idealisten den Begriff ‚Organismus' eher in inhaltlicher Hinsicht bereicherten. Was Krueger von Kant trennt, hat er selbst ausgeführt: Kant habe das Organische begrifflich und nicht von der „seelischen Wirklichkeit" her zu erfassen getrachtet (1926/1953, S. 63 f.). Da hielt man sich besser an Goethe, für den die Idee eine Anschauung war, und der auf solchem Fundament biologische Forschung betrieben hatte; wie denn die Bezugnahme auf Goethe ein konstantes Merkmal der organischen Denker war. Auch Krueger macht da keine Ausnahme; doch eigentlich hätte er mit Goethe sagen müssen: „Kann wohl sein! so wird gemeinet / Doch ich bin auf andrer Spur". Denn für Krueger erweist sich Ganzheit ja „vorab" nicht in der Anschauung, sondern im emotionalen Geschehen; sofern er Kantianer war, ersetzte er die Urteilskraft durch das Gefühl. Und sein Emotionalismus erweist sich nirgends so deutlich wie in seiner „Psychologie der Gemeinschaft".

Die spezifischen Inhalte der Kruegerschen „Gemeinschaftspsychologie" können hier nur angedeutet werden. Sie ist vor allem durch Mißtrauen gegenüber der technischen Ratio und durch Hochschätzung für „natürliche", überschaubare soziale Gebilde und die sie tragenden emotionalen Bindungen gekennzeichnet. Immer wieder wird die Verantwortlichkeit des Einzelnen für das „Ganze und dessen Zukunft" betont; sie setzt nicht rationale Stellungnahme voraus, sondern „Führertum und Gefolgschaftstreue, je an ihrem instinktgebundenen Platze" (1929, S. 157). Bei den instinktiven Grundlagen des Gemeinschaftslebens handelt es sich nicht um eine allumfassende Menschenliebe; die entsprechende Theorie wird unter Verweis auf M. Scheler als „sentimentalisch" abgelehnt (1929, S. 173). Kollektivismus und Gleichmacherei jeder Art werden zurückgewiesen. Richtete sich dies in der Weimarer Zeit gegen den „Nebel westlicher Phrasen und den eurasiatischen Dunst" (1932b, S. 30), so gab es später den Impuls zu Kritik an den kollektivistischen Erscheinungsformen des „totalen Staates" (1934, S. 25 f.).

Verglichen mit Kruegers erkenntnislogischen und historischen Ausführungen zur Einordnung der Psychologie in die Biotheorie sind seine entsprechenden Äußerungen zur Psychologie der Gemeinschaft eher spärlich. Sie beschränken sich auf die Abweisung eines *methodischen* Irrationalismus (1929, S. 155 ff.); in inhaltlicher Hinsicht war Kruegers Konzeption freilich durchaus irrationalistisch. Ihre wissenschaftsgeschichtliche Dimension wird weitgehend ausgeklammert, sieht man einmal davon ab, daß ausgerechnet Kant (aufgrund

23

einer ganz isoliert darstehenden Äußerung) zum Pionier der Konzeption vom sozialen Organismus ernannt wird (1926/1953, S. 62).

In den historischen Legitimationsbemühungen fehlt, aus welchem Grund auch immer, die Geschichte der Organismuskonzeption von Staat und Gesellschaft. Im folgenden werde ich diese *terra incognita* in der historischen Landkarte der Ganzheitspsychologen in Umrissen nachzeichnen, wobei ich mich (auch in Bezug auf die Literaturnachweise) auf eine anderweitig veröffentlichte Darstellung (Scheerer, 1984) stütze. Ich erhebe nicht den Anspruch, die geistesgeschichtlichen Hintergründe der organischen Weltanschauung vollständig zu erfassen, und muß insbesondere darauf verzichten, die „Lebensphilosophie" des 19. Jahrhunderts einzubeziehen. Wenn ich mich auf die „organische Staatsidee" beziehe, so deshalb, weil ihre sozialgeschichtlichen Bezüge ganz offensichtlich sind, so daß hier die ideen- und begriffsgeschichtliche Forschung unentbehrliches Material für die Sozialgeschichte bereitstellt.

Der Staat als Organismus: zur philosophischen Vorgeschichte

Die Beschreibung und „Erklärung" sozialer Gebilde durch Vergleich mit dem Organismus ist so alt wie das Nachdenken über politische und soziale Zusammenhänge und geht in der westlichen Philosophie vor allem auf Plato und Aristoteles zurück. Bei Plato steht noch die urwüchsige, „materiale" Form der Analogie im Vordergrund: der Vergleich zwischen Körperteilen und „Ständen", wobei die „Teile der Seele" das *tertium comparationis* bilden. Doch läßt sich bei Plato auch schon eine funktionale Analogie nachweisen: Das einheitliche Handeln und Erleben der Angehörigen des („kommunistisch" organisierten) Wächterstandes wird aus der einheitlichen Reaktion des gesamten Organismus auf eine Verletzung abgeleitet. Bei Aristoteles ist die funktionale Analogie viel konsequenter durchgeführt als bei Plato. Für den Organismus wie für den Staat gilt ein *natürlicher Vorrang des Ganzen über seine Teile*. Organismus und Staat werden unter teleologischen Prämissen analysiert, und diese Betrachtungsweise läßt die auf der Verschiedenartigkeit der Teile beruhende *Arbeitsteilung* und *Kooperation* als beiden gemeinsame Funktionsprinzipien erkennen. Das als Organismus aufgefaßte Gemeinwesen ist bei Aristoteles noch mit der griechischen Polis gleichzusetzen. In der Zeit des Hellenismus tritt die gesamte Menschheit an seine Stelle. Organismusmetaphern werden jetzt vorwiegend dazu benutzt, das Zusammenfallen individuellen Nutzens mit dem Nutzen der Gemeinschaft zu konstatieren oder zu fordern, gleichzeitig aber die bestehende Klassenstruktur zu rechtfertigen, wie z. B. an der Fabel des Menenius Agrippa deutlich wird.

Das politische und soziale Denken des *Mittelalters* ist ausnahmslos von der Organismusmetapher bestimmt; Meinungsverschiedenheiten werden nicht dadurch ausgetragen, daß man die „organische Staatstheorie" akzeptiert oder verwirft, sondern dadurch, daß man die Organismusmetapher verschieden ausgestaltet oder deutet. Bei Thomas v. Aquin dient sie der Rechtfertigung der Monarchie, der ständischen Gliederung der Gesellschaft und des päpstlichen Primates. Solche Auffassungen erscheinen als besonders repräsentativ für das „organische Denken" des Mittelalters. Doch wurden im Spätmittelalter auch ganz andere Folgerungen aus der Organismusmetapher gezogen, bis hin zur theoretischen Rechtfertigung der Wahlmonarchie und gelegentlich sogar der Republik.

Im Geschichtsbild Kruegers nimmt die aristotelisch-scholastische Wurzel des organischen Staatsdenkens eine ganz bescheidene Stellung ein. Die bleibenden gedanklichen Leistungen des Mittelalters sah er nicht in der Scholastik, sondern in der Mystik repräsentiert, und die letztere soll ein Ausdruck „germanischer Denkart" gewesen sein. Die „Denker des Nordens" sollen volksverbunden gewesen sein, ihnen werden die „von Rom approbierten Hochschullehrer..., vornehmlich in Paris versammelt", gewissermaßen als die Internationalisten des Mittelalters entgegengestellt (1932b, S.15). Über das soziale und politische Denken der von ihm konstruierten spezifisch deutschen Traditionslinie äußert sich Krueger nicht; daß sich die („unorganische") Sozialvertragstheorie gerade im germanischen Norden herausbildete, wußte er nicht oder hat er verschwiegen.

In den *neuzeitlichen,* auf den Ideen des Sozialvertrags und der im Herrscher verkörperten Volkssouveränität beruhenden Konzeptionen tritt die Organismusmetapher in den Hintergrund und wird allenfalls noch als humanistisches Bildungsgepäck mitgeschleppt. Sie wird am Ende des 18. Jahrhunderts im Zuge der Kritik an den Resultaten der französischen Revolution durch den deutschen Idealismus (z. B. Fichte) wiederentdeckt und erlebt ihre exzessivste Verwendung in der durch Schellings Naturphilosophie inspirierten deutschen Romantik. Das *romantische Staatsdenken* ist vielgestaltig, enthält aber zwei Konstanten: (1) Im Gegensatz zur heute vorherrschenden Auffassung wird der Organismus in Schellings Naturphilosophie als *geschlossenes System* gedeutet; die Übertragung dieses Ansatzes auf soziale Gebilde resultiert in der Vorstellung eines nach außen abgeschlossenen „sozialen Organismus". (2) Die Gliederung und Funktionsdifferenzierung der Teilsysteme des Organismus wird in der *ständischen Gliederung* der Gesellschaft wiedergefunden, wobei aus der Notwendigkeit der Zentralisierung die Monarchie abgeleitet wird.

Obwohl die romantische Natur- und Staatsphilosophie eine fast ausschließlich deutsche Angelegenheit gewesen ist und daher vortrefflich in die Konstruktion ‚deutsches gegen westliches Denken' gepaßt hätte, ist Kruegers Verhältnis zu ihr eigenartig gebrochen. Er empfiehlt zwar, sich an die „klassisch-romantische Ideenbewegung anzugliedern", da das Problem der Ganzheit „damals in einen kräftigen, dabei einheitlichen Zug" gekommen sei, hält es aber für notwendig, auf ihre Grundlagen bei Kant, Herder und Leibniz zurückzugehen (1926/1953, S.60). An den Romantikern kritisiert Krueger vor allem Subjektivismus und schrankenlose Organismusspekulation, wurde doch (noch durch Fechner) auch das Universum als Organismus betrachtet. So weit wollte der Erfahrungswissenschaftler Krueger denn doch nicht gehen, auch mag ihn gestört haben, daß die Romantik als historische Legitimationsbasis in den zwanziger Jahren schon von gewissen Vertretern des organischen Denkens okkupiert war (L. Klages, O. Spann), denen er durchaus skeptisch gegenüberstand.

Dem *Positivismus* A. Comtes konzediert Krueger zwar, daß in ihm „die gesellschaftliche Bedingtheit des Menschen vielfach besser als bisher zu ihrem Rechte" gekommen sei (a. a. O., S. 43), ohne dies jedoch näher zu belegen. Vor allem findet sich bei Krueger kein Hinweis darauf, daß der Begriff des sozialen Organismus gerade von Comte und von H. Spencer ausgiebig verwendet wurde. Aus der Biologie seiner Zeit (die sich unter dem Einfluß der romantischen Naturphilosophie als Wissenschaft verselbständigt hatte) entnimmt Comte das Prinzip, daß mit fortschreitender Entwicklung die funktionelle Spezialisierung und gleichzeitig das Zusammenwirken der Organe zunehmen. Auf die Gesellschaft übertragen, bedeutet dies, daß Arbeitsteilung und Kooperation in Abhängigkeit von der Komplexität eines sozialen Systems zunehmen; die Familie z. B. ist laut Comte kein sozialer Organismus. Spencers Beitrag zur Idee des sozialen Organismus besteht darin, die fortschreitende Spezialisierung als Wachstumsprozeß zu deuten. Als überzeugter Anhänger des Wirtschaftsliberalismus vertritt Spencer im übrigen die Auffassung, daß ein Übermaß an (staatlicher) Organisation das Wachstum der Gesellschaft hemmt.

In der zweiten Hälfte des 19. Jahrhunderts ist die Rede vom sozialen Organismus völlig ubiquitär, ohne daß sich ein bestimmter geographischer oder wissenschaftlicher Schwerpunkt ihrer Verwender ausmachen ließe. Wenn man sich überhaupt, durch das Geschichtsbild der deutschen Ganzheitstheoretiker veranlaßt, auf die Suche nach bestimmten nationalen Nuancen macht, dann konstatiert man, daß die intensivsten Bemühungen um eine organische Gesellschaftsauffassung nicht in Deutschland, sondern in Frankreich anzutreffen sind (vgl. Barth, 1900). Ein „deutscher Sonderweg" bezüglich des organischen Denkens in der Soziologie findet sich allenfalls in dem von F. Tönnies 1887 formulierten Gegensatzpaar ‚Gemeinschaft/Gesellschaft': „Gemeinschaft (soll) ... als ein lebendiger Organismus, Gesellschaft als ein mechanisches Aggregat und Artefact verstanden werden" (1887/1935, S. 5). Obwohl sie keineswegs als Rechtfertigung konservativer Bestrebungen gedacht war, durchzieht die Dichotomie zwischen „organischer" Gemeinschaft und „mechanischer" Gesellschaft wie ein roter Faden die „deutsche Ideologie" im ersten Drittel des 20. Jahrhunderts. In ihrem Entstehungskontext, insofern Tönnies nämlich die beiden Arten sozialer Gebilde aus zwei Arten des Willens (Wesenswille/ Kürwille) ableitet, gehört sie durchaus zu einer Wandlung der Metapher vom sozialen Organismus, die sich um die Jahrhundertwende ganz allgemein (und nicht nur in Deutschland) nachweisen läßt.

Gemeint ist der Übergang von der *biologistischen* zur *psychologistischen* Fassung der Organismusmetapher. Unter ‚biologistisch' verstehe ich solche Verwendungsweisen der Organismusmetapher, in denen (a) mit materialen Analogien gearbeitet wird (z. B. Nervensystem / Beamtenapparat), oder (b) die grundlegenden sozialen Bindungen aus biologischen Beziehungen (z. B. Blutverwandtschaft) abgeleitet werden, oder (c) biologische Gesetze ohne Berücksichtigung des „subjektiven Faktors" auf die menschliche Gesellschaft angewendet werden. Als ‚psychologistisch' sind solche Konzeptionen des sozialen Organismus anzusehen, in denen psychische Prozesse (Suggestion, Nachahmung...) als alleinige soziale „Bindemittel" vorgesehen sind oder die Entstehung und Entwicklung sozialer Gebilde aus psychologischen Gesetzen abgeleitet werden. Es läßt sich nun zeigen (Scheerer, 1984), daß um die Jahrhundertwende eine weit verbreitete Tendenz zur Psychologisierung der sozialtheoretisch angewendeten Organismuskonzeption besteht. Terminologisch wird dies häufig so ausgedrückt, daß die Gesellschaft als ‚geistiger Organismus' bezeichnet wird. Die psychologistische Konzeption wird in den USA durch J. M. Baldwin vertreten; in Deutschland wird sie durch A. Schäffle vorbereitet und durch den Wundt-Schüler P. Barth durchgeführt, der sozialtheoretisch an die psychische „Kausalität des Willens" appelliert.

Wir entnehmen unserer historischen Skizze zum ersten, daß die Organismusmetapher hinreichend unbestimmt ist, um die verschiedenartigsten inhaltlichen Vorstellungen über Genese und Aufbau der Gesellschaft abzudecken. Ähnliches gilt von organismisch begründeten politischen Stellungnahmen, die im 19. Jahrhundert von der Rechtfertigung der klerikal-feudalistischen Reaktion bis zu derjenigen des Manchester-Liberalismus reichen. Zum anderen ist wohl deutlich geworden, daß in der Identifikation „organischen" und „deutschen" Denkens, sofern sie sich auf die Geschichte bezieht, Wahrheit und Dichtung nahe beieinanderliegen. Von einer spezifisch deutschen Traditionslinie kann in dem hier interessierenden Kontext überhaupt nur bezüglich der romantischen Naturphilosophie die Rede sein; überflüssig zu betonen, daß sie nicht irgendwelchen, womöglich noch „rassisch bedingten", Nationaleigentümlichkeiten entsprang, sondern in ihren gesellschaftlichen Auffassungen eine Reaktion auf die politischen Ereignisse der französischen Revolution und der napoleonischen Kriege darstellte. Erst im Gefolge einer ähnlich einschneidenden Krisensituation gewann eine spezifisch deutsche Ausprägung organischen Staatsdenkens wieder die Oberhand.

Organisches Staatsdenken in der Weimarer Republik
Die „Staatsbiologie" als Weg aus der politischen Krise

Bis auf ganz wenige Ausnahmen stellten sich die deutschen Universitätsprofessoren im Ersten Weltkrieg in den Dienst der „nationalen Sache". Wer nicht „zu den Waffen eilen" konnte, der suchte zumindest in der Heimat die Berechtigung der deutschen Kriegsführung und ihrer Ziele zu erweisen und dadurch den Kriegswillen der Nation zu stärken.

Art und Ausmaß der ideologischen Kriegsbeteiligung deutscher Psychologen sind noch nicht systematisch untersucht worden. Soweit ich sehe, läßt sie noch keinen tiefgreifenden Wandel der wissenschaftlichen Standpunkte erkennen. Jedoch wurde die in der Weimarer Zeit einsetzende Selbstisolation der deutschen Psychologie schon während des Ersten Weltkrieges vorbereitet. Man erteilte dem „Kosmopolitismus" und der „Ausländerei" der Vorkriegszeit scharfe Absagen und gab dem Krieg eine geistige Dimension, indem man ihn zu einem Kampf zwischen der deutschen, idealistischen Denkweise und dem Materialismus und Utilitarismus des Westens stilisierte; geht es jedoch, wie bei H. Volkelt, um die Rechtfertigung von Annexionsplänen, dann fordert man einen „harten, diesseitigen Idealismus" (1918, S. 40). Innenpolitisch verteidigte man die „Burgfrieden"-Parole, indem man an die Volkszusammengehörigkeit über alle Parteigrenzen hinweg appellierte. Doch fehlen solchen Appellen biologistische oder gar „völkische" Komponenten; z. B. lehnt Meumann (1915, S. 97f.) ausdrücklich den Gedanken ab, daß für die modernen Nationen „das Bewußtsein der geistigen Verwandtschaft der Volksgenossen" seine Grundlage in der „Gleichheit der Rasse oder des Volksstammes" haben könne. Kurz, man betrachtete das „Volk", so sehr man es auch mit der „Menschheit" als bloßem Abstraktum kontrastierte, als „reale sittliche Gemeinschaft" (a. a. O., S. 96) und nicht als biologisch bedingte Schicksalsgemeinschaft.

In den Nachbarwissenschaften der Psychologie löste der Erste Weltkrieg dagegen eine inhaltliche Umorientierung aus, die allgemein als Wiederbelebung der organischen Staats- und Volksidee in ihrer *biologischen* Variante beschrieben werden kann. Dieser Vorgang erhielt einen entscheidenden Impuls durch die deutsche Niederlage und die damit verbundenen revolutionären Ereignisse. Die Polemik der biologistischen Ideologie richtete sich zwar primär gegen die drohende sozialistische bzw. kommunistische Revolution, bezog aber auch eine Kritik am liberalistischen Kapitalismus ein und propagierte einen „dritten Weg" zwischen Sozialismus und Liberalismus. In welcher Weise in der unmittelbaren Nachkriegszeit der Staat als Organismus aufgefaßt wurde, sei im folgenden an drei Beispielen demonstriert.

Welche Anziehungskraft die biologistische Konzeption vom Staat unter den Bedingungen der Nachkriegszeit besaß, erweist sich daran, daß sie auch von einem Forscher propagiert wurde, der nach der Typologie Ringers (1983) im wilhelminischen Deutschland wohl eher den „Modernisten" zuzurechnen war. Gemeint ist Oscar Hertwig, ein prominenter Wortführer der um die Jahrhundertwende in Deutschland einsetzenden Kritik an der „Darwinschen Zufallstheorie" (Hertwig, 1916). Zwar hatte sich Hertwig schon 1899 über *„Die Lehre vom Organismus und ihre Beziehung zur Staatswissenschaft"* geäußert, aber er ist keineswegs als Apologet des deutschen Imperialismus oder der politischen Reaktion einzuordnen. Er verwahrte sich dagegen (1916, S. VII), daß seine Kritik an Darwin etwas mit der damals üblichen Propaganda gegen den „englischen Geist" zu tun haben könnte, und veröffentlichte 1918 eine Schrift *„Zur Abwehr des ethischen, des politischen und des sozialen Darwinismus"*, in der er die Lehre von der biologischen Notwendigkeit des Krieges aufs entschiedenste mit fachwissenschaftlichen Argumenten bekämpfte. Das hinderte spätere völkische Ideologen jedoch nicht daran, seine fachwissenschaftliche Autorität bezüglich seiner 1922 entwickelten biologistischen Staatstheorie in Anspruch zu nehmen.

Hertwig zieht sowohl materiale als auch funktionale Parallelen zwischen Organismus und Staat. Wenn er wirtschaftliche Zusammenhänge betrachtet, überwiegen die materialen Analogien: Fabriken werden als Organe, Trusts als Organsysteme, Kombinate als Organapparate, das Verkehrswesen als Gefäßsystem und Telegraph und Telephon als Nervensystem aufgefaßt (1922, S. 135 ff.). Solche Vergleiche haben im 19. Jahrhundert eine lange Tradition, von der Hertwig insofern abweicht, als er die Unternehmer (und nicht den Staat) als „organbildende" Faktoren anspricht. Erweist er sich darin als Apologet des kapitalistischen Unternehmertums, so ist er dennoch kein Anhänger des „freien Spiels der Kräfte". Das geht aus den von ihm herangezogenen funktionalen Analogien und insbesondere aus dem „Gesetz der physiologischen Integration" hervor; die „immer größere Abhängigkeit von anderen Teilen und vom Ganzen" wird als notwendige Folgeerscheinung der biologischen und sozialen Funktionsdifferenzierung konstatiert (a. a. O., S. 35). Mit der Differenzierung geht die Zentralisierung der Funktionen einher, und deswegen ist eine starke staatliche Zentralinstanz biologisch gefordert. Ferner „besteht nirgends in der lebendigen Natur eine vollkommenere Organisation ohne Ungleichheit der Teile"; sollte daher aufgrund einer Revolution Gleichheit zwischen den Menschen hergestellt werden, „dann wird nach dem Schiffbruch der nivellierenden Tendenzen oder der modernen Gleichmacherei die menschliche Ungleichheit in anderer Form schließlich wieder zu Ehren kommen". „In seinen extremen Richtungen, wie z. B. im Kommunismus" verstößt der Arbeitersozialismus unter anderem gegen das Naturgesetz der „Arbeitsteilung und Differenzierung" (a. a. O., S. 172) und ist daher zum Scheitern verurteilt.

Die „organische Staatsidee" ist nach Hertwig „das Zentrum der staatserhaltenden Kräfte auch im Wirtschaftsleben gegenüber den staatsfeindlichen

Kräften der goldenen und roten Internationale" (a. a. O., S. 204); dies allerdings nur in einer ihr entsprechenden staatlichen Organisationsform: dem *„Berufsstaat"*. In ihm ist sichergestellt, daß die einzelnen Glieder nicht gegeneinander, sondern miteinander wirken, so wie das bei den Organen in einem tierischen Körper der Fall ist. Übrigens ist bemerkenswert, daß Hertwig den Begriff der Gemeinschaft nicht verwendet; durch den gleichen Beruf werden Menschen zu *Gesellschaften* zusammengeschlossen, und in den Begriffen des Organismusmodells ist die Gesellschaft ein *Gewebe,* also ein System, das ohne nennenswerte Binnengliederung den gesamten Organismus durchzieht. An der Verwendung gerade dieser Analogie erweist sich, daß Hertwig an einem Staat mit entwickelter industrieller Produktionsweise orientiert ist und der bei den organischen Staatsdenkern sonst üblichen Rückbeziehung auf die dörflich-bäuerliche Produktionsform aus dem Wege geht.

In dieser Hinsicht ist J. v. Uexküll repräsentativer für das organische Staatsdenken, denn in seiner *Staatsbiologie* (1920a) wählt er das Dorf und die in ihm angesiedelten „Erzeugungsorgane" zum Ausgangspunkt. Uexkülls *Staatsbiologie* bildet einen separat erschienenen Anhang zu seiner *Theoretischen Biologie* (1920b), in der das Thema ‚Staat als Organismus' ebenfalls behandelt wird. In der *Theoretischen Biologie* nehmen sich Uexkülls Äußerungen über den Staat recht unverbindlich aus und erscheinen vordergründig als Versuch, die Tragweite des von ihm entwickelten Begriffsapparats zu erproben; von welcher gesellschaftlichen und politischen Position aus Uexküll den Staat betrachtet hat, erschließt sich erst in seiner *Staatsbiologie*.

Es ist die Position des feudalen Großgrundbesitzers, der seine Klasse als die eigentlich produktive versteht, und der für die bürgerliche Republik – die er als Inszenierung des Großkapitals sieht – nur Verachtung übrig hat. Einige Beispiele mögen diese Einschätzung belegen. Nach Uexküll werden „die Dörfer und Landstädte wohl von den Bauernhöfen ernährt, die Großstädte aber lediglich durch die großen Landgüter" (1920a, S. 7). Die „einzige Organisationsform, die jeder Staat aufweisen muß, ist die Monarchie" (a. a. O., S. 18). Parlamente rauben der Zentralstelle nur die Entschlußkraft; im übrigen ist die Herrschaft des Parlaments nur eine Illusion, denn „alle westlichen Staaten" werden „entsprechend den Interessen des Großkapitals" regiert, das durch wirtschaftlichen Druck und Beeinflussung der öffentlichen Meinung seine eigenen Kandidaten wählen läßt und „frei von jeder Verantwortung hinter der Bühne seine eigenen Geschäfte besorgt" (a. a. O., S. 49).

Doch Uexküll ist alles andere als ein Pionier der Stamokap-Theorie. Vielmehr hält er den „Beruf des Fabrikarbeiters" und seine Organisationen für einen „bandförmigen Schmarotzer", für einen gefährlichen Feind des Staates. Und so sieht er die Ereignisse vom November 1918 und den ersten Präsidenten der Weimarer Republik:

> Wir erleben ... täglich das groteske Schauspiel eines nie dagewesenen grausamen Welthumors, wie der Bandwurm, der ein edles Streitroß getötet hat, es versucht, selbst Pferd zu spielen. (a.a.O., S. 42)
>
> Liebermann hat einmal ausgeführt, daß derjenige, der eine gute Rübe malt, ein tüchtigerer Maler ist, als derjenige, der eine schlechte Madonna malt. So ist auch ein guter Sattler ein tüchtigerer Staatsdiener als ein schlechter Minister. Trotzdem wird man bei dem Versuch, den Rübenmaler zum Madonnenmalen zu verwerten, die gleichen Erfahrungen machen wie bei der Ernennung des Sattlers zum Minister. (a.a.O., S. 36)

Das sind keine Entgleisungen. Vielmehr entspringt Uexkülls Überzeugung von der Inkompatibilität von Sattler und Minister einer direkten Anwendung seiner Merkwelt/Wirkwelt-Theorie auf soziale und politische Gegebenheiten. Wie jede Tierart, ihren Lebensbedingungen entsprechend, ihre eigene Umwelt besitzt, so hat auch jeder Beruf seine eigene Merk- und Wirkwelt. Die Berufstätigkeit ist nun keineswegs eine Angelegenheit individuellen Beliebens. Durch jeden Beruf wird ein „Posten im Staat" definiert, und der Staat stellt an jeden Einzelnen die Forderung, sich für seinen Posten speziell auszubilden; daher ist nicht etwa die Gleichheits-, sondern die Vielheitsschule gefordert, die nicht auf universale Bildung, sondern auf möglichst spezialisierte Berufsausbildung angelegt ist. Ohne daß Uexküll dies offen ausspräche, scheint allenthalben durch, daß er den Wechsel eines einmal erlernten Berufs als Pflichtverletzung verurteilt.

Auch Uexkülls strikt funktionale Definition des Begriffs ‚Organ' gibt ihm Anlaß zu politischen Stellungnahmen. „Erzeugungsorgane" z. B. sind von ihrem zur Konsumtion bestimmten Produkt her definiert, sie umfassen etwa im Falle des Brotes Bauer, Müller und Bäcker, also in vertikaler Organisation („Organbaum") Angehörige verschiedener Berufe. Sie werden durch eine „Menschenkette" realisiert, die ihre Funktion unter einer überpersönlichen Regel erfüllt. Aus einer solchen Menschenkette kann sich der Einzelne auch zeitweilig nicht ausschließen, ohne daß ihr Funktionieren in Frage gestellt würde. Folglich kann es kein Streikrecht geben; im Gegenteil, der Staat muß durch Streikverbote seine Existenz sichern (a.a.O., S. 45). Ebenso sind Zusammenschlüsse von Menschen mit gleichem Beruf (im Klartext: Gewerkschaften) zu unterbinden; denn ein solches (horizontales) „Zusammenwachsen der Staatsgewebe" bedroht die Existenz der vertikal aufgebauten „Organbäume" (a.a.O., S. 42). Bei so konsequent biologischem Denken nimmt es nicht wunder, daß auch Erwägungen über „Fremdrassige" angestellt werden. Entsprechend ihrer Einstellung in Kriegszeiten werden sie als „Symbionten" oder „Parasiten" qualifiziert, wobei die letzteren „unschädlich gemacht werden, wenn der Staat seine Widerstandskraft wieder erlangt hat" (a.a.O., S. 50).

Uexküll ist nur bedingt zu den Vorläufern oder Wegbereitern der völkischen Weltanschauung zu rechnen. Sein Staatsbegriff ist unverkennbar am preußischen Beamtenstaat orientiert; zwischen „Volk" und „Staat" zieht er eine scharfe Grenze und ordnet allenthalben das Volk dem Staat unter; mit seiner Keimzelle „Familie" erfüllt das Volk vorwiegend Funktionen des Privatlebens. Auch ist Uexkülls Variante des „Berufsstaates" nicht an ständischen Vorstellungen ausgerichtet.

Die ständische Variante des organischen Staates wurde in der unmittelbaren Nachkriegszeit weniger im Deutschen Reich als vielmehr in Österreich (das damals freilich den „Anschluß" erstrebte) propagiert, und zwar durch den Philosophen, Nationalökonomen und Soziologen O. Spann. Zeitpunkt (1920) und Umstände (angeblich wurde er von marxistischen Studenten tätlich angegriffen; vgl. Spann 1936/1975, S. 381) von Spanns Vortragsserie „Der wahre Staat" (1921/1972) sind ein weiterer Beleg dafür, daß ein entscheidendes Motiv für die (Neu-) Formierung organischer Staatsideen in der Bekämpfung der revolutionären Bewegungen von 1917–1920 zu suchen ist. Ferner zeigt Spanns „Universalismus" bzw. „Holismus" einerseits, daß die Parallelisierung von Organismus und Staat nicht nur von soziologisch unbedarften Biologen, sondern auch von Fachleuten ernsthaft betrieben wurde, und andererseits, daß die nicht-biologische Spielart des organischen Staatsdenkens zu nicht minder antidemokratischen Konsequenzen führen konnte als der offen ausgesprochene Biologismus, den wir bei Hertwig und Uexküll kennengelernt haben.

Von allen organischen Staatstheoretikern hat Spann das lebendigste Bewußtsein von der philosophischen Tradition, die wesentliche Bestimmungsmerkmale des Ganzheits-Begriffs aus der Betrachtung des lebenden Organismus gewonnen hatte. Schon Aristoteles hatte als Wesensmerkmal von Organen (und der aus ihnen gebildeten „organischen Körper") die „Ungleichartigkeit der Teile" konstatiert; bei Spann findet sich dies in Form des folgenden Postulates wieder: „Das Homogene ist nicht organisch, das Organische ist nicht homogen" (1921/1972, S. 63). Solange man die Gesellschaft als Gefüge von *Leistungen* betrachtet, ist sie wie der Organismus durch „planmäßige Ungleichheit der Teile" bei „Gleichwertigkeit aller Organe" gekennzeichnet. Jedoch ist die Gesellschaft nicht nur ein Leistungs-, sondern auch ein *Wert*gefüge, denn jedem ihrer Glieder kommt Geistigkeit und damit „innere Werteigenschaft" zu:

> In dieser Werteigenschaft ist jeder Bestandteil der Gesellschaft ungleichwertig ... Die Werteigenschaft ergibt die Schichtbarkeit der Gesellschaft nach Werten und mit dem Zwang der Wertung auch den Zwang zur Wertschichtung der gesellschaftlichen Elemente. (Spann, 1921/1972, S. 211 f.)

Die Gesellschaft erweist sich damit als ein „Über-Organismus" oder auch als „geistiger Organismus" (Spann, a.a.O.).

Obwohl Spann ausgiebigen Gebrauch von biologischen Analogien macht, ist seine Lehre von der Gesellschaft als geistigem Organismus eher in die Tradition der psychologistischen Organismuskonzeptionen einzureihen; und zwar transformiert er den Psychologismus in objektiven Idealismus. Das bedeutet aber nicht, daß er etwa liberalere oder fortschrittlichere Tendenzen vertreten hätte als die Biologisten; im Gegenteil, er eliminiert sämtliche egalitären und dynamischen Momente, die sich in den biologistischen Ansätzen noch nachweisen lassen, und bietet einen an den Vorbildern der deutschen Romantik, des christlichen Mittelalters und letztlich des platonischen Idealstaates ausgerichteten Ständestaat als „dritten Weg" zwischen Kapitalismus und Marxismus an.

Vergleicht man Spanns „Universalismus" mit anderen zeitgenössischen Ganzheitslehren, so fällt vor allem auf, daß er trotz verbaler Zugeständnisse an organische Spontaneität und Selbstregulation („Das Dasein der Ganzheit muß ... als unaufhörlicher, lebendiger Ablauf gefaßt werden"; 1928/1975, S. 139) auf ein starres Gefüge, eine in sich geschlossene Tektonik („Schichtung") angelegt ist, deren Realisierung im soziökonomischen Bereich in der Errichtung von „zunftartigen Verbänden" zu suchen ist (1921/1972, S. 327). Zwar will Spann die „Erstarrung der ständischen Ordnungen" durch gewisse Behelfe verhüten (so soll es für die Zünfte keinen „numerus clausus" geben), wobei ihm besonders am Herzen liegt, daß die „oberen Stände" (geistige Lehrer, Staatsmänner einschließlich der Krieger) nicht erstarren. Aber diese Behelfe sind nicht demokratischer Natur, die grundlegende Binnengliederung jedes Standes ist diejenige „in Abhängige (Arbeiter) und Selbständige (Führer)" (a.a.O., S. 245); sie kehrt im Verhältnis zwischen den Ständen wieder („jeder niedere Stand wird geistig von jeweils höheren geführt"; a.a.O., S. 243). „Die Herrschaft geht grundsätzlich von oben hinunter" (a.a.O., S. 230); selbständige politische Willensbildung durch die Masse gibt es nicht, noch nicht einmal auf dem Wege der emotionalen Identifikation mit den Führern, denn das von Spann vertretene Führerprinzip schließt, weil es rein geistig und von der Sachautorität her konzipiert ist, ein emotional-dynamisches Wechselverhältnis zwischen Führern und Geführten aus.

Spann selbst hat sich als Wegbereiter der völkischen Bewegung verstanden und wurde „damals (sc. in der Weimarer Zeit) vom völkischen Lager anerkannt" (1936/1975, S. 383). Dennoch wurde er nach der Annexion Österreichs von den Nationalsozialisten politisch verfolgt. In der Tat entsprechen weder die Statik seines Ständestaats noch der Intellektualismus seines Ganzheitsbegriffs der politischen Praxis des Nationalsozialismus. Seinen nationalsozialistischen Gegnern empfahl er sich als Vorkämpfer des deutschen Volkstums in Österreich, doch bediente er sich nicht des Rassebegriffs. Selbst dem österreichischen Klerikalfaschismus scheint er suspekt gewesen zu sein, und an der christlichen Soziallehre eines Nell-Breuning übte er (von rechts) Kritik (a.a.O., S. 382f.). Trotz solcher Divergenzen repräsentiert er eine im wesentlichen christlich-katholisch geprägte Parallele zu den nun zu besprechenden „völkischen" Vertretern organischen bzw. ganzheitlichen Denkens.

Organische Denker im völkischen Lager

Zwar empfehlen alle bisher vorgestellten Vertreter des organischen Staatsbzw. Sozialdenkens einen „dritten Weg" zwischen Marxismus und Liberalismus, aber ihr parteipolitischer Standort läßt sich nur aus ihren Schriften erschließen; sie selbst sprechen ihn nicht offen aus. Schon in der Weimarer Zeit gab es jedoch organische Staatsdenker, die ihre Sympathien für die „völkische Bewegung" offen bekannten und sich schon vor der „Machtübernahme" aktiv in die nationalsozialistischen Überlegungen zur „Neugestaltung" von Staat und Gesellschaft einschalteten. In der offiziellen Wissenschaft spielten die dezidiert völkischen Denker eine eher periphere Rolle und wurden allenfalls als *enfants terribles* zur Kenntnis genommen. Es gibt auch interne Kriterien, nach denen ein Autor als „völkisch" zu agnoszieren ist; z.B. wird er die Organismusmetapher nicht nur auf Staat und Gesellschaft, sondern auch auf das Volk anwenden, oder er bedient sich der völkischen Terminologie einschließlich ihrer rassistischen und mystifizierenden Aspekte. Zwei nach diesen Kriterien als „völkisch" zu bezeichnenden Autoren sollen jetzt kurz vorgestellt werden.

Der erste ist Paul Krannhals, ein 1934 verstorbener Privatgelehrter. In seinem Hauptwerk *Das organische Weltbild* (1928/³1936) wendet er das organische Denken auf Staat, Wirtschaft, Wissenschaft, Erziehung, Kunst und Religion an. Es handelt sich also um einen umfassenden weltanschaulichen Entwurf, der uns hier jedoch nur insofern angeht, als wir seine Beziehungen zu den vorangehenden organischen Staatstheorien kennenlernen müssen.

Krannhals unternimmt eine (das Wortspiel sei erlaubt) organische Weiterbildung der biologistischen Staatstheorien Hertwigs, Uexkülls und anderer, von uns nicht Genannter durch Einbeziehung der gängigen Elemente der völkischen Ideologie. Als „allgemeines Lebensgesetz", das für individuelles und soziales Leben gleichermaßen gelten soll, akzeptiert er Hertwigs „Gesetz der Über- und Unterordnung oder der Integration", schaltet ihm jedoch ein „Gesetz der Arbeitsteilung" vor, das er wie folgt auf die Genese des Staates anwendet:

> Die eigentlich staatliche, in der organisierten Arbeitsteilung zum Ausdruck kommende Entwicklung wird ... dadurch ausgelöst, daß die Blutsgemeinschaft eine *organische Verbindung mit ihrem Lebensraum* eingeht, daß sie seßhaft wird, in das Stadium des Ackerbaus tritt. Erst diese dauernde Wechselwirkung zwischen Blut und Boden, das im Heimatbewußtsein zum Ausdruck kommende „geistige Wurzelgefühl" *(Spranger)*, führt allmählich zur arbeitsteiligen Durchbildung des Ganzen, zum Staat als Organisationsform der Volksgemeinschaft. (1928/1936, S. 63)

An dem Zitat fällt zunächst die zwanglose Verbindung zwischen der Blut- und-Boden-Ideologie und den Heimat-Theoremen Sprangers auf; doch davon später. Im Kontext des Krannhalsschen Buches stellt sie das Ergebnis einer Auseinandersetzung mit Uexküll dar. Dieser hatte das Volk, als das zu Organisierende, dem Staat, als dem schon Organisierten, untergeordnet: eine Auffassung, die Krannhals – einem anderen Staatsbiologen (Holle 1919/1925) folgend, der das Volk als das biologisch Primäre bezeichnet hatte – nicht ohne weiteres teilen kann. Zur Auflösung dieses Widerspruchs läßt er Staat und Volk zusammenfallen, freilich nur unter folgender Bedingung:

„Eine artgleiche Menschengruppe, die auf Grund dieser gemeinsamen Abstammung ein Volk bildet, ist auch ein Organismus, ist Staat als Lebensform, wenn dieses Volk in den Formen des Zusammenlebens die Ideen des natürlichen Organismus restlos zum Ausdruck bringen (sic!). (a.a.O., S.59f.)

Da nun aber „die Wirklichkeit des Zusammenlebens den Ideen der Natur niemals voll und ganz angemessen" sein kann, läßt er für eine „rassisch gemischte Menschengruppe" *dann* die Identität von Volk und Staat gelten, wenn „ihr ursprünglicher, aus artgleichen Individuen bestehender Kern, der ‚völkische Grundstock' (Holle) noch die Richtung der Kultur der ganzen Gruppe bestimmt" (a.a.O., S.60). Zweifellos sind die rassistischen Anklänge bei Krannhals eher an Holle denn an Uexküll orientiert, doch sollte nicht vergessen werden, daß auch Uexküll schon die Idee der Menschheit als Fundament des Staates abgelehnt und die Deutschen dazu aufgefordert hatte, wie alle anderen Nationen auf ihre Rasse stolz zu sein (1920a, S.53).

Überhaupt ist Uexküll für Krannhals der wichtigste biologische Gewährsmann; dies vor allem im Hinblick auf seine materialen Organismus-Staat-Analogien (Geld als „Staatsblut", Gewerkschaften und Interessenverbände als „Verwachsen der Staatsgewebe" usw.). Aber auch die Merkwelt/Wirkwelt-Theorie wird herangezogen, und zwar in *der* Form, daß sie zur Rechtfertigung der „Organisation des Wissens im Heimaterlebnis" dienen muß. Denn „nur diejenigen Menschen, welche dieselbe natürliche Wesensart zeigen und in derselben natürlichen Umwelt wurzeln, (können) das Wirken ihrer Mitmenschen, ihre Kulturäußerungen analog wie diese selber erleben" (Krannhals, 1928/1936, S.462). Die „Heimatnatur" soll die „allen Volksangehörigen gemeinsame Merkwelt" sein. Sie umfaßt bei Krannhals nicht nur die natürliche Umwelt, sondern auch „die Natur des Volkes und seiner Kultur". Daher kann er von dem „Erlebnis der Heimattotalität" sprechen (a.a.O., S.460) und Spranger zustimmen, der in der Erziehung zum organischen Denken der Heimatkunde als „totalisierender Wissenschaft" zentrale Bedeutung zugesprochen hatte (a.a.O., S.91).

Doch Krannhals würdigt Spranger nicht nur als Erziehungstheoretiker, sondern vor allem als Psychologen; Sprangers Strukturpsychologie soll „im organischen Denken wurzeln" (a.a.O., S.459) – was dessen eigener Einschätzung entspricht –, und wenn Krannhals der Psychologie „ungeheure Bedeutung ... für die zukünftige Kultur" zuspricht (a.a.O., S.689), dann hat er eine am Wertbegriff orientierte Psychologie im Auge, zu der Spranger die Stichworte gegeben hatte. Der Weg von einer dem „objektiven Geist" (Spranger) zu einer der „Volksseele" verpflichteten Weltanschauung war in der späteren Weimarer Zeit schnell gegangen – man kann dies nicht nur bei Krannhals konstatieren, sondern auch daran ablesen, daß der Autor einer Darstellung der „geistigen Grundlagen der neuen Erziehung aus der nationalsozialistischen Idee" „wesentliche inhaltliche Übereinstimmungen" zwischen Spranger und einem noch zu besprechenden NS-Theoretiker registriert (Beck, 1933, S. 77).

Wegen seiner immensen Belesenheit, seiner enzyklopädischen Sammlung alles dessen, was dem Deutschen gut und teuer war, dürfte Krannhals mit seinem „organischen Weltbild" für das deutsche Bildungsbürgertum erhebliche Attraktivität besessen und ihm gegenüber die Rolle eines „geheimen Verführers" zugunsten des Nationalsozialismus gespielt haben. Jedenfalls wurde ihm vom NS-Pressechef, dem auf seine philosophische Bildung stolzen Dr. O. Dietrich, in einer offensichtlich auf die Bedürfnisse des Bildungsbürgertums angelegten Rede an der Kölner Universität nach seinem Tode bescheinigt, „den Wesensgehalt der nationalsozialistischen Weltanschauung wissenschaftlich-philosophisch" erfaßt zu haben (Dietrich, 1935, S. 23). Dagegen erwähnt Dietrich den zweiten völkischen Denker, den Beck mit Spranger verglichen hatte und dem wir uns jetzt zuwenden wollen, mit keinem Wort: Ernst Krieck. Denn Krieck, ursprünglich Volksschullehrer und in der Weimarer Zeit an Institutionen der Lehrerbildung tätig, bevor er 1933 an die Frankfurter und 1934 an die Heidelberger Universität berufen wurde, repräsentierte jenen Typ des akademischen Parvenus und Unruhestifters, mit dem auch das organisch denkende Establishment nichts zu tun haben wollte.

Systematisch ist Krieck in der Weimarer Zeit nur als Erziehungstheoretiker hervorgetreten; erst nach 1933 verallgemeinerte er seinen Ansatz zu einer „völkisch-politischen Anthropologie" (1936–1938). Doch trug auch diese, so sehr sich Krieck in Übereinstimmung mit der nationalsozialistischen Ideologie wußte, gewisse sektiererische Züge, was z. B. in der Gründung einer eigenen Zeitschrift *(Volk im Werden)* zum Ausdruck kam. Überhaupt blieb Krieck, der seine Karriere in der Weimarer Zeit als eine Folge von Strafversetzungen schildert, auch in der NS-Zeit keineswegs unangefochten.

Vor 1933 akzeptiert Krieck die Organismusmetapher für Volk, Gemeinschaft, Staat und Geist. Zweifellos gehört er zu den Biologisten; allerdings ist er ein Biologist besonderer Art. Zum einen lehnt er eine induktive Verallgemeinerung der fachwissenschaftlichen Ergebnisse der Biologie ab und will auch seinen Organismusbegriff nicht der Biologie entnommen haben, in der er gar nicht „heimisch" sei (1922/1930, S. 83); zum anderen schiebt er die bei den „Staatsbiologen" üblichen materialen Analogien als „ödes Spiel der Ableitungen und Parallelisierungen" verächtlich beiseite:

> Geistiger Organismus ist für uns unableitbar, Grundbegriff. Er ist Verkörperung, Leib für den objektiven Geist. (1922/1930, S. 83)

Der Begriff des Organischen ist nicht notwendig an die Tier- und Pflanzenwelt gebunden. Wir verwenden ... den Begriff des sozialen und politischen Organismus ganz einfach zur sinnvollen Zusammenfassung einer Anzahl von Wesenszügen und Forderungen, die wir dem Aufbau unseres Volkstums notwendig beilegen. (1927/1933, S. 33)

Die Identifikation von objektivem Geist und Volkstum hatte dem deutschen Spätidealismus zwar noch ferngelegen, aber abgesehen davon verweist Kriecks Organismusbegriff auf Schellings Naturphilosophie, und zwar erstens durch seine *universalistische* Komponente – das Organische ist nicht eine partikulare Seinsregion, sondern notwendiges Grundprinzip des Universums – und zweitens durch die Konstituierung des Organischen aus einer Reihe von *Polaritäten*. Was diese Polaritäten sind, darüber hat sich Krieck zu verschiedenen Zeiten verschieden geäußert. In der Weimarer Zeit stellt er die Polarität „Ganzes vs. Glied" und die ihr korrelierende „Freiheit vs. Gebundenheit" in den Vordergrund:

Organismus bedeutet: Einheit des lebendigen Ganzen, Abgliederung in gleichberechtigte Glieder, Freiheit und Gebundenheit der Glieder, Wiederholung der Gesetzmäßigkeit des Ganzen in Form und Funktion ihrer Glieder, unbeschadet ihrer Selbstbestimmung und freien Zwecksetzung, endlich voller Kreislauf des Lebens von oben nach unten und von unten nach oben, vom Ganzen zu den Teilen und vom Teilen zum Ganzen. (1922/1930, S. 88)

Aus diesem Merkmalskatalog – es erfordert Überwindung, angesichts Kriecks geradezu zwangshafter Verwendung der Ausdrücke „Glied, Gliedschaft, Gliedhaftigkeit" nicht politische Psychoanalyse zu betreiben, zumal er auch fortwährend sein Zeitalter als „unmännlich" denunziert – hebt Krieck zwei Hauptgruppen hervor. Erstens „die Einheit des Lebens und des Lebenswillens in einem vielgliedrigen Ganzen" (1927/1933, S. 34). Auf politische Zusammenhänge angewendet, folgt daraus, daß der Staat „die Vielheit der Einzelwillen zum völkischen Gesamtwillen formt und bindet". Jedoch ist der Staat nicht etwa dem Volk übergeordnet, vielmehr ist er selbst ein Glied des Volksganzen. Auch *seine* Glieder sollen sich zu Selbstverwaltungsverbänden zusammenschließen, freilich nicht nach Art des überkommenen Föderalismus, sondern in Gebietskörperschaften und Sachverbänden. Ein zweites Merkmal des Organismus ist „die volle Wechselseitigkeit der Glieder untereinander sowie zwischen den Gliedern und dem Ganzen" (a.a.O., S. 45). Das bedeutet, daß der „wahre Staat" ein „Staat der sozialen Gerechtigkeit und der geistigen Freiheit" ist. *Gerechtigkeit* deswegen, weil der Staat, anders als die Gesellschaft, „nicht Herrschaft und Dienerschaft" kennt. Aus der „unpersönlichen Macht des Organismus folgt ein „Gegenseitigkeitsverhältnis von Recht und Pflicht" (a.a.O., S. 48). Die im Staat verwirklichte und von ihm garantierte *Freiheit* schließlich ist geistiger Natur; sie kann wenigstens bei den Deutschen nicht in Konflikt mit dem staatlichen Gesamtwillen geraten, da es ihnen „vorbehalten geblieben (ist), den geistigen Individualismus folgerichtig bis zu jenem Punkt zu führen, wo der Umschlag in eine begründete Objektivität erfolgt" (a.a.O., S.54). Kurz, der „deutsche Individualismus und die deutsche Freiheit" kommen im Staat dadurch zu ihrer „Erfüllung und Vollendung ..., daß der einzelne Mensch ... als dienendes Glied eines höheren Ganzen dem staatlich organisierten Volkstum eingefügt ist" (a.a.O., S.56).

Wie steht es nun, unter so beschaffenen Prämissen, mit der Freiheit der *Wissenschaft?* Krieck möchte an der Freiheit der Forschung festhalten:

> Es bleibt als Wesen der Wissenschaft bestehen, daß sie in Weise und Weg der Forschung frei ist. Sie hört auf, Wissenschaft zu sein, wenn sie mit ihrer Fragestellung von vornherein auf angebliche Wahrheit festgelegt würde. (1932, S.164)

Freilich, „Art und Richtung ihrer Fragestellung" soll die Wissenschaft von der „nationalen Aufgabe" empfangen. Um dies sicherzustellen, sind nicht inhaltliche Vorschriften, sondern personalpolitische Maßnahmen gefordert:

> Nicht die Wissenschaft... ist zu binden, wohl aber ihre Träger und Mehrer: an deutschen Hochschulen sollen nur wissenschaftlich befähigte Männer forschen und lehren, die mit ihrer ganzen Persönlichkeit auf die Nation, auf das völkische Weltbild, auf die deutsche Aufgabe sich verpflichtet haben. (a.a.O., S.165)

Nachdem 1933 diese personalpolitische Maxime wenigstens in Bezug auf Kriecks eigene Person in die Tat umgesetzt war, stellte er – etwas im Widerspruch zu seinen früheren Äußerungen – durchaus Richtlinien für die künftige inhaltliche Gestaltung der Wissenschaft auf: seine „Zehn Grundsätze ganzheitlicher Wissenschaft". Alle Wissenschaft soll einerseits „im Ursprung" „völkisch und rassisch bedingt", „geschichtlich bedingt" und „standortgebunden und gliedhaft" sein, „im Ergebnis" jedoch „internationale Geltung und geschichtliche Kontinuität" besitzen, wobei letzteres durch die „biologische Einheit alles Menschlichen" garantiert werden soll (1934, S.61f.).

Erfüllte die Psychologie, so wie Krieck sie sah, seine Anforderungen an eine ganzheitliche Wissenschaft? Man kann daran zweifeln. Denn Krieck hat die Existenz ganzheitlicher Richtungen in der Psychologie schlechtweg nicht zu Kenntnis genommen. Die Entwicklung der Psychologie ist für ihn ein „typischer Sonderfall der Intellektualisierung und der auf Berechenbarkeit eingestellten Mechanisierung der Kultur" (1922/1930, S.24), ein Sachverhalt, den er auch als die „Amerikanisierung der Psychologie" beschreibt. Eine so beschaffene Psychologie kann nur das untersuchen, was der „technischen Zwecksphäre zugewandt ist". Ihr Verfahren beschreibt Krieck folgendermaßen: „Sie löst aus den psychischen Vorgängen die mechanischen Einzelfunktionen heraus und gibt sie für das Ganze aus"; die „eigentlichen und letzten Probleme des Lebens" geraten damit dem Psychologen aus dem Gesichtskreis. „Unsummen bester psychologischer Erfahrungen" stecken dagegen „in aller unreflektierten Erziehertätigkeit einer einfachen Mutter, eines Handwerksmeisters, im täglichen Umgang und in der Gesellligkeit" (a.a.O., S.25). Zwar ist das Buch, das diese Einschätzungen enthält, in erster Auflage 1922 erschienen, aber sie wurden für die späteren Auflagen nicht geändert. Auch als Krieck nach 1933 seine „völkisch-politische Anthropologie" entwarf, machte er keine Anleihen bei der Ganzheitspsychologie, sondern bastelte sich seine eigene Psychologie zurecht. Meines Erachtens wäre noch näher zu untersuchen, in welchem Umfange Kriecks Stellungnahme zur Psychologie Einfluß auf ihre Bewertung durch die NSDAP hatte.

Ganzheitstheoretische Kritik am organischen Staatsdenken

Herrschte die organische Weltanschauung während der Weimarer Zeit ganz unumschränkt? Oder gab es Wissenschaftler, die sich ihrem Irrationalismus und Biologismus entziehen konnten?

Liest man die von F. Krueger herausgegebenen Berichte über die Tagungen der Deutschen Philosophischen Gesellschaft (*Philosophie der Gemeinschaft,* Leipzig 1928, Bericht: Krueger 1929; *Ganzheit und Form,* Breslau 1930, Bericht: Krueger 1932c), so gewinnt man den Eindruck, daß gewisse Schlüsselbegriffe wie ‚Ganzheit' und ‚Gemeinschaft' überhaupt nicht mehr problematisiert wurden. Man war sich im Grundsätzlichen einig und fühlte sich berufen, „philosophische Ideen fruchtbar zu machen für das Leben der Gegenwart" (Krueger, 1929, S. 144). Doch der Eindruck der „monumentalen Geschlossenheit" – so eine Pressestimme (a. a. O., S. 146) – täuscht insofern, als die Einheitlichkeit der weltanschaulichen Ausrichtung nicht völlig spontan zustandekam: die Vortragenden sprachen auf Einladung, und wenigstens von einer Tagung ist bezeugt (a. a. O., S. 147), daß an den „Aussprachen" nur Mitglieder der Gesellschaft und Dozenten der lokalen Universität teilnehmen durften. Eine derartige Geschäftsordnung ermöglichte es, daß einerseits ein „politischer Kämpfer", ein „nicht zünftiger Mann" – der Antisemit Wilhelm Stapel – „vom Katheder herab zu hören" war, während andererseits ein „Vorkämpfer des theoretischen Marxismus", der „über erkenntniskritische Voraussetzungen des Gemeinschaftsbegriffs" vortragen wollte, so entwürdigende Bedingungen für einen Diskussionsbeitrag eingeräumt erhielt, daß er es vorzog, nicht zu erscheinen (a. a. O., S. 147).

Es muß künftiger Archivforschung vorbehalten bleiben, die Identität jenes aufrechten Marxisten festzustellen, der sich freiwillig in die völkische Löwenhöhle begeben wollte. Sollte es der Jenenser Biologe J. Schaxel gewesen sein? Wahrscheinlich nicht, denn als KPD-Mitglied war er nicht nur „theoretischer" Marxist. Jedenfalls gehört Schaxel zu den wenigen Biologen der Weimarer Zeit, die der Mystifikation des Organischen und des Organismusbegriffs entgegen traten. Er tat dies u. a. in der Zeitschrift *Erkenntnis,* dem Organ der logischen Positivisten. Schaxel gibt hier einen wichtigen Hinweis auf den ideologischen Sinn der Ganzheitslehre:

Die Erhebung der Individualität der Totalität, der Unteilbarkeit zur Ganzheit verlegt das eben dadurch rätselhaft bleibende Individuum in das eingebildete Reich des Ansich. Eine Gesellschaftsschicht, in die Defensive gedrängt, errichtet die ideologische Diktatur, die den empirischen Zugriff der offensiven Empirie verbieten will. (Schaxel, 1930, S. 469)

Aber Schaxel versäumt, wenigstens in seinem *Erkenntnis*-Artikel, eine durchgreifende Kritik am organischen Staatsdenken. Ja, er ist, wenigstens terminologisch, dem Zeitgeist so verhaftet, daß er unbefangen den Begriff ‚Gemeinschaft' auf die proletarischen Massen anwendet und ihn der Klassen-‚Gesellschaft' gegenüberstellt (a. a. O., S. 491).

Krueger brauchte jedoch nicht nach Jena zu gehen, um einen Gegner des organischen Staatsdenkens und der verantwortungslosen Ganzheitsmythologie zu finden. Wer nicht müde wurde, davor zu warnen, war sein eigener Kollege als Philosophie-Ordinarius an der Leipziger Universität: Hans Driesch. Ursprünglich Biologe und Schüler E. Haeckels, wurde Driesch zum Begründer des Neuvitalismus, da ihn seine embryologischen Untersuchungen zu der Überzeugung gebracht hatten, daß eine mechanistische Erklärung der Lebensvorgänge unmöglich sei. Welchen Wert auch immer seine Entelechiehypothese besessen haben mag, sie ermöglichte es ihm jedenfalls, seine biologischganzheitstheoretische Weltanschauung mit humanistischem Geist zu erfüllen. Daß Lebewesen andere Lebewesen töten, hat er als Fehlleistung der Natur, als „Wüten des triebhaften Lebensprinzips gegen sich selbst" bezeichnet und daraus die biologische Notwendigkeit der Vernunft abgeleitet (1931, S. 439). Von diesem „biologischen Pazifismus" schlug er eine Brücke zum Pazifismus im Sinne bewußter politischer Stellungnahme. Sein Eintreten für E. Gumbel und T. Lessing – die Opfer einer beispiellosen Hetze von seiten völkischer Studenten – kostete ihn 1933 gemäß des „politischen" § 4 des Gesetzes zur Wiederherstellung des Berufsbeamtentums seinen Leipziger Lehrstuhl, wobei ihm erlaubt wurde, wegen seiner Verdienste als kultureller Botschafter Deutschlands „freiwillig" um die vorzeitige Emeritierung einzukommen (Driesch, 1951, S. 271 ff.).

Nach den Gepflogenheiten der Zeit war der Philosoph Driesch „nebenbei" auch Psychologe. Da er jedoch empirisch nur auf dem Gebiet der Parapsychologie arbeitete, da ferner seine vitalistischen Überzeugungen seitens der Psychologen nicht auf Gegenliebe stießen, nahm er innerhalb der deutschen Psychologie eine durchaus randständige Position ein. Das hinderte ihn nicht, sich ausführlich mit der Gestalttheorie Köhlers und der Ganzheitspsychologie Kruegers auseinanderzusetzen. Gegen die Gestalttheorie wendete er ein, daß es „physische Gestalten" nicht gibt und daß „strenge Ganzheit" nur *seelisch* produziert wird; die genetische Ganzheitspsychologie stellte er vor die Alternative: „Rationalismus oder – Verzicht" (sc. auf eine wissenschaftliche Psychologie; 1926, S. 297). Das folgende Zitat aus einer späteren Polemik verdeutlicht den Sinn dieser Alternative:

> ... die Behauptung, daß es unanalysierbare Ganzheiten als Erlebnisse, die Gefühle etwa, gäbe, ja, daß hier alle Analyse den wahren Sachverhalt fälsche. Hier wird der Ganzheitsbegriff meines Erachtens gefährlich. ... Analysiert man ... sogenannte Gefühle, so erkennt man sie stets ... als wenig scharf gegliederte, aber doch *gegliederte* Gegenstände, die wissensmäßig herzlich wenig, für das Handeln, leider, meist zu viel bedeuten. Übrigens müßten die, welche die Verfälschung des erlebnismäßigen Tatbestandes durch nachfolgende Analyse lehren, eigentlich schon jede Art der bloßen *Beschreibbarkeit* dieser Inhalte ... leugnen. Damit aber würden sie *leugnen die Möglichkeit einer Psychologie als Wissenschaft überhaupt.* (Driesch, 1930, S. 90ff.)

Kruegers irrationalistische Ganzheitslehre gehörte für Driesch zu jenen Symptomen „sinkender philosophischer Gewissenhaftigkeit", in denen er eine „Gefahr für den Philosophiebetrieb in Deutschland" erblickte (1930, S. I). Seine Sympathien lagen, trotz deren „Verankerung im mechanistischen Dogmatismus", eindeutig bei den Gelehrten des Wiener Kreises (a. a. O., S. IX). In der Tat gehörten sie zu den ganz wenigen, die zwischen 1918 und 1933 ernsthaft und mutig bestrebt waren, Dämme der Vernunft gegen die Fluten der Unvernunft zu errichten. Daß nicht nur Carl von Ossietzky im KZ zu Tode gequält wurde, sondern auch Moritz Schlick dem Attentat eines NS-Studenten zum Opfer fiel, ist eine historische Tatsache, die man in einer Epoche modisch-leichtfertiger Positivismuskritik gelegentlich ins Gedächtnis zurückrufen muß.

Doch zurück zu Driesch! Ebenso wie vor gewissen Spielarten der Ganzheitslehre warnte er vor dem „Spiel mit dem Wort ‚organisch'". Speziell die „organische Staatslehre" war ihm ein Dorn im Auge; zunächst methodologisch, da er glaubte konstatieren zu können, daß häufig das Wort ‚Organismus' auf den Staat angewendet werde, ohne daß vorher gesagt wurde, was unter ‚Organismus' zu verstehen sei (a.a.O., S.74). Ebenfalls aus dem Bestreben nach geistiger Klarheit kritisierte er den modischen Begriff ‚organisches Wachstum'; den konservativen Apologeten des ‚Immer langsam voran' hielt er entgegen, daß gerade organisches Wachstum als embryologische Differenzierung oder phylogenetische Mutation in Sprüngen vor sich geht, ein Heterogenwerden des Homogenen bedeutet (a.a.O., S.75). Überhaupt führt er in *„Philosophische Forschungswege: Ratschläge und Warnungen"* einen veritablen Rundschlag gegen wohl sämtliche Vokabeln der deutschen Ideologie: ‚Geist' (einschließlich ‚Volksgeist'), ‚Wert', ‚Sinn', ‚Mystik', Flüssigkeit der Begriffe – sie alle kommen dran, und für die Zielrichtung seiner Kritik mag ein einziges Beispiel (es geht gegen den Ganzheitsbegriff Spanns) genügen:

> Man mache also endlich Schluß damit, eine Phrase, die geistreich und tief klingt, aber ohne genaueste Prüfung ein ganz leeres, sogar irreleitendes Wort ist, leichtfertig anzuwenden. (1930, S.95)

Driesch hielt die organische Staatstheorie aber nicht für unklar, sondern auch für falsch. Hierin war er anderer Meinung als sein vitalistischer Gesinnungsfreund Uexküll. Dieser habe in seinen „geistvollen Betrachtungen über eine ‚Biologie' des Staates" zwar „vieles in durchaus ursprünglicher Weise gesehen", aber seine Ausführungen paßten „nur auf ‚den' Staat der Menschheit, nicht auf irgendeinen empirischen Einzelstaat" (Driesch, 1921, S. 573, Fußnote). Unter ‚Organismus' verstand Driesch „ein Etwas, dessen Herkunft nicht zu zerlegen ist in einzelne Geschehnisse. Einem ganzmachenden Agens verdankt der Organismus im engeren Sinne seine Existenz" (1929, S. 37). Nach diesem Kriterium sind Einzelstaaten keine Organismen, denn sie gehen nicht aus irgendeinem „evolutiven Agens" hervor, sie sind nicht „weltwesentlich". Die einzige „überpersönliche Entelechie" ist die Menschheit:

> Daß sie Staaten schaffen kann, macht *die Menschheit als Ganzes* in gewissem Sinne zu *einem* „Organismus", die empirischen *Einzel*staaten aber sind Gebirgen ihrem logischen Wesen nach viel ähnlicher als einer Sonderbildung im Rahmen des Organischen. (1921, S. 573)

Man sieht, hier wird am Ideal der Menschheit festgehalten, einem Ideal, dem die Mehrzahl der deutschen Gelehrten spätestens während des Ersten Weltkrieges abgeschworen hatte. Obwohl Driesch sich dessen bewußt ist, daß seine Auffassungen vielen als „altmodisch" erscheinen, hängt er nicht etwa vergangenen Zeiten nach; im Gegenteil, er ist Anhänger der demokratischen Republik: „Sie ist die *einzige* Verfassungsart, welche angesichts der Würde des Menschen überhaupt in Frage kommt" (1928, S. 108).

Für den heutigen Leser mag ein solches Bekenntnis zur Demokratie nicht gerade bemerkenswert sein, zumal Driesch gelegentlich die IQ-Mythologie eines Jensen oder Herrnstein vorwegnimmt: So will er besonders Begabten (die er durch geeichte Intelligenztests feststellen und durch früh einsetzende Sondererziehung fördern lassen will) und besonders Bewährten im Rahmen des allgemeinen Stimmrechts eine Zusatzstimme geben. Aber er hält die Intelligenzunterschiede zwischen Angehörigen verschiedener Rassen für minimal, und überhaupt bezeichnet er „das echte biologische ‚Rasse'-Element" für die heute lebenden Völker als wenig bedeutsam" (a.a.O., S. 95). Man muß sich in das geistige und politische Klima der späten Weimarer Zeit versetzen, um würdigen zu können, was es bedeutete, wenn Driesch für Geburtenregelung und gegen allgemeine Wehrpflicht eintrat, wenn er die Völker dazu aufforderte, Ruhm und Ehre nicht durch Krieg, sondern durch Verzicht darauf zu erwerben, wenn er passiven Widerstand oder Boykott als einzig erlaubtes Mittel gegen zugefügtes Unrecht bezeichnete, wenn er den „Machtpatriotismus" als pseudo-religiöse Bemäntelung des ökonomischen Imperialismus entlarvte. Gewiß: seine Auffassungen sind „idealistisch", er war definitiv kein Sozialist und verteidigte den Pazifismus nicht nur gegen die völkischen, sondern auch gegen die linken Ideologen der Gewalt:

> *Alles* tritt der Frage des ‚Pazifismus' gegenüber zurück, alles Wirtschaftliche *und sogar alles Soziale*. Denn es geht um ein Axiom. Wer hier aber noch nicht rein ethisch zu

denken gelernt hat, wer noch „ökonomisch" denkt, der vergesse nicht ... die Lehre der Geschichte, daß alle Sieger später wieder Besiegte wurden. Denn was aus Gewalt geboren ist, stirbt wieder durch Gewalt. (1928, S. 132)

Aber Drieschs Idealismus ist ehrlich und in sich geschlossen, er spricht, wenn er zu politischen Fragen Stellung nimmt, nicht als individueller Staatsbürger, sondern seine Überzeugungen entspringen seinem philosophischen Grundansatz: nämlich seinem „modifiziert kartesianischen" Dualismus zwischen blinden Naturtrieben und der „ganzmachenden" und eben daher vernünftigen Entelechie.

Wie stand es nun mit jenen Ganzheitstheoretikern, die anders als Driesch ohne ein „ganzmachendes", übermaterielles Agens auszukommen trachteten: den Berliner Gestaltpsychologen? Ich muß gestehen, daß mir von ihnen während der Weimarer Zeit kein kritisches Wort gegenüber der organischen Staatslehre bekannt geworden ist. Dennoch möchte ich zu ihren Gunsten, und in Kenntnis der demokratischen bzw. sozialistischen Positionen, die z. B. Koffka und Lewin vertraten, annehmen, daß das Schweigen hier Ablehnung und nicht Zustimmung bedeutete. Jedenfalls halte ich es für unerlaubt, aus gewissen Passagen in der ersten Auflage von W. Metzgers *Psychologie* auf eine grundsätzliche Affinität zwischen Gestalttheorie und organischer Staatslehre zu schließen. Ich denke etwa an seine Meinung, Demokratie sei ein für Deutschland ungeeigneter englischer Exportartikel (Metzger, 1941, S. 51); an seine Einschätzung des Parlamentarismus als „künstlich hergestelltes unzentriertes soziales Gebilde" (a.a.O., S. 189); an seine Gegenüberstellung zwischen der deutschen Tradition und dem „Geist des Westens" (a.a.O., S. 1; vgl. Metzger, 1942); und vor allem an einen Abschnitt, in dem Metzger Übereinstimmung zwischen den Prinzipien der Wahrnehmungslehre und jenen der „neuesten ... und *experimentell am besten fundierten* Form der politischen Theorie" konstatiert. Diese soll in der Anerkennung „*sachlicher* Gesichtspunkte des Zusammenschlusses", in der Behauptung, daß der Zusammenschluß „im Sinne bestimmter ausgezeichneter Eigenschaften des zu bildenden *Ganzen* erfolgen müsse", bestehen; ja sogar die Gestaltfaktoren sind von der neuesten politischen Theorie intuitiv erfaßt worden:

> Von den ... Gestaltfaktoren kehren in ihr gerade auch die psychologisch elementarsten wieder: der *Faktor der Nähe* in der Theorie des geschlossenen Siedlungsraums; der *Faktor der Gleichartigkeit* in dem allgemeinen Teil der Rassentheorie. (Metzger, 1941, S. 124)

Aber Metzger verbindet diese Zustimmung zum „allgemeinen Teil der Rassentheorie" mit der vorsichtigen Frage, ob denn ihre weitergehende Annahme berechtigt sei, daß „die größte Festigkeit in der Gruppe nur dann erreicht werde, wenn die Gleichartigkeit in dem Erbbild (dem Genotypus), das heißt in den *unveränderlichen,* also nicht erst in und von der Gruppe selbst bestimmten bzw. bestimmbaren Eigenschaften der Einzelnen bestehe" (a.a.O.). Und er schließt seine Erörterungen über den „Zusammenschluß von Menschen zu Gruppen" mit einem zustimmenden Verweis auf die „wohl immer noch schärfste der bisher vorliegenden Analysen", nämlich Wertheimers Lehre vom phänomenologischen „Wir". Sein Name freilich wird, wie der aller gestaltpsychologischen Autoren, im Text nicht genannt, gemäß gem Motto: „Gedenket weniger des Sokrates und viel mehr der Wahrheit". Bei Wertheimer liest man nun u.a. das Folgende:

> Wenn Menschen zusammen sind, etwa in einer bestimmten Arbeit zusammen, dann ist das unnatürlichste Verhalten..., daß da mehrere Ich zusammen da sind, sondern diese Verschiedenen arbeiten gemeinsam zusammen, jeder als sinnvoll funktionierender Teil des Ganzen, unter normalen Umständen. (Wertheimer, 1925, S.42)

Aber bei näherem Hinsehen ist in diesem Zitat kein Bekenntnis zum organischen Sozialdenken zu konstatieren. Denn Wertheimer leitet die Übersummativität des sozialen Ganzen aus einem situativen Moment ab, der gemeinsamen Arbeit, er betont gerade, daß „Verschiedene" zusammenarbeiten, und er bezieht sich nicht auf irgendwelche irrationalen, emotionalen Wurzeln der Gemeinsamkeit.

Ich bin daher geneigt, in Metzgers Ausführungen sein „Eigengut" zu erblikken und in Abrede zu stellen, daß sie für die Berliner Gestaltpsychologie repräsentativ sind. Überhaupt ist die Gestaltpsychologie von Metzger in einer Richtung entwickelt worden, die unverkennbar gewisse Zugeständnisse an die Leipziger Schule enthielt; ich denke da an seine Lehre vom „genetischen und anschaulichen Vorrang der Wesenseigenschaft", die eine Erweiterung der Gestaltpsychologie in Richtung auf die von den Leipzigern so sehr betonte emotionale Seite des Seelischen bildet. Im übrigen aber gehören seine antidemokratischen Äußerungen nach 1933 zu einem Komplex, dem wir uns jetzt – freilich ohne Berücksichtigung Metzgers, da wir diesbezüglich auf einen anderen Beitrag in diesem Band verweisen können – zuwenden wollen.

Organisches Denken und Biologismus im Dritten Reich

Den in der NS-Periode tätigen Psychologen stellte sich die theoretische Situation in ihrer Wissenschaft nicht als Ergebnis eines Bruches mit ihren früheren Auffassungen dar, sondern als deren Zusammenwachsen in eine „Gesamtauffassung", die von einem einheitlichen Gesichtspunkt zusammengehalten wurde. Um welchen Gesichtspunkt es sich dabei handelte, wird von Petermann – der hier wohl einen Konsens zum Ausdruck bringt – wie folgt beschrieben:

> Die Biologisierung der Gesamtauffassung vom Menschen, die Ausrichtung der Psychologie auf die Idee eines umfassend anthropologischen Gesamtbildes, die Überwindung des alten Intellektualismus und die Wiederentdeckung der Kräfte des Gemüts, die

Eroberung und Einbeziehung der Wesensbindungen des Menschen in das Gemeinschaftsleben, die erb- und rassenmäßige Rückbeziehung des Seelischen in seiner inneren Wesensdynamik – das alles sind Themen, die in unmittelbarster Weise auf Grundsätze des neuen Menschenbildes nationalsozialistischer Prägung Bezug haben, das heute unsere politische Wirklichkeit beherrscht. (Petermann, 1938, S. 14)

Gewiß, so war es. Und die „konsequente Biologisierung" der Psychologie wurde nicht nur von den Psychologen selbst als vollzogen behauptet, sondern gleich zu Beginn des Dritten Reiches von einem NS-Biologen dankbar und hoffnungsvoll begrüßt (Lehmann, 1934, S. 71). Doch bei näherem Hinsehen erweist es sich, daß es durchaus Meinungsverschiedenheiten über die konkrete Durchführung der biologisierten Psychologie gab, die sich gelegentlich auch in einer recht offenen Ablehnung der Rassenpolitik verdichteten:

Man fordert heute mit recht, die Psychologen, ja die Kulturforscher sollten lernen „biologisch" zu denken. Das darf nicht eng dahin verstanden werden, alles Menschliche sei aus der Perspektive eines Zuchtstalls zu begreifen. Noch weniger kann es bedeuten, daß die Wissenschaft vom Leben wieder abgleite in jene materialistische Dogmatik, wonach das Seelische möglichst vollständig „zurückzuführen" sei auf physiologische Vorgänge oder gar Mechanismen. Dergleichen Rückfälle sind jetzt überwunden durch Ergebnisse, die den Forschern durch das ganzheitliche Betrachten, zumal der Entwicklungen in allen Lebensreichen ermöglicht wurden. (Krueger, 1940, S. 46)

Die Denunzierung der „Zuchtstall-Perspektive" – sie erschien freilich in relativ sicherer Entfernung, in einer rumänischen Fachzeitschrift – sei Krueger hoch angerechnet. Gegenwärtig interessiert uns aber der zweite Teil des Zitats noch mehr. Aus ihm geht nämlich hervor, daß die Ganzheitstheoretiker mit der Existenz eines mechanistischen Reduktionismus im nationalsozialistischen Deutschland rechnen mußten. Aus Kruegers Artikel ist nicht zu entnehmen, wen oder welche Richtung er dabei im Auge hat. Es ist mir nicht gelungen, einen möglichen Adressaten innerhalb der Psychologie ausfindig zu machen. In der Biologie ist jedoch in der Tat eine mechanistische Reaktion gegen den ganzheitlich-organischen Ideenkomplex auszumachen.

Daß es eine nationalsozialistisch inspirierte Frontstellung gegen die ganzheitliche Weltanschauung gegeben hat, ist mir erstmals bei der Lektüre des in doppelter Hinsicht bemerkenswerten Werkes *Naturphilosophie auf neuen Wegen* von A. Meyer-Abich (1948) klargeworden. Bemerkenswert ist das Werk einmal deswegen, weil es die organische Weltanschauung sozusagen ins Extrem treibt: Meyer-Abich behauptet in bewußter Anknüpfung an Schelling und Fechner das Entstehen des Anorganischen aus dem Organischen; und zum anderen, weil ihm ein 1944/45 entstandener Briefwechsel zwischen seinem Autor und einem ungenannten Physiker vorgedruckt ist. In ihm äußert der Letztere die Sorge, daß „derartige Entgleisungen der nationalsozialistischen Weltanschauung in die Schuhe" geschoben werden könnten (Meyer-Abich, 1948, S. 10). Zwar attestiert Meyer-Abich dem ungenannten Physiker, er sei gar kein fanatischer Nationalsozialist gewesen, sondern habe nur die Freiheit der wissenschaftlichen Forschung vor weltanschaulich motivierten Angriffen seitens der Parteiideologen bewahren wollen. Aber Meyer-Abich selbst stellt sich als Opfer der „sich im Amte Rosenberg und im Propagandaministerium tummelnden Nazimechanisten" dar (a.a.O., S.12). Es war mir leider nicht möglich, seine Aufgaben zu verifizieren, doch gibt es keinen vernünftigen Grund, an ihnen zu zweifeln. Sie geben jedenfalls einen Hinweis darauf, warum es plötzlich „Nazimechanisten" geben konnte: Einmal konsolidiert, benötigte der Nationalsozialismus praktisch verwertbare und daher möglichst ideologiefreie Wissenschaft; er mußte nicht länger durch grandiose Visionen einer organischen Weltanschauung vor dem Bildungsbürgertum legitimiert werden.

Mehr noch: die Ganzheitslehre konnte für die Durchsetzung der nationalsozialistischen Ziele hinderlich sein, sofern sie nämlich deren wissenschaftliche Grundlage in Frage stellte. Es gab nämlich Stimmen von Ganzheitsbiologen, die geeignet waren, Zweifel an der wissenschaftlichen Haltbarkeit der Vererbungslehre zu wecken; und zwar unter dem Gesichtspunkt einer partiellen Unvereinbarkeit zwischen den Ansätzen der Embryologie („Entwicklungsmechanik") und denen der Mendelschen Genetik. So macht B. Dürken (1936, S.131 ff.) einen Unterschied zwischen „Wesenseigenschaften" – die z.B. den Menschen zum Menschen machen – und „Sondereigenschaften", die z.B. für krankhafte Veränderungen verantwortlich sind. Nur die Letzteren sollen der Kompetenz der Mendelschen Genetik unterliegen, gleichzeitig aber für den Biologen nur von sekundärer Bedeutung sein. Bezüglich der Vererbung der Wesenseigenschaften vertritt Dürken ein epigenetisches Modell, das er in einem zweiten Schritt auf die Sondereigenschaften ausdehnt: Auch diese sollen „ganzheitlich verankert" und keineswegs im befruchteten Ei präformiert sein. Im Klartext: jeder Mensch ist primär Mensch und erst sekundär Angehöriger einer Rasse; konstante Rasseeigenschaften gibt es überhaupt nur als Artefakte des praktischen Züchters oder Vererbungsforschers, die Chromosomentheorie der Vererbung darf „keineswegs auf die normale Erbmasse der Naturrassen übertragen werden" (1936, S.141).

Gegen solche Auffassungen sah sich E. Lehmann, bis 1938 Sprecher der nationalsozialistischen Biologie, zum Einschreiten veranlaßt. Er warnte vor einer Bagatellisierung von Mendelismus und Chromosomenforschung, empfahl den Biologen, „auf der Bahn der Erkenntnis voranzuschreiten ... Maß und Waage, Mikroskop und Präpariernadel in der Hand" und sich nicht „philosophisch-scholastischen Betrachtungen hinzugeben" (Lehmann, 1937, S.400). Ihn störte, daß Dürken Beifall von katholischer Seite erhalten hatte. Damit sind wir bei einem zweiten Widerstandsnest gegen die NS-Rassetheorie angelangt.

Es handelte sich um eine Gruppe katholischer Wissenschaftler (z.B.

Schmidt, 1935; Andermann, 1937; Rüsche, 1937), die sich z. T. der Zeitschrift *Natur und Kultur* als Sprachrohr bedienten. Da die von diesen Autoren vertretene neuscholastische Naturphilosophie das Ganzheitsprinzip gleichsam von seiner Quelle – Aristoteles und Thomas v. Aquin – bezog, sind sie durchaus der ganzheitlichen Richtung zuzurechnen. Im übrigen ging es ihnen darum, gegenüber der darwinistischen Deszendenztheorie das kirchliche Dogma von der Gottesebenbildlichkeit des Menschen aufrechtzuerhalten. Zu diesem Behufe verteidigten sie vehement die Konstanz der Arten. Dabei schreckten sie auch nicht vor „jesuitischen" Argumentationsfiguren zurück, indem sie die Konstanz der Arten zur unabdingbaren Voraussetzung der Rasselehre ernannten (Muck, 1938). Aber Lehmann bemerkte zu recht, daß „Rassehygieniker, Eugeniker und Erbärzte ... jenen Kreisen stets unsympathisch waren" (1938, S. 47), und zog gegen sie teils derb-satirisch, teils plump-denunziatorisch vom Leder.

Worum es Lehmann und den „Nazimechanisten" ging, das war die Durchsetzung des Darwinismus als legitime wissenschaftliche Basis einer „nationalsozialistischen Biologie"; und in diesem Bestreben gingen sie nicht nur gegen bürgerlich-idealistische oder kirchlich gebundene Ganzheitstheoretiker vor, sondern auch gegen ... Ernst Krieck. Ihm war noch 1937 in der Zeitschrift *Der Biologe* Gelegenheit zu einem Streitgespräch mit dem Ganzheitsbiologen F. Alverdes gegeben worden (Alverdes & Krieck, 1937), doch im Jahrgang 1939 derselben Zeitschrift – die in diesem Jahr aus Lehmanns Regie in diejenige der SS-Stiftung „Das Ahnenerbe" übergegangen war – findet sich ein Editorial „Lebenskunde ist Tatsachenforschung!", in dem zu lesen ist:

Wer im ... „Leben" vorwiegend ein „Prinzip der Weltanschauung und Problem der Wissenschaft" sieht (E. Krieck), kann leicht den Boden unter den Füßen verlieren, die Gesetze des Lebens mißachten und in lebensfeindlichen Gedankengebäuden das Ziel seiner Arbeit finden. (Roßner, 1939, S. 73)

Fortan wird Krieck in der Zeitschrift als Gegner der darwinistischen Entwicklungs- und Abstammungstheorie bekämpft, u.a. auch von K. Lorenz (1940). Er hatte nämlich konstatiert, daß der „Darwinismus und Haeckelismus" für die Biologie „einen wissenschaftlichen und politischen Niedergang" bedeutete (Krieck, 1938, S. 99), und den „Anschluß der Weltanschauung an den germanischen Mythos" als Voraussetzung einer „politischen Biologie" bezeichnet.

Ob der von Krieck konstruierte germanische Mythos irgendetwas mit den tatsächlichen religiösen oder mythologischen Vorstellungen der Germanen zu tun hatte, kann ich mangels Kompetenz und Interesse nicht beurteilen. Jedenfalls soll laut Krieck den Germanen jeglicher Götter- und Dämonenglaube samt darauf beruhenden magisch-abergläubischen Praktiken fremd gewesen sein; als einzige waltende Macht hätten sie das Schicksal anerkannt („Welaga nu/ wewurt skihit"); als „gemeinsamer Lebensuntergrund" hätte ihnen – *caveat lector!* – die „Mutter Erde" gegolten; zusammengefaßt: sie hätten an nichts außer dem Prinzip „All-Leben" geglaubt.

Damit sind wir bei dem sachlichen Gehalt der Krieckschen Mythologeme für die organische Weltanschauung angelangt. Krieck schwört dem Prinzip ‚Organismus' ab, er setzt an seine Stelle das Prinzip ‚Leben'. Das ist keineswegs belanglos. Denn ‚Leben' unterscheidet sich, soweit ich sehe, von ‚Organismus' wie folgt: (1) ‚Leben' ist umfassender als ‚Organismus', es ist ein „Prinzip der Ganzheit und des Alls", es schließt „kosmische Mechanik, Geist, Seele" ein; dadurch erlaubt es – in bizarrer Parellele zu einschlägigen positivistischen Vorstellungen – den Aufbau einer „Einheitswissenschaft", die Überwindung des „Dualismus von Natur- und Geisteswissenschaft" (1938, S.9). (2) Bei ‚Organismus' steht die (synchrone) Binnengliederung und die (diachrone) Entfaltung im Vordergrund, beides auf dem Niveau des Individuums; ‚Leben' dagegen ist grundsätzlich überindividuell, es findet seine Identität in der „Generationenfolge", in der „bleibenden Lebenssubstanz der Sippe" (a.a.O., S.98). (3) Die grundlegenden Polaritäten von ‚Organismus' sind ‚Ganzes vs. Teil', ‚Freiheit vs. Gebundenheit', die von ‚Leben' dagegen ‚das Lebendige und das Tote'. Das Tote aber ist „allemal nur zeitweilige Absonderung und Isolierung aus Lebendigem" (a.a.O., S.160).

Mit dem Prinzip ‚Organismus' fällt auch die organische Staatstheorie. Krieck hält sie für eine „Abwandlung der ... mechanistischen Staatstheorie", und zwar deshalb, weil auch sie ein „mechanisches ‚Fügen' der Elemente zu ‚Ganzheiten', die also doch abgeleiteter, sekundärer Art gegenüber den Elementen bleiben", annimmt. Dagegen setzt er als seine – allenfalls von Goethe (!) vorweggenommene – Erkenntnis:

> Völkische Gemeinschaft ist eine urgegebene, im Laufe der Geschichte zwar wandelbare, stets aber ursprüngliche und ganzheitliche Gestalt des Lebens. Alles Einzelne ist nur aus dem Lebensganzen zu begreifen, aus dem er erzeugt wird und in das es wieder einmündet...: alles Einzelne ist vom Ursprung her Glied. (a.a.O., S.193f.)

Ich bin mir nicht ganz sicher, ob die „Nazimechanisten" recht daran taten, sich Kriecks zu entledigen. Gewiß konnte er ihnen keine praktischen Lösungswege für ihre Probleme anbieten, aber ihnen wären manche „wissenschaftlichen" Legitimationsbemühungen erspart geblieben, wenn sie seine Konzeption übernommen hätten. Das Rasseprinzip z.B. ergibt sich zwanglos aus dem Prinzip der „Generationenkette". Noch wichtiger, Krieck verzichtet auf die letzten Reste von Rationalität und analytischer Durchschaubarkeit, die dem ‚Organismus'-Prinzip innewohnen:

> Das Letzte und Höchste ist nicht die Ratio, sondern das Leben selbst, hinter dem kein Grund mehr und über dem kein Ziel und Zweck steht ... Der Grund einzelnen Lebens ist der ewige Lebensgrund, das ewige Leben ... Die Wendung zu einem neuen Menschenbild beginnt mit dem germanischen Erleben des Schicksals. (a.a.O., S.193)

Die Mißachtung des Individuums, die Verniedlichung des Todes als „zeitweilige Absonderung aus dem Lebendigen", die bedingungslose Unterordnung unter ein weiter nicht erklärbares Schicksal: brachten sie nicht die Praxis des SS-Staates auf einen durchaus angemessenen Begriff?

Kriecks Einfluß auf die NS-Psychologie bleibt noch zu untersuchen. Petermann (1938) hat seinen Terminus ‚völkisch-politische Anthropologie' übernommen, ebenso sein Schlagwort vom „Leben als gehaltserfülltem Dasein" (a.a.O., S.13); Kroh (1935, S.15) weiß sich mit ihm einig, ebenso Jaensch, der ein für allemal konstatiert: „Unsere Berührungspunkte mit Krieck sind so eng, daß wir sie an vielen Stellen hervorheben müßten. Darum begnügen wir uns mit (einem) allgemein gehaltenen einmaligen Hinweis" (1938, S.5, Fußnote); Metzger (1942) publiziert in Kriecks Zeitschrift.

Diese Bekenntnisse sind offen, aber eben deswegen vielleicht auch taktisch motiviert. Wichtiger erscheint mir die Frage, ob es in der Ganzheitspsychologie während der NS-Periode Anzeichen für einen Wandel der ideologischen Grundauffassungen gibt, der ähnlich wie bei Krieck – mag er nun von ihm angeregt sein oder nicht – auf eine wenigstens partielle Distanzierung von der „organischen Weltanschauung" hinausläuft.

Ich glaube, ja. Wenden wir uns zunächst Krueger zu, so finden wir, daß der Herausgeber seiner *Gesammelten Schriften* seinen späteren Schriften „eine ausgeprägte Tendenz zum Lebensphilosophischen hin" bescheinigt (Heuss, 1953, S.31). Es ist mir nicht gelungen, diese Einschätzung im einzelnen zu belegen, außer in *einem* Punkt: dem Auftauchen des Begriffs ‚Lebensgrund'. Er findet sich nämlich erst seit 1937 und wird 1940 folgendermaßen verwendet: „Alles Lebensgeschehen nährt sich und quillt aus einem umgrenzten ‚Grunde', der selber von gegliedertem Leben beharrlich erfüllt ist" (a.a.O., S.44). Hier wird offenbar das Prinzip vom Primat des *Erlebnis*ganzen zugunsten einer vitalistischen Konstruktion aufgegeben, die sich freilich von Drieschs Vitalismus nach wie vor durch ihren Irrationalismus unterscheidet; denn: „In der seelischen Kernschicht dieses Grundes ... wurzelt am tiefsten ... die Früh- und Hauptform alles Erlebens, das Gefühl" (a.a.O.). Da aber Krueger Krieck niemals zitiert, ist nicht erweisbar, ob er seine ‚Lebensgrund'-Konzeption von ihm bezogen hat.

Läßt sich Kruegers „lebensphilosophische Wende" als eine vitalistische Reifizierung seines früheren „emotionalen Neukantianismus" verstehen, so ging sein ehemaliger Mitarbeiter F. Sander solchen abstrakten Fragen aus dem Weg. Stattdessen akkommodierte er die Ganzheitspsychologie ganz offen an den Nationalsozialismus (Sander, 1937). Ich meine damit *nicht* das Resumé seines Artikels „Deutsche Psychologie und nationalsozialistische Weltanschauung":

Deutsche Psychologie und nationalsozialistische Weltanschauung, beide sind ausgerichtet auf das gleiche Ziel, die Überwindung atomistischer und mechanistischer Denkhaltungen, in der Ordnung völkischen Lebens hier, der Erforschung seelischer Wirklichkeit dort, Überwindung durch organisches Denken. Das aber bedeutet Ausgerichtetsein auf Ganzheit und Gestalt. (1937, S. 649)

Hiermit brachte Sander nämlich nur einen Sachverhalt zum Ausdruck, den wir als zutreffend bestätigen können. Was ich mit „Akkommodation" meine, ist in folgendem Zitat niedergelegt:

Wer der Sehnsucht der Volksseele, ihr eigenes Wesen rein auszuprägen, zum Ziele verhelfen will, der muß alles Gestaltfremde ausschalten, insonderheit muß er alle fremdrassischen zersetzenden Einflüsse unwirksam machen. Die Ausschaltung des parasitisch wuchernden Judentums hat ihre tiefe ethische Berechtigung in diesem Willen zur reinen Gestalt ebenso wie die Unfruchtbarmachung der Träger minderwertigen Erbgutes im eigenen Volke. (1937, S. 642)

Die Ganzheitslehre, so wie sie in der Weimarer Zeit entwickelt wurde, hätte zu einer solchen „wissenschaftlichen" Rechtfertigung der Rassen- und Sterilisierungspolitik keine Handhabe geboten. Sie kennt nämlich nicht den Begriff des „Gestaltfremden". Sie kennt natürlich einen „westlichen Geist", aber sie beschreibt ihn als Verfehlung des Erkenntnisgegenstandes, als falsche Auffassung des (übermechanischen) Seelischen, nicht aber als selbst ungegliedert oder mechanisch. Den Dualismus zwischen „Gestaltetem" und „Gestaltfremdem" in das Seelische selbst zu verlegen, das blieb der Psychologie der NS-Zeit vorbehalten. Natürlich ist Sander nicht der Einzige gewesen, der diesen Schritt getan hat. Jaenschs Lehre vom „Gegentyp" bringt den gleichen allgemeinen Grundgedanken in wesentlich bösartigerer Form zum Ausdruck; denn die „Kohärenz", welche Jaenschs „lytischem S-Typus" fehlen soll, ist in Jaenschs Begriffsapparat das Äquivalent zum „Willen zur Ganzheit" der Leipziger Schule. Gleichzeitig bildet der „Gegentypus", dem das „Auseinanderfallen in Überlebendiges und Unterlebendiges" entsprechen soll, eine Parallele zu Kriecks „Totem" als polarem Korrelat des „Lebendigen".

Ich möchte also die Vermutung wagen, daß die Ganzheitspsychologie in der NS-Zeit nur um den Preis ihrer Umwandlung in ein „dualistisches" System (Gestaltet vs. Gestaltfremd; Integrationstyp vs. Auflösungstyp) überleben konnte. Man könnte dieses System auch „manichäisch" nennen; „manichäisch" insofern, als das Seelische aus dem Kampf zweier Prinzipien, dem Guten und dem Bösen, abgeleitet wurde. Der historische Mani starb als Ketzer auf dem Scheiterhaufen eines persischen Königs. Die modernen Manichäer wurden, als alles vorbei war, in hohe berufsständische Ehrenämter berufen. In die Verbrennungsöfen wanderten die anderen – die Gestaltfremden.

Literatur

Alverdes, F. & Krieck, B. (1937). Zwiegespräch über völkisch-politische Anthropologie und biologische Ganzheitsbetrachtung. *Der Biologe, 6,* 49–55.
Andermann, F. (1937). *Kritik der Abstammungslehre.* Wien, Leipzig, Bern: Weidmann.
Barth, P. (1900). Fragen der Geschichtswissenschaft: II. Unrecht und Recht der „organischen" Gesellschaftstheorie. *Vierteljahresschrift für wissenschaftliche Philosophie, 24,* 69–98.
Beck, F. A. (1933). *Geistige Grundlagen der neuen Erziehung, dargestellt aus der nationalsozialistischen Idee* (2. Aufl.). Osterwieck/Harz: Zickfeldt.
Bühler, K. (1927). *Die Krise der Psychologie.* Jena: Fischer.
Dietrich, O. (1935). *Die philosophischen Grundlagen des Nationalsozialismus.* Ein Ruf zu den Waffen des deutschen Geistes. Breslau: Hirt.
Dilthey, W. (1924). Ideen über eine beschreibende und zergliedernde Psychologie (Sitzungsberichte der Preussischen Akademie der Wissenschaften 1894, 1309–1407). In W. Dilthey, *Gesammelte Schriften,* Bd. 5 (S. 139–237). Leipzig, Berlin: Teubner.
Driesch, H. (1921). *Philosophie des Organischen* (2. Aufl.). Leipzig: Engelmann. (1. Aufl. 1909).
Driesch, H. (1926). Kritisches zur Ganzheitslehre. *Annalen der Philosophie, 5,* 281–304.
Driesch, H. (1928). *Die sittliche Tat.* Ein moralphilosophischer Versuch. Leipzig: Reinicke.
Driesch, H. (1929). Ordnung und Freiheit. In B. Harms (Hrsg.), *Recht und Staat im neuen Deutschland,* Bd. 1 (S. 32–46). Berlin: Hobbing.
Driesch, H. (1930). *Philosophische Forschungswege.* Ratschläge und Warnungen. Leipzig: Reinicke.
Driesch, H. (1931). Das Wesen des Organismus. In H. Driesch & R. Woltereck (Hrsg.), *Das Lebensproblem im Lichte der modernen Forschung* (S. 385–450). Leipzig: Quelle & Meyer.
Driesch, H. (1951). *Lebenserinnerungen.* München, Basel: Reinhardt.
Dürken, B. (1936). *Entwicklungsbiologie und Ganzheit.* Ein Beitrag zur Neugestaltung des Weltbilds. Leipzig, Berlin: Teubner.
Hertwig, O. (1899). *Die Lehre vom Organismus und ihre Beziehung zur Staatswissenschaft.* Jena: G. Fischer.
Hertwig, O. (1916). *Das Werden der Organismen.* Eine Widerlegung von Darwins Zufallstheorie. Jena: G. Fischer.
Hertwig, O. (1918). *Zur Abwehr des ethischen, des politischen, des sozialen Darwinismus.* Jena: G. Fischer.
Hertwig, O. (1922). *Der Staat als Organismus.* Gedanken zur Entwicklung der Menschheit. Jena: G. Fischer.
Heuss, E. (1953). Vorrede des Herausgebers. In F. Krueger, *Zur Philosophie und Psychologie der Ganzheit* (S. 7–32). Berlin, Göttingen, Heidelberg: Springer.
Holle, H. G. (1925). *Allgemeine Biologie als Grundlage für Weltanschauung, Lebensführung und Politik* (2. Aufl.). München: Lehmann. (1. Aufl. 1919).
Jaensch, E. R. (1923). *Über den Aufbau der Wahrnehmungswelt und ihre Struktur im Jugendalter.* Leipzig: Barth.
Jaensch, E. R. (1927). *Die Eidetik und die typologische Forschungsmethode.* (2. Aufl.). Leipzig: Quelle & Meyer.
Jaensch, E. R. (1938). *Der Gegentypus.* Psychologisch-anthropologische Grundlagen deutscher Kulturphilosophie, ausgehend von dem was wir überwinden wollen. Leipzig: Barth.

Jaensch, R. & Grünhut, L. (1929). *Über Gestaltpsychologie und Gestalttheorie.* Langensalza: Beyer.

Koffka, K. (1925). Psychologie. In M. Dessoir (Hrsg.), *Lehrbuch der Philosophie:* Bd. 2, Die Philosophie in ihren Einzelgebieten (S. 495-603). Berlin: Ullstein.

Krannhals, O. (1936). *Das organische Weltbild.* Grundlagen einer neuentstehenden deutschen Kultur. (3. Aufl.). München: Bruckmann. (1. Aufl. 1928).

Krieck, E. (1930). *Philosophie der Erziehung.* (2. Aufl.). Jena: Diederichs. (1. Aufl. 1922).

Krieck, E. (1932). *Nationalpolitische Erziehung.* Leipzig: Armanen-Verlag.

Krieck, E. (1933). *Der Staat des deutschen Menschen.* (2. Aufl.). Berlin: Junker & Dünnhaupt. (1. Aufl. 1927).

Krieck, E. (1934). *Wissenschaft, Weltanschauung, Hochschulreform.* Leipzig: Armanen-Verlag.

Krieck, E. (1936-38). *Völkisch-politische Anthropologie.* 3 Bde. Leipzig: Armanen-Verlag.

Krieck, E. (1938). *Leben als Prinzip der Weltanschauung und Problem der Wissenschaft.* Leipzig: Armanen-Verlag.

Kroh, O. (1935). *Entwicklungspsychologie des Grundschulkindes als Grundlage völkischer Erziehung* (11. Aufl.). Langensalza: Beyer.

Krueger, F. (1924). Wilhelm Wundt als deutscher Denker. In A. Hoffmann (Hrsg.), *Wilhelm Wundt – Eine Würdigung* (2. Aufl.). Bd. 1 (S. 1-39). Erfurt: Stenger.

Krueger, F. (1929). Rückblick auf die 10. Tagung der Deutschen Philosophischen Gesellschaft. In F. Krueger (Hrsg.), *Philosophie der Gemeinschaft* (S. 143-168). Berlin: Junker & Dünnhaupt.

Krueger, F. (1931). Der Strukturbegriff in der Psychologie. *Bericht über den 8. Kongreß für experimentelle Psychologie 1923*, Sonderdruck (2. Aufl.). Jena: Fischer.

Krueger, F. (1932a). Die Aufgaben der Psychologie an den deutschen Hochschulen. *Bericht über den 12. Kongreß der Deutschen Gesellschaft für Psychologie 1932,* Sonderdruck. Jena: Fischer.

Krueger, F. (1932b). Das Problem der Ganzheit. *Blätter für Deutsche Philosophie, 6,* 151-176.

Krueger, F. (1932c). Vorrede zu „Ganzheit und Form". Bericht über die Tagung der Deutschen Philosophischen Gesellschaft, Breslau 1930. *Blätter für Deutsche Philosophie, 6,* 1-8.

Krueger, F. (1934). Die Lage der Seelenwissenschaft in der deutschen Gegenwart. *Bericht über den 13. Kongreß der Deutschen Gesellschaft für Psychologie* (S. 9-36). Jena: Fischer.

Krueger, F. (1940). Entwicklungspsychologie der Ganzheit. *Revista de Psihologie, 2,* 427-461; *3,* 88-125. Sonderdruck, Cluj: Cartea Românească.

Krueger, F. (1953). Über psychische Ganzheit. (Neue Psychologische Studien, 1 (1), 1926). In A. Heuss (Hrsg.), *Zur Philosophie und Psychologie der Ganzheit* (S. 33-124). Berlin, Göttingen, Heidelberg: Springer.

Lehmann, E. (1934). *Biologischer Wille.* Wege und Ziele biologischer Arbeit im neuen Reich. München: Lehmann.

Lehmann, E. (1937). Rezension von: B. Dürken, Entwicklungsbiologie und Ganzheit. *Der Biologe, 6,* 396-400.

Lehmann, E. (1938). „Entfaltung – nicht Abstammung": Der mondsüchtige Otto. *Der Biologe, 7,* 45-47.

Lorenz, K. (1940). Nochmals: Systematik und Entwicklungsgedanke im Unterricht. *Der Biologe, 9,* 24-36.

Metzger, W. (1941). *Psychologie.* Die Entwicklung ihrer Grundannahmen seit der Einführung des Experiments. Dresden, Leipzig: Steinkopff.

Metzger, W. (1942). Der Auftrag der Psychologie in der Auseinandersetzung mit dem Geist des Westens. *Volk im Werden, 10,* 133-144.

Meumann, E. (1915). Wesen und Bedeutung des Nationalgefühls. *Zeitschrift für pädagogische Psychologie, 16*, 84–106.
Meyer-Abich, A. (1948). *Naturphilosophie auf neuen Wegen*. Stuttgart: Hippokrates.
Muck, O. (1938). Entfaltung – nicht Abstammung. *Natur und Kultur, 35*, 7–11.
Petermann, B. (1931). *Das Gestaltproblem in der Psychologie im Lichte analytischer Besinnung*. Leipzig: Barth.
Petermann, B. (1938). *Wesensfragen seelischen Seins*. Eine Einführung in das moderne psychologische Denken. Leipzig: Barth.
Ringer, F. K. (1983). *Die Gelehrten*. Der Niedergang der deutschen Mandarine 1890–1933. Stuttgart: Klett-Cotta.
Roßner, F. (1939). Lebenskunde ist Tatsachenforschung! *Der Biologe, 8,* 73.
Rüsche, F. (1937). *Blut und Geist*. Paderborn: Schöningh.
Sander, F. (1937). Deutsche Psychologie und nationalsozialistische Weltanschauung. *Nationalsozialistisches Bildungswesen, 2,* 641–649.
Schaxel, J. (1930). Das biologische Individuum. *Erkenntnis, 1,* 467–492.
Scheerer, E. (1984). Organismus II. In J. Ritter & K. Gruender (Hrsg.), *Historisches Wörterbuch der Philosophie* (Bd. 6, Sp. 1336–1348). Basel, Stuttgart: Schwabe.
Scheerer, M. (1931). *Die Lehre von der Gestalt*. Ihre Methode und ihr psychologischer Gegenstand. Berlin, Leipzig: de Gruyter.
Schmidt, W. (1935). *Rasse und Volk*. Salzburg, Leipzig: Pustet.
Spann, O. (1972). *Der wahre Staat*. Vorlesungen über Abbruch und Neubau der Gesellschaft. In O. Spann, *Gesamtausgabe* (Bd. 5). Graz: Akademische Druck- und Verlagsanstalt. (Original 1921).
Spann, O. (1975). Universalismus. (Handwörterbuch der Staatswissenschaften, 4. Aufl. Jena: Fischer 1928, Bd. 8, S. 453–463). In O. Spann, *Gesamtausgabe* (Bd. 8, S. 125–155). Graz: Akademische Druck- und Verlagsanstalt.
Spann, O. (1975). Leidlicher Austrag unleidlicher Dinge. In O. Spann, *Gesamtausgabe* (Bd. 8, S. 381–387). Graz: Akademische Druck- und Verlagsanstalt. (Original 1936).
Spranger, E. (1973). Der Bildungswert der Heimatkunde. In E. Spranger, *Gesammelte Schriften* Bd. 2, S. 294–319). Heidelberg: Quelle & Meyer. (Original 1923).
Spranger, E. (1973). Die Frage nach der Einheit der Psychologie. In E. Spranger, *Gesammelte Schriften* (Bd. 4, S. 1–36). Heidelberg: Quelle & Meyer. (Original 1926).
Tönnies, F. (1935). *Gemeinschaft und Gesellschaft* (8. Aufl.). Leipzig: Buske. (1. Aufl. 1887).
v. Uexküll, J. (1920a). *Staatsbiologie* (Anatomie – Physiologie – Pathologie des Staates). Berlin: Paetel. (= Deutsche Rundschau, Sonderheft).
v. Uexküll, J. (1920b). *Theoretische Biologie*. Berlin: Paetel.
Volkelt, H. (1918). *Demobilisierung der Geister?* Eine Auseinandersetzung vornehmlich mit Geheimrat Prof. Troeltsch. München: Beck.
Volkelt, H. (1963). *Grundfragen der Psychologie*. München: Beck.
Weinhandl, F. (1940). *Philosophie – Werkzeug und Waffe*. Neumünster: Wachholtz.
Wertheimer, M. (1925). Über Gestalttheorie. *Symposion, 1*.

Das Ganze und die Gemeinschaft – Wissenschaftliches und politisches Denken in der Ganzheitspsychologie Felix Kruegers

U. GEUTER

Im Methodenstreit der deutschen Psychologie Ende der fünfziger Jahre konnte es fast so scheinen, als habe während der nationalsozialistischen Zeit gerade in der Ganzheitspsychologie Felix Kruegers der Ungeist der deutschen Psychologie geherrscht. Hatte man nach dem Krieg insgesamt die Auseinandersetzung mit der Entwicklung der Psychologie im Nationalsozialismus umgangen, so wurde nun gerade die politische Vergangenheit der Leipziger Schule zum Gegenstand von Anspielungen und Kritik. Die Gründe dafür lagen weniger in der besonderen Rolle, die Felix Krueger und seine Schule im Nationalsozialismus gespielt hatten, als vielmehr darin, daß die Ganzheitspsychologie in den fünfziger Jahren noch die bundesrepublikanische akademische Psychologie dominierte (vgl. Maikowski, Mattes & Rott, 1976). Vertreter der Generation von Psychologen, die in dieser Zeit an den psychologischen Instituten groß wurde, wollten die irrationalistische Weltanschauung und Methodik der Ganzheitspsychologie durch eine messende und mathematisierte Psychologie ersetzen, die sich an US-amerikanischen Entwicklungen orientierte (vgl. Geuter, 1980b; Russell & Roth, 1958). Wie über den Wert dieser verschiedenen Wege der Psychologie war man sich auch über Kruegers politisches Verhalten und das Schicksal der Leipziger Schule im Nationalsozialismus uneins. Stellte ein Gegner die Ganzheitspsychologie als diejenige Schule hin, die am meisten vom Nationalsozialismus profitierte (Merz, 1960), so erklärte ihr Hauptverteidiger Albert Wellek (1960) Krueger zum politischen Gegner des nationalsozialistischen Systems.[1] War dieser von den emigrierten Psychologen Wyatt und Teuber in den USA als „one of the early sympathizers of the NS movement" bezeichnet worden (Wyatt & Teuber, 1944, S. 232), so schrieb sein Nachfolger auf dem Leipziger Lehrstuhl Werner Fischel nach dem Krieg über ihn, er sei mit dem Nationalsozialismus in Konflikt geraten und daher vorzeitig pensioniert worden (Fischel, 1959).

Als in den 70er Jahren eine neue Generation von Psychologen das Bild der Disziplin bestimmte, konnte man dazu übergehen, die alte deutsche Psychologie zu bespötteln. Deutlich und mit geistreichem Witz erfolgte dies 1974 in der Festschrift für Ernst August Dölle, der – wie Krueger – eine „Verganzheitlichung der Denkweise" anstrebte (Herrmann, 1974, S. 16ff.). Auch in dieser Phase der Nachkriegsentwicklung der Psychologie unterblieb aber eine systematische Auseinandersetzung mit dem Zusammenhang zwischen psychologischer Theoriebildung und politischer Überzeugung im Werke Felix Kruegers. Erst in jüngerer Zeit, mit dem hundertjährigen Jubiläum des Leipziger Instituts 1979 und den zum 50. Jahrestag der Machtübernahme der NSDAP wiederbelebten Debatten über Wissenschaft im Nationalsozialismus, wurde diese Auseinandersetzung angegangen.[2]

An die Geschichte der Philosophie und einzelner Wissenschaften in Deutschland wurde bereits die Frage gestellt, ob bestimmte, schon vor der nationalsozialistischen Zeit entwickelte theoretische Konzeptionen der nationalsozialistischen Ideologie oder zumindest ihrer Akzeptierung in der öffentlichen Meinung zuarbeiteten. Nach Lukács (1973) etwa liegt in der Entwicklung der Lebensphilosophie eine „Zerstörung der Vernunft", die die Intelligenz für die philosophische Willkür der NS-Ideologie empfänglich machte. Gasman (1971) sieht die Ursprünge der nationalsozialistischen Ideologie im Sozialdarwinismus von Ernst Haeckel. Sontheimer (1978) hat die Gesellschaftsauffassungen untersucht, die dem Nationalsozialismus die Verbreitung seiner Ideen ermöglichten. Solche Studien entstanden auf dem Hintergrund der Erfahrung, daß die deutschen Intellektuellen dem Nationalsozialismus gegenüber zumindest theoretisch hilflos waren. Trug ihr Denken schon vor 1933 Züge der nationalsozialistischen Weltanschauung, dann wundert es nicht, wenn sie aus Überzeugung die „Machtergreifung" begrüßten.

Felix Krueger war einer jener etablierten Professoren, die 1933 die politische Wende feierten, sich später aber abkehrten. Auch für ihn stellt sich daher die Frage, ob es in seiner wissenschaftlichen Theorie Elemente eines politischen Denkens gab, das nationalsozialistischen oder dem Nationalsozialismus entgegenkommenden rechtskonservativen Anschauungen verwandt war, oder allgemeiner gesprochen, wie wissenschaftliches Denken und politisches Denken in seiner psychologischen Lehre ineinandergriffen. Diese Frage steht im Zentrum der folgenden Ausführungen, mit denen die Stellung Felix Kruegers und seiner Ganzheitspsychologie im und zum Nationalsozialismus erhellt werden soll. Die ersten Abschnitte behandeln die Entwicklung der Theorie Felix Kruegers vor 1933. Am Anfang werden einige Grundlagen seiner Theorie referiert; dabei konzentriere ich mich auf Aspekte, die für die Fragestellung wichtig sind. Später wird versucht, Wandlungen seiner Theorie in einen Zusammenhang mit den politischen Zeitereignissen, insbesondere mit der Situation um 1933 zu bringen. Ein Problem der Darstellung liegt dabei in Kruegers Arbeitsweise begründet. Er legte seine Gedanken selten systematisch vor, sondern publizierte sie in einer Reihe von Aufsätzen in zum Teil nur andeutender und verschwommener Weise. Relativ offen, wenn auch unsystematisch und assoziativ verband er ihre Darlegung mit politischen Diagnosen der Zeit. Zum Teil ist diese Verbindung in politischen Reden zu finden, die, wie auch politische Handlungen Felix Kruegers, in die Analyse einbezogen werden. Zum Schluß möchte ich auf die Umstände von Kruegers Emeritierung im Nationalsozialismus genauer eingehen, da diese Tatsache dazu geführt hat, ihn zum Verfolgten des Nazi-Regimes zu erklären (Wellek, 1960). Die politischen Verhältnisse am Leipziger Psychologischen Institut werde ich, soweit sie nicht Krueger selbst betreffen, nicht weiter behandeln. Die Spannungen zu dem aktiv als NSDAP-Mann hervortretenden Psychologieprofessor Hans Volkelt wurden an anderer Stelle dargestellt (Geuter, 1983a, 1984a).[3]

Ganzheit und Gefühl

Felix Krueger, der 1917 den berühmten Leipziger Lehrstuhl seines Lehrers Wilhelm Wundt übernahm, wandte sich schon in seinen frühen Schriften gegen diejenigen, die, im Unterschied zu Wundt, die Psychologie methodisch auf das Experiment beschränken und inhaltlich auf Fragen der Sinnespsychologie konzentrieren wollten. In seiner Schrift „Über Entwicklungspsychologie" plädierte er dafür, seelische Tatbestände in ihrem Werden und in ihrer Bestimmtheit durch soziale Bedingungen zu untersuchen (1915, z. B. S. 125 u. 216), und forderte die Einführung entwicklungstheoretischer und sozialgenetischer Sichtweisen in die Psychologie. Hatte die Sinnespsychologie das empirische Studium des menschlichen Erkenntnisprozesses über das Wirken der Sinnespforten zur Außenwelt angegangen, so ging Krueger von einem anderen erkenntnistheoretischen Ausgangspunkt aus. Der Auffassung der Lebensphilosophie entsprechend gründete seiner Ansicht nach der Erkenntnisprozeß auf dem Erlebnis. Für Krueger ist es ein erkenntnistheoretischer Grundsatz, daß „nur das erlebnismäßig Gegebene unmittelbar gewisse, primäre Realität besitzt" (1953, S. 462).[4] „Letzter Prüfstein" für Aussagen über die Wirklichkeit ist für ihn nicht die praktische Überprüfung der Erkenntnisse an der Wirklichkeit, sondern die „unmittelbare Gegebenheit des Erlebniswirklichen" (1928, S. XIV). Weil unmittelbare Realität nicht dem bereits dem Bewußtsein Zugegangenen, sondern nur dem erlebnismäßig Gegebenen zukomme, lasse sich Seelisches letztlich auch nicht mit den Methoden der experimentellen Sinnesforschung erfassen.

Als Krueger die Ausgangspunkte seiner Theorie entwickelte, stand die Sinnespsychologie vor dem Problem, Wahrnehmungen wie die von Melodien oder Bewegungen zu erklären, bei denen die Gesamtwahrnehmung nicht mehr aus der Assoziation von Einzelreizen hergeleitet werden konnte. Für diesen Sachverhalt entwickelte Krueger in seinen frühen Arbeiten den Begriff der *Komplexqualität*. War damit wie in der Berliner Gestaltpsychologie zunächst einmal gesagt, daß das Ganze mehr ist als die Summe seiner Teile, so behauptete Krueger im Unterschied zu dieser Schule, daß erlebnismäßig Gegebenes immer ungegliedert und ganzheitlich-diffus sei, eine Gestalt hingegen nur ein Sonderfall einer Ganzheit: bereits gegliederte Ganzheit. Sei das Erlebnis der

Gestalt das einer durchgebildeten Form, so besäßen Gefühle eben keine Gestaltqualitäten, da sie die Komplexqualitäten eines jeweiligen ungegliedert gegebenen Erlebnisganzen seien.

Erlebnisganzheiten weisen für Krueger ein dreifaches Primat auf: ein „phänomenales" – sie treten zuerst in Erscheinung –, ein „funktionales" – sie sind innerhalb des psychischen Geschehens dominant – und ein „genetisches" – sie treten in der Entwicklung eher auf. Als wesentlichen Beweis für die These vom Primat der ungegliederten Gefühle führte er daher etwa an, daß onto- und phylogenetisch Diffusität der Strukturiertheit vorausgehe:

> Was das Verhalten der Kinder von dem der Erwachsenen unterscheidet, ist vor allem die Bestimmtheit durch Augenblicksgefühle und stoßhafte, gliedarm dumpfe Impulse. Hierin wiederum sind die Kinder mit den Primitiven verwandt, weitgehend auch mit den Tieren, welche freilich starrer instinktgebunden sind als alle Menschen. Diese Ungegliedertheit ebenso wie die Zusammenhanglosigkeit, die Labilität des Verhaltens und des gleichzeitigen Erlebens beruht überall auf einem unentwickelten, einem relativ formlosen Stand des seelischen Gefüges. (Krueger, 1948, S. 82)

Das phänomenale Primat der Erlebnisganzheiten wurde mit der Sanderschen Methode der Aktualgenese zu beweisen versucht. Bei diesem Experiment wurde ein Bild stufenweise, anfangs diffus-unscharf und später immer schärfer dargeboten. Den Ergebnissen zufolge wurden am Anfang diffuse und gefühlsträchtige „Vorgestalten" wahrgenommen, während ein vollausgegliedertes Erlebnis, nach der Gestaltpsychologie die Basis jeder Wahrnehmung, erst später auftrat. Dem Experiment lag der Gedanke zugrunde, daß bei geringerer Reizeindeutigkeit die Bedeutung innerseelischer Strukturierung zunehme, oder, wie Krueger einmal sagte, durch das Herabsetzen der Klarheit äußerer Reize „das Strukturelle zu verstärktem Ansprechen" gebracht werde (1937, S. 186).

Ganzheit, Struktur und Wert

Die Wege der Gestalt- und Ganzheitspsychologie trennten sich nicht nur an der Kruegerschen Gefühlslehre, sondern auch an der theoretischen Erklärung der experimentellen Ergebnisse der Wahrnehmungsforschung. Der Gestaltpsychologe Wolfgang Köhler, in den Augen von Krueger Anhänger eines physikalistischen Denkens, behauptete eine Strukturidentität von äußerer Welt und erkennendem Organismus. Krueger hingegen begründete seine Theorie mit dem in erkenntnistheoretischer Hinsicht subjektivistischen Ausgangspunkt, daß die ganzheitliche Gefühlswahrnehmung den Charakter eines unmittelbaren Erlebnisses trage. Er nahm an, daß dem Seelischen ein Drang nach Ganzheit und Sinn innewohne (vgl. 1953, S. 148). Wellek bezeichnete diesen Drang nach Ganzheit später als „eine allgemeine biologische Urtatsache

... (die Tatsache, der das Leben seine Möglichkeit und Erhaltung verdankt) ..." (1954, S. 32). Die sinnhafte Antwort einer Versuchsperson im aktualgenetischen Experiment sprach damit weniger für die Erfahrung, daß die Dinge in der äußeren Welt in einem objektiv sinnhaften und meist sogar von den Menschen geschaffenen Zusammenhang stehen, als vielmehr für die Entäußerung dieses inneren Drangs der Seele.

Krueger ging es um mehr als um die Bildung theoretischer Modelle zur Erklärung empirischer Befunde. Er wollte zu Begriffen des ganzheitlichen psychischen Seins und schließlich zu einem Begriff der idealen Ganzheit vordringen (vgl. 1953, S. 146). Zentral war dafür der Begriff der *Struktur*. Jenseits der auf einer phänomenalen Ebene erfahrbaren Erlebnisganzheiten existierte für Krueger eine seinsmäßige Ganzheit besonderer Art: das dispositionelle Ganze der psychophysischen Struktur. Strukturen waren etwas Dahinter-Liegendes, nur Erschließbares, etwas, das in den Färbungen des Erlebens in Erscheinung tritt, vor allem in der Tiefe der Gefühle deutlich wird, aber dennoch dispositionell existierte. Struktur war nicht nur Erklärungsmodell, sondern Seiendes:

> In Sachen des Lebensgeschehens meint man mit Struktur, sehr mannigfaltige Erscheinungen zusammendenkend, letzten Endes: das ganze Lebewesen, das die fraglichen Erscheinungen trägt, besitze gefügehaften Zusammenhalt ... Nach der Art des leiblichen Organismus haben wir die Gesamtstruktur jedes *Seelen*wesens uns zu denken: als relativ beharrend gegenüber den psychischen Erscheinungen, zugleich als dispositionellen Seinsgrund der Erlebnisse ... Struktur bedeutet gegliederte und in sich geschlossene Ganzheit von Seiendem. Das ist mehr als Ganzheitlichkeit und Gegliedertheit des Erlebens, des Verhaltens, des Sichäußerns überhaupt. Ein strukturiertes Seelenwesen ist reale, notwendig zu denkende Voraussetzung für alles, was wir an psychischen Phänomenen vorfinden. (Krueger, 1953, S. 135)

Der Kruegersche Begriff der Struktur geht über diese philosophische Hypostasierung, die Unterstellung eines seinsmäßigen Grundes, noch hinaus. Struktur ist – wie auch Ganzheit – Aufgegebenes und werthaft Gefordertes:

> *Struktur* als ganzheitliches (in der Uranlage ererbtes) Gefüge der Organismen, als ganzbleibendes und wachstumskräftiges Gegliedertsein ist erfahrbar gegeben; und eben diese Wesensform des Lebendigen ist den Menschen *auf*gegeben; sie allein ist ins Unbegrenzte steigerungsfähig. Strukturiertheit bildet den Kern des Lebens, sie ist das *Seiende* von gewissester Art; und gleichzeitig ist sie das unbedingt *Seinsollende*. (1939, S. 74)

1932 spricht Krueger vom „Gesetz des Ganzbleibens durch innere Gliederung" als dem „Grundgesetz unseres wirklichen Daseins" und als einer „biopsychologischen Entwicklungsnotwendigkeit", die „Vehikel der sittlichen Notwendigkeit" sei (Krueger, 1932a, S. 7).

Für die Einführung des Ganzheitsbegriffes in die Psychologie hatte es sachliche Gründe gegeben; neue zum wissenschaftlichen Problem gewordene Phänomene sollten erklärt werden. Doch Krueger ging sowohl in der Begründung wie in der Ausweitung der Geltung seiner Begriffe weiter. Die Begriffe wurden nicht nur als theoretische Vorannahmen eingeführt, sondern als wertphilosophische Forderungen; schließlich erhielten sie den Charakter von Seinsbegriffen, die den ganzen „biopsychologischen" Bereich des Lebendigen abdecken sollten. Wie Moritz Schlick (1936) kritisierte, sollte der Begriff der Ganzheit nicht die Erscheinungen besser beschreiben, sondern zusätzliche in den Dingen liegende gesetzmäßige Tatsachen ausdrücken. Gegensätze in der Frage der besseren Beschreibung wurden Schlick zufolge in der Psychologie damit zu ontologischen Problemen und metaphysischen Streitfragen erhoben.

Die Suche nach Ganzheit, Ordnung und Sinn in der Weimarer Zeit

Krueger selber machte keinen Hehl aus der Tatsache, daß mit der Entwicklung seiner wissenschaftlichen Begriffe nicht nur innerwissenschaftliche Probleme der Psychologie gelöst, sondern zugleich Fragen beantwortet werden sollten, die „das *Leben* selber in dieser Zeit, sonderlich auf deutschem Boden, ... mit einer mehr als theoretischen Notwendigkeit aus sich heraus" treibe (1932b, S. 111). Seine theoretischen Bemühungen gingen einher mit einer konservativen Zivilisationskritik, deren Inhalte derart die Theorie selber prägten, daß der wissenschaftliche und der politische Diskurs im Denken Kruegers kaum zu trennen sind.

An zahlreichen Stellen beschwört Krueger die Auflösungserscheinungen der modernen Zeit. 1930 etwa beklagt er:

Wohlwüchsige Gesittung ist ebenso gefährdet, wenn der ‚Geist' sich herausgliedert, selbstherrlich, aus den überpersönlichen Gefügen des Menschenlebens, wie wenn tierische Triebe oder auch ‚die Wirtschaft', die Technik sich dämonisch verabsolutieren. Immer dann lockert sich das Kernhafte menschlicher Strukturen, das ist der innere Zusammenhalt der Werte im Gemüt. Es zersetzt sich seelische *Strukturiertheit überhaupt,* als die den Menschen aufgegebene Form des Daseins. (1953, S. 148)

In seiner theoretischen Schrift über „Das Problem der Ganzheit" von 1932 kritisierte Krueger, daß in allen Lebensgebieten die Zweckrationalität „zum Schaden der von innen her, dauerhaft verbundenen Werte" betont werde (a. a. O., S. 171). In der „Seelenforschung" sei es die Psychoanalyse, eine mechanistische Theorie des Psychischen, die das „Kerngefüge der Persönlichkeit" in „konventionelle Illusionen" umdeute (a. a. O., S. 172). Doch auch Ludwig Klages und Oswald Spengler fielen der Kritik anheim, weil sie das Diffuse des Seelischen gegenüber den dauerschaffenden Kräften vereinseitigen würden und damit nur Kulturverzweiflung ausdrückten (a. a. O.). In einer Zeit, in der die Menschen mit sich selbst und ihrer Umwelt nicht mehr eins waren (a. a. O., S. 174), sollte die wissenschaftliche Theorie helfen, Einheit und Ganzheit wiederherzustellen.

Der Wunsch nach ganzheitlichem Denken war im wissenschaftlichen wie im politischen Denken der Weimarer Zeit verbreitet. In den Naturwissenschaften etwa war der Erklärungsrahmen des Begriffes der Ganzheit ausgeweitet worden, der ursprünglich als naturwissenschaftlicher Arbeitsbegriff eingeführt und auf den einzelnen Organismus bezogen worden war. Wie für Krueger das Ganze das Seinsollende des Seelischen war, so war es für den Biologen und Philosophen Hans Driesch das Ziel der Entwicklung des Organismus. Auch Driesch, damals wohl der bekannteste Vertreter einer vitalistischen Position in der Biologie, der zufolge eine Eigengesetzlichkeit des organischen Lebens gegenüber dem Anorganischen bestand, ging bei der Begründung der Kategorie der Ganzheit, die er als Grundkategorie für das Studium des Lebendigen ansah, über seine experimentellen Befunde hinaus und erklärte die Ganzheit zu einer undefinierbaren Urbedeutung, die nur geschaut werden könne (1921, S. 4; vgl. ds., 1935). Nach Schlick (1936) war die Polarisierung in summen- und nicht-summenhafte Gebilde in den Natur- und Sozialwissenschaften verbreitet. Die anorganische Natur werde der organischen gegenübergestellt, die physische Natur der psychischen oder der psychophysischen Ganzheit, das Individuum der Gesamtheit. Von den Letzteren werde dabei jeweils angenommen, daß sie niemals nur summenhaft aus Ersteren zusammengesetzt sein könnten, sondern vorab durch gewisse Ganzheitseigenschaften gekennzeichnet seien. Für die Staatsrechtslehre wie für das politische Denken der Weimarer Zeit hat Sontheimer (1978) gezeigt, daß das Denken in der Polarität von einer als mechanische und künstliche Ordnung begriffenen Demokratie und einer als natürliche angesehenen Einheit des Volkes verbreitet war.

Da Untersuchungen über das damalige Ganzheitsdenken in den verschiedenen Wissenschaften nur in Ansätzen vorliegen, soll es bei diesen Andeutungen bleiben. Auffällig ist jedoch eine gewisse Parallelität zwischen wissenschaftlichem und politischem Denken. Nach Sontheimer (1978, S. 53) war es ein Zug der Zeit, den Relativismus durch Konstruktionen von Absolutheit überwinden zu wollen. Die Zeit schuf beides, den Relativismus wie das Bedürfnis nach Ordnung und Sinn. Paul Forman (1971) beschrieb etwa für die Physik in der Weimarer Zeit, daß als Reaktion auf die feindliche kulturelle Umwelt Vorstellungen von Kausalität und Determination aufgegeben wurden. Dies schuf die klimatischen Voraussetzungen für das Denken der Relativitätstheorie. Doch es ließ, sozusagen als konservatives Pendant zur Auflösung von Ordnungsvorstellungen, ein Verlangen nach Ordnung entstehen, einer Ordnung, die aber nicht mehr im kausalen Progress der Geschichte gesucht wurde, sondern im Querschnitt, in der Struktur, in der Morphologie – auf die z. B. Ludwig Klages seine Psychologie gründen wollte –, in der Ganzheit, in den überdauernden Einheiten (vgl. Geuter, 1984a, S. 187 ff.).

Verschiedene Autoren haben darauf hingewiesen, daß das theoretische Denken der Intelligenz in den ersten Jahrzehnten dieses Jahrhunderts als Antwort auf die durch das Industriezeitalter neu geschaffenen Probleme gesehen werden muß. In der geschichtswissenschaftlichen Forschung ist die These von Ringer (1969; vgl. die Kritik von Habermas, 1981) verbreitet, daß nur eine Minderheit der deutschen Professoren modernistisch eingestellt war und eine fortschreitende Demokratisierung wollte; die Mehrheit der in ihrer früheren Funktion als Deuter der Nation zurückgesetzten und sozial bedrängten Professoren habe dagegen konservativ an alten politischen Ordnungsvorstellungen festgehalten. Jenseits dieser politischen Dimension von Reaktion auf gesellschaftliche Veränderung ging es vielleicht noch um mehr, nämlich um das, was Horkheimer den Aufstand der subjektiven Natur gegen die Verdinglichung nannte. Die in den Künsten oder in der Jugendbewegung anzutreffende Rückeroberung der verloren gegangenen Subjektivität antwortete auf das Unbehagen in der Kultur, die Theorie der Zentrierung des Menschen im Gefühl protestierte gegen eine ganz auf das Kognitiv-Instrumentelle abgestellte Rationalisierung (Habermas, 1982, S. 493 ff.). Ging aber zum Beispiel die auf die gleiche historische Situation reagierende Psychoanalyse von den Kosten dieser Rationalisierung aus, von der, wenn auch als notwendig gedachten, Beschränkung der Befriedigung menschlicher Bedürfnisse durch eine versagende Realität, und kam sie daher in Ansätzen zu einer Kulturkritik, so wird der Mensch bei Krueger aus seiner gesellschaftlichen wie individuellen Geschichte entlassen und zurückverwiesen auf eine als überdauernd verstandene und nicht weiter definierte seelische Struktur und auf seine Werthaltungen als den Kern seiner Persönlichkeit.

Ernst Bloch bezeichnete 1935 die Tendenz auf die Schau des Ganzen und der Gestalt – dabei die Gestaltpsychologie ausnehmend – als „feudale Stauwehr im historischen Fluß", da Gesetz durch invariante Wesenheit ersetzt werde (1979, S. 304). An Kruegers Theorie, die um solche „invarianten Wesenheiten" zentriert war, kann man die Frage stellen, ob sie etwas zu tun hatte mit der Sinnsuche der Intelligenz in einer Zeit, die nach Bloch so sinnarm war.

Krueger gibt seiner Psychologie in religiöser wie in politischer Hinsicht einen ausgesprochen weltanschaulichen Akzent. In seinen Schriften finden sich immer wieder Hinweise auf das religiöse Bewußtsein und seine Gewißheit von dem, was in der Seelenforschung nie vollständig zu erfassen sei (vgl. z. B. 1953, S. 151, 1930, S. 462). Vor allem die Schriften aus der Mitte der 20er Jahre, einer Zeit der Konsolidierung der Weimarer Republik, münden in religiösen Bekenntnissen. Vorher wie nachher sind dagegen Kruegers weltanschauliche Bezüge mehr politischer Natur. Als er im Juni 1919 auf einer Feier der Universität zur Ehrung der Gefallenen und zur Begrüßung der Heimgekehrten die Festrede hält, betont er die geistigen Aufgaben, die sich aus Kriegsniederlage und Klassenkämpfen ergäben. Deutschlands geistige Kräfte hätten im Krieg nicht gereicht, um Europa eine „sittlich berechtigte Gestalt zu geben" (1919, S. 8). Im Angesicht der „erbitterten Klassenkämpfe der Gegenwart" erhebe sich die Aufgabe, die „geistige Lebenseinheit der Nation" zu schaffen. (a.a.O., S.15).

In seiner Auseinandersetzung mit Wundt betont er später, daß dem Rationalismus eines Descartes entgegenzutreten und eine deutsche Weltanschauung mit einem Platz für gültige Werte zu schaffen sei (Krueger, 1922). 1932 verbindet er die religiöse und nationalistische Fundierung seiner Theorie. Seiner Darstellung der philosophischen Geschichte des Ganzheitsdenkens zufolge sind die wahren metaphysischen und religiös verwurzelten Systeme, die die seelische Wirklichkeit als ganzheitliche und lebendige ansprechen, in der germanisch-deutschen Tradition weitergereicht worden (1953, S. 171 ff.).

Die Ganzheitstheorie von Felix Krueger war auch eine Theorie gegen die Auflösung von fester Weltanschauung in der Weimarer Zeit, eine Theorie, die Ordnung und Halt propagierte. Diese politische Dimension seines wissenschaftlichen Denkens und der Wunsch, auf dem Gebiet der Theorie zu einer Erneuerung der Gemeinschaft des Volkes beizutragen, wird noch viel deutlicher an seiner Psychologie der Gemeinschaft, einem Thema, dem sich Krueger mit dem Fortschreiten der Krise der Weimarer Zeit, wenn auch fast nur programmatisch, zuwandte. An diesem Punkt, an der Übertragung seiner Begriffe auf soziale Sachverhalte, wurde die Theorie geradezu zum politischen Programm.

Psychologie der Gemeinschaft und politische Ideologie

Schon 1915 (S. 138) hatte Krueger festgestellt, daß das seelische Werden durch Gemeinschaft und Kultur bestimmt sei. Gemeinschaften waren für ihn transpersonale Ganzheiten; damals nannte er „Familie, Männerbund, Verein, Malerschule u. dgl., Kirche, Staat, Sprachgemeinschaft, Volk" (a.a.O., S.140). Erst gegen Ende der Weimarer Zeit wird jedoch dieser Gedanke bei Krueger zu einem zentralen Thema. Die wichtigsten Ausarbeitungen erschienen 1935 von Krueger und seinem Schüler Graf Karlfried von Dürckheim-Montmartin. In der Übertragung des ganzheitspsychologischen Denkens auf soziale Tatsachen und in der jeweiligen Konkretisierung der wirklichen Gemeinschaften wird die Verbindung des wissenschaftlichen mit dem politischen Diskurs immer enger. Schon vor der NS-Zeit beherrschte dabei der politische Diskurs geradezu die wissenschaftlichen Auffassungen, die an diesem Punkt bei Krueger gänzlich auf der Ebene einer beredten Programmatik blieben, die auf den politischen Alltag übertragen wurde. Während der NS-Zeit erfuhr dann die Psychologie des Gemeinschaftslebens in der Ganzheitspsychologie größere Beachtung und neue Akzentsetzungen. Vor allem an ihr läßt sich die Frage studieren, inwieweit Krueger theoretisch dem Nationalsozialismus den Boden zu bereiten half.

Zunächst einmal bestand der Kerngedanke der Kruegerschen Gemeinschaftspsychologie darin, den Lehrsatz von der Dominanz des Ganzen auf soziale Gebilde zu übertragen. Indem soziale Einheiten zu überindividuellen *seelischen* Ganzheiten erklärt wurden, war die sozialpsychologische und nicht nur die historische oder soziologische Forschung als für sie zuständig festgelegt, und damit auch die Kruegersche Theorie selbst (vgl. Dürckheim-Montmartin, 1935). Wie Krueger selber sagte, ermöglichten die Leipziger Grundbegriffe eine Psychologie des Gemeinschaftslebens (1935, S. 43f.). Doch schon im methodologischen Ausgangspunkt war die Willkür der Definition dessen, was eine Gemeinschaft ist, angelegt. Krueger sprach davon, daß das einer Sozialpsychologie zugrunde liegende Wissen mit dem „unverstellten Blick" für die natürlichen Gemeinschaften und der „Lebenskenntnis" über sie zu verbinden und die Wissenschaft hier an „gewachsenes und erprobtes" Wissen anzuschließen sei (a.a.O., S.49f.). In der einzigen aus der Leipziger Schule vorliegenden systematischen Ausführung des gemeinschaftspsychologischen Gedankens wird die methodologische Willkür noch deutlicher. Dürckheim-Montmartin (1935) betont, daß eine wirkliche Gemeinschaft daran zu erkennen sei, ob sie die Idee der Gemeinschaft verwirkliche. Die Bestimmung dieser Idee wird an alltagsweltlichen Erfahrungen davon festgemacht, wann man eine Gemeinschaft als wirklich erlebt, die Art der Erlebnisweise selber aber nicht als historische verstanden. So wird zum Beispiel definiert, daß das Ganze der Gemeinschaft zugleich ein Sollensgefüge im Einzelnen ist und seine Existenz sich in der Verpflichtung jedes Gliedes der Gemeinschaft gegenüber dem Ganzen, gerade in der Gefahr, zeige.

Interessant für den ideologischen Ausgangspunkt der Theorie ist dabei, wie das Verhältnis von „Glied" und „Ganzem" gefaßt wird. Die Kruegersche Theorie kennt nicht die Wechselbeziehung von Teil und Ganzem, sondern nur das Gesetz von der Dominanz des Ganzen; im Bereich des Sozialen tritt es als Überordnung der Gemeinschaft über den einzelnen und Unterordnung des einzelnen unter die Gemeinschaft in Erscheinung. Ein Vergleich von Krueger mit William Stern zeigt in aller Kürze, in wie unterschiedlicher Weise bei einer Übertragung des Ganzheitsgedankens auf soziale Tatsachen eine politische Überzeugung die wissenschaftliche Auffassung prägen kann.

Auch Stern unterstützte in der Psychologie die Tendenz zu einer ganzheitlichen Betrachtungsweise. Ganzheit war für ihn eine zentrale Kategorie seiner Personalistik, die Ganzheit der Person ursprüngliche Ganzheit und daher unableitbar. Doch für Stern war personale Ganzheit nicht nur feste Struktur, sondern zugleich Vagheit, nicht nur Strukturiertheit, sondern auch Diffusität (1930, S. 14). Eine werthaft geforderte Überordnung des Ganzen über die Teile kannte Stern im Unterschied zu Krueger nicht. Auch Stern wandte zwar den Begriff des Ganzen auf soziale Tatsachen an, bestimmte aber das Verhältnis von Individuum und Gemeinschaft als eine Spannung. Diese Spannung könne durch die Introzeption der Fremdzwecke der übergeordneten Ganzheiten wie Volk und Menschheit (eine Kategorie, die Krueger nicht kennt) in die

Selbstzwecke des Individuums zwar aufgehoben werden, ohne daß aber damit der Bezugspunkt des autonomen Individuums verloren gehe:

> So sehr der Mensch von allen transpersonalen Bereichen, zu denen er gehört, mitbestimmt wird: seine individuelle Ganzheit bezieht er nicht von ihnen, sondern er behauptet sie ihnen gegenüber als etwas Autonomes, und er bereichert sie durch Einverleibung jener Einflüsse in sein eigenes Sein. (a.a.O., S.18)

Auch bei stärkster Bindung an menschliche Gemeinschaft behalte die Person „ihr personales Grundmerkmal ‚Selbstbestimmung' gerade in den Spannungen zu den Fremdbestimmungen, die sie umdrängen" (a.a.O., S.8). Man kann in dieser Differenz zwischen der Sternschen und der Kruegerschen Bestimmung des Verhältnisses von Individuum und Gemeinschaft einen unterschiedlichen politischen Ausgangspunkt erkennen. Stern gründete seine Psychologie auf eine Theorie der autonomen Person; dies entsprach dem liberalen Begriff der Demokratie, der auf dem Konzept der freien Individuen und ihrer Assoziation beruht. Der deutsch-nationale Krueger hingegen kannte die Begriffe Autonomie oder Selbstbestimmung nicht. Er wollte den einzelnen organisch in eine als natürlich angenommene, ihm übergeordnete soziale Gemeinschaft einbetten. Dies entsprach der Demokratiekritik der Gegner der Weimarer Republik, die den Staat auf sog. natürliche Einheiten, vor allem die Einheit eines biologisch verstandenen Volkes gründen und nicht als Vertragsstaat der assoziierten Individuen verstehen wollten (vgl. Sontheimer, 1978, z.B. S.115 u.172).

Die Polarisierung zwischen der Vertragsstaatstheorie und einer organischen Staatsauffassung, die in diesem Gegensatz zwischen Stern und Krueger durchscheint, war älter als die politischen Auseinandersetzungen in der Weimarer Republik. Schon nach der französischen Revolution und der Aufklärung finden wir Theorien, in denen die juristische und politische Natur des Staates nicht mehr nur, wie schon in der Antike, an einzelnen Punkten in Analogie zur belebten Natur, sondern systematisch nach dem Vorbild eines lebenden Organismus gefaßt wird. Im Unterschied zur Vertragsstaatstheorie wurde nun dem Staat ein eigener Wert jenseits der Individuen zuerkannt. Bei Herder tauchte erstmals die Idee auf, daß das Individuum nur es selbst ist, wenn es seinen Teil im Ganzen ausfüllt (vgl. Coker, 1967; Scheerer, in diesem Band). Die ganzheitliche Staatsauffassung nach dem Bild des Organismus war im 19.Jahrhundert verbreitet. Es wäre daher bei der Bewertung von Krueger zu einfach, würden wir schlicht die These von der Vorherbestimmtheit des Individuums durch die sozialen Verhältnisse als monokratische These einer These von der Selbstbestimmung des Individuums im Sinne der Aufklärung als demokratischer These gegenüberstellen.[5] Nicht die Übertragung des Ganzheitsdenkens auf soziale Tatsachen alleine machte Kruegers Konservatismus aus, sondern die Spezifik seiner Bestimmungen. Dies wird deutlich, wenn wir etwa als markanten Gegenpol zu Kruegers Auffassungen die von ihm immer heftig bekämpfte Gesellschaftstheorie von Karl Marx heranziehen. Auch Marx erklärte viele gesellschaftliche Vorgänge in organismischen Bildern. Auch in seiner Theorie setzt sich hinter dem Rücken der Individuen eine Totalität sozialer Verhältnisse durch, allerdings mit dem entscheidenden Unterschied zu Krueger, daß diese Totalität selber eine historische und damit vergängliche ist und daß die Freiheit der Individuen darin besteht, durch die Kenntnisse der Gesetze der überindividuellen Einheiten deren Entwicklung zu bestimmen. Die Tatsache einer Verortung des Individuums in transpersonalen Ganzheiten alleine konstituierte jedenfalls noch nicht eine Affinität der Theorie zur konservativen Gesellschaftskritik der 20er Jahre oder gar zur nationalsozialistischen Ideologie.

Unter der pastosen Oberfläche seiner Worte schimmert in Kruegers Schriften hier und da ein klares Stück sozialer Wirklichkeit hindurch. Zum Beispiel fordert er, der den Marxismus als seelenzersetzende Theorie verbannt haben will, „daß die menschliche Arbeit und besonders die wirtschaftliche zum Gegenstand der Philosophie wird" (1929/30, S. 167); denn „was immer für den entwickelten Menschen *Wirklichkeit* bedeutet, ist abhängig von menschlicher Arbeit" (a.a.O., S. 159). Krueger ist der Entfremdungsthematik nahe. Er sieht jedoch Ursache wie Heilungsweg nur in den seelischen Einstellungen auf die Wirklichkeit und nicht in den sozialen Verhältnissen. Die Frage nach der Gesellschaftlichkeit des Individuums und nach dem Zusammenhang von sozialen und psychischen Gegebenheiten kommt bei ihm nicht zur Entfaltung, weil zum einen die gesellschaftliche Wirklichkeit nicht historisch analysiert, sondern ins Reich einer überindividuellen seelischen Realität verlegt wird, und weil zum anderen das Individuum nicht als eines gesehen wird, das durch diese Verhältnisse bestimmt ist und sie gleichzeitig durch sein Handeln konstituiert, sondern als eines, das aus einer gefühlsmäßigen Verwurzelung in vorgegebenen Gemeinschaften heraus lebt. Der wesentliche Gedanke der Bestimmtheit psychischen Geschehens durch Gesellschaft und Kultur fällt damit der Mystifikation zum Opfer. An die Stelle der Wechselwirkung von Individuum und Gesellschaft tritt eine überzeitlich verstandene, aber doch in die Zeit sehr wohl eingepaßte Gemeinschaft als letztlicher Wurzelgrund seelischer Werthaltungen.

Spätestens seit der Industrialisierung Ende des 19. Jahrhunderts hatte die wissenschaftliche Theorie eine Antwort auf die neue soziale Tatsache zu finden, daß die sozialen Interdependenzen immer größer und die sozialen Verhältnisse den Menschen immer undurchschaubarer wurden. Eine große Zahl von Wissenschaftlern antwortete darauf mit einer konservativen Zivilisationskritik. Hatte sich Max Weber bei aller Kritik am Bürokratismus, an der Vermassung und Mechanisierung des Daseins, Erscheinungen, die auch Krueger zum Ausgang seines Philosophierens wählte, zur demokratischen Staatsform bekannt, so setzte sich in der deutschsprachigen Soziologie der 20er Jahre immer mehr ein Denken durch, das auf natürliche Gemeinschaftsformen jenseits der konkreten historischen Staatlichkeit zurückgreifen wollte, um von dort aus eine Erneuerung der Gesellschaft zu entwerfen. Die negativen Erscheinungen der Zivilisation wurden den positiven Urtatsachen des Lebens konfrontiert; als eine solche galten ursprüngliche Gemeinschaften, in denen Führen und Geführtwerden herrschte. Die Suche nach Zukunft erfolgte in einer oft verschwommen konstruierten Vergangenheit; Vergangenheit und Zukunft wurden zu unbegriffenen Dimensionen „mythischer Schau" (Brückner, 1978, S. 72 ff.). Der Gegensatz von Gesellschaft – der durch äußere Ordnungen aufrechterhaltenen Zivilisation – und Gemeinschaft – der natürlichen, lebendigen und organischen Ordnung –, von Ferdinand Toennies 1887 entwickelt, wurde für die konservative Gesellschaftskritik nutzbar gemacht. Die Demokratie erschien als die mechanische Vergewaltigung des Lebens, der die höherwertigen Gemeinschaftsformen gegenübergestellt wurden (vgl. Lukács, 1974 Bd. III, S. 60).

Für Krueger war die Krise der Gesellschaft eine Krise der Kultur, eine Krise der Entformung des Lebendigen, der Herauslösung von Teilen aus „ganzheitlichen Verbänden" (1953, S. 172). Ihre Erscheinungen nahm er nicht in historischen Kategorien wahr. So focht er etwa in einer Rede vor dem „Nationalsozialistischen deutschen Studenten- und Lehrerbund" in Leipzig 1930 dafür, die Familie zu stärken, ohne nach den sozialen Hintergründen ihrer Auflösung zu fragen, und empfahl zur Rettung aus kultureller Not, daß die Frauen wieder mehr in die Familie zurückgingen und mehr Kinder gezeugt würden (1932 c).

Schwerer als diese Übernahme der ahistorischen Gemeinschaftsideologie wiegt für unser Thema, daß Krueger in der Bestimmung der konkreten Kategorien von Gemeinschaft seinerzeit gängige Schablonen deutschnationalen oder jungkonservativen Denkens in die wissenschaftliche Theorie übernahm. Am Ende der Weimarer Zeit und schließlich während des Nationalsozialismus stellt er dabei eine immer engere Verbindung mit der herrschenden Tagespolitik her. Bei der Tagung der Deutschen Philosophischen Gesellschaft 1928 sagt Krueger, daß aufgrund der gegenwärtigen Nöte und der Lockerung der Bindungen ein „vertiefter Wille zur Gemeinschaft not" tue. „Wir müssen uns verantwortlich bereit machen zu neuen sozialen Formen und Ordnungen" (1929, S. 144). Notwendig sei die Verantwortung „für das Ganze und dessen Zukunft"; dies setze u. a. „Führertum und Gefolgschaftstreue, je an ihrem instinktgesicherten Platze" voraus (a. a. O., S. 157). Begriffe wie Gefolgschaftstreue oder Instinktsicherung gehörten nicht zum festen Gerüst der Kruegerschen Psychologie, wurden von ihm aber in seine Ausführungen bruchlos dort eingebaut, wo er die Theorie auf die Tagespolitik anwandte. Die Diktion entsprach an diesem Punkt den Kategorien aller rechts-revolutionären Strömungen Weimars. Doch die Sinngebung des Daseins war für Krueger damals noch „religiöser Natur" (a. a . O., S. 166). Zwei Jahre später, auf dem Breslauer Kongreß der Gesellschaft 1930, kündigt sich in einer Begründung von Krueger über die Notwendigkeit der Philosophie ein – wenn auch nur verschwommenes und nicht systematisches – Einschwenken auf die nordische Blutmystik an:

> Wir Deutschen müssen philosophieren um zu leben ... Schon die Blutmischung ist wohl im Spiele, daß unser Volkwerden sich immer von neuem staut oder verwirrt. Noch heute stehen sich bei uns zu Lande wenn nicht feindlicher, so doch unversöhnlicher als irgendwo die Bekenntnisse gegenüber und die politischen Lager, die wirtschaftlichen Interessen; desgleichen die Stände, die Generationen, sogar die Schulen. In unserer Geistesgeschichte ringt auf das Schwerste die bodenständige nordische Art mit dem Erbgut der klassischen Antike. (1932a, S. 7)

Am Vorabend des Dritten Reiches beschwört Krueger in seiner theoretischen Schrift „Das Problem der Ganzheit" (1932b) die Notwendigkeit der Deutschen, eine Gemeinschaft zu werden, und läßt seine Argumentation mit einem kräftig deutsch-expansionistischen und diesmal auch rassistischen Akkord ausklingen. Ausgangspunkt ist auch hier zunächst die Kritik an der Allgegenwart der Maschinentechnik und einer „betriebsmäßigen Organisation" des gesellschaftlichen Lebens:

> Das Menschsein steht von Grunde aus nunmehr in Frage. Und keiner kann sich dieser Lage ganz entziehen. Am wenigsten die Deutschen, innerhalb ihrer Grenzen, die seit alters scharf befehdet, neuerdings wieder verstümmelt sind, können sich bei alledem beruhigen, was an offenen Wunden jeder Erwachsene und ihr gemeinsamer Körper trägt ... Ihnen ist es zum drängenden Problem geworden, wie der einzelne und wie die Gemeinschaften, denen er zugehört, ganz bleiben können oder neuen Halt gewinnen sollen ...
> Dieselben von Unheil verfolgten Deutschen werden seit dem Krieg ausgeplündert und ärger als das Vieh mißhandelt. Das hat schließlich ihre Augen wieder scharfgemacht, den Nebel westlicher Phrasen und den eurasiatischen Dunst zu durchdringen. Ihre gestauten Kräfte sammeln sich. Von innen her beginnen sie sich zu formieren, wie schon oftmals in harter Not ...
> Das Abendland wird dem Chaos anheimfallen und die minder edlen Rassen werden die Oberhand gewinnen, oder man gibt einer Reformation die Bahn frei, an Haupt und Gliedern, wie deren das Menschendasein jetzt bedarf. Es muß von neuem durchgestaltet werden, so aus dem Grunde, daß endlich das Politische und die Wirtschaft davon umgriffen werden. Zu solcher Formwerdung, des Ganzen, wird das Volk Meister *Eckharts* und *Luthers* und *Johann Sebastian Bachs* mitzuwirken haben ...
> Was jetzt nottut, das können Wissenschaften und Philosophie allein nicht schaffen. ... Aber je größer die Gefahr, um so notwendiger sind die Mächte der Ordnung, der Symbolbildung, der geistigen Führung. Und um so entschiedener müssen sie, in Wirkungseinheit mit dem übrigen Tatgeschehen, sich dahin ausrichten, wo alles Lebendigen Eigentümlichkeit und zugleich alle Wesensgemeinschaft wurzelt, das ist das Ganzheitliche, welches innere Form fordert. (1953, S. 174ff.)

Krueger trennte den wissenschaftlichen Aufsatz nicht strikt von der politischen Rede, sondern brachte in die wissenschaftlichen Aufsätze offen seinen politischen Standpunkt ein und durchsetzte seine politischen Reden mit seiner psychologischen Lehre. Wenn er vor den nationalsozialistischen Studenten und Lehrern über den Verfall der Familie sprach, griff er die russische Kollektiverziehung als biologischen Widersinn an (er vergaß dabei nicht den Hinweis auf die Brutpflege der Vögel und den Nestbau) und legitimierte die Familie damit, daß sie ein „lebendiges, überpersönliches Ganze(s)" sei (1932c, S. 6 u. 9).[6] Die theoretische Aussage, Gemeinschaft zeige sich darin, daß die einzelnen Glieder sich dem Sollensgefüge des Ganzen verpflichtet fühlen, schlägt um in politische Forderung, wenn er als Strategie gegen den Verfall von als natürlich verstandenen Gemeinschaften wie der Familie die Pflege der Dienstbereitschaft fordert:

... auf haltbare, fortzeugende Gestaltung kommt es an ... Dazu gehört endlich für jeden einzelnen: daß er sich hingebe an gemeinsame Aufgaben mit seinen Nächsten in innerer Verbundenheit, mit Treue; daß er bereit sei, zu opfern, zu leiden und, wenn es sein muß, zu kämpfen, dienstwillig für ein *überpersönliches* Ganze(s).

Viele sehnen sich jetzt von neuem nach fragloser Gefolgschaft unter rechtem *Führertum*. ... Autorität soll wieder wachsen, lebendig und selbstverständlich. (a. a. O., S. 18)

In einer Rede beim Bundesfeuer der Reichsfachschaft der deutschen Pfadfinder Silvester 1932 wurde Krueger in der Bestimmung jener überdauernden Gemeinschaften, aus denen er sich rettenden Halt in haltloser Zeit versprach, noch konkreter. Das Volk sei die „seelisch und geistig alles umfassende Bindung" (1933, S. 14), die „Volksgemeinschaft ... mehr als jede Summe von Einzelwesen" (a. a. O., S. 14); sie herzustellen erfordere die Pflicht des Arbeitsdienstes, Fahrten an die „blutenden Grenzen" Deutschlands, die Wiederbelebung von Volkslied oder Gemeinschaftstanz. Die „Einheiten des Blutes und der Liebe" wollte er wiederherstellen: Mutterschaft, Ehe, Familie, Sippe und Männerbünde (a. a. O., S. 18). Der Druck von außen erzwinge einen festgefügten Staat im Innern, der „von seinen Mannen alles fordern" dürfe; „wer sich nirgends unterordnen will, soll gesetzlich dazu gezwungen werden" (a. a. O., S. 23). Angesichts der drohenden Vernichtung von Volk und Reich dürfe man es nicht unterlassen, die „Knaben für den Kriegsfall vorzubereiten" (a. a. O., S. 25). Den Pfadfindern ruft Krueger zu: „Wenn ihr jetzt mit euren Führern euch auf das übergreifende Ganze des Volkes und des Staates ausrichtet, fügt euch willig in die Ordnungen ein, die von dorther neuerdings euch entgegenkommen". Doch mahnend ergänzt er: „Aber das muß *gliedhaft* geschehen, indem ihr euch selber treu bleibt, festhaltend an eurer eigenen wohlwüchsigen Art" (a. a. O., S. 24).

Kruegers konkrete Bestimmungen der transpersonalen Ganzheiten waren an der aktuellen rechtskonservativen Politik orientiert. Kann man aber sagen, daß er auch eine nationalsozialistische Theorie zu entwickeln half? Eine klare Beantwortung dieser Frage ist alleine schon deswegen schwierig, weil es kein einheitliches theoretisches Gebäude einer nationalsozialistischen Ideologie gab, an dem der Grad der Übereinstimmung einer wissenschaftlichen Theorie mit dieser Ideologie gemessen werden könnte. Über alle tagespolitischen Veränderungen und über alle Gegensätze zwischen verschiedenen nationalsozialistischen Führern und Institutionen hinweg gab es jedoch einige durchgängige nationalsozialistische Grundüberzeugungen wie die von der Überlegenheit der nordischen Rasse, von der Notwendigkeit des Kampfes um mehr Raum für das deutsche Volk und von der Organisation der Gesellschaft nach dem Führerprinzip. Der militante Antisemitismus und die Erklärung der Geschichte aus dem Kampf von Rassen mag das wesentliche vereinigende Element nationalsozialistischer Überzeugungen gewesen sein.

Bei Krueger war in seinen anfänglichen theoretischen Bemühungen die Propaganda von Führertum und Volksgemeinschaft nicht als notwendige Konsequenz angelegt. Mit der Enthistorisierung der sozialen Formationen, der Erklärung von Ganzheit zu einem ontologischen Prinzip des Lebendigen, dem Satz von der Dominanz des Ganzen gegenüber seinen Teilen und dessen Übertragung auf soziale Tatbestände waren allerdings Voraussetzungen für ein Denken geschaffen, dem die Anpassung an nationalsozialistische Ideen nicht schwerfallen mußte. Die Gemeinschaftspsychologie kam der nationalsozialistischen Ideologie der Volksgemeinschaft entgegen, aber sie nahm ihren Grundgedanken nicht aus dieser Ideologie, die ihn selber nur amalgamierte. Die Vorstellung von einer vor dem Zusammenschluß der Individuen gelagerten transpersonalen Einheit des Sozialen ist bereits in der organischen Staatsauffassung des deutschen Idealismus anzutreffen. Konstituierte sich jedoch bei Fichte die Nation als geistige Einheit, wurde bei Schelling der Staat jeder Zweck-Mittel-Relation entzogen und als Erscheinungsform des Geistes gefaßt und aus dem Absoluten hergeleitet, wurde damit der Staat zur Idee erhoben (vgl. König, 1935), so begründete die organische Gemeinschaftslehre der 20er Jahre, die sich auch im Werke Kruegers findet, die vorpersonale Einheit nicht mehr als geistige Einheit – oder als geschichtliche und damit vergängliche –, sondern als biologische Einheit. Für Krueger war die Ganzheit, sowohl die des Individuums wie die der Gemeinschaft, ein „biopsychologischer Ursachverhalt" (1935, S. 17). Aber auch ein solches Denken war in der damaligen Zeit derart verbreitet, daß man es noch nicht mit nationalsozialistischer Programmatik identifizieren kann, selbst wenn es ihr nahekommt. Mommsen (1966, S. 111) konnte zum Beispiel zeigen, daß in den Gruppen um den 20. Juli durchweg in der Polarität von „organischer Gemeinschaft" und „amorpher Massengesellschaft" gedacht wurde. Der Übergang von diesem Denken zum nationalsozialistischen Denken scheint mir dort einzusetzen, wo die biologisch verstandenen sozialen Einheiten rassistisch auf die Einheit von Blut oder Rasse gegründet werden. Wird dieser Punkt des Übergangs in einer wissenschaftlichen Theorie nicht thematisiert, so mögen wir in ihr einen konservativen ideologischen Gehalt diagnostizieren können – der auch nationalsozialistischem Denken den Boden bereiten konnte; doch sollten wir dann nicht von einem Verschmelzen der Theorie mit der nationalsozialistischen Ideologie sprechen. Bei Krueger klingt dieser Übergang mehrfach an; doch werden Rassismus, nordischer Expansionismus und Antisemitismus nicht systematischer Bezugspunkt seiner Theorie. Darauf werde ich weiter unten zurückkommen. Insofern war Kruegers Gemeinschaftspsychologie nicht nationalsozialistisch. Doch läßt sich wohl die These halten, daß die von ihm in der Weimarer Zeit entwickelte Ganzheitspsychologie mit dazu beitrug, „ein wissenschaftliches Klima zu schaffen, in dem die faschistische Weltanschauung" gedeihen konnte (Geuter, 1980a, S. 42).

Ganzheitspsychologie und nationalsozialistische Staatsmacht

Auch wenn sie nicht unbedingt der NSDAP als Partei nahestanden, wurde von den meisten Ganzheitspsychologen doch in der Errichtung des nationalsozialistischen Staates zunächst die Lösung der geistigen und politischen Krise Deutschlands gesehen. Auf dem 13. Kongreß der Deutschen Gesellschaft für Psychologie 1933 begrüßte Krueger in seiner Eröffnungsrede Hitler als den „weitschauende(n), kühne(n) und gemütstiefe(n) Kanzler" (1934, S. 36); 1935 (S. 21) ist Hitler für Krueger der „begnadete und geliebte Führer unseres Volkes", nach Ansicht von Friedrich Sander ist er gar „ein genialer Psychologe von Gottes Gnaden", ein hellsichtiger, kühner und gemütstiefer Führer (1937, S. 649 u. 641).

Durch die politische Wende sah sich die Ganzheitspsychologie als Theorie bestätigt. Albert Wellek, der ihr nach dem Krieg ein schweres Schicksal in der NS-Zeit attestierte, schrieb 1934 über die Lehre von den „transpersonalen Ganzen": „Unsere gegenwärtige geistige Lage ist der jetzt kräftig ansetzenden Forschung günstig" (1934, S. 126). Die neue politische Realität wurde in Termini der Ganzheitspsychologie interpretiert; durch die Herstellung dieser Realität sah man deren Theoreme bestätigt. Die Nationalsozialisten stellten die „Machtergreifung" so dar, als würden die künstlichen sozialen Gebilde der Demokratie durch überzeitliche wahre Einheiten von Gemeinschaft abgelöst: Das geschichtslose tausendjährige Reich sollte beginnen. In den Kategorien der Ganzheitspsychologie war damit gegen zersetzende Zivilisation, Mechanisierung und Entseelung wirkliche Gemeinschaft hergestellt, vor allem die Gemeinschaft des Volkes als die für Krueger eigentümlichste der „überpersönlichen Mächte des Ganzseins" (1935, S. 29). In der politischen Wirklichkeit hingegen war das Ganze nur ein Schein-Ganzes, ein über die realen Gegensätze gestülpter Mythos. Die politische Herstellung der nationalsozialistisch definierten Volksgemeinschaft erforderte zugleich den Terror: die Vernichtung des

Widersprechenden zur Durchsetzung der geforderten Einheit. Wie das Ganze theoretischen Primat gegenüber den Gliedern besitzen sollte, so wurde es in der politischen Wirklichkeit den Individuen verordnet. Die Ganzheit hatte sich nicht vor ihnen auszuweisen, aber sie vor der Ganzheit (vgl. Marcuse, 1968, S. 20).

Eine solche Wirklichkeit einer in nationalsozialistischen Freund-Feind-Bildern definierten und terroristisch durchgesetzten Volksgemeinschaft hatte die Psychologie der Gemeinschaft nur in Ansätzen antizipiert. Krueger hatte zwar von der Unterordnung gesprochen und von der Notwendigkeit, diese auch mit Zwang durchzusetzen. In der politischen Wirklichkeit aber, vor allem in der rassistischen Judenpolitik und bei den politischen Verfolgungen, ging es um mehr. Wollte die Ganzheitspsychologie auch dieser Wirklichkeit entsprechen, mußte sie ihre Theorie noch weiter akkomodieren.

Schon 1932, bei einer Rede gegen den Versailler Vertrag, hatte Krueger gezeigt, daß er die deutsche Volkseinheit gegen diejenigen wiederherstellen wollte, die als nicht-dazugehörig definiert wurden:

> Lassen wir uns nicht entkräften von bloß verneinenden Stimmungen oder Gefühlen des Neides. In unserem Verhalten zueinander ist jede Regung, jede Bewegung von Übel, die sich auf ein stures Anti beschränkt. Unser Land und Leben müssen so prall erfüllt werden von wachstumskräftig deutscher Art, daß das Fremde, das Volkwidrige keinen Platz darin findet. Es muß sich umbilden ins eigentümlich Deutsche oder aber ausscheiden. (1932d, S. 58)

1935 taucht, wenn auch nur einmal, das Wort vom „Unganzen" auf:

> Des Staates Wehr und Gerichtsbarkeit können der Härte nicht entbehren. Herrisch fordert er Opfer des Eigenwillens und sogar des Lebens, wie allerwegen einem Ganzen, das Bestand haben soll, noch seine edelsten Teile sich zu fügen haben. Den Menschen ist gegeben, daß sie erkennen können, was an ihrem Dasein *unganz,* das heißt lebenswidrig und formungsfeindlich ist. Sie bringen das Opfer ihrer Fehlsamkeit, indem sie mit Bewußtsein ihrem Staat gehorchen und freiwillig geordnete Gewalt über sich anerkennen. (Rektorwechsel ..., 1935, S. 30)

Sander ging an diesem Punkt weiter; er erfand neben dem Gesetz der guten Gestalt nun das Gesetz der Ausschaltung des Gestaltfremden und bezog es offen auf die Verfolgung der Juden und der sogenannten Erbkranken:

> ... wer das deutsche Volk nach den Verzerrungen seines Wesens ... zu seiner eigenen Gestalt zurückführen will, ... der muß alles Gestaltfremde ausschalten, insonderheit muß er alle fremdrassischen zersetzenden Einflüsse unwirksam machen. Die Ausschaltung des parasitisch wuchernden Judentums hat ihre tiefe ethische Berechtigung in diesem Willen zur reinen Gestalt deutschen Wesens ebenso wie die Unfruchtbarmachung der Träger minderwertigen Erbgutes des eigenen Volkes. (Sander, 1937, S. 642)

Der Nationalsozialismus habe den Vorrang des Ganzen realisiert, den „Willen zur Volksgemeinschaft", er habe das Volk als „ein organisches Ganzes ... von rassisch bestimmter Eigenart" (a. a. O.) in sein Recht gesetzt. Ganzheit und Gestalt sind für Sander in gleicher Weise „Leitideen der deutschen Bewegung" wie „Kernbegriffe ... der deutschen Seelenkunde" (a.a.O., S.643).

Doch an der Frage der Volksgemeinschaft und der Art ihrer Realisierung durch den nationalsozialistischen Staat war zugleich Kruegers Widerspruch angesiedelt. Krueger begriff zwar anfangs den Nationalsozialismus als Realisierung seiner Theorie, aber er war im Unterschied etwa zu Erich Rudolf Jaensch kein Apologet, der seine Theorie um jeden Preis der geforderten politischen Wirklichkeit anpassen wollte. Krueger hatte mit seinen Gemeinschaften nicht die Aufmärsche der Straße, die Verfolgung der Juden und den Ausbau des Staates zu einer alles beherrschenden Maschinerie gemeint. 1934 wandte er sich gegen eine – von Sander dann praktizierte – Verflachung des Ganzheitsbegriffes und gegen den Begriff vom „totalen Staat".

> ... der Ruf nach *Ganzheit*. Jetzt breitet er sich gleichlautend sogar in den Zeitungen aus, und Massenversammlungen lassen sich davon erregen. ... Das Schwergewicht verlegt man dann in die ‚Volksgemeinschaft', und zu ihr wird neuerdings der ‚totale Staat' umrißweise hinzugenommen. Der Stand, die Familie und der Bund treten hinter diesen bevorzugten Gegenständen des öffentlichen Meinens zurück, mehr noch die überzeitlichen Gebilde des Geistes, am meisten die schöpferische Persönlichkeit. ... So ist es hoch an der Zeit, daß die Erfahrungswissenschaft ihre Scheinwerfer auf die gemeinsamen Sachverhalte richtet. (1935, S.28)

Die Wissenschaft wird von Krueger nun als Wächterin gegenüber der nationalsozialistischen Wirklichkeit herbeigerufen, als deren Interpretin er sie noch vorher sah. Das, was in der Wirklichkeit nun passierte, war nicht im Sinne des deutsch-nationalen Denkers. So beklagt Krueger in dem gleichen Vortrag:

> Worte wie Bindung, Kameradschaft im Wechsel mit Solidarität, Front, gemeinsame, artgemäße Weltanschauung, vor allem aber Volksgemeinschaft stehen hoch im Kurse. An ihrem Orte dazu gehörig und großenteils weniger vieldeutig wären ernste Gedanken über Stand, Standesehre und ständische Gliederung, über Sippenverband und Stammeseigentümlichkeit, über Nachbarschaft, Selbstverwaltung, nicht zuletzt über wirtschaftliche, seelische und geistige Bänder ...
> Die Wissenschaft hat die Pflicht, auf das schärfste jedesmal zu prüfen, welche ‚Wir' denn im Ernstfalle gemeint oder tatsächlich vorhanden sind, wie in Wahrheit dort der Zusammenhalt lebendiger Menschen beschaffen, wieweit er verläßlich und fruchtbringend ist; ja ob die besagten Verbundenheiten so überhaupt möglich sind und Dauer haben, also auch dauerndes schaffen können. (a.a.O., S.42)

In einem Vortrag auf dem 15. Kongreß der Deutschen Gesellschaft für Psychologie 1936 stellte Krueger nochmal deutlich die „auf Instinkt und Gefühl" gegründeten „Blutsgemeinschaften" Sippe, Familie, Volk, Bünde und Werkgemeinschaft den „anderen, reiner männlichen Zusammenschlüsse(n)", die „mehr auf den geistgeleiteten Willen gestellt (sind), so dem Heer, den Betrieben, vorab dem Staat mit seiner rechtlich zwingenden Herrschaft", gegenüber (1937, S.187). Aber beide „Hauptformen von Gemeinschaft sind reale Gefüge menschlichen Seins. Sie unterliegen psychobiologischen Gesetzen...; sonderlich gilt hier wie dort die *Vorherrschaft des Ganzen* über seine Glieder" (a.a.O., S. 188). Damit waren die Gemeinschaften, die man zunächst als vom Menschen geschaffene hätte ansehen können, doch wieder biologisiert. Der Widerspruch zur nationalsozialistischen Realisierung der Volksgemeinschaft einerseits und deren Mystifikation durch die Naturalisierung sozialer Tatbestände andererseits lagen nicht weit auseinander. Krueger konnnte daher in theoretischer Hinsicht nicht zu einer antinationalsozialistischen Position kommen. Wie die Kulturkritik der 20er Jahre als Kritik der Entseelung psychologisch geführt und Veränderungen nicht sozialhistorisch begriffen wurden, so konnte auch jetzt die so nicht gewollte Einlösung ganzheitspsychologischen Gedankengutes in der nationalsozialistischen Realität nur beklagt, aber nicht begriffen werden. Versuchte Johannes Rudert gegen Ende der NS-Zeit in seiner Schrift „Charakter und Schicksal" die Erfahrung der NS-Zeit zu verarbeiten, indem er fragte, ob wir „nur an der Oberfläche oder nur aus der Anpassung an das, was alle reden und tun" leben oder aus der „eigentlichen Mitte unseres Seins" (1944, S. 6), so wurde Krueger im Laufe der Zeit in seinen Äußerungen lediglich zurückhaltender. In seiner „Entwicklungspsychologie der Ganzheit", in der er im Krieg nochmal die Lehren der Ganzheitspsychologie zusammenfaßte, wiederholte er, daß die grundlegenden Gesetze der Ganzheitspsychologie auch für das Gemeinschaftsleben Gültigkeit hätten, wie die vom Übergewicht des Ganzen oder von der Gefühlsbestimmtheit der Gemeinschaft, der inneren Gliederung, der hierarchischen Ordnung und der inneren Spannung der Teile zueinander, ohne jedoch noch einmal wie in den 30er Jahren den Bezug zur politischen Wirklichkeit herzustellen. Als wolle er den Gedanken einer konservativen Revolution von rechts gegen die nationalsozialistische Wirklichkeit hochhalten, schrieb er:

> Zu zeiten muß ein jedes Volk sich gründlich erneuern, in seinem gesamten Gliedbau, also auch in seiner Rechtsordnung. Wohl ihm, wenn das reformatorisch geschieht, d.h. es werde mit Stetigkeit von innen heraus vollbracht, als eine totalitär verbundene Neu*form*ung, nicht in dauernden Revolutionen, die Wohlgewachsenes unheilbar zerstören. (1940, S. 73 f.)

Felix Krueger, die nationalsozialistische Juden- und Rassenpolitik und die rassistische Typologie

Hatte sich die ganzheitspsychologische Theorie mit der faschistischen Ideologie der Volksgemeinschaft vereinbaren lassen, so steuerte sie zu dem zentralen und einzig verbindenden Element innerhalb dessen, was alles als nationalsozialistische Ideologie in Erscheinung trat, der Rassendoktrin und dem Antisemitismus, nichts bei. Die Ganzheitspsychologie kannte als Theorie nicht die Über- und Unterwertigkeit der Rassen, sie propagierte nicht den Krieg als Mittel der Lösung angeblicher Rassengegensätze. Auch in seinen politischen Äußerungen hielt sich Krueger vom Rassismus weitgehend fern. Wegen einer philosemitischen Äußerung geriet er schließlich sogar in politische Schwierigkeiten, auf die ich im nächsten Abschnitt eingehen werde. Da die Auffassungen Kruegers zur Juden- und Rassenpolitik wie zur rassistischen Typologie nicht nur aus seinen Schriften, sondern auch aus einigen politischen Handlungen deutlich werden, beziehe ich diese im folgenden ein.

Krueger war nicht frei von rassistischen Vorstellungen. 1932 wandte er sich gegen die ‚logisierenden' Araber und Juden und stellte ihnen die „germanische Denkart" gegenüber (1953, S. 161 f.). In seiner Rektoratsrede betonte er, daß das „Streben nach der reinen Wahrheit rassische Wurzeln und völkische Voraussetzungen hat" (1935, S. 27). Auf der politischen Ebene nahm er in den ersten Jahren des NS-Regimes die Politik der Verfolgung von Juden an den Hochschulen billigend in Kauf. Im Unterschied zu Wolfgang Köhler protestierte er nicht gegen die Entlassung jüdischer Hochschullehrer. In der Deutschen Gesellschaft für Psychologie war er es vielmehr, der nach dem Ausscheiden von William Stern als Vorsitzendem im Frühjahr 1933 die antijüdische Gleichschaltung der Gesellschaft vollzog. Als neuer Vorsitzender setzte er sich zwar für die Wiederbesetzung der durch die Entlassungspolitik freigewordenen psychologischen Lehrstühle ein, nicht aber für die Wiedereinsetzung ihrer jüdischen Inhaber (vgl. Geuter, 1984a, S. 102 f.). Krueger betrieb die Verlegung des 13. Kongresses der Deutschen Gesellschaft für Psychologie 1933 nach Leipzig und dessen politisch-programmatische Ausrichtung (vgl. Geuter, 1979). Er bereitete auch in Zusammenarbeit mit politischen Stellen die Zentrierung des 14. Kongreß auf die Themen Rasse, Psychologie der Gemeinschaft und Erziehung zur Gemeinschaft vor (Geuter, 1984a, S. 300 f.).

Im Unterschied zu seinem Nachfolger Erich Jaensch, der 1936 Vorsitzender der Gesellschaft wurde, oder zu dem Typologen Gerhard Pfahler versuchte Krueger aber nicht, seine Theorie in eine systematische Verbindung mit der nationalsozialistischen Rassendoktrin zu bringen. Der Theorie von Jaensch, der seine Lehre von den Typen der Wahrnehmung mit der Klassifikation der Rassen nach Hans F. K. Günther verband, stand er ablehnend gegenüber. Dies hatte nicht allein politische, sondern auch methodische Gründe (vgl. Krueger, 1934, S. 26 ff.). In einem fakultätsinternen Konflikt um die Habilitation von Johannes Rudert an der Leipziger Universität, der als Habilitationsschrift eine Kritik der Typologie von Jaensch eingereicht hatte, wird aber deutlich, daß Krueger auch die politische Willkür einer solchen Art Theoriebildung zurückweisen wollte.[7]

In seiner leider nicht veröffentlichten Habilitationsschrift hatte Rudert den Gutachten zufolge gefragt, inwieweit die Typologie eine Erfassung von Hauptformen des Charakters gestatte. Als erster Gutachter der Arbeit gab Krueger eine deutlich wertende Charakterisierung:

Nach einer treffenden Skizze der Hauptlehren *Kretschmers* und *Jungs,* wird am genauesten, mit Konfrontationen, die Typenlehre E. *Jaenschs* in all ihrer Vieldeutigkeit dargestellt und durchgreifend kritisiert. Endgültig m. E. wird herausgehoben, wie es dort überall an Klarheit und Konsequenz mangelt über die Emotionalität des Ganzheitlichen, und die Gliederungen des Erlebens. Insonderheit verkenne der Funktionalismus Jaenschs allzu zeitverhaftet (auch bei seinen eigenen Wertakzenten und Reformtendenzen) die wesenhaft überdauernde *Struktur* der Persönlichkeit mit ihrem Wertungskerne ... Ich bin überzeugt, daß diese vornehm kritischen Erörterungen reinigend wirken werden.[8]

In seinen Publikationen äußerte sich Krueger nicht derart scharf gegen Jaensch. In einer fakultätsinternen Habilitationsangelegenheit schien es dagegen eher möglich, die Standpunkte einmal klarer hervorzukehren. Dies trifft bei diesem Konflikt auch für einen anderen Befürworter der Habilitationsschrift, Theodor Litt, sowie für ihren Gegner Arnold Gehlen zu. Nachdem Gehlen sich in einem Gutachten vehement gegen die Habilitationsschrift gewendet hatte, äußerte sich Krueger erneut in einem zweiten Gutachten. Darin geht er zu einer direkten Kritik an Jaensch über. Die von Gehlen kritisierten Unklarheiten der Habilitationsschrift lägen nicht an Rudert, sondern an der Theorie von Jaensch. Krueger zufolge führten experimentelle Nachprüfungen der Versuche von Jaensch am Leipziger Institut zu negativen Ergebnissen. Theoretisch führt er gegen Jaensch an, daß dessen Typologie nicht zum Kern des seelischen Seins vordringe und eine Theorie der Gefühle vermissen lasse. Jaensch verbinde „auf unbestimmte Weise ... neuerdings Wertungen mit Graden und Arten der Integration". Schließlich wirft er Jaensch verschwommene Begriffe, Biologismus und oberflächlichen Kulturvergleich vor.[9]

Der universitätspolitische Konflikt, der schließlich mit der Habilitation von Rudert gegen den alleinigen Widerstand von Gehlen in der Fakultät endete, hatte so eine über die Bewertung der Habilitation hinausgehende Bedeutung. Es ging um die Stellung zu einer Theorie, die mit dem Anspruch auftrat, *die* nationalsozialistische Psychologie zu repräsentieren. Vielleicht war der entscheidende Gegensatz zwischen Jaensch und Krueger schon vor der nationalsozialistischen Zeit in methodischer Hinsicht angelegt. Krueger war kein biologischer Reduktionist. Im Unterschied zu der späteren Typologie Jaenschs (vgl. Geuter, i. Dr.) und der Rassenanthropologie von H. F. K. Günther waren physische Bestimmungen für ihn nicht ausschlaggebend. In seinem Vortrag über die Psychologie des Gemeinschaftslebens spricht er zwar davon, daß „die praktische Rassenpflege auf dem rechten Weg ist", wenn „die als ‚nordisch' umreißbaren" erblichen Formbestimmtheiten besonders verstärkt werden; zugleich aber sagt er, daß Rasse nicht an „äußerer Leiblichkeit" festgemacht werden könne (1935, S. 15 f.). Das „eigentümlich Menschliche" sei auf der „nichtstofflichen Seite" aufzusuchen (a. a. O., S. 19). In demselben Aufsatz spricht Krueger jedoch auch von den ‚blutsbedingten' Gemeinschaften Mutter-Kind, Familie, Sippe, Stamm und Volk. Dies entspricht in theoretischer Hinsicht mehr dem bei Oswald Spengler anzutreffenden geistigen Rassenbegriff und einem metaphysischen Verständnis von der zusammenhaltenden Funktion des Blutes als dem „krassen biologischen Naturalismus" und der „rohen Blutwissenschaft" der völkischen und nationalsozialistischen Ideologie, auch wenn beide in politischer Hinsicht zu ähnlichen Schlußfolgerungen kamen (Sontheimer, 1978, S. 250). Am Punkt des Antisemitismus unterschied sich Krueger aber von Jaensch auch auf der Ebene der politischen Schlußfolgerungen.

Kruegers philosemitische Äußerung und seine Emeritierung

Im Unterschied zu seinen sonstigen politischen Bekenntnissen sind philosemitische Äußerungen wie die eine, die Krueger offenbar im Wintersemester 1935/36 ex cathedra verkündete, nicht in seinen Schriften dokumentiert – für die politischen Verhältnisse ab 1933 nicht verwunderlich. Dennoch soll hier aus zwei Gründen genauer auf diese Äußerung eingegangen werden, die zu seiner Amtsenthebung als Rektor führte. Zum einen wird an Kruegers politischer Geschichte an der Leipziger Universität von 1935 bis 1938, von seiner Einsetzung als Rektor bis zu seiner Entpflichtung als Hochschullehrer, seine zwiespältige politische Haltung zum Nationalsozialismus deutlich; zum anderen wurde dieser Aspekt der Kruegerschen Biographie herangezogen, um Krueger als konservativen Regimegegner erscheinen zu lassen und damit die Seite seiner Unterstützung des nationalsozialistischen Systems zu verdunkeln (Wellek, 1960, S. 178f.).

Krueger war in Leipzig als entschieden deutschnationaler Professor bekannt. Noch in seinem Rückblick über die Geschichte des Leipziger Instituts von 1939 (Krueger, 1939, S. 30ff.) stellte er ausführlich den Kampf seines Instituts gegen die Leipziger Sozialdemokratie dar, rühmte das vor 1933 schon breite Engagement der Leipziger Ganzheitspsychologen in Hitlers „Kampfbund für deutsche Kultur", sein eigenes Auftreten bei der in der Universität verbotenen Kundgebung der rechtsdominierten Leipziger Studentenschaft 1932 gegen den Versailler Vertrag und seine und Hans Volkelts Aktivitäten als Redner beim NS-Lehrer- und beim NS-Studentenbund. Krueger war am 1. Mai 1933 der Festredner der Universität. Zum Sommersemester 1935 wurde er schließlich vom Reichsminister für Wissenschaft, Erziehung und Volksbildung als Rektor der Leipziger Universität eingesetzt. Als er in sein Amt eingeführt wurde, begrüßte ihn der Leiter der Dozentenschaft mit den Worten:

Wir wissen, daß Sie seit Jahren der Führer des Sammelbeckens gegen die Reaktion und Demokratie sowohl im nationalen wie auch gerade im völkischen Sinne waren. Wir wissen, daß Sie vor der Machtergreifung mit den Nationalsozialisten der Universität aufmarschiert sind und trotz Verbotes der damaligen bürgerlichen Miesmacher eine flammende Rede gehalten haben gegen den Versailler Schandvertrag, dessen Fessel unser Führer Adolf Hitler jetzt endgültig zerbrochen hat. (Rektorwechsel..., 1935, S. 22)

Trotz dieser triumphalen Einführung blieb Krueger nicht lange Rektor. Am 3.1.1936 wurde er ins Reichswissenschaftsministerium bestellt und dort gebeten, sein Amt aus Gesundheitsgründen an den Prorektor Arthur Golf zu übergeben. Dem waren philosemitische Äußerungen Kruegers in seiner Vorlesung im Winter 1935/36 vorausgegangen, deren genauer Wortlaut und deren genaue Umstände sich heute nicht mehr klären lassen. Einiges läßt sich jedoch aus Kruegers Personalakte und weiteren Dokumenten klären.

In einem Artikel der *Leipziger Tageszeitung* vom 9. Februar 1936 wird unter der Überschrift „Abstrakte Geistigkeit" eine Polemik gegen Krueger geritten, ohne ihn beim Namen zu nennen:

> Man hält es nicht für möglich, daß ein deutscher Universitätsprofessor in einem Kolleg letzthin ein Loblied auf die Juden zu singen vermochte! Es handelte sich dabei um ein Lob des portugiesisch-jüdischen Philosophen Baruch, der sich Spinoza nannte. ... Manche deutsche Intellektuelle kommen vor Sentimentalität förmlich um, wenn sie erfahren, daß irgendein Jude unter die Judengesetze fiel, der nach ihrem Ermessen das Urbild des berühmten ‚anständigen Juden' war!

Wellek (1960) zufolge sprach Krueger zunächst in einer Vorlesung vom „edlen Juden Heinrich Hertz" und in einer späteren Vorlesung von „edlen Juden" wie Spinoza, Mendelssohn und P. Heyse. Die Äußerung zu Hertz wird durch einen Brief von Johannes Rudert an einen Kollegen bestätigt, mit dem er am 21.6.1944 einen Antrag an die Fakultät zur Verleihung der Goethemedaille an Krueger überreichte: „Insbesondere ist er einer der wenigen Professoren gewesen, die sich vor 1933 in entschiedener Weise zum Antisemitismus bekannte(n). Dem gegenüber fällt die eine ungeschickte Äußerung (die ein Lob von Heinrich Her(t)z enthielt) in keiner Weise ins Gewicht."[10]

Am 8.1.1936 notierte der Dekan der philosophischen Fakultät zu den Akten:

> Der mit der Führung der Rektoratsgeschäfte (vom Reichswissenschaftsministerium, d.V.) beauftragte Prorektor Golf teilte mir heute mittag telefonisch folgendes mit: Prof. Krueger habe bei ihm angerufen und ihm gesagt, daß er die Vorlesung erst am Donnerstag der nächsten Woche wieder fortführen würde, da ihm Ovationen angekündigt worden wären, an denen auch bedeutende Männer der Wissenschaft sich beteiligen würden. Der Prorektor hat Prof. Krueger auf die Gefahren solcher Ovationen aufmerksam gemacht u. Herrn O.R. Studentkowsky (Sächsisches Ministerium für Volksbildung, d.V.) tel. Mitteilung gemacht.[11]

Obwohl der Prorektor Golf mittlerweile mit der Führung der Rektoratsgeschäfte betraut war, bestand Krueger zunächst darauf, als rechtmäßiger Rektor weiterhin anerkannt und entsprechend angeredet zu werden. Doch nach seinen Äußerungen schlugen die politischen Wellen immer höher. Im Januar 1936 erließ ein Oberbannführer der Hitlerjugend, einer Beschwerde von Krueger an das Reichsministerium zufolge, gegen ihn einen ‚Wochenbefehl', dessen Inhalt jedoch nach einer Zurechtweisung durch den Reichsstatthalter von

Sachsen in einem neuen Wochenbefehl am 17.4. zurückgenommen wurde.[12] Auch Wellek (1960) berichtet von Wochenbefehlen. Am 13.2. 1936 kam es in Kruegers Vorlesung offensichtlich zu Ovationen; der kommissarische Leiter des Sächsischen Ministeriums für Volksbildung Studentkowski schrieb am darauffolgenden Tag an Krueger, daß er ihm die weitere Abhaltung von Vorlesungen und Übungen für das laufende Semester verbiete, da in der gestrigen Vorlesung seinen Anordnungen zuwider gehandelt worden sei. Im Reichsministerium setzte man nun auch Krueger als Chef einer geplanten Delegation zum internationalen Psychologenkongreß ab (vgl. Geuter, 1984b). Bei dieser Gelegenheit verwandte sich Jaensch für ihn beim Minister mit dem Argument, er sei eigentlich ein antisemitischer Kämpfer; die Äußerung zu edlen Juden müsse man als etwas unglückselig ansehen.[13]

Die Personalakte zeigt leider nicht, ob eine direkte, gar disziplinarische Verbindung dieser Vorfälle zur späteren Emeritierung Kruegers bestand. Im Sommersemester 1937 mußte Krueger, wie er an den Dekan schrieb, wegen Herzbeschwerden seine Vorlesungen mehrfach ausfallen lassen. Im September richtete er daher an das Ministerium ein Gesuch, ihn von seinen amtlichen Verpflichtungen zu entbinden und zu emeritieren. Die Personalakte erweckt nicht den Eindruck, daß diese Gründe nur vorgeschoben waren; u. a. berichtet ein ärztliches Attest von einem Herzanfall am 18.5. 1937. Auch sagte Frau Krueger am 21.4. 1938 die Beteiligung ihres Mannes am Habilitationscolloquium des von ihm geförderten Albert Wellek wegen anginöser Herzanfälle ab.[14] Daß allerdings zwischen den politischen Ereignissen im Winter und den bald darauf einsetzenden Herzbeschwerden ein psychosomatischer Zusammenhang bestand, läßt sich nicht ausschließen.

Zum 31.3. 1938 wurde Krueger von seinen amtlichen Verpflichtungen entbunden. Wenige Monate zuvor hatte eine schändliche Überprüfung seiner „Abstammung" begonnen, die sich bis 1940 hinstreckte. Am 28.12. 1937 teilte das Sächsische Ministerium für Volksbildung Krueger mit, daß er aufgrund einer Nachprüfung der Reichsstelle für Sippenforschung nicht rein arischer Abstammung sei, sondern ein volljüdisches Großelternteil habe. Am 4.1. 1938 reagierte Krueger auf diese Vorhaltung mit einer langen Stellungnahme, in der er zum einen ausführlich seine arische Abstammung nachzuweisen versuchte, zum anderen auf seine politischen und wissenschaftlichen Verdienste pochte. Da der Fall nicht zu seinen Gunsten geklärt wurde, sah sich Krueger ein Jahr später zu dem erniedrigenden Vorschlag genötigt, bei der Reichsstelle für Sippenforschung die Wiederaufnahme des Überprüfungsverfahrens und seine rassenbiologische und -psychologische Untersuchung zu beantragen. Im zweiten Trimester des Jahres 1940, das am 15.4. begann, hatte das Vorlesungsverzeichnis seinen Namen nicht mehr verzeichnet. Doch im Juni 1940 bescheinigte ihm schließlich die Reichsstelle seine arische Abstammung. Damit stand der Wiederaufnahme seines Namens in das Vorlesungsverzeichnis nichts mehr im

Wege. Leider zeigt die Personalakte ebenfalls nicht, ob zwischen der Eröffnung dieses Verfahrens und Kruegers Emeritierung ein Zusammenhang bestand, obwohl nur wenige Monate dazwischenlagen. Entscheidend wäre dies aber für Kruegers Tätigkeit auch nicht mehr gewesen, da er aufgrund seines früheren Antrages auf vorzeitige Entpflichtung bereits ab Oktober 1937 bis zur Entscheidung über seinen Antrag beurlaubt worden war.

Politische Weltanschauung und Psychologie

Als leidenschaftlicher Deutschnationaler, als der er von Zeitgenossen geschildert wird,[15] verkörperte Krueger jenen Typus Professor, der sich in der Weimarer Zeit der neuen Demokratie entgegenstellte, der die rechtskonservative Erneuerung Deutschlands im Innern und seine Expansion nach außen wünschte und die eigene Wissenschaft als Beitrag zur inneren und äußeren Stärkung des Vaterlandes begriff (vgl. Bleuel, 1968; Ringer, 1969; Schroeder-Gudehus, 1966). Er war einer jener etablierten Ordinarien, die sich – wie auch Erich Rothacker oder Martin Heidegger – aus politischer Überzeugung zunächst dem nationalsozialistischen Herrschaftssystem zuwandten (vgl. Kater, 1981, S. 58 f.). Daß er dies aus Opportunismus tat, muß bei einem Mann wie Krueger ausscheiden, der den Wundtschen Lehrstuhl innehatte, seit 1910 deutscher Ordinarius, seit 1927 Vorsitzender der Deutschen Philosophischen Gesellschaft und seit 1933 Vorsitzender der Deutschen Gesellschaft für Psychologie war. Krueger gehörte zu jener konservativen Elite, die nicht damit gerechnet hatte, daß sie der Bewegung, die sie so gerne die Weimarer Republik hinwegspülen sah, nach der Machtergreifung nicht ihren geistigen und politischen Stempel aufdrücken konnte. Auf ihn mag daher zutreffen, was einmal über den Schriftsteller Hans Grimm gesagt wurde: „So stark Grimm die *Ideen* des neuen Staates bejahte, so wenig war er mit den *Gebietern* der Macht zufrieden, die alles reglementieren wollten" (Sarkowicz, 1980, S. 123, eig. Hvhbg.). Krueger stand dem Nationalsozialismus ideologisch nahe, doch teilte er die Reserviertheit der eher aristokratisch großbürgerlichen Konservativen gegenüber der Art nationalsozialistischer Machtausübung. Er stand der Bewegung aber nicht als Propagandist nahe, sondern als ein Theoretiker, der offen seine eigene konservative Weltanschauung zur Quelle seiner theoretischen Bemühungen erkor.

Krueger hatte mit seiner Ganzheitspsychologie versucht, offene Probleme der wissenschaftlichen Psychologie einer Lösung zuzutreiben und vor allem die damaligen Leerstellen einer Theorie des Gefühls, einer Entwicklungstheorie und einer Sozialpsychologie auszufüllen. Doch er verband die Entwicklung seiner Konzeptionen in einer Weise mit einem politischen Diskurs, daß die Entwicklung des wissenschaftlichen Diskurses gänzlich von diesem bestimmt wurde. Die weitere Entfaltung des Kruegerschen Kategoriensystems in den

20er und 30er Jahren war kaum mehr als ein Versuch zur Integration allgemeiner Kategorien des rechtskonservativen Denkens in die Psychologie. Um es jedoch der nationalsozialistischen Ideologie völlig anzupassen, war Krueger von seiner Position her zu eigenständig. Die Kruegersche Psychologie kann daher auch nicht als diejenige psychologische Schule bezeichnet werden, die theoretisch den größten Kotau vor dem System unternahm.

Vor allem mittels seiner programmatischen Vorträge als Vorsitzender der Deutschen Gesellschaft für Psychologie versuchte Krueger auf deren Kongressen, die Auffassungen der Leipziger Ganzheitspsychologie für die deutsche Psychologie während der nationalsozialistischen Zeit zu einem verbindlichen Forschungsprogramm zu erheben. Dieser Versuch mißlang jedoch. Zum einen wurde staatlicherseits keine psychologische Richtung zu einem politisch verbindlichen Paradigma der Theoriebildung erhoben. Zum anderen lebte die Konkurrenz der Schulen und Ordinarien fort. Es mag die Dominanz der Vertreter der Ganzheitspsychologie auf den psychologischen Lehrstühlen in der bundesdeutschen Nachkriegsgeschichte gewesen sein, die zu dem falschen Eindruck führte, Psychologie im Nationalsozialismus sei mit der Leipziger Ganzheitspsychologie mehr oder weniger identisch gewesen. Richtig ist jedoch, daß die Ganzheitspsychologie während des Nationalsozialismus an Einfluß gewinnen konnte. Krueger konnte etwa das Bild von zwei Psychologenkongressen durch ausgedehnte Vorträge prägen. Er war bestrebt, sein Programm an die Öffentlichkeit zu tragen, auch über die Mauern der Universität hinaus. Dabei präsentierte er als Wissenschaft ein Weltbild, das als Nährstoff für die nationalsozialistische Politik konsumiert werden mußte. Die spätere punktuelle Opposition fällt demgegenüber kaum ins Gewicht; sie kann auch keine Entschuldigung dafür sein, daß Krueger diesen geistigen Nährstoff schuf.

Anhang – Kurzbiographie Felix Kruegers[16]

10.8.1874	geboren als Sohn eines Fabrikbesitzers in Posen; Besuch des humanistischen Friedrich-Wilhelm-Gymnasiums
1893–1897	Studium der Philosophie, Geschichte, Wirtschaftslehre und Physik in Straßburg, Berlin und München
22.7.1897	Promotion zum Dr. phil. bei Theodor Lipps und Hans Cornelius in München mit der Arbeit „Der Begriff des absolut Wertvollen als Grundbegriff der Moralphilosophie" (Fächer: Philosophie, Nationalökonomie, Physik)

1897–1899	Studium der Philosophie, Physiologie und Geschichte, Universtät Leipzig; Arbeit am Institut für experimentelle Psychologie unter Wilhelm Wundt
Okt. 1899– April 1901	Assistent des Psychologischen Seminars der Universität Kiel
April 1901– Okt. 1902	Assistent des Physiologischen Instituts der Universität Kiel
Okt. 1902– April 1906	Assistent von Wilhelm Wundt am Institut für experimentelle Psychologie der Universität Leipzig
28.4.1903	Habilitation an der Universität Leipzig
April 1906– April 1908	o. Prof. d. Philosophie und Psychologie u. Direktor des Psychol. Lab. d. Inst. Nac. del Profesorado, Buenos Aires
8.1.1907	Ernennung zum o. Prof. und Direktor des Lab. f. angew. Psychol. in der philosophischen Fakultät, Universität Buenos Aires
März 1908	Niederlegung der Professur; Reisen in Argentinien, Chile, Uruguay und Brasilien
12.12.1909	Ernennung zum a.o. Prof. der Universität Leipzig
8.6.1910	Antrittsvorlesung an der Universität Leipzig
2.8.1910	Ernennung zum o. Prof. der Philosophie und Direktor des Psych. Lab. an der Universität Halle (Nachfolger von Meumann)
Winter 1912/13	Kaiser-Wilhelm-Professor an der Columbia-University, New York
August 1914	Kriegsfreiwilliger; im Heeresdienst bis April 1917
Sommer 1917	Vorlesungstätigkeit an der Universität Halle
Okt. 1917	Berufung als Nachfolger von Wilhelm Wundt an die Universität Leipzig; Professor für Philosophie und Direktor des Psycholog. Instituts
1933–1936	Vorsitzender der Deutschen Gesellschaft für Psychologie
1935	Ernennung zum Rektor der Universität Leipzig
Oktober 1937	Beurlaubung
31.3.1938	Emeritierung

Ende 1944/ Anfang 1945	Übersiedlung in die Schweiz
Ab 1945	Basel
† 25.2.1948	

Krueger war u.a. Mitglied der Sächsischen Akademie der Wissenschaften, der Kaiserlichen Leopoldinischen Akademie zu Halle, korrespondierendes Mitglied der Gesellschaft für vergleichende Kulturforschung in Oslo, Ehrenmitglied der British Psychological Association und 1927–1934 Vorsitzender der Deutschen Gesellschaft für Philosophie; er gab die „Neuen Psychologischen Studien" und die „Arbeiten zur Entwicklungspsychologie" heraus und erhielt Ehrendoktorwürden von der Columbia-University, New York, vom Wittenberg-College, Springfield/Ohio, und der Technischen Hochschule Dresden.

Anmerkungen

1 Da Krueger beim Näherrücken der Roten Armee seinen Alterssitz von Potsdam in die Schweiz verlegte, sprach Wellek sogar davon, Krueger sei „in den letzten Wochen des Krieges *emigriert*" (1960, S.179, Hvhbg. v. Verf.). Noch 1974 finden wir in einem Aufsatz der Zeitschrift *Die Polizei* die Geschichtsklitterung, Felix Krueger habe „entrüstet" Deutschland verlassen (Stiebitz, 1974, S.298).
2 Geuter, 1980a; Prinz, i.Dr.; Velden, i.Dr.; zu einer früheren Auseinandersetzung vgl. den Aufsatz der FDJ-Zeitschrift *Forum* „Zur Situation...", 1960; vgl. dazu Geuter, 1980b, S.23f.
3 Da Wellek nach dem Krieg die Aufgabe der Verteidigung der Leipziger Schule unternahm, wäre seine Rolle am Leipziger Institut in der nationalsozialistischen Zeit sicher einmal einer Untersuchung wert. Wellek war dort vom 1.10.–31.12.1933 Vertreter einer planmäßigen Assistentenstelle und vom 1.1.1934–31.7.1938 Volontärassistent. Seinem akademischen Fortkommen in Deutschland stand zunächst entgegen, daß er nicht die deutsche Staatsangehörigkeit besaß; ursprünglich Tscheche, war er 1932 österreichischer Staatsbürger geworden. Er beantragte daher seine Einbürgerung in Deutschland und versuchte seine Habilitation u.a. mit einem Lebenslauf zu betreiben, der ein Bekenntnis zu Deutschland war. Am 19.3.1937 wurde er eingebürgert, am 1.8.1938 als apl. Assist. übernommen und nach seiner Habilitation am 28.9.1939 zum Dozenten für Psychologie ernannt (vgl. Universitätsarchiv Leipzig, PA 1046).
4 Die Zitierung von Kruegers Arbeiten erfolgt der Einfachheit halber nach dem von Heuss 1953 herausgegebenen Sammelband, soweit sie darin aufgenommen wurden; im Text wird jeweils das ursprüngliche Datum der Publikation angegeben.
5 Diese Auffassung deutet sich bei Prinz (i.Dr. und in diesem Band) an.
Vor dem Hintergrund des hier Gesagten lassen sich auch die jüngst wiedergefundenen Aufsätze von Metzger von 1938 und 1942 sehen, in denen Metzger eine „westliche" Psychologie und Staatsauffassung einer ganzheitlichen Psychologie und völkischen Staatsauffassung konfrontiert (vgl. Geuter, 1983b; Prinz sowie Stadler i.ds. Bd.). Was Metzger dort schrieb, war in den 20er Jahren allgemein verbreitetes Ideengut. Die Frage an seinen Text von 1942 etwa stellt sich dann so, warum er ihn nach Beginn des Krieges gegen England und Frankreich publizierte, zu einem histori-

schen Zeitpunkt, wo das *bona fide,* das Lukács den Ähnliches denkenden deutschen Soziologen der Weimarer Zeit an diesem Punkt zuerkennt, nicht mehr gelten konnte.

6 Ein weiteres Beispiel für das erschreckende, zum Teil schon peinliche Niveau Kruegers in diesem Aufsatz ist seine Polemik gegen die Psychoanalyse: „Der nackte Sexus, vollends die absichtsvolle Gier nach Geschlechts*genüssen,* dergleichen mag entartete Männchen (!), etwa auf dem Wiener Asphalte, zeitweilig ganz erfüllen. Schon bei den Tieren ist es durchgehends anders" (1932c, S. 8). Im gleichen Aufsatz spricht Krueger auch von der „kernbildenden Arbeit" der Schrebergärtner (a. a. O., S. 17).

7 Eine ausführlichere Darstellung des Konfliktes findet sich bei Geuter, 1983a, S. 15-17.

8 Universitätsarchiv Leipzig, PA 95, f. 14f.

9 Universitätsarchiv Leipzig, PA 95, f. 31.

10 Universitätsarchiv Leipzig, PA 664, f. 110d; gegenüber dem Original zwei Buchstaben in Klammern ergänzt.

11 Universitätsarchiv Leipzig, PA 664, f. 74.

12 Staatsarchiv Potsdam, 49.01 REM 2945, f. 12; Krueger an Reichsministerium für Wissenschaft, Erziehung und Volksbildung am 22.4.1936.

13 Staatsarchiv Potsdam, 49.01 REM 2945, f. 129.

14 Universitätsarchiv Leipzig, PA 1046, f. 47.

15 In Gesprächen mit dem Verfasser bezeichnete Hans Thomae, der in Leipzig Assistent bei Lersch war, Krueger als einen Deutschnationalen; Johannes Rudert, der von 1929-1936 Kruegers Assistent war und ab 1941 in Leipzig als a. o. Professor wirkte, nannte ihn einen „leidenschaftlichen deutschnationalen Romantiker"; vgl. die Protokolle der Gespräche in U. Geuter, Gespräche zur Entwicklung der Psychologie in Deutschland von den 20er Jahren bis 1945. Eine Protokollsammlung. Institut für Zeitgeschichte, ZS/A 37, f. 90 & 191.

16 Quellen: Bundesarchiv Koblenz, R 21 Anh., f. 5567; Universitätsarchiv Leipzig, PA 664 a, b, c.

Literatur

Bleuel, H. P. (1968). *Deutschlands Bekenner. Professoren zwischen Kaiserreich und Diktatur.* Bern, München, Wien: Scherz.

Bloch, E. (1979). *Erbschaft dieser Zeit.* Frankfurt: Suhrkamp.

Brückner, P. (1978). *Versuch, uns und anderen die Bundesrepublik zu erklären.* Berlin: Wagenbach.

Coker, F. W. (1967). *Organismic theories of the state.Nineteenth century interpretations of the state as organism or as person.* (1910) New York: AMS Press.

Driesch, H. (1921). *Das Ganze und die Summe.* Leipzig: Reinicke.

Driesch, H. (1935). *Die Maschine und der Organismus.* Leipzig: Barth (= BIOS, Bd. IV).

Dürckheim-Montmartin, Graf K.v. (1935). Gemeinschaft. *Neue psychologische Studien, 12,* 195-214.

Fischel, W. (1959). Rechenschaftsbericht über die Arbeit des Instituts für Psychologie der Karl-Marx-Universität. *Wissenschaftliche Zeitschrift der Karl-Marx-Universität Leipzig, 9,* 257-260.

Forman, P. (1971). Weimar culture, causality, and quantum theory, 1918-1927: Adaptation by German physicists and mathematicians to a hostile intellectual environment. *Historical Studies in the Physical Sciences, 3,* 1-115.

Gasman, D. (1971). *The scientific origins of National Socialism.* London: MacDonald.

Geuter, U. (1979). Der Leipziger Kongreß der Deutschen Gesellschaft für Psychologie 1933. *Psychologie- und Gesellschaftskritik, 3(4),* 6-25.

Geuter, U. (1980a). Die Zerstörung wissenschaftlicher Vernunft. Felix Krueger und die Leipziger Schule der Ganzheitspsychologie. *Psychologie heute, 7(4),* 35-43.

Geuter, U. (1980b). Institutionelle und professionelle Schranken der Nachkriegsauseinandersetzungen über die Psychologie im Nationalsozialismus. *Psychologie- und Gesellschaftskritik, 4(1/2),* 5-39.

Geuter, U. (1983a). „Gleichschaltung" von oben? Universitätspolitische Strategien und Verhaltensweisen in der Psychologie während des Nationalsozialismus. *Bericht aus dem Archiv für Geschichte der Psychologie, Psychologisches Institut der Universität Heidelberg, Historische Reihe Nr. 11.* (Überarbeitete Fassung in: *Psychologische Rundschau,* 1984, *35,* 198-213).

Geuter, U. (1983b). Der Nationalsozialismus und die Entwicklung der deutschen Psychologie. In G. Lüer, (Hrsg.), *Bericht über den 33. Kongreß der Deutschen Gesellschaft für Psychologie in Mainz 1982* (S. 99-106). Göttingen, Toronto, Zürich: Hogrefe.

Geuter, U. (1984a). *Die Professionalisierung der deutschen Psychologie im Nationalsozialismus.* Frankfurt: Suhrkamp.

Geuter, U. (1984b). The Eleventh and Twelfth International Congresses of Psychology – A note on politics and science between 1936 and 1948. In H. Carpintero, (Hrsg.), *Festschrift for Joseph Brožek. Revista de Historia de la Psicologia (Sonderband),* Valencia (im Druck).

Geuter, U. (i. Dr.). Nationalsozialistische Ideologie und Psychologie. In M. G. Ash & U. Geuter (Hrsg.), *Geschichte der deutschen Psychologie im 20. Jahrhundert.* Opladen: Westdeutscher Verlag.

Habermas, J. (1981). Die deutschen Mandarine. In J. Habermas (Hrsg.), *Philosophisch-politische Profile* (3. Aufl.) (S. 458-468). Frankfurt: Suhrkamp.

Habermas, J. (1982). *Theorie des kommunikativen Handelns* (Bd. 1). Frankfurt: Suhrkamp.

Herrmann, T. (1974). *Dichotomie und Duplizität. Festschrift für Ernst August Dölle.* Bern, Stuttgart: Huber.

Kater, M. H. (1981). Die nationalsozialistische Machtergreifung an den deutschen Hochschulen. Zum politischen Verhalten akademischer Lehrer bis 1939. In H. J. Vogel, H. Simon & A. Podleck (Hrsg.), *Die Freiheit des Anderen. Festschrift für Martin Hirsch* (S. 49-75). Baden-Baden: Nomos.

König, R. (1935). *Vom Wesen der deutschen Universität.* Berlin: Die Runde.

Krueger, F. (1915). Über Entwicklungspsychologie. Ihre sachliche und geschichtliche Notwendigkeit. *Arbeiten zur Entwicklungspsychologie, 1.*

Krueger, F. (1919). *Selbstbesinnung in deutscher Not.* Stuttgart: Enke.

Krueger, F. (1922). Wilhelm Wundt als deutscher Denker. In A. Hoffmann, (Hrsg.), Wilhelm Wundt. Eine Würdigung. *Beiträge zur Philosophie des Deutschen Idealismus, 2,* 1-44.

Krueger, F. (1928). Wissenschaften und der Zusammenhang des Wirklichen. *Neue psychologische Studien, 3,* IX-XXVII.

Krueger, F. (1929). Rückblick auf die 10. Tagung der Deutschen Philosophischen Gesellschaft. In F. Krueger (Hrsg.), *Philosophie der Gemeinschaft* (S. 143-168). Berlin: Junker & Dünnhaupt.

Krueger, F. (1929/30). Die Arbeit des Menschen als philosophisches Problem. *Blätter für deutsche Philosophie, 3,* 159-192.

Krueger, F. (1930). Über seelische Struktur. *Forschungen und Fortschritte, 6,* 461f.

Krueger, F. (1932a). Vorrede (des Vorsitzenden der Deutschen Philosophischen Gesellschaft zur Tagung über „Ganzheit und Form" in Breslau). *Blätter für deutsche Philosophie, 6,* 1-8.

Krueger, F. (1932b). Das Problem der Ganzheit. *Blätter für deutsche Philosophie, 6,* 111-139.

Krueger, F. (1932c). Sinn und Geist der deutschen Familie. *Deutsche Sängerschaft, 37,* 4–18.
Krueger, F. (1932d). Protest gegen Versailles. Ansprache zur Protest-Kundgebung der Leipziger Studentenschaft am 28. Juni 1932 im Kyffhäuserhaus. *Die Leipziger Studentenschaft, 16 (4),* 57–59.
Krueger, F. (1933). *Bund, Volk und Reich.* Berlin: Junker & Dünnhaupt.
Krueger, F. (1934). Die Lage der Seelenwissenschaft in der deutschen Gegenwart. In O. Klemm, (Hrsg.), *Bericht über den XIII. Kongreß der Deutschen Gesellschaft für Psychologie in Leipzig vom 16.–19. Oktober 1933* (S. 9–36). Jena: Fischer.
Krueger, F. (1935). Psychologie des Gemeinschaftslebens. In O. Klemm (Hrsg.), *Bericht über den 14. Kongreß der Deutschen Gesellschaft für Psychologie in Tübingen 1934* (S. 5–62). Jena: Fischer.
Krueger, F. (1937). Der strukturelle Grund des Fühlens und Wollens. In O. Klemm (Hrsg.), *Bericht über den 15. Kongreß der Deutschen Gesellschaft für Psychologie 1936* (S. 181–189). Jena: Fischer.
Krueger, F. (1939). *Otto Klemm und das Psychologische Institut der Universität Leipzig.* Leipzig: Barth (auch: *Zeitschrift für angewandte Psychologie und Charakterkunde,* 1939, *56,* 253–346).
Krueger, F. (1940). *Entwicklungspsychologie der Ganzheit.* Cluj: Editura Institutului de Psihologie al Universitätii (= Sonderdruck aus *Revista de Psihologie,* 1939/40, *2/3*).
Krueger, F. (1948). *Lehre von dem Ganzen. Seele, Gemeinschaft und das Göttliche.* Bern: Huber.
Krueger, F. (1953). *Zur Philosophie und Psychologie der Ganzheit. Schriften aus den Jahren 1918–1940.* hrsg. v. E. Heuss. Berlin, Göttingen, Heidelberg: Springer.
Lukács, G. (1973). *Die Zerstörung der Vernunft* (Bd. I–III). Darmstadt, Neuwied: Luchterhand.
Maikowski, R., Mattes, P., Rott, G. (1976). *Psychologie und Ihre Praxis. Materialien zur Geschichte und Funktion einer Einzelwissenschaft in der Bundesrepublik.* Frankfurt: Fischer.
Marcuse, H. (1968). Der Kampf gegen den Liberalismus in der totalitären Staatsauffassung. In H. Marcuse (Hrsg.), *Kultur und Gesellschaft I* (S. 17–54). Frankfurt: Suhrkamp.
Merz, F. (1960). Amerikanische und deutsche Psychologie. *Psychologie und Praxis, 4,* 78–91.
Mommsen, H. (1966). Gesellschaftsbild und Verfassungspläne des deutschen Widerstandes. In W. Schmitthenner & H. Buchheim (Hrsg.), *Der Widerstand gegen Hitler* (S. 73–167). Köln, Berlin: Kiepenheuer & Witsch.
Prinz, W. (im Druck). Ganzheits- und Gestaltpsychologie im Nationalsozialismus. In P. Lundgreen (Hrsg.), *Wissenschaft im III. Reich.* Frankfurt: Suhrkamp.
Rektorwechsel an der Universität Leipzig am 28. April 1935. (1935). Leipzig: Edelmann.
Ringer, F. K. (1969). *The decline of the German mandarins. The German academic community, 1890–1933.* Cambridge/Mass.: Harvard University Press.
Rudert, J. (1944). *Charakter und Schicksal.* Potsdam: Stichnote.
Russell, W. A. & Roth, E. (1958). Psychologie in Deutschland und Amerika: Eine Studie in Gegensätzen. *Psychologie und Praxis, 2,* 223–231.
Sander, F. (1937). Deutsche Psychologie und nationalsozialistische Weltanschauung. *Nationalsozialistisches Bildungswesen, 2,* 641–649.
Sarkowicz, H. (1980). Zwischen Sympathie und Apologie. Der Schriftsteller Hans Grimm und sein Verhältnis zum Nationalsozialismus. In K. Corino (Hrsg.), *Intellektuelle im Bann des Nationalsozialismus* (S. 120–135). Hamburg: Hoffmann & Campe.

Schlick, M. (1936). Über den Begriff der Ganzheit. *Actes du huitième Congrès international de philosophie à Prague 1934* (S. 85–99). Prague: Orbis.

Schroeder-Gudehus, B. (1966). *Deutsche Wissenschaft und internationale Zusammenarbeit 1914–1928. Ein Beitrag zum Studium kultureller Beziehungen in politischen Krisenzeiten.* Genf: Dumaret & Golay.

Sontheimer, K. (1978). *Antidemokratisches Denken in der Weimarer Republik.* München: Deutscher Taschenbuch Verlag.

Stern, W. (1930). *Studien zur Personwissenschaft, I. Teil: Personalistik als Wissenschaft.* Leipzig: Barth.

Stiebitz, F. (1974). 50 Jahre Psychologie im Dienste der Polizei. *Die Polizei, 65,* 298–301.

Velden, M. (im Druck). Auswirkungen des III. Reiches auf die Psychologie der Wahrnehmung. In E. Böhme & W. Motzkau-Valeton (Hrsg.), *Die Künste und die Wissenschaften im Exil.* Heidelberg: Lambert Schneider.

Wellek, A. (1934). Psychologie der Gemeinschaft. Der 14. Kongreß der Deutschen Gesellschaft für Psychologie in Tübingen. *Zeitschrift für angewandte Psychologie, 47,* 125–150.

Wellek, A. (1954). Die genetische Ganzheitspsychologie der Leipziger Schule und ihre Verzweigungen. Rückblick und Ausblick. *Neue psychologische Studien, 15(3),* 1–67.

Wellek, A. (1960). Deutsche Psychologie und Nationalsozialismus. *Psychologie und Praxis, 4,* 177–182.

Wyatt, F. & Teuber, H. L. (1944). German psychology under the Nazi-system – 1933–1940. *Psychological Review, 51,* 229–247.

Zur Situation in der westdeutschen Psychologie. (1960). *Forum, 14(23),* Wissenschaftliche Beilage, 1–4.

Ganzheits- und Gestaltpsychologie und Nationalsozialismus

W. PRINZ

> Wir Deutschen sind eigentümlich dafür begabt, die Innenseite der Welt als solche mit dem Gemüt zu erfassen und zugleich gründlich darüber nachzudenken, sie wissenschaftlich zu erforschen und zugleich lehrhaft dazustellen.
>
> Felix Krueger, 1932

These und Gegenthese

1. Wenn man die Lage der deutschen Psychologie vor Beginn und nach Ende des Dritten Reiches betrachtet, kann man sich dem Eindruck nicht entziehen, daß ein Niedergang ohnegleichen zu verzeichnen ist. Vor 1933, so scheint es, haben wir es mit einer blühenden wissenschaftlichen Landschaft zu tun – mit einem Zentrum vor allem in Berlin, das in die internationale Fachöffentlichkeit ausstrahlt, und einem Nebenzentrum in Leipzig, das eher für das nationale Fachpublikum von Bedeutung ist. Nach 1945 finden wir demgegenüber eine recht verödete Landschaft, in der über viele Jahre hinweg nichts Interessantes, nichts Neues mehr produziert wird. Bis weit in die 50er, ja 60er Jahre hinein beschränkt sich die deutsche Psychologie darauf, die Ideen und Methoden von gestern und vorgestern zu reproduzieren, und sie hält sich weitgehend abseits von der internationalen Fachdiskussion.

Für die Erklärung dieses Niedergangs gibt es eine gängige und zunächst wohl auch naheliegende Interpretation, die inzwischen längst in das Selbstverständnis der deutschen Nachkriegspsychologie Eingang gefunden hat. Sie lautet: Das Regime des Dritten Reiches hat die Psychologie systematisch unterdrückt und dadurch in die Bedeutungslosigkeit getrieben – und zwar deshalb, weil ihm dieses Fach suspekt war. Denn die damals herrschenden psychologischen Lehrmeinungen und die Ideologie der Nationalsozialisten standen einander feindlich gegenüber oder waren sogar miteinander grundsätzlich unvereinbar.

Diese Auffassung ist sowohl von Albert Wellek, dem führenden Nachkriegsvertreter der ehemaligen Leipziger Schule, als auch von Wolfgang Metzger, dem führenden Nachkriegsvertreter der ehemaligen Berliner Schule, vertreten worden. Wellek formulierte sie mehr implizit in einer wütenden Replik auf eine Attacke von Ferdinand Merz, der in einem Anfang 1960 erschienenen

Aufsatz auf die geistige Nähe einiger Vertreter gerade dieser Schule zum Nationalsozialismus hingewiesen hatte.[1] Wellek konterte mit dem Hinweis auf die politische Beeinträchtigung, der sich besonders Felix Krueger, der führende Kopf der Schule, ab Mitte der 30er Jahre ausgesetzt sah – ein Faktum, das nach seiner Auffassung die Unverträglichkeit von Leipziger Psychologie und Nationalsozialismus belegt.[2] Sehr viel expliziter ist die Unvereinbarkeitsthese von Wolfgang Metzger bereits 1963, dann vor allem 1979 für die Berliner Schule der Gestaltpsychologie reklamiert worden. Diese Schule, so schrieb er in einer der letzten Publikationen vor seinem Tode, „befand sich ... in unauflösbarem Widerspruch zu allen totalitären Systemen, jeder Art und Richtung. Man hätte sich daher auch dann im Widerstand zum Nationalsozialismus befunden, wenn dieser nicht antisemitisch gewesen wäre" (1979, S. 84).

2. Aufgrund neuerer Untersuchungen zur Entwicklung der institutionellen Rahmenbedingungen der Psychologie als Wissenschaft und als Beruf während des Dritten Reiches, die in den letzten Jahren vor allem von Ash und Geuter durchgeführt worden sind, ist diese Interpretation aber zunehmend fragwürdig geworden. Diese Untersuchungen haben nämlich keineswegs Anhaltspunkte für eine gezielte Unterdrückung oder für eine besondere Benachteiligung dieses Faches ergeben. Sofern Vertreter des Faches verfolgt wurden, geschah dies deshalb, weil sie Juden waren oder weil sie dem Regime kritisch oder ablehnend gegenüberstanden – keineswegs aber deshalb, weil sie Psychologen oder etwa speziell Gestalt- oder Ganzheitspsychologen waren (Geuter, 1980a, 1983; Ash, 1983). Diese Beobachtungen wecken Zweifel an der These, daß der Niedergang der Psychologie eine Folge ihrer Unvereinbarkeit mit dem Nationalsozialismus war. War es am Ende mit dieser Unvereinbarkeit gar nicht soweit her, und gab es vielleicht auch andere – fachimmanente – Ursachen für den Niedergang der Psychologie?

Mit mindestens dem gleichen Recht läßt sich auch eine andere Interpretation vertreten, die zu diesen Fragen eine völlig andere Auffassung vertritt. Nach dieser Gegenthese bestand überhaupt keine grundsätzliche Unvereinbarkeit zwischen den Prinzipien der herrschenden psychologischen Theorien und den Grundsätzen der nationalsozialistischen Ideologie, und der offenkundige Niedergang der deutschen Psychologie wird aus ganz anderen Ursachen erklärt:

Was den *Niedergang* betrifft, läßt sich feststellen, daß die beiden führenden Schulen der deutschen Psychologie schon vor 1933 ihren Zenit überschritten und sich auf methodische und theoretische Positionen festgelegt hatten, die sich als nur begrenzt entwicklungsfähig erwiesen. Die Blüte der deutschen Psychologie um 1930 hätte demnach nicht so sehr das Ende vom Anfang, sondern vielmehr den Anfang vom Ende der Entwicklung dieser Schulen markiert.

Was die *Unvereinbarkeit* betrifft, läßt sich feststellen, daß die Lehrmeinungen dieser beiden Schulen in verschiedenen Hinsichten durchaus so beschaffen waren, daß von ihrer Unvereinbarkeit mit Grundsätzen der nationalsozialistischen Ideologie keine Rede sein kann. In einigen Aspekten ist vielmehr eine ausgesprochene Affinität zu konstatieren. Die Behauptung von der Unvereinbarkeit müßte demnach zurückgenommen oder zumindest deutlich eingeschränkt werden.

Anfang oder Ende?

1. Im Jahre 1963 charakterisierte Metzger auf einem Symposium während des Internationalen Kongresses für Psychologie in Washington die deutsche Psychologie durch einen Steckbrief, der die folgenden fünf Merkmale enthielt. Erstens hat sie seit jeher einen besonderen Hang zur Typologie und zur Charakterkunde, d. h. zur systematischen Beschreibung der psychologischen Dimensionen, auf denen Menschen sich unterscheiden. Zweitens neigt sie zu phänomenologischen Methoden, d. h. zu Methoden, die die sachgerechte Beschreibung von Bewußtseinserscheinungen ermöglichen sollen. Drittens hegt sie ein tief verwurzeltes Mißtrauen gegenüber dem psychologischen Empirismus; stattdessen bevorzugt sie die nativistische Auffassung, derzufolge die Strukturen, in denen sich unser Seelenleben vollzieht, zu erheblichen Teilen genetisch vorgegeben sind. Viertens ist sie skeptisch gegenüber allem Elementarismus und favorisiert die Überzeugung, daß das Seelenleben in jeder Hinsicht ganzheitlicher Natur ist. Fünftens lehnt sie schließlich den „selbstmörderischen Objektivismus" der amerikanischen Psychologie ab, welcher aus methodologischen Gründen für eine Psychologie plädiert, die sich nicht als Lehre von den Bewußtseinserscheinungen versteht, sondern als Lehre vom menschlichen und tierischen Verhalten (Metzger, 1963/1965).

Metzgers fünf Punkte sind zwar 1963 formuliert – zu einem Zeitpunkt, zu dem sie nur noch bedingt gelten. Die Situation der deutschen Psychologie um 1930 treffen sie dagegen recht genau. Auf dem 12. Kongreß der Deutschen Gesellschaft für Psychologie, der 1931 in Hamburg stattfand, hielt Felix Krueger, der führende Kopf der Leipziger Schule der Ganzheitspsychologie, eine Ansprache an die versammelte Psychologenschaft über „Die Aufgaben der Psychologie an den Deutschen Hochschulen". In dieser Ansprache faßte er die Quintessenz dessen, was Metzgers fünf Aspekte meinen, in einem einzigen Satz zusammen, der ein bezeichnendes Licht auf das Selbstverständnis der damaligen deutschen Psychologie wirft:

> Wir Deutschen sind eigentümlich dafür begabt, die Innenseite der Welt als solche mit dem Gemüt zu erfassen und zugleich gründlich darüber nachzudenken, sie wissenschaftlich zu erforschen und zugleich lehrhaft darzustellen. (1932, S. 47)

Als Krueger zwei Jahre später – acht Monate nach der Machtergreifung – in seiner Eigenschaft als Präsident der Deutschen Gesellschaft für Psychologie den 13. Kongreß in Leipzig, der Wirkungsstätte seiner Schule, eröffnete, konnte er sich davon überzeugen, daß eine Psychologie, die mit dem Gemüt die Innenseite der Welt erfaßt, den neuen Machthabern durchaus willkommen war. Denn die Grußadresse der sächsischen Regierung, die der Minister für Volksbildung, Dr. Hartnacke, überbrachte, endete mit den Worten:

> Möge diese erste Tagung der deutschen Psychologen im neuen Reich unseres Führers Adolf Hitler, dieses großen Psychologen aus innerer Schau heraus, einen Grundstein und Ausgangspunkt bilden zum segensvollen Wirken im neuen Staate und für das Deutsche Volk. (1934, S. 5)

2. Welches ist der Hintergrund für die Entstehung einer derartigen Psychologie der Innenseite oder der inneren Schau? Theoriegeschichtlich kann man die Situation um 1930 verstehen als die Blütezeit einer Erneuerungsbewegung innerhalb der Tradition der deutschen Bewußtseinspsychologie. Diese Tradition war im 19. Jahrhundert durch Johann Friedrich Herbart begründet und durch Wilhelm Wundt ausgebaut worden. Sie war stark beeinflußt von den Ideen der englischen Empiristen des 18. Jahrhunderts, die gelehrt hatten, die menschliche Erkenntnis- und Verstandestätigkeit als ein Geschehen zu verstehen, in dem Ideen, welche aus Sinneserfahrungen abgeleitet sind, miteinander verschiedene Verbindungen oder Assoziationen eingehen.

So sehr diese Vorstellungen die deutsche Psychologie des 19. Jahrhunderts beherrscht hatten, so war doch um die Wende zum 20. Jahrhundert eine gewisse scholastische Erstarrung dieser Lehre eingetreten. Wundt propagierte die Idee, daß Bewußtseinserscheinungen, wo immer möglich, experimentell zu untersuchen sind. Da aber in der naiven, unvoreingenommenen Selbstbeobachtung diejenigen Bewußtseinselemente, welche die Assoziationstheorie fordert, nicht ohne weiteres vorzufinden sind, können nach Wundt entsprechende Experimente nur mit besonders geschulten Beobachtern durchgeführt werden. Nur der theoretisch vorgeschulte Beobachter ist in der Lage, seine Bewußtseinserscheinungen so aufzufassen, wie sie eigentlich oder wirklich sind. Denn nur er vermag aufgrund seiner präzisen Kenntnis der herrschenden Theorie diejenigen Aspekte seiner Bewußtseinserscheinungen zu beachten, die dem naiven Beobachter entgehen. Da aufgrund dieser Vorschrift die Beobachtungen, an denen die Theorie geprüft werden soll, bereits von der Theorie abhängen – nämlich eben aufgrund der theoretischen Voreingenommenheit des Beobachters – geriet die experimentelle Assoziationstheorie zu einer Doktrin, die gegen Kritik von außen weitgehend immun war.

Die doktrinäre Erstarrung, in die diese Lehre trieb, löste von der Jahrhundertwende an zwei radikale Revolutionen und einige weniger radikale Erneuerungsbewegungen aus. Die eine Revolution war die Psychoanalyse Sigmund

Freuds, der vorschlug, die Psychologie möge das Thema wechseln und von den Inhalten und Mechanismen des Unbewußten handeln. Nach dieser Lehre bilden die Bewußtseinserscheinungen nur die Spitze eines Eisbergs, dessen weitaus größter Teil den bewußtseinsdeskriptiven Methoden verborgen bleiben muß. Die andere Revolution war die der amerikanischen Behavioristen. Auch sie befanden, die Psychologie habe das Thema zu wechseln und ausschließlich von öffentlich zugänglichem Verhalten von Organismen zu reden. Nach dieser Lehre sind Bewußtseinserscheinungen prinzipiell privater Natur und können aus eben diesem Grunde nicht zum Gegenstand intersubjektiv verbindlichen wissenschaftlichen Redens gemacht werden.

So radikal mochte die deutsche akademische Psychologie nicht sein. Sie schrieb nicht Revolution, sondern Erneuerung auf ihre Fahnen. Im ersten Drittel des 20. Jahrhunderts lassen sich drei derartige Erneuerungsbewegungen identifizieren, die sämtlich an der Vorstellung von der Psychologie als Lehre von den Bewußtseinserscheinungen festhalten und eine methodische und theoretische Erneuerung innerhalb dieses Rahmens anstreben: Die *Würzburger Schule der Denkpsychologie,* angeführt von dem Wundt-Schüler Oswald Külpe, die sich bereits vor dem Ersten Weltkrieg mit einer möglichst genauen Bestimmung der Bewußtseinserscheinungen bei Denkvorgängen beschäftigte; die *Berliner Schule der Gestaltpsychologie,* angeführt von Max Wertheimer und Wolfgang Köhler, die sich vor allem im Bereich der Wahrnehmungspsychologie betätigte und die *Leipziger Schule der Ganzheitspsychologie,* angeführt von dem Wundt-Schüler Felix Krueger, die vor allem auf den Gebieten der Gefühlspsychologie und der Entwicklungspsychologie tätig war. Die beiden letzteren Schulen entfalteten sich während der 20er Jahre. Jede von ihnen gründete eine eigene Zeitschrift, und es entstand eine nicht unerhebliche Rivalität zwischen Berlin und Leipzig.

3. Was lehrten diese beiden Schulen, die um 1930 das Feld beherrschten? Für den gegenwärtigen Zusammenhang sind nicht so sehr die Unterschiede zwischen Leipzig und Berlin von Bedeutung (die erheblich waren), sondern die Gemeinsamkeiten – die ebenfalls nicht unerheblich waren. Wenn man die Gemeinsamkeiten betont, ist es sicher nicht unangebracht, die beiden Schulen der Gestalt- und der Ganzheitspsychologie als die hauptsächlichen Träger einer Art Jugendbewegung der deutschen Psychologie zu charakterisieren, die auszog, um die verkrusteten Strukturen aufzubrechen, die die Wilhelminische Ära der Psychologie hinterlassen hatte (Wilhelminisch nicht nur mit Rücksicht auf den Kaiser in Berlin, sondern in mindestens gleichem Maße mit Rücksicht auf den Geheimrat in Leipzig – die beide übrigens ungefähr gleichzeitig in ihren jeweiligen Reichen geherrscht und abgedankt hatten).

Beide Schulen lehrten als gemeinsames *methodisches Prinzip,* daß die Grundlage aller Psychologie die unvoreingenommene Beobachtung des seelisch Wirklichen im natürlichen, lebendigen Geschehen zu sein hat. Und sie lehrten als Ergebnis der Anwendung dieser methodischen Devise das gemeinsame *inhaltliche Prinzip*, daß die seelischen Erscheinungen in allen Bereichen ganzheitlichen Charakter tragen: Sie sind Ganze bzw. Gestalten. Damit wenden sich beide Schulen ausdrücklich gegen die elementaristischen Anschauungen, die zuvor in der Psychologie vorgeherrscht hatten. In einem programmatischen Text Max Wertheimers über die Grundlagen der Gestaltpsychologie liest sich dies wie folgt:

Lange Zeit schien es selbstverständlich ..., daß Wissenschaft überhaupt bloß auf folgendem Wege gemacht werden könne: Habe ich etwas, was ich wissenschaftlich zu durchforschen, zu begreifen vorhabe, dann muß ich es zunächst einmal als Komplex begreifen, als etwas, das ich zerlegen muß, in seine Stück-Elemente zerlegen muß, die Gesetzlichkeit zwischen solchen Elementen studieren muß, und dann komme ich zur Lösung meines Problems, indem ich durch Zusammensetzung des so elementar Vorhandenen und durch die Ansetzung der Gesetzlichkeiten zwischen den einzelnen Stücken die Komplexion herstelle ...
Die Gestalttheorie glaubt nun, einen entscheidenden sachlichen Punkt für das Problem darin gefunden zu haben, daß sie erkennt: es gibt Zusammenhänge, Gegebenheiten anderer – formal anderer – Art ... Man könnte das Grundproblem der Gestalttheorie etwa so zu formulieren suchen: Es gibt Zusammenhänge, bei denen nicht, was im Ganzen geschieht, sich daraus herleitet, wie die einzelnen Stücke sind und sich zusammensetzen, sondern umgekehrt, wo – im prägnanten Fall – sich das, was an einem Teil dieses Ganzen geschieht, bestimmt von inneren Strukturgesetzen dieses seines Ganzen. (1925, S. 42)

Ähnliches formuliert Krueger in einem programmatischen Artikel über Ganzheitspsychologie:

Bei psychischen Gegebenheiten jeder Art überwiegt regelmäßig, qualitativ sowie funktional, das psychische Ganze. Erlebnisse, das sind auf jeden Fall vorgefundene Ganze, gehen im normalen Verlauf des seelischen Geschehens mit Stetigkeit aus erlebten Ganzheiten hervor. Die gegliederten unter ihnen setzen minder gegliederte als früher dagewesene voraus. Ein Teilbestand des gegenwärtig Erlebten nähert sich in seiner Qualität umso mehr dem Charakter der Gefühle, je mehr er von dem jetzt insgesamt Vorgefundenen umfaßt, andrerseits, je weniger er in sich durchgegliedert und von dem übrigen abgehoben ist. Die Gefühle sind die Qualitäten des totalen, jeweils unmittelbar gegebenen Ganzen. Was sonst noch in oder an Erlebnissen vorfindbar, was für sich betrachtet nicht oder nicht rein gefühlsmäßig ist, steht keinesfalls unverbunden neben dem gleichzeitigen Gefühl, es ist vielmehr in dessen dominierende Ganzheit mehr oder weniger innig verwoben. (1926, S. 118)

4. Welchen Sinn hat nun die erste der beiden genannten Gegenthesen, daß die wissenschaftliche Entwicklung dieser beiden Schulen, die um 1930 auf dem Höhepunkt ihres Ruhmes standen, zu diesem Zeitpunkt ihren Zenit bereits erreicht, wenn nicht gar überschritten hatte? Zunächst soll diese Frage für Leipzig und Berlin getrennt untersucht werden.

In *Leipzig* hatte man ein besonderes Interesse an der Untersuchung diffuser, ungegliederter und gefühlsartiger Erlebnisbestände, über die man sich mit

Personen außerhalb des Leipziger Instituts oft kaum verständigen konnte. In deskriptiver Hinsicht sind die Leipziger Publikationen aus diesen Jahren dadurch gekennzeichnet, daß ihre Autoren anhand von Beispielen aus verschiedenen Teilbereichen der Psychologie aufzuweisen versuchten, daß sämtliche Erlebnisse ganzheitlichen Charakter tragen und mit einem diffusen, gefühlsartigen Grund verwoben sind. Mit Ausnahme der Aktualgenese werden besondere Methoden, die den subtilen phänomenanalytischen Beschreibungen ein höheres Maß an Verbindlichkeit verleihen könnten, nicht entwickelt. In explikativer Hinsicht ist der Ertrag gleichfalls unbefriedigend. Er beschränkt sich im wesentlichen auf das von Krueger immer wieder vorgetragene Postulat, daß hinter dem ganzheitlichen Erleben gewisse überdauernde psychische Dispositionen oder Strukturen als Bedingungen der Möglichkeit eben dieses ganzheitlichen Erlebens stehen, ohne daß aber der Status und die Seinsart dieser sogenannten Strukturen näher geklärt würden.[3]

Was Leipzig betrifft, spricht vieles für die von Geuter vorgetragene Ansicht, daß diese Schule nicht nur als Träger eines neuen Denkansatzes innerhalb der Fachtradition der Psychologie zu verstehen ist, sondern in mindestens gleichem Maße als eine der damals an deutschen Universitäten nicht seltenen Zufluchtstätten für politisch, sozial und wohl auch ästhetisch enttäuschte und entwurzelte konservative Intellektuelle. Auf die ‚Kulturkrise' nach dem Zusammenbruch der alten Ordnungen reagierte man hier mit einem rückwärtsgewandten weltanschaulichen Irrationalismus, in dem die Grenzen zwischen Wissenschaft und Weltanschauung unscharf werden (vgl. Geuter, 1980b). Auf dem 14. Kongreß der Deutschen Gesellschaft für Psychologie, der im Mai 1934 in Tübingen stattfand und der sich aufgrund eines Vorstandsbeschlusses besonders mit der Psychologie des Gemeinschaftslebens beschäftigte, hielt Krueger eine programmatische Rede mit dem Titel „Zur Psychologie der Gemeinschaft", in der er die Zerrissenheit der zivilisierten Welt des zwanzigsten Jahrhunderts mit folgenden Worten vorführte:

Die Nöte, die gegenwärtig der Menschheit zu schaffen machen, sind im Kerne seelischer Art. Sie entspringen aus Erschütterungen vornehmlich des Zusammenlebens. ... Alle Völker, die am geistigen Geschehen schaffend teilhaben, sind jetzt in ihren Daseinsgrundlagen bedroht. Ihr Fortschreiten, erkennen sie nach und nach, war überhastet und einseitig zweckrational. Organisation, absichtsvolles Sichformieren, Verträge, schnüren das organische Wachstum ein und lähmen, was von innen her Gestalt werden will. Die Technik im Bunde mit dem Privatkapital hat die Menschen aus ihrer artgemäßen und damit aus ihrer persönlichen Form gebracht. Ausgewurzelt aus dem Boden der Sippe und jeder urtümlichen Gemeinschaft suchen sie Halt in Solidaritäten, das sind gedachte Gemeinsamkeiten des Interesses.
...
Freilich, auf dem flachen Land behaupten sich noch am längsten gewachsene Formen, durchdrungen von dem Geist selbstverständlicher Gemeinschaft. Z.B. in unseren Dörfern, auf vielen Gutshöfen, anders wiederum in der Kleinstadt, gibt es bis heute einen gemeinsamen Feierabend, der seelisch erfüllt und rhythmisch dem übrigen Leben

eingegliedert ist. Er läßt das Tagewerk ruhig ausklingen. Das spürt regelmäßig das ganze Haus mit seiner Freundschaft und Nachbarschaft, im Freien um eine Bank versammelt oder, inniger noch, zur Winterszeit bei dem Lichte und Ofen der Wohnstube. Hier werden die Menschen miteinander auf die kommende Arbeit eingestimmt. Dahinein verweben sich Volkslieder, Schwänke und vieles Besinnliche, Vorfreude der Feste, das Glokkenläuten, das Gebet, – was immer den Zusammengehörigen verbindend ist. (1935, S. 4–6).

In *Berlin* war die Situation anders. Dort hatte man ein besonderes Interesse an gegliederten Gestalten und an der Frage nach den Prinzipien, denen diese Gliederungen folgen. In deskriptiver Hinsicht entdeckte man eine Reihe von bis dahin nicht gewürdigten Phänomenen, vor allem im Bereich der Wahrnehmungs- und Denkpsychologie. Die wahrnehmungspsychologischen Arbeiten dieser Schule fanden schnell internationale Beachtung. In theoretischer Hinsicht bot aber auch die Gestaltpsychologie vergleichsweise wenig. Einzig Wolfgang Köhler versuchte mit seiner gewagten Theorie von der Isomorphie physischer und psychischer Gestalten (1924) einen Ausweg aus der theoretischen Sackgasse zu finden, den allerdings die damalige Fachwelt kaum oder zumindest nicht ernsthaft zur Kenntnis nahm und der gerade heute – im Zeichen der Renaissance der Idee der Selbstorganisation – wieder an Interesse gewinnt. Überhaupt gilt, daß zwar das außerdeutsche Fachpublikum sehr starkes Interesse an der Forschung der Berliner Schule nahm, daß aber umgekehrt diese Schule sich deutlich weniger für das Geschehen außerhalb Berlins oder gar außerhalb Deutschlands interessierte. Konsequent hielt man an einem Verständnis von Psychologie fest, das sich ausschließlich auf Bewußtseinserscheinungen und ihre Analyse beschränkte und Fragen der Steuerung von Verhalten und seiner Beschreibung durch objektive Methoden weitgehend unberücksichtigt ließ.

Der konservative Irrationalismus der Leipziger war den Berlinern allerdings fremd. Im Gegenteil verschrieb man sich hier – vor allem unter der Federführung Wolfgang Köhlers – einem theoretischen Ansatz, der durchaus liberale und rationalistische Züge trug: liberal, weil er das freie Spiel der psychophysischen Kräfte in den Mittelpunkt des theoretischen Interesses stellte; rationalistisch, weil er die Methodik und Methodologie naturwissenschaftlicher Theoriebildung für die Psychologie fruchtbar zu machen versuchte. Gerade dieses naturwissenschaftliche Gepräge ist der Gestalttheorie vielfach aus der Perspektive geisteswissenschaftlich orientierter Psychologien zum Vorwurf gemacht worden – so auch aus der Perspektive Leipzigs.

5. Ende vom Anfang oder Anfang vom Ende – wie sollen wir die Lage dieser beiden Schulen vor 1933 zusammenfassend beurteilen? Eine Frage wie diese sprengt natürlich den Rahmen der historiographischen Bestandsaufnahme. Mit ihr geht historische Analyse (die sich jeglichem Präsentismus streng versagen muß) in systematische Bewertung über (die nur aus der Perspektive unse-

res gegenwärtigen Wissens erfolgen kann). Dieser Perspektivenwechsel ist unvermeidlich, wenn wir auf die These eingehen wollen, daß 1933 eine vielversprechende wissenschaftliche Entwicklung jäh abgebrochen wurde. Wenn wir die Bewertung, die diese These enthält, diskutieren wollen, kommen wir nicht umhin, der historischen Untersuchung eine kurze systematische Beurteilung hinzuzufügen.

Noch einmal also in diesem – systematischen – Sinne: Ende vom Anfang oder Anfang vom Ende? Wenn man diese Frage nicht auf die äußere Situation der beiden Schulen bezieht – die um diese Zeit zweifellos glänzend war: sie standen auf der Höhe ihres nationalen und internationalen Ruhms –, sondern auf die innere Verfassung der von ihnen vertretenen Lehren, so sind durchaus erhebliche Zweifel an der weiteren Entwicklungsfähigkeit dieser Positionen angebracht – und damit auch Zweifel an der These, daß die deutsche Psychologie damals am Anfang einer vielversprechenden Entwicklung stand, die durch die Konfrontation mit dem Nationalsozialismus abgebrochen wurde.

Diese Zweifel ergeben sich vor allem daraus, daß in beiden Schulen ein deutliches theoretisches Vakuum entstanden war. Die Assoziations- und Apperzeptionsmechanik der älteren Bewußtseinspsychologie hatten sie über Bord geworfen, ohne sie jedoch durch vergleichbar konkrete theoretische Vorstellungen zu ersetzen. Theoretische Aussagen traten entweder in der Form abstrakter Beschreibungen auf (z. B. Wertheimers Prägnanz-Prinzip) oder in der Form abstrakter Postulate von Dispositionen des psychischen bzw. psychophysischen Systems, die die Grundlage der zu erklärenden Phänomene bilden sollen (z. B. Kruegers Lehre von den Strukturen oder Köhlers Lehre von den psychophysischen Gestalten). Solange derart abstrakte Begriffe und Ideen nicht konkreter ausgearbeitet werden, ist ihr Erklärungswert begrenzt; ihre Leistung besteht dann nicht so sehr darin, daß sie gewisse Sachverhalte erklären, sondern darin, daß sie auf deren Erklärungsbedürftigkeit hinweisen.

Von besonderer Bedeutung ist in diesem Zusammenhang auch, daß Lernprozesse in den theoretischen Systemen beider Schulen keine nennenswerte Rolle spielten. Eine systematisch ausgearbeitete Theorie des Erfahrungserwerbs durch Lernen, die es etwa erlaubt hätte, die Beschaffenheit der Bewußtseinstatsachen auf dem Hintergrund der individuellen oder kollektiven Lerngeschichte zu relativieren, fehlte völlig. Die theoretische Attitüde ist durchweg nativistisch, niemals empiristisch: die Beschaffenheit der phänomenalen Welt beruht auf angeborenen Grundlagen. Dementsprechend wird den natürlichen Bewußtseinstatsachen und ihrer unvoreingenommenen Beschreibung der Status einer absoluten Erkenntnisquelle eingeräumt. In ähnlicher Weise wie zuvor Wundt sein theoretisches System für sakrosankt erklärt hatte, werden hier – umgekehrt – die Phänomene für sakrosankt erklärt. An die Stelle der absoluten Herrschaft der Theorie über die Phänomene tritt die absolute

Herrschaft der Phänomene über die Theorie. Ein dialektischer Korrekturprozeß, in dem einerseits die Phänomene die Theorie modifizieren, andererseits aber auch die Phänomene auf dem Hintergrund der Theorie relativiert oder in Frage gestellt werden können, kann nicht in Gang kommen.

Ob er in Gang gekommen wäre, wenn sich Ganzheits- und Gestaltpsychologie weiter in Deutschland hätten entfalten können, kann natürlich nicht schlüssig beantwortet werden. Von den führenden Vertretern der beiden Schulen war Wolfgang Köhler der einzige, der den Zusammenhang zwischen der Beobachtungsgrundlage und dem theoretischen Rahmen seiner Psychologie als unbefriedigend empfand. Er war und blieb auch später in der Emigration stets bemüht, die abstrakten theoretischen Prinzipien durch konkretere theoretische Mechanismen zu ersetzen. Den absoluten Status der Bewußtseinserscheinungen hat aber auch Köhler zu keiner Zeit in Frage gestellt.

Felix Krueger entwickelte aus seinem absoluten Vertrauen in die Wahrheit der Phänomene die Position eines subjektivistischen Irrationalismus, die erklärtermaßen Theorie- und Wissenschaftsfeindlichkeit einschloß. In seiner Eröffnungsrede zum 13. Kongreß 1933 finden sich zahlreiche Hinweise darauf, daß man, was psychologische Fragen anbelangt, der „gesunden Denkart tätiger, gereifter Menschen" oder der „im Leben Reifgewordenen, also umsichtig Handelnden" sehr viel mehr vertrauen könne als der „Wissenschaft mit ihren Abstraktionen und quer hindurch schneidenden Zergliederungen", die die urtümlichen Gewißheiten des gesunden Sinns in Zweifel ziehen (1934, S. 21 f.). Von einer populären oder gar populistischen Psychologie des gesunden Volksempfindens scheinen diese Äußerungen nicht mehr weit entfernt zu sein.

In diesem theoretisch weitgehend ungeklärten und labilen Zustand war die innere Verfassung der beiden führenden Schulen der deutschen Psychologie zum Zeitpunkt der Machtergreifung. Die äußeren Ereignisse der Machtergreifung schwächten vor allem die Berliner Schule. Max Wertheimer, damals Ordinarius in Frankfurt, und Kurt Lewin, Dozent in Berlin, waren als Juden zur sofortigen Emigration gezwungen. Daneben wurde eine Reihe von jüdischen Wissenschaftlern an verschiedenen anderen Instituten, die mit der Gestaltpsychologie sympathisierten, aus ihren Ämtern entfernt. Wolfgang Köhler, Direktor des Berliner Psychologischen Instituts, legte 1935 sein Amt nieder und emigrierte. Er hatte sich bereits 1933 öffentlich gegen den Antisemitismus des Regimes gewandt und war von da an schwerwiegenden Schikanen gegen seine Arbeit, sein Institut und vor allem gegen seine Mitarbeiter ausgesetzt (Henle, 1979). Wertheimer, Lewin und vor allem Köhler waren sicher die wichtigsten und originellsten Köpfe, die die deutsche Psychologie damals hatte. Als sie – neben vielen anderen – gehen mußten, blieb nur noch Provinz.

Unvereinbarkeit oder Affinität?

Wie hat sich die Leipziger Ganzheitspsychologie und wie haben sich die versprengten Reste der Gestaltpsychologie in den neuen Verhältnissen eingerichtet?[4] Wir können hier nicht versuchen, diese Frage allgemein zu beantworten, sondern beschränken uns auf zwei führende Vertreter der beiden Schulen: Felix Krueger und Wolfgang Metzger. Wieweit ihre Äußerungen für die jeweiligen Schulen repräsentativ sind, muß offen bleiben. Sicher spricht Krueger in höherem Maße für die Schule der Ganzheitspsychologie als Metzger, der der zweiten Generation der Berliner Schule angehörte, für die Schule der Gestaltpsychologie. Trotzdem müssen wir uns in beiden Fällen vor Generalisierung hüten: Rückschlüsse auf die Auffassungen anderer Angehöriger der gleichen Schulen sind nur bedingt (im Falle Krueger) bzw. überhaupt nicht (im Falle Metzger) möglich.

1. Aus einigen der zuvor zitierten Äußerungen Kruegers mag schon deutlich geworden sein, daß eine zumindest latente Affinität zwischen seiner im strengsten Sinne des Wortes konservativen Weltsicht und gewissen Prinzipien der nationalsozialistischen Ideologie zu bestehen scheint. Wie sind diese und ähnliche Äußerungen zu verstehen? Als politische Äußerungen eines Privatmannes, der zufällig von Beruf Psychologe ist oder als wissenschaftliche Aussagen eines Psychologen, für die er die Autorität dieser Wissenschaft in Anspruch nimmt?

Ganz ohne Zweifel ist letzteres der Fall. Denn wenn Krueger oder andere Vertreter der Ganzheits- und Gestaltpsychologie sich zu Frage von Gemeinschaft, Volk und Staat äußern, begeben sie sich nach ihrem eigenen wissenschaftlichen Selbstverständnis keineswegs dilettierend auf ein Gebiet, für das sie als Psychologen gar nicht zuständig sind, sondern sie befinden sich auf ureigenstem Terrain. Die Legitimationsgrundlage für die Zuständigkeit der Psychologie liefert das *Prinzip der Universalität der Ganzheit* in Verbindung mit dem *Prinzip vom Vorrang des Ganzen vor seinen Teilen*. Beide Prinzipien sind – mit einigen Unterschieden, die wir hier wieder außer Betracht lassen – in beiden Schulen gleichermaßen ausgebildet.

Das Universalitätsprinzip besagt, daß ganzheitlicher bzw. gestalthafter Charakter nicht nur die Erscheinungen des individuellen Seelenlebens auszeichnet (Wahrnehmungsinhalte, Gedanken, Gefühle etc.), sondern ebenso alle Erscheinungen des Überpersönlich-Seelischen, d.h. des sozialen Lebens. Auch soziale Gebilde sind stets Ganze, d.h. sie sind als eine bloße Summe von Individuen nur unzulänglich beschrieben. So heißt es etwa bei Wertheimer:

> Wenn Menschen zusammen sind, etwa in einer bestimmten Arbeit zusammen, dann ist das unnatürlichste Verhalten, das erst in späten Fällen oder in krankhaften Fällen vorhandene Verhalten, daß da mehrere Ich zusammen da sind, sondern diese Verschie-

denen arbeiten gemeinsam zusammen, jeder als sinnvoll funktionierender Teil des Ganzen, unter normalen Umständen. (1925, S. 51)

Krueger unterscheidet zwischen echten Gemeinschaften und zweckhaften Organisationen und erkennt den Status der sinnerfüllten Ganzheit nur den echten Gemeinschaften zu:

> Je mehr eine Sozialform echte Gemeinschaft ist, je nachhaltiger sie ihre Glieder bindet, je tiefer überhaupt sie in deren Tun und Lassen eingreift – ... im Gegensatz zu der Starrheit des bloß Herkömmlichen und zu den zweckhaften Organisationen – umso mehr ist eine solche Form durchwirkt von organisch erwachsenem und wieder Ganzheit zeugendem Leben. Daher ist sie umso voller durchblutet von Seelentum. Das bedeutet erscheinungsmäßig, sie ist von Erlebnissen gesättigt, ist reich und ergiebig, zumal an innigen Gefühlen. (1935, S. 51)

Wie die Ideengeschichte des Ganzheitsdenkens zeigt, ist ein derart universell interpretiertes Ganzheitsprinzip keineswegs auf eine besondere theoretische Entwicklung innerhalb der Psychologie zurückzuführen, sondern vielmehr als der in der Psychologie sichtbare Widerschein einer sehr viel umfassenderen organisch-ganzheitlichen Ideentradition zu verstehen, die im ersten Drittel des zwanzigsten Jahrhunderts auf den verschiedensten Wissenschaftsgebieten Fuß gefaßt hatte (vgl. den Beitrag von Scheerer in diesem Band). Die Psychologie ist nur eine der Disziplinen, die von dieser Grundwelle universalistisch-ganzheitlichen Denkens erfaßt werden.

Ähnliches gilt auch für das von beiden Schulen gelehrte Prinzip vom Vorrang des Ganzen vor seinen Teilen. Der Vorrang, der dem Ganzen gegenüber den Teilen zukommt, ist ein Vorrang der Entstehung nach, der Anschauung nach, der Wirkung nach und schließlich – mehr implizit – dem Wert nach. Der genetische Vorrang kommt in der Lehre zum Ausdruck, daß das soziale Wir früher ist als das individuierte Ich. Der anschauliche Vorrang des sozialen Ganzen wird darin sichtbar, daß das Ich sich in einer echten sozialen Ganzheit kaum noch als getrennten, ausgesonderten Bestandteil erlebt, der sich anderen Individuen gegenübersieht. Das Ich wird vielmehr anschaulich von der Gemeinschaft getragen, geht im Wir mehr oder weniger vollständig auf. Der funktionale Vorrang besteht darin, daß die Individuen sich die Belange des jeweiligen sozialen Ganzen selbst zu eigen machen. Der Schritt aus der Welt der Tatsachen in die Welt der Werte ist von dort nicht mehr weit: Faßt man den funktionalen Vorrang des Ganzen vor seinen Teilen nicht nur deskriptiv – als Tatsache, die gegeben ist –, sondern auch präskriptiv – als Zustand, der anzustreben ist –, so hat man, ohne es recht gewahr zu werden, die traditionelle Grenze zwischen Wissenschaft und Weltanschauung überschritten.

Aufgrund dieser Prinzipien ist klar, daß alle Formen der Gesellschaft oder sozialen Verbindung, in denen sich das Ich gegenüber dem gemeinschaftlichen

Wir vereinzelt, als Fehlformen sozialen Lebens betrachtet werden müssen. Überall, wo organisiert Zweckverbände an die Stelle blutvoller Gemeinschaften treten, sind die im Überpersönlich-Seelischen waltenden Prinzipien natürlicher Ganzheit verletzt. Idealformen des sozialen Lebens sind demgegenüber solche Gebilde, die auf Blutsverwandtschaft beruhen: Einheit von Mutter und Kind, Familie, Großfamilie, Sippe, Stamm und Volk. Lediglich das Volk als das größte natürliche Ganze, das durch Blutsbande zusammengehalten wird, bedarf des Panzers der staatlichen Macht. (Krueger, 1935, S.19).

2. Ist der nationalsozialistische Staat für Krueger eine Verkörperung dieses Ideals? Als er im Oktober 1933 den 13. Kongreß für Psychologie eröffnet, scheint er dies noch zu hoffen. Seinen Eröffnungsvortrag über „Die Lage der Seelenwissenschaft in der deutschen Gegenwart" beendet er mit einer Reverenz an „Adolf Hitler, den weitschauenden, kühnen und gemütstiefen Kanzler", dem es zu verdanken ist, daß dem bisherigen Verfall Einhalt geboten und daß nunmehr Neuland in Sicht ist[5] (1934, S.36). Aber nur wenige Monate später, beim 14. Kongreß, der bereits im Mai 1934 in Tübingen stattfindet, ist Krueger wesentlich weniger emphatisch. Zwar meldet er mit Nachdruck den Anspruch an, daß die von ihm begründete Ganzheitslehre auch auf die Psychologie der Gemeinschaft angewendet werden muß. Aber seine Rede ist bereits durchzogen von dem abwehrenden Mißtrauen, vielleicht auch der Angst des konservativen Geistesaristokraten gegenüber der unkontrollierbaren Wucht einer kollektivistischen Massenbewegung, die ebenso leichtfertig wie hohlköpfig mit Begriffen wie ‚Volksganzes' oder ‚totaler Staat' hantiert und sich dabei am Ende auf die psychologische Ganzheitslehre berufen möchte. Für *diese* Ganzheitsbegriffe will Krueger auf keinen Fall in Anspruch genommen werden, und für die Rechtfertigung *dieser* proletarischen Massenbewegung will er seine subtile Ganzheitslehre denn doch nicht usurpieren lassen:

Seit Kurzem erschallt auf beinahe der ganzen Linie der geistigen Bewegungen ... der Ruf nach Ganzheit. Jetzt breitet er sich gleichlautend sogar in den Zeitungen aus, und Massenversammlungen lassen sich davon erregen. An diesen Orten soll gewöhnlich bei dem uralten deutschen Wort lehrreicherweise eine überpersönliche Verbundenheit zwischen leibhaftigen, aber möglichst wenig individuierten Menschen vorgestellt werden. Das Schwergewicht verlegt man dann in die ‚Volksgemeinschaft', und zu ihr wird neuerdings der ‚totale Staat' umrißweise hinzugenommen. Der Stand, die Familie und der Bund treten hinter diesen bevorzugten Gegenstand des öffentlichen Meinens zurück, mehr noch die überzeitlichen Gebilde des Geistes, am meisten die schöpferische Persönlichkeit ... Wohlgesinnte mit ungeschultem Kopf sehen die komplexen Allgemeinheiten, die sie verehren, gern teilweise verhüllt von nebuloser Mystik oder verstellt von handgreiflicher Mythologie. So ist es hoch an der Zeit, daß die Erfahrungswissenschaft ihre Scheinwerfer auf die gemeinten Sachverhalte richte. (1935, S.25f.)

Bereits in dieser Rede geht Krueger unmißverständlich auf Distanz. Kollektivistisch war seine ganzheitliche Gemeinschaftslehre niemals gemeint. Was ihm vorschwebte, war die Erneuerung des Volkes aus denjenigen überpersönlichen Ganzen heraus, welche alles Übrige tragen: aus den natürlichen Gemeinschaften der Familie, der Sippe und des Standes. Gemeinschaft konstituiert sich für Krueger aber nicht aus der Aufhebung der Individualität ihrer Mitglieder, sondern sie existiert *neben* den Einzelpersönlichkeiten als eine überpersönliche Ganzheit höherer Ordnung und setzt die Integrität der Einzelpersönlichkeiten sogar voraus: „Persönlichkeit und Gemeinschaft sind die beiden gegensätzlich aufeinander angewiesenen Pole, um die das wirkliche Menschsein gelagert ist und sich bewegt. Eines ist ohne das andere nicht zu begreifen" (1935, S.18).

In den Jahren danach wächst Kruegers Distanz zum Regime immer mehr. 1935, als er Rektor der Leipziger Universität ist, würdigt er in offener Rede die Verdienste jüdischer Wissenschaftler und wird daraufhin seines Rektoramtes enthoben. 1937 wird er vorzeitig emeritiert.

3. Die Berliner Tradition der Gestaltpsychologie ist in den Jahren nach der Machtergreifung an den deutschen Universitäten nicht mehr durch prominente Wissenschaftler vertreten. Einzig Wolfgang Metzger, der 1931 mit Max Wertheimer nach Frankfurt gegangen war und dort während der 30er Jahre als Assistent am verwaisten Lehrstuhl blieb, setzte seine Arbeit in der Tradition dieser Schule fort. Nach Metzgers eigenem Zeugnis hielt er sich zunächst mit Publikationen und Kongreßvorträgen zurück, weil er das Verdikt zu fürchten hatte, das über der Gestaltpsychologie als einer jüdischen Wissenschaft lag. 1941 legt er dann jedoch unter dem Titel *Psychologie* eine Monographie vor, die eine systematische Beschreibung der Position der Gestaltpsychologie enthält. Dieses Buch ist dadurch merkwürdig, daß es ohne Quellenangaben und ohne Literaturhinweise erschien; da Metzger sich fast nur auf Juden und Regimegegner hätte berufen können, hätte es anders wohl nicht gedruckt werden können.

In diesem Buch finden sich verstreut auch einzelne Bemerkungen darüber, wie aus gestalttheoretischer Sicht soziale und politische Verbände zu verstehen sind und wie insbesondere das Verhältnis des Individuums zu den Gruppen und Gemeinschaften, in denen es lebt, zu bestimmen ist. Eine durchgängige Grundidee ist dabei die Ablehnung des Individualismus, d.h. der Auffassung „daß die Menschen auch in der Gruppe als unveränderte, in sich verkapselte Einzelwesen gedacht werden". Diese Fehlauffassung hängt nach Metzger zusammen mit der „sophistisch-epikuräischen Erklärung alles Tuns aus dem Streben nach eigener Lust (Hedonismus), in welcher der Mitmensch – nach dem bezeichnenden Sprachgebrauch der Psychoanalyse – nur als Trieb-‚Objekt' auftritt" (1941, S.49). Hier deutet sich an, daß es auch nach gestalttheoretischer Auffassung richtige und falsche Meinungen über die sachgerechte Gestaltung des sozialen und politischen Lebens gibt und daß diese Wertungen sich fachwissenschaftlich begründen lassen. Vom Ansatz her falsch sind solche Auffassungen, die das soziale Leben als Zusammenschluß von Individuen verstehen. Richtig und sachgerecht erscheinen demgegenüber solche Meinungen, die soziale Gebilde als reale Ganze verstehen, in die die einzelnen Menschen gliedhaft eingebettet sind.

1942 veröffentlicht Metzger einen Aufsatz, in dem er – gleichfalls mit systematischer Gründlichkeit – die Parallelen zwischen dem Anliegen der gestalttheoretischen Umwälzung auf der einen und der nationalen/nationalsozialistischen Revolution auf der anderen Seite untersucht. Diese Untersuchung führt zu dem Ergebnis, daß beide Bewegungen nicht nur den gleichen Feind bekämpfen, sondern auch auf das gleiche Ziel hin orientiert sind. Der Aufsatz ist offensichtlich in der Intention geschrieben, deutlich zu machen, daß die vom Autor vertretene Psychologie (die er übrigens nicht unter der Bezeichnung ‚Gestaltpsychologie‘ vorstellt) keineswegs – wie man aufgrund der politischen Unbelehrbarkeit ihrer früheren Vertreter zunächst hätte vermuten können – der nationalen Revolution feindlich gegenübersteht, sondern daß sie ganz im Gegenteil mehr als alle anderen psychologischen Schulen, die auf halbem Wege steckengeblieben sind, als endgültige, eigentlich deutsche Form der Psychologie gelten kann.

Der Feind, den Psychologie und Nationalsozialismus gleichermaßen bekämpfen, trägt die Bezeichnung „Geist des Westens". Im politisch-sozialen Bereich kennzeichnen ihn drei Merkmale:

- das atomistische Denken, welches vom Element zum Ganzen fortschreitet. So werden z. B. in der parlamentarischen Demokratie die Individuen als vereinzelte, autonome Elemente gedacht, und der Wille des Ganzen bestimmt sich als die Summe der Einzelwillen;
- das Beliebigkeitsdenken, das ist im politisch-sozialen Bereich die Überzeugung, daß jeder Mensch sich mit beliebigen anderen zu irgendwelchen Gruppen, Verbänden o. dgl. zusammenschließen kann, ohne Rücksicht auf etwa vorgegebene sachliche Zusammenhänge;
- das Mißtrauen gegenüber natürlicher Ordnung, welches darin zum Ausdruck kommt, daß die westlichen Staatswesen sich in der einen oder anderen Form eine äußere Ordnung geben – sei es die Zwangsordnung des rationalistischen Staates in Frankreich, sei es die liberalistische Zufallsordnung der Präzedenzfälle, die die englischen Rechtsverhältnisse regiert.

Gegen diese Prinzipien lebt das politische Deutschland im Kampf – und es kann kein Zufall sein, daß es die gleichen Prinzipien sind, die in der älteren, westlich beeinflußten Psychologie so verheerende Konsequenzen gezeitigt haben und die erst jetzt durch die neue Psychologie überwunden sind. Aber die Übereinstimmung beschränkt sich nicht auf den gemeinsamen Feind, sondern erstreckt sich auch auf das, was beide Bewegungen an die Stelle dieser falschen Überzeugungen setzen wollen. Im politisch-sozialen Bereich soll der Geist des Westens ersetzt werden durch:

- die Lehre von der Gemeinschaft und dem Einzelnen als ihrem dienenden Glied, verbunden mit der „Überzeugung, daß der Gliedhaftigkeit im Dienste am Ganzen eine höhere Würde zukommt als der ‚Autonomie'" (Metzger, 1942, S. 134);
- die Lehre von den natürlichen, sachlichen Grundlagen dauerhafter Gemeinschaften: „Wo das Gemeinwesen als wirkliches und echtes Ganzes und nicht mehr bloß als die Summe seiner Teile verstanden wird, da ist kein Platz mehr für die Annahme von der Beliebigkeit der Angehörigen" (Metzger, 1942, S. 136). Die wichtigsten natürlichen, sachlichen Grundlagen von Völkern sind die Prinzipien der rassischen Kohärenz und des geschlossenen Siedlungsraumes;
- die Lehre von der natürlichen Ordnung, welche dadurch entsteht, daß alle Glieder des Gemeinwesens sich freiwillig das Gesetz des Ganzen zu eigen machen, ohne daß irgendein Zwang ausgeübt werden müßte. Die Leidenschaft für das Ganze ist treibende und zugleich steuernde Kraft.

Diese drei Prinzipien, die sich in der neuen Psychologie bereits auf das beste bewährt haben, sind nach Metzgers Darlegung wesentliche Grundlagen der nationalen Revolution und des neuen Staatsverständnisses. Für die beiden ersten Grundsätze – Indienstnahme des Einzelnen durch die Gemeinschaft und natürliche Grundlagen der Bildung von Gemeinwesen – ist dies für jedermann ganz offenkundig. Weniger offenkundig ist dagegen die Verbindung zwischen dem nationalsozialistischen Staat und dem Prinzip der sich frei entfaltenden Ordnung. Metzger, der diese Diskrepanz zwischen Ideal und Wirklichkeit durchaus sieht, gibt hierzu zwei ergänzende Erläuterungen. Die erste Erläuterung ist eine Antwort auf die bange Frage, wie man sicher sein könne, daß in einem Volksganzen, welches ganz auf die Selbstorganisation seiner von der Leidenschaft zum Ganzen geleiteten Glieder gestellt ist, in jedem Fall Ordnung entstehe. Die Antwort auf diese Frage ist eine psychologische Begründung des Führerprinzips:

> Wie kann in solcher Freiheit überhaupt Ordnung entstehen und erhalten bleiben? ... Durch Hinhorchen auf das Wesen und auf die natürlichen Erfordernisse des hier und jetzt gegebenen Ganzen. Hieraus ergibt sich unmittelbar die Antwort auf die Frage nach dem ‚Willen des Ganzen' und seinen Trägern. Nicht jeder ist in gleichem Maße imstande, das Wesen und die Bedürfnisse des Ganzen zu vernehmen. Der Wille des Ganzen wird darum sinngemäß verkörpert durch diejenigen einzelnen (vielleicht u. U. durch denjenigen einzigen) Menschen, in welchem das Bild des Ganzen in seiner Weite und Fülle am lebendigsten und klarsten lebt, und der darum am besten sehen kann, was ihm Not tut. Indem er diese Fähigkeit besitzt, ist er auch der Führer, ja in ganz besonderem Maß, ‚Diener' des Ganzen. (a. a. O., S. 139)

Die zweite Erläuterung dient der Begründung dafür, daß auch ein Staatswesen, das von dem Grundsatz der natürlichen Ordnung geleitet ist, auf Zwangsorgane und Zwangsmittel, d. h. auf Gewalt im Innern, nicht verzichten kann. Zum einen muß der Staat der natürlichen Ordnung vor denjenigen auf der Hut sein, die von ihrer Berufung zu seinem Führer überzeugt sind, ohne daß sie aber in Wirklichkeit in reiner Form oder auch nur in wesentlichem Umfang von dem echten Bild des Ganzen geleitet sind. Zum anderen wird er, wenn er nicht seinen eigenen Bestand gefährden will, nicht ganz darauf verzichten können, „unbelehrbare Widerspenstige zu zwingen, Störenfriede abzukapseln und zu beseitigen" (a. a. O., S. 140).

Menschliche Unzulänglichkeiten sind es also, die es erforderlich machen, daß die Wirklichkeit hinter dem schönen Ideal gegenwärtig noch zurückbleibt: Die Blindheit der Vielen für die wahren Belange des Ganzen macht es erforderlich, daß die Wenigen, die über den rechten Blick verfügen, sich zu Führern aufschwingen; die falschen Propheten und die Widerspenstigen, die den berufenen Führern nicht folgen wollen, lassen schließlich die Anwendung gewisser Zwangsmaßnahmen unvermeidlich erscheinen.

Allerdings muß um jeden Preis verhindert werden, daß die Ausübung von Zwang und Gewalt, die gegenwärtig als vorübergehender Notbehelf unvermeidlich sein mag, auf Dauer zu einem tragenden Kennzeichen des Staates wird. Der Staat der freien, natürlichen Ordnung würde sich selbst verleugnen, wenn er dies zuließe:

> Aber solange er sich selbst treu bleibt, werden alle Zwangsorgane lediglich die Rolle eines leider unvermeidlichen Notbehelfs spielen, die nur insoweit zu einem Kernbestandteil des Ganzen werden können, als sie bereit und fähig sind, die Ausübung des Zwanges mit belehrender, aufklärender und Anteilnahme am Ganzen erweckender Tätigkeit zu verbinden und sie schließlich mehr und mehr durch diese ersetzen. (a. a. O., S. 140)

Ganz verhalten mag hierin die Möglichkeit einer Distanzierung von diesem Staat für den Fall angedeutet sein, daß er dauerhaft nicht in der Lage oder sogar prinzipiell nicht gewillt ist, auf die Ausübung von Zwang gegen seine Bürger zu verzichten. Dann wäre er – so kann man herauslesen – eben doch nicht der Staat der freien Ordnung, der im politischen Bereich das gleiche Ziel hat wie die neue Psychologie im seelischen Bereich.

Gewalt nach außen ist allerdings nach Metzgers Auffassung in der historischen Situation nach dem Ersten Weltkrieg nicht nur aus nationaler Sicht legitim, sondern auch aus universaler – nämlich weltgeschichtlicher – Perspektive notwendig und unvermeidbar. Der Krieg, in dem Deutschland zu Anfang der 40er Jahre liegt, ist nur der politisch-militärische Bestandteil der sehr viel umfassenderen *geistigen* Auseinandersetzung mit dem Geist des Westens. Die siegreiche Beendigung des Krieges ist die Voraussetzung dafür, daß endlich die vom westlichen Geist beherrschte sogenannte Neuzeit zu Ende gehen und

Platz machen kann für ein neues Weltalter, dessen Anfänge in dem neuen Deutschen Reich jetzt schon sichtbar sind.

Wie konnte jemand, der dies schrieb, später erklären, Gestaltpsychologie und Nationalsozialismus seien prinzipiell unvereinbar? Wenn wir nicht unterstellen wollen, daß Metzger etwas schrieb, was er nicht wirklich meinte – weder 1942 noch 1979 –, bleibt nur die Annahme, daß er 1942 den nationalsozialistischen Staat als das *sah*, als was er ihn beschrieb: als eine näherungsweise Verkörperung des Ideals eines Gemeinwesens, das im Grundsatz von der Leidenschaft seiner Glieder zum Ganzen lebt und sich auf eine natürliche, nicht erzwungene Gesamtordnung hinbewegt. Einen derartigen Idealstaat, den er wie viele andere sehnlich herbeiwünschte und den er – vermutlich eben deshalb – in geradezu grotesker Verkennung der Wirklichkeit im NS-Staat auch ansatzweise realisiert, zumindest aber intendiert sah, muß er 1942 gemeint haben, als er von einer grundsätzlichen Übereinstimmung zwischen den Prinzipien des Nationalsozialismus und der Gestaltpsychologie sprach. 1979 dagegen, als er eine prinzipielle Unvereinbarkeit postulierte, meinte er die längst nicht mehr verkannte, unverstellte Wirklichkeit dieses Staates.

4. Affinität oder Unvereinbarkeit – welches Fazit sollen wir jetzt ziehen? Es ist offensichtlich, daß wir an der hergebrachten globalen These von der prinzipiellen Unvereinbarkeit zwischen nationalsozialistischer Ideologie und den Lehren der Gestalt- und Ganzheitspsychologie auf keinen Fall festhalten können. Wie wir gesehen haben, läßt sich insbesondere die Blut- und Boden-Mystik des Nationalsozialismus ohne besondere Schwierigkeiten mit den sozialpsychologischen Grundüberzeugungen Kruegers und Metzgers in Zusammenhang bringen. Das gilt nicht nur für die Theorie der Gemeinschaft, die bei beiden Autoren in ähnlicher Form ausgebildet war, sondern erstreckt sich bis hin zum Ansatz einer wissenschaftlichen Begründung des Prinzips der rassischen Einheitlichkeit des Staatsvolkes und der Geschlossenheit des völkischen Lebensraumes. Ansätze dieser Art finden wir sowohl bei Krueger um 1930 als auch bei Metzger nach 1940.

Wie kommen diese Affinitäten zustande? Wenn wir die theoretisch mögliche Erklärung, daß die Psychologie der 20er Jahre die nationalsozialistische Ideologie beeinflußt haben könnte, als abwegige Denkmöglichkeit außer Acht lassen, bleiben noch zwei weitere Erklärungen: daß die nationalsozialistische Ideologie die Psychologie beeinflußt hat oder daß beide sich – zumindest teilweise – aus verwandten Quellen speisen. Für den konservativen Irrationalismus der Leipziger und für Krueger, der die nationalsozialistische Bewegung gleich am Anfang freudig begrüßte und sich erst später enttäuscht zurückzog, hat die zweite Erklärung mehr für sich als die erste. Für den liberalen Rationalismus der Berliner und für Metzger, der sich nach der Machtergreifung zunächst zurückhielt und erst am Anfang der 40er Jahre die Nähe seiner Psychologie zur nationalsozialistischen Ideologie betonte, ist die Annahme verwandter Quellen weniger plausibel als die einer Beeinflussung der wissenschaftlichen Theorie durch die herrschende Ideologie. Wie weit diese Beeinflussung durch intellektuelle Verführung und/oder durch politische Nötigung zustande kam, muß an dieser Stelle offen bleiben.

Die Affinität zwischen psychologischer Theorie und politischer Ideologie ist deutlich, was die *inhaltlichen Ziele* des Nationalsozialismus betrifft. Anders verhält es sich jedoch mit denjenigen Bestandteilen der Ideologie, die die *politische Praxis* zur Durchsetzung dieser Ziele betreffen, also die politische Praxis des totalitären Staates. Soweit die Lehren der beiden psychologischen Schulen auch hierfür in Anspruch genommen werden, beruht diese Inanspruchnahme auf einem Mißverständnis – entweder einem Mißverständnis dieser Lehren durch Außenstehende oder einem Mißverständnis der politischen Realität durch Vertreter dieser Lehren. Krueger setzt sich dagegen zur Wehr, daß der platte Kollektivismus der völkischen Bewegung, der Individualität und Persönlichkeit zugunsten des totalen Volksganzen unterdrückt, sich auf die Leipziger Ganzheitsschule beruft: ein grobes Mißverständis dieser Theorie, eine groteske Entstellung seiner Lehre durch unberufene Interpreten. Metzger hält die Gewalt, die der Staat im Innern ausübt, nur für einen vorübergehenden Notbehelf, keinesfalls für ein Wesensmerkmal des nationalsozialistischen Staates: auch dies ein grobes Mißverständnis, in diesem Fall allerdings eine groteske Verkennung der politischen Realität durch den Autor.

Kollektivismus und Gewaltausübung waren zentrale Elemente der politischen Praxis des nationalsozialistischen Staates. Diese beiden Elemente, die gerade den totalitären Charakter des Regimes begründen, sind somit durch die psychologische Theorie der beiden Schulen nicht ohne weiteres abgedeckt. Wer in dieser Hinsicht Übereinstimmungen sieht, täuscht sich – entweder über die Natur der Theorie oder über den Charakter des Regimes. Auf diesem Hintergrund lohnt es sich, noch einmal den genauen Wortlaut von Metzgers Unvereinbarkeitserklärung von 1979 zu lesen: „Man befand sich ... in unauflösbarem Widerspruch zu allen totalitären Systemen, jeder Art und Richtung" (S. 84). Wer genau hinhört, vernimmt, daß sich die Behauptung der prinzipiellen Unvereinbarkeit eigentlich nur auf die totalitäre politische Praxis des Regimes erstreckt und keineswegs auch für die inhaltlichen Ziele reklamiert wird, die mit dieser totalitären Praxis realisiert werden sollten.

5. Gibt es Gründe für die Annahme, daß die Systeme der Ganzheits- und Gestaltpsychologie für die Vereinnahmung durch nationalsozialistische Ideologie besonders prädestiniert waren? Gibt es Eigenschaften dieser beiden Wissenschaftskonzeptionen, die sie in dieser Hinsicht besonders anfällig machten? Oder sollen wir die Affinitäten, die wir sehen, eher als Ergebnisse

persönlicher Annäherungsversuche einzelner Wissenschaftler an die herrschende Ideologie verstehen? Kurz: Zu welchen Anteilen sollen wir die Gemeinsamkeiten zwischen Theorie und Ideologie den theoretischen Systemen selbst beziehungsweise ihren einzelnen Vertretern zuschreiben?

Diese Frage können wir hier nicht schlüssig beantworten, weil sie Untersuchungen nicht nur der theoretischen Systeme selbst, sondern auch der Biografien ihrer Vertreter voraussetzt. Immerhin mögen die vorstehenden Darlegungen gezeigt haben, daß der Anteil, der auf die theoretischen Systeme selbst entfällt, auf keinen Fall völlig vernachlässigt werden kann. Für eine erste Bilanz können wir vor allem zwei Eigenschaften festhalten, die ihre besondere Anfälligkeit gegenüber der faschistischen Ideologie begründen. Die eine betrifft die Methode, die andere den Inhalt.

Die kritische methodische Eigenschaft ist die ausschließliche Verankerung der Psychologie auf der Innenseite der Welt, d.h. an den sogenannten natürlichen Bewußtseinserscheinungen. Natürlich sind die Bewußtseinserscheinungen in zweierlei Sinn: Zum einen gehen sie auf angeborene (und insofern natürliche) Bedingungen der psychophysischen Organisation zurück. Zum anderen sind sie natürlich im Sinne von „normal", d.h. im Sinne einer normsetzenden Instanz oder normsetzenden Mehrheit. Wenn ferner in der psychologischen Theorie keine Mechanismen vorgesehen sind, die die Bewußtseinstatsachen mit der Lerngeschichte des Individuums in Zusammenhang bringen, ist der wissenschaftliche Ansatz ideologisch verankerten Festlegungen darüber, wie die Welt, in der man lebt, verständigerweise aufzufassen und zu beurteilen ist, relativ hilflos ausgeliefert. Psychologien, die sich programmatisch auf die ‚Innenwelt' beschränken und die phänomenale Wirklichkeit als die einzige und eigentliche Grundlage der Psychologie akzeptieren, welche selbst nicht mehr analytisch hinterfragt werden kann, laufen leicht Gefahr, populistischen Ideologien des rechten Blicks, des gesunden Sinns oder des natürlichen Volksempfindens wissenschaftliche Legitimation zu liefern.

Die kritische inhaltliche Eigenschaft ergibt sich aus der Verallgemeinerung des Prinzips des Vorrangs des Ganzen vor seinen Teilen. Wenn dieser Vorrang nicht nur funktional, sondern auch wertend verstanden wird und wenn diese wertende Interpretation für das Feld des sozialen Handelns geltend gemacht wird, entwickelt sich leicht ein theoretischer Ansatz, der Gefahr läuft, eines der zentralen politischen Erbstücke der europäischen Aufklärung zu verspielen: das Postulat der politischen Autonomie des Individuums. Natürlich besteht in Wahrheit kein Widerspruch zwischen dem psychologischen Axiom der sozialen Determination jeglichen Handelns und dem politischen Postulat der Autonomie des individuellen Wollens. Theorien, die diese Trennung nicht streng durchhalten, werden jedoch leicht zur Beute von Ideologien, denen an der Autonomie der Individuen nichts liegt.

Natürlich soll hiermit nicht gesagt sein, daß die Lehren der Ganzheits- oder

Gestaltpsychologie aufgrund dieser beiden Eigenschaften von vornherein dazu prädestiniert sind, faschistische Ideologien mit populistischem Einschlag wissenschaftlich zu legitimieren. Das Problem besteht nicht so sehr darin, daß diese theoretischen Ansätze besonders geeignet sind, bestimmte Ideologien zu unterstützen, sondern eher darin, daß sie bestimmten Erscheinungsformen totalitärer Ideologien nichts entgegenzusetzen vermögen. Dies wäre nur im Rahmen von Ansätzen möglich, die, was die Methode betrifft, neben den natürlichen Bewußtseinserscheinungen weitere Instanzen und Prozesse postulieren, die diese ‚natürlichen' Bewußtseinserscheinungen in den Rahmen der jeweiligen Lerngeschichte und des jeweiligen Tätigkeitszusammenhangs stellen und die ferner, was den Inhalt betrifft, zwischen funktionalen Analysen und politischen Bewertungen sozialer Systeme auf das strengste trennen. Je expliziter beides geschieht, desto größer ist zum einen der wissenschaftliche Erklärungswert der betreffenden Ansätze und zum anderen ihre Immunität gegen Verführungen durch populistische Ideologien.

Anmerkungen

1 Merz' Angriff auf die politische Haltung einiger Vertreter der Leipziger Ganzheitspsychologie, besonders Friedrich Sanders, erhielt besonderes politisches Gewicht dadurch, daß sie kurz vor der Eröffnung des ersten Internationalen Kongresses für Psychologie erschienen, der nach dem 2. Weltkrieg auf deutschem Boden stattfand (Bonn 1960).
2 Vgl. hierzu Wellek, 1960, darin die direkte Antwort Welleks auf Merz; Wellek, 1964, sowie Welleks autobiographische Angaben in Pongratz, Traxel und Wehner, 1972, S. 357 ff. Zur Kontroverse Merz-Wellek vgl. Geuter, 1980 a.
3 Zur Aktualgenese vgl. Sander, 1928; ferner Graumann, 1959. Über Strukturen vgl. Krueger, 1924.
4 Die Frage der Affinität zwischen Psychologie und Nationalsozialismus behandeln wir hier nicht anhand der wissenschaftlichen Entgleisungen solcher Psychologen, die von Anfang an stramme Nationalsozialisten waren und von denen die Literatur ab 1933 voll ist. Bereits im Bericht über den 13. Kongreß vom Herbst 1933 kann man z. B. nachlesen, wie sich Erich Jaensch mit dem Gegentypus der völkischen Bewegung auseinandersetzt, wie Ludwig Ferdinand Clauss anhand von 21 Fotografien das Wesen der germanischen Seele illustriert oder wie Walter Poppelreuter das gesunde Rechtsempfinden des einfachen Volkes am Beispiel des Problems des Zinsfußes diskutiert.
5 Über das Ende der Kongreßeröffnung heißt es im Kongreßbericht: „Die Feier schloß mit dem Liede aus der Reformationszeit: ‚Wach auf, wach auf, du deutsches Land', gesungen vom Madrigalkreis Leipziger Studenten, dem gemeinsamen Gesang des Deutschlandliedes und des Horst-Wessel-Liedes." – Der Name Felix Kruegers findet sich auch in der Liste der Zustimmungserklärungen zu dem im November 1933 veröffentlichten „Bekenntnis der Professoren an den deutschen Universitäten und Hochschulen zu Adolf Hitler und dem nationalsozialistischen Staat – ein Ruf an die Gebildeten der Welt".

Literatur

Ash, M.G. (1983). Die deutschsprachige Psychologie im Exil: Forschungsansätze und -Ergebnisse zum Problem des Wissenstransfers. *Bericht über den 33. Kongreß der Deutschen Gesellschaft für Psychologie.* Göttingen: Hogrefe.

Geuter, U. (1980a). Institutionelle und professionelle Schranken der Nachkriegs-Auseinandersetzung über die Psychologie im Nationalsozialismus. *Psychologie und Gesellschaftskritik, 4,* 5–39.

Geuter, U. (1980b). Die Zerstörung wissenschaftlicher Vernunft. *Psychologie Heute, 7,* Heft 4, 35–43.

Geuter, U. (1983). Der Nationalsozialismus und die Entwicklung der deutschen Psychologie. *Bericht über den 33. Kongreß der Deutschen Gesellschaft für Psychologie.* Göttingen: Hogrefe.

Graumann, C.F. (1959). Aktualgenese. Die deskriptiven Grundlagen und theoretischen Wandlungen des aktualgenetischen Forschungsansatzes. *Zeitschrift für Experimentelle und Angewandte Psychologie, 6,* 410–448.

Henle, M. (1979). Einer kuschte nicht. Wolfgang Köhlers Kampf gegen die Nazis. *Psychologie Heute, 6,* Heft 3, 80–86.

Köhler, W. (1924). *Die physischen Gestalten in Ruhe und im stationären Zustand.* Erlangen: Verlag der Philosophischen Akademie.

Krueger, F. (1924). Der Strukturbegriff in der Psychologie. *Bericht über den 13. Kongreß für Experimentelle Psychologie, Leipzig 1923* (S. 1–26). Jena: Gustav Fischer.

Krueger, F. (1926). Zur Einführung. Über psychische Ganzheit. *Neue Psychologische Studien, 1,* 1–122.

Krueger, F. (1932). Die Aufgaben der Psychologie an den deutschen Hochschulen. *Bericht über den 12. Kongreß der Deutschen Gesellschaft für Psychologie, Hamburg 1931.* Jena: Gustav Fischer.

Krueger, F. (1934). Die Lage der Seelenwissenschaft in der deutschen Gegenwart. *Bericht über den 13. Kongreß der Deutschen Gesellschaft für Psychologie, Leipzig 1933.* Jena: Gustav Fischer.

Krueger, F. (1935). Zur Psychologie der Gemeinschaft. *Bericht über den 14. Kongreß der Deutschen Gesellschaft für Psychologie, Tübingen 1934.* Jena: Gustav Fischer.

Merz, F. (1960). Amerikanische und deutsche Psychologie. *Psychologie und Praxis, 4,* 78–91.

Metzger, W. (1941). *Psychologie.* Dresden, Leipzig: Steinkopff.

Metzger, W. (1942). Der Auftrag der Psychologie in der Auseinandersetzung mit dem Geist des Westens. *Volk im Werden – Zeitschrift für Erneuerung der Wissenschaften, 10,* 133–144.

Metzger, W. (1963/65). The historical background for national trends in psychology: German Psychology. *Paper presented at the XVIIth International Congress of Psychology.* Washington, 1963; abgedruckt in: *Journal of the History of the Behavioral Sciences,* 1965, *1,* 109–115.

Metzger, W. (1979). Gestaltpsychologie – ein Ärgernis für die Nazis. *Psychologie Heute, 3,* 84–85.

Pongratz, L.J., Traxel, W. & Wehner, E.G. (Hrsg.) (1972). *Psychologie in Selbstdarstellungen.* Bern: Huber.

Sander, F. (1928). Experimentelle Ergebnisse der Gestaltpsychologie. *Bericht über den 10. Kongreß für Experimentelle Psychologie 1927* (S. 23–87). Jena: Gustav Fischer.

Wellek, A. (1960). Deutsche Psychologie und Nationalsozialismus. *Psychologie und Praxis, 4,* 177–182.
Wellek, A. (1964). Der Einfluß der deutschen Emigration auf die Entwicklung der amerikanischen Psychologie. *Psychologische Rundschau, 15,* 239–262.
Wertheimer, M. (1925). Über Gestalttheorie. *Symposion, 1,* 39–60.

Ein Institut und eine Zeitschrift

Zur Geschichte des Berliner Psychologischen Instituts und der Zeitschrift „Psychologische Forschung" vor und nach 1933*

M. G. ASH

Einleitung

Seit der Entstehung von ‚big science' in diesem Jahrhundert ist es für Wissenschaftshistoriker unumgänglich, sich mit den Institutionen zu beschäftigen, in denen Wissenschaft entsteht. Diese sind zwar Gebilde, die auch von einzelnen Wissenschaftlern geprägt werden, sie weisen dennoch eigenständige, kontinuierliche Strukturen und bestimmbare Beziehungen zu ihrer Umgebung auf. So vermitteln sie das in bestimmten Zeiträumen bestehende Verhältnis zwischen Wissenschaft und Gesellschaft und leiten das historisch entwickelte Verständnis von Wissenschaft an künftige Generationen von Wissenschaftlern weiter. Dabei fungieren sie aber nicht als bloße ‚Transmitter', sondern eher wie Verwaltungsinstanzen, die trotz ihrer berühmten ‚Rationalität' ähnlich gelagerte Einzelfälle durchaus unterschiedlich behandeln. Folglich lohnt es sich, auch die Geschichte von einzelnen Institutionen durch verschiedene historische Etappen zu verfolgen. Im Folgenden werde ich die Frage der Kontinuität institutionalisierter Wissenschaft im Wandel der politischen Verhältnisse in Deutschland an zwei Beispielen erörtern: des Psychologischen Instituts der Universität Berlin und der Zeitschrift *Psychologische Forschung*. Das Berliner Institut hat für diese Fragestellung eine besondere Bedeutung, denn es war in der Weimarer Zeit ohne Zweifel das international bedeutendste psychologische Institut Deutschlands und auch dasjenige, das während der nationalsozialistischen Machtübernahme politisch am stärksten angegriffen wurde. Die Zeitschrift wurde als Beispiel gewählt, weil dort die Forschungsergebnisse des Berliner Instituts ab 1921 erschienen.

---

* Dieser Beitrag wurde durch DFG-Projekt Nr. FR 132/16-1 „Psychologie im Exil" (Projektleiter: Prof. Dr. Werner D. Fröhlich, Psychologisches Institut der Universität Mainz) unterstützt. Zitate aus unveröffentlichten Quellen erfolgen mit freundlicher Genehmigung der jeweils genannten Archive bzw. der Besitzer.

Die Entwicklung des Berliner Instituts bis 1933

Das Institut unter der Leitung Carl Stumpfs

Im wilhelminischen Deutschland fand infolge des rapiden Wirtschaftswachstums eine bis dahin nicht dagewesene Expansion des Wissenschaftsbetriebs statt (Pfetsch, 1974). Diese Entwicklung brachte die Institutionalisierung vieler neuen Disziplinen, darunter auch der experimentellen Psychologie, mit sich. Wie andere entstehende Wissenschaften war auch diese neue Disziplin einer zweifachen Herausforderung ausgesetzt. Sie mußte sich einerseits gegenüber den übrigen Wissenschaften, vor allem der Philosophie, als wissenschaftlich legitim, andererseits gegenüber dem Staat als zumindest potentiell gesellschaftlich nützlich ausweisen. Die Antwort des Erkenntnistheoretikers und Tonpsychologen Carl Stumpf richtete sich auf die erste Seite dieser Herausforderung. Das galt ebenso für den Begründer des ersten psychologischen Instituts, Wilhelm Wundt, doch das durch Stumpf im Jahre 1893 begründete Berliner Institut stand von vornherein unter einem anderen Vorzeichen als das des berühmten Vorgängers in Leipzig. Als das Angebot vom preußischen Hochschulreferenten Friedrich Althoff an Stumpf herangetragen wurde, mit einem Lehrstuhl für Philosophie auch ein dem Wundtschen Institut konkurrenzfähiges Laboratorium in Berlin mit großzügigem Etat und bester Ausstattung anzunehmen, lehnte er dies ab. Zwar nahm er den Lehrstuhl an, doch statt eines Instituts wollte Stumpf lediglich ein „Psychologisches Seminar" begründen, dessen Etat statt der von Althoff voranschlagten 5500 M. nur 2500 M. und dessen Zweck nur „die Unterstützung und Ergänzung der Vorlesungen durch Übungen und Demonstrationen" sein sollte. Stumpf war „der Meinung, daß groß angelegte Forschung in der experimentellen Psychologie auch sachliche Schwierigkeiten besitzt" und wollte sich „nicht entschließen, dem Beispiel Wundts und der Amerikaner in dieser Richtung zu folgen".[1] Wie Wundt erachtete auch Stumpf die experimentelle Einzelforschung in der Psychologie nicht als Selbstzweck, sondern als eine Quelle relevanter Befunde für die Lösung philosophischer Probleme, vor allem in der Erkenntnistheorie und der Logik. Er sah jedoch keine Notwendigkeit, diese Befunde nach dem Muster der Physiologie organisiert hervorzubringen. Diese Einstellung war durchaus im Sinne Wilhelm Diltheys, der grauen Eminenz der Berliner Philosophie zu jener Zeit. Er war auch an der Berufung Stumpfs von Anfang an beteiligt, um die „gänzliche naturwissenschaftliche Radikalisierung der Philosophie hier (in Berlin)" zu verhindern (Briefwechsel, 1923, S. 165).

Wenig später mußte Stumpf seine Auffassung etwas ändern. Denn der Andrang der Studierenden war zu groß und außerdem hatte das Institut begabte jüngere Forscher angezogen, die er fördern wollte. Er betrieb im Jahre 1900 den Umzug des nunmehr doch umbenannten Psychologischen Instituts in größere Räumlichkeiten und erreichte dann mehrere Etaterhöhungen. Bis 1914 war das Berliner Institut das höchstdotierte und das zweitgrößte im wilhelminischen Reich geworden (Ash, 1980, S. 272). Im Hinblick auf den Stand der psychologischen Forschung und die Zweckbestimmung eines psychologischen Instituts blieb Stumpf jedoch bei seiner früher geäußerten Meinung. In einer Denkschrift, die er im Jahre 1911 über die Unterstützung der experimentellen Psychologie durch die neu begründete Kaiser-Wilhelm-Gesellschaft verfaßte, hieß es: „Wir haben einige hoffnungsvolle, ganz junge Kräfte, aber schon die Besetzung ordentlicher Lehrstühle für experimentelle Psychologie macht Schwierigkeiten. ... Für einen Großbetrieb der reinen Forschungsarbeit sind wir in der Psychologie noch nicht weit genug."[2]

Diese Anspruchshaltung zeigte sich auch an der Einstellung Stumpfs zur Frage der praxisbezogenen Forschung. Stumpf war an der Begründung der Gesellschaft für Pädagogische Psychologie um die Jahrhundertwende maßgebend beteiligt. In einer Rede vor dieser Gruppe warnte er aber vor dem Gebrauch von Statistiken durch ‚Halbgebildete' statt ‚Vorgebildete' mit einem Zitat von Wilhelm Scherer über die Brüder Grimm: „Kunst und Wissenschaft sind nicht Güter, die durch die Associierung und Organisierung der Massen erreicht werden können" (Stumpf, 1900, S. 19–20). Wie er in seiner Autobiographie berichtete, hatte er sich von seiner Tätigkeit im Verein eigentlich die Mitarbeit der Lehrerschaft bei der Datengewinnung für theroretische Studien in der Entwicklungspsychologie erhofft. Als die Lehrer sich mehr für die Anwendung theoretischer Kenntnisse in der Schule interessierten, verlor die Gruppe für ihn ihre Bedeutung (Stumpf, 1924). Im Gegensatz etwa zu William Stern, der versuchte, theoretische und angewandte Arbeit in der Psychologie gleichzeitig zu betreiben und so der Forderung nach wissenschaftlicher Legitimität und gesellschaftlicher Relevanz in einer Person zu begegnen, blieb Stumpf dem Humboldtschen Bildungsideal verpflichtet. Er begriff die psychologische Forschung als eine Propädeutik zur eigentlichen, d. h. philosophischen Wissenschaft, die sich experimenteller Hilfsmittel nur zur Präzisierung der phänomenologischen Beobachtung bediente (Stumpf, 1906). In diesem Sinne leitete er auch den wissenschaftlichen Nachwuchs an. Zahlreich war dieser allerdings nicht. In den 25 Jahren vom ersten Doktoranden Stumpfs in Berlin bis zu seiner Emeritierung im Jahre 1921 wurden insgesamt 24 Dissertationen mit psychologischen Themen geschrieben. Neben Herbert Langfeld, Kurt Koffka und Adhemar Gelb, die es später zu Professoren der Psychologie in Deutschland und den USA brachten, zählten zu dieser Gruppe auch Wolfgang Köhler, Kurt Lewin und Johannes von Allesch, die mit Max Wertheimer die leitenden Kräfte des Berliner Instituts in der Weimarer Zeit wurden.

Das Institut in der Weimarer Zeit

Diesen Kräften überließ Stumpf eine veränderte Institution. Im Februar 1920 bezog das Psychologische Institut als einziges Universitätsinstitut neue Räume im ehemaligen königlichen Stadtschloß. Dadurch vergrößerte es sich um mehr als das zweifache, während der Etat um 600 Prozent auf 28200 M. aufgestockt wurde (Ash, 1980, S. 283). Zwei Vergleiche zeigen die Bedeutung, die es damit erlangte. Einerseits wurde es dem Physikalischen Institut, das einen Etat von 30274 M. im gleichen Jahr beanspruchte, beinahe gleichgestellt. Andererseits betrug der Etat des Leipziger Psychologischen Instituts und des Psychophysischen Seminars zusammengenommen 3720 M.[3] Mit der Etaterhöhung ging eine erhöhte Personalausstattung des Instituts einher. Im Wintersemester 1919/1920 wurde es in zwei Abteilungen, eine für theoretische und eine für angewandte Psychologie umorganisiert. Der ersten Abteilung wurden zwei Assistentenstellen, der zweiten eine zugeordnet. Hans Rupp, der bislang Stumpfs einziger Assistent gewesen war, erhielt den Titel Oberassistent und die Leitung der angewandten Abteilung. Mit diesen Umstellungen wurde das Berliner Institut in seinen Räumlichkeiten, seinem Etat und seiner Personalausstattung zu einer der bedeutendsten psychologischen Forschungsstätten der Welt.

In einer anderen Beziehung blieb die Stellung des Instituts jedoch unverändert. Denn im Gegensatz etwa zur Entwicklung in den USA blieb der Lehrstuhl des Institutsdirektors auf Drängen der Philosophischen Fakultät einer der Philosophie. Eine Änderung der Bezeichnung sah sie als „sachlich nicht gerechtfertigt" an.[4] In Fortführung der seit Jahrzehnten gängigen Berufungspolitik wurde Wolfgang Köhler im Jahre 1922 zum Nachfolger seines Lehrers Stumpf ernannt. Mitausschlaggebend dafür war seine in dem Buch *Die Physischen Gestalten* (1920) erwiesene Fähigkeit, neben der Psychologie auch die Naturphilosophie in Lehre und Forschung zu vertreten (Ash, 1982, S. 509f.). Die Doppelidentität der experimentellen Psychologie in Berlin beeinträchtigte ihre Stellung im Lehrbetrieb allerdings nicht. Im Gegenteil, die Mitarbeiter des Berliner Instituts bestritten insgesamt 37 Prozent der Lehrveranstaltungen im Angebot der sogenannten ‚Philosophischen Wissenschaften' (Philosophie, Psychologie, Pädagogik) in den Jahren 1921–1929 (Ash, 1980, S. 283). Darunter befanden sich Titel wie „Naturphilosophie" und „Die philosophische Lage der Gegenwart" von Köhler, „Logik" und „Einleitung in die Philosophie" von Wertheimer und „Erkenntnistheorie der Naturwissenschaften" von Lewin.

Auch in einem anderen Sinne war eine gewisse Kontinuität gegenüber früheren Zeiten gegeben. Im Jahre 1928 berichtete Köhler von „erschwerten Aufnahmebedingungen," die die Teilnehmerzahl an Übungen des Instituts reduzierten.[5] Solche Einschränkungen gab es in der Stumpf-Zeit nicht, denn die Zahl der selbstselegierten Doktoranden war ohnehin niedrig. Diese Zahl erhöhte sich in der Köhler-Zeit: Zwischen 1922 und 1935 wurden 33 psychologische Dissertationen in Berlin geschrieben. Doch die Selbstselektion wurde lediglich durch eine der Institutsleitung ersetzt, der elitäre Charakter des Instituts war geblieben. Daten über die soziale Herkunft von 31 Absolventen des Berliner Instituts erhärten diese Aussage. Die überwiegende Mehrheit (25) der Absolventen stammte aus der oberen Mittelschicht; sie gaben den Beruf des Vaters mit Kaufmann, Offizier, höherer Beamte, Arzt, Rechtsanwalt, Ingenieur oder Gymnasial- bzw. Universitätsprofessor an. Auffallend dabei ist die hohe Anzahl von Frauen (15) und Ausländern (9) – das ist offensichtlich weit höher als für die Universität insgesamt.[6] Hinzu kommt die relativ lange Zeit zwischen Abitur und Promotion, die im Durchschnitt neun Jahre betrug. Schon die Länge des Studiums deutet an, daß dieses Fach keinen leichten Weg zum sozialen Aufstieg bot. Wie eine der Doktorandinnen aus dieser Zeit sagte, war die Psychologie in Berlin kein Brotfach, sondern „ein Luxusfach".[7] Diejenigen, die in den Kreis der Institutsmitglieder aufgenommen wurden, konnten mit einer reichen Ausstattung rechnen. Richard Meili berichtet, daß jeder Doktorand ein bis zwei Arbeitszimmer für die eigene Forschung erhielt (Meili, 1972, S. 173). Bemerkenswert ist auch die besondere Atmosphäre, die durch ein langes, zeitintensives Studium im engeren Kreis und das Bewußtsein, an einer bedeutenden Entwicklung in der Psychologie teilzuhaben, entstand. Man mag Wolfgang Metzgers Beschreibung des Instituts als ein „verlorenes Paradies" (Metzger, 1970) akzeptieren oder nicht. Festzustellen bleibt, daß in einer Zeit, in der sich die deutschen Universitäten im allgemeinen dem sogenannten ‚neuen Mittelstand' und in zunehmendem Maße auch den unteren Mittelschichten öffneten (Ringer, 1979), das Selbstbewußtsein einer Wissenschaftlerelite im Mitarbeiterkreis des Berliner Instituts vorherrschte, die sich dank der relativen Aufgeschlossenheit des Lehrpersonals unterstützt fühlen und sich auch demokratisch vorkommen konnte. Wie Metzger sich später erinnerte, beteiligten sich die Assistenten in der Dienstbesprechung „als gleichberechtigte Mitsprecher und Mitberater" (Metzger, 1972, S. 197).

Die Mitarbeiter des Instituts zeigten auch in der Öffentlichkeit eine demokratische Gesinnung. Die Institutsmitglieder Rudolf Arnheim und Wolfgang Metzger schrieben ab 1924 Rezensionen für die *Sozialistische(n) Monatshefte*, in denen sie u. a. die Arbeiten von Coué und Adler besprachen und über Psychologiekongresse berichteten. Zumindest durch die Wahl des Erscheinungsorts bezeugten sie eine prorepublikanische Einstellung, auch wenn sie sich dort nicht zur Tagespolitik äußerten. Nach seiner Promotion arbeitete Arnheim als Filmkritiker für die von Ossietzky redigierte Zeitschrift *Die Weltbühne*. Kurt Lewin war mit dem unabhängigen Sozialisten Karl Korsch befreundet. Wie sich seine Studentin Bluma Zeigarnik erinnert, gehörte er zu den nichtkommunistischen Intellektuellen, die „der Sowjetunion Gutes wünschten."[8] Kurt Gottschaldt dagegen, der von 1927 bis 1929 Assistent war, soll damals der KPD nahe gestanden haben (Geuter, 1983b, S. 8). Gottschaldts

Nachfolger Karl Duncker und der spätere Assistent Otto von Lauenstein waren nach Berichten eines amerikanischen Besuchers an den studentischen Kämpfen im Hof der Berliner Universität vor der NS-Machtübernahme auf antifaschistischer Seite beteiligt.[9]

Bezeichnend für die Stellung der am Berliner Institut propagierten Gestalttheorie in der geistespolitischen Situation der Weimarer Zeit war der Vortrag Max Wertheimers „Über Gestalttheorie" von 1925. Darin stellte Wertheimer den Weltanschauungen, die sich die Natur und Geisteswelt „stückhaft" denken, eine andere Sicht gegenüber, nach der beide Welten wie „eine Beethovensche Symphonie" gestaltet wären. So hätten wir „die Möglichkeit, an einem Teil des Ganzen zu erfassen, irgend etwas zu ahnen von dem Strukturprinzip dieses Ganzen, wobei dann die Grundgesetze nicht irgendwelche Stück-gesetze, sind, sondern Charaktereigenschaften dessen, was geschieht." (Wertheimer, 1925, S. 24). Die Gestalttheoretiker wollten keinen geistigen, auch keinen politischen Umsturz, sondern sie versuchten, durch eine radikale Reformierung psychologischer Kategorien den Dualismus in der Philosophie und damit auch den jahrzehntelangen Konflikt zwischen naturwissenschaftlicher und sog. ‚geisteswissenschaftlicher' Psychologie zu überwinden. Dadurch gesellten sie sich implizit der kleinen Gruppe der Befürworter der Republik unter den Gelehrten zu. Viele Professoren gebrauchten die Metapher der Beethovenschen Symphonie gegen die Republik, um sie mitsamt der Naturwissenschaft, der Technik und den anderen Einrichtungen der modernen Welt als sinnentleerend abzulehnen (Ringer, 1969, S. 396f.). Die Gestalttheoretiker zeigten, daß dieses Vokabular auch im Sinne einer neuen naturwissenschaftlichen Weltanschauung verwendet werden konnte. In ihrem Sichfernhalten von der Tagespolitik blieben sie allerdings durchaus im Rahmen des für Universitätslehrer üblichen Verhaltens. Das würde sich nach 1933 ändern.

Die Psychologische Forschung vor 1933

Die Zeitschrift, in der die Mitglieder des Instituts ihre Arbeiten größtenteils veröffentlichten, wurde mit einem Vertrag zwischen den ersten Herausgebern – es waren Kurt Koffka, Max Wertheimer, Wolfgang Köhler, Kurt Goldstein und Hans Gruhle – und dem Julius Springer-Verlag in Berlin am 15.5.1921 begründet. Diesem Schritt waren mehrfache Kontakte zwischen allen Herausgebern außer Wertheimer und dem Verlag vorausgegangen. Der geschäftsführende Redakteur, Koffka, hatte schon seit 1914 in der im Springer-Verlag verlegten Zeitschrift *Die Naturwissenschaften* Rezensionen und Sammelreferate zur Wahrnehmungspsychologie publiziert. Im Jahre der Begründung war Wolfgang Köhler dabei, seine Monographie *Intelligenzprüfungen an Menschenaffen* bei Springer zu veröffentlichen. Von Gruhle und Goldstein waren

Arbeiten über Kriminalpsychologie bzw. Rassenhygiene bei Springer erschienen.[10] Ab Band 13 (1929) gehörte auch Adhemar Gelb, der schon seit einem Jahrzehnt mit Goldstein arbeitete und im Jahre 1929 zum Mitdirektor des von Max Wertheimer gerade übernommenen Psychologischen Instituts der Universität Frankfurt ernannt wurde, dem Herausgebergremium an.

Zum Inhalt der neuen Zeitschrift schrieb die Redaktion in der ersten Nummer kurz und bündig: „Diese Zeitschrift soll der Psychologie in ihrem ganzen Ausdehnungsbereich dienen, auch den Arbeitsbeziehungen, die die Psychologie zu anderen Wissenschaften hat oder haben müßte." (S. 1) Offenbar war die Zeitschrift anfänglich nicht als Organ der Berliner Gestalttheorie gedacht, denn es hieß: „Für die Aufnahme von Arbeiten wird es auf Leistung ankommen, nicht auf Schulrichtung" (a.a.O.). Zunächst waren die Herausgeber sichtlich darum bemüht, diesen Anspruch zu verwirklichen. Der erste Band enthielt neben dem grundlegenden Aufsatz Wertheimers „Prinzipienfragen der Gestalttheorie" (1921) auch Beiträge von dem Berliner Ethnologen Dietrich Westermann, dem Prager Physiologen Arnold Pick, dem vergleichenden Psychologen und Ethnologen Theodor Schelderupp-Ebbe sowie Arbeiten aus anderen psychologischen Instituten, z.B. aus Wien. Spätere Bände brachten Dissertationen aus Hamburg, Heidelberg und Göttingen und den psychologischen Teil der Festschrift für Johannes von Kries, ein Freiburger Physiologe und Logiker, der sicherlich kein Befürworter der Gestalttheorie war. Im Lauf der Zeit erschienen Beiträge von international bekannten Wissenschaftlern wie David Katz, J.B.S. Haldane, Hans Reichenbach und Moritz Schlick, die den Herausgebern kollegial verbunden waren, jedoch nicht als Mitglieder der ‚Berliner Schule' galten. Trotzdem beanspruchten Dissertationen aus dem Berliner Institut, aus dem von Koffka geleiteten Labor in Gießen und aus dem von Wertheimer und Gelb geführten Institut in Frankfurt neben den Beiträgen und Referaten der Gestalttheoretiker den größten Teil der Druckseiten.

Der in Titel und Programm der Zeitschrift proklamierte Anspruch auf Vertretung aller Gebiete der Psychologie wurde weitgehend eingelöst. Beiträge erschienen über Denkpsychologie, Völkerpsychologie und Ethnologie sowie Psychopathologie. Ab 1927 nahmen die Arbeiten der von Kurt Lewin herausgegebenen Reihe „Studien zur Handlungs- und Affektpsychologie" zunehmenden Raum ein. Die Wahrnehmung, besonders die visuelle, und die Psychophysik behielten trotzdem die eindeutige Führungsstellung. Von 270 Originalarbeiten in den Bänden 1 bis 22 der Zeitschrift behandelten insgesamt 151 Themen aus diesen Gebieten. Ob diese Tatsache nun eine inhaltliche Begrenzung der Gestalttheorie auf Wahrnehmungspsychologie beweist, oder dieses Gebiet lediglich des leichteren Zugangs wegen gewählt wurde, kann hier dahingestellt werden. Festzustellen bleibt, daß die Anzahl der Arbeiten, die heute noch zitiert werden, beeindruckend hoch ist. Als Beispiele seien nur die Dissertationen von Karl Duncker, Kurt Gottschaldt, Herta Kopfermann und der Lewin-Schülerinnen Bluma Zeigarnik, Anitra Karsten und Tamara Dembo genannt. Allmählich war der eingangs erhobene Allgemeinheitsanspruch der Herausgeber verloren gegangen; die Selbstdarstellung einer wissenschaftlichen Schule war wichtiger geworden als die einer ganzen Disziplin. Doch die ‚Berliner' erzwangen mit ihrem Vorstoß die Aufmerksamkeit der anderen Psychologen und es folgte darauf eine dementsprechende Antwort aus Leipzig: die 1927 gegründete Zeitschrift *Neue Psychologische Studien*.

Die versuchte ‚Gleichschaltung' des Berliner Instituts und die Dimensionen der Abwehr 1933–1935

Mit der Berufung Max Wertheimers nach Frankfurt im Jahre 1929 und der von Johannes von Allesch nach Greifswald im Jahre 1931 nahm die Anzahl der angebotenen Lehrveranstaltungen im Berliner Institut ab. Zudem brachte die Wirtschaftskrise einen Etateinschnitt von 29 Prozent mit sich.[11] Trotzdem ging die Forschungsarbeit produktiv weiter. Besuche aus Japan, China, Indien, der Sowjetunion und von jungen US-amerikanischen Stipendiaten des National Research Councils wie Donald Adams, J. F. Brown und N. R. F. Maier bestätigten und erweiterten den internationalen Ruf des Instituts. Ab 1933 wurde die Situation durch die politischen Ereignisse völlig verwandelt. Dies geschah jedoch nicht ohne längere Kämpfe, deren Dimensionen das durchaus uneinheitliche Gesicht der sogenannten ‚Gleichschaltung' an den Universitäten widerspiegelten. Die Geschichte dieser Kämpfe, vor allem das Verhalten Wolfgang Köhlers, wurde von Mary Henle und anderen Autoren aufgearbeitet (Henle, 1978; Crannell, 1970; Weinschenk, 1967; Ash, 1979; Geuter, 1983b; Jahnke, 1983). Unter Heranziehung z. T. noch nicht zitierter Quellen möchte ich auf drei Fragen dokumentarisch und analytisch eingehen: (1) die Argumentationsweisen Köhlers zur Verteidigung des Instituts in der Öffentlichkeit und gegenüber den Ministerial- und Universitätsbehörden; (2) die Aktivitäten der Studenten; und (3) die Rolle des Auswärtigen Amts.

Köhlers Verteidigung des Instituts

Schon bevor es direkte Angriffe entweder des NS-Regimes oder von dessen selbsternannten Vertretern auf das Institut gab, hatte sich Köhler zu den neuen Machthabern und ihren Maßnahmen in dem oftzitierten Zeitungsaufsatz „Gespräche in Deutschland" vom 28. April 1933 geäußert (Köhler, 1933a). Am nächsten Tag wurde der Artikel in der Londoner *Times* eingehend referiert (Jahnke, 1983, S. 225). Eine leicht gekürzte Übersetzung erschien in Verbindung mit der Nachricht einer Reise Köhlers in die USA in der *New York Times* am 11. Juni 1933. In demselben Zusammenhang resümierte Köhler seine Position in einem Interview mit dem Berliner Korrespondenten dieser Zeitung, das am 7. Juni erschien (Köhler, 1933b). Eine Abschrift dieses Interviews schickte Köhler an das Auswärtige Amt mit der Bemerkung, er habe das Gespräch in Berlin geführt, um „den sonst üblichen Verzerrungen und falschen Wiedergaben der Auslandspresse" vorzubeugen.[12] In Hinblick darauf können diese Veröffentlichungen als eine Art Vorwärtsverteidigung des Berliner Instituts und dessen Direktor in der Öffentlichkeit gesehen werden.

Der Aufsatz „Gespräche in Deutschland" wurde in der rechts von der Mitte stehenden *Deutschen Allgemeinen Zeitung* auf Seite 2, also an prominenter Stelle, publiziert. Es paßt zum Erscheinungsort, wenn Köhler schreibt, es sei „vaterländische Pflicht," die Frage, weshalb die „anderen Deutschen ... abseits stehen," offen zu behandeln. Diese anderen Deutschen

bewundern die Wucht des Geschehens, durch welches Deutschland in wenigen Tagen zum ersten Mal ein festes Reich wurde. ... Sie sind keine Aufrührer. Im Gegenteil, nichts wünschen sie mehr als feste Ordnung im Staat, und wenn sie die mächtigen Männer der Regierung um etwas bitten würden, so wäre es weniger Lockerung der Staatszügel als vielmehr gerechte Strenge, und die für alle Deutschen nach gleichem Maß.

Gerade daran habe es das Regime jedoch fehlen lassen:

Da nun auf und ab im Lande, in den Fachvertretungen der Berufe, den Verbandsleitungen der Wirtschaft, und bis in die einzelnen Unternehmen ein Mann nach dem anderen davon muß, an dessen deutscher Gesinnung so wenig gezweifelt werden kann wie an seiner gründlichen Sachkenntnis und seiner Eignung als Charakter, so höre ich immer wieder die Frage: Warum? Wer sind die Nachfolger? (a.a.O.)

Köhler brachte hier einen in erster Linie praktischen Einwand gegen die neue Politik. Er sprach damit auch viele konservative Deutsche an, die die allgemeine Stoßrichtung der proklamierten ‚nationalen Revolution' befürworteten, aber Sorge um die eigenen Interessen trugen.

Bezüglich der NS-Rassenpolitik versuchte Köhler, eine Mittelposition einzunehmen:

Keiner von den Deutschen, die ich meine, leugnet das Vorhandensein eines Judenproblems in Deutschland; die meisten von ihnen glauben, daß die Deutschen das Recht haben, die Zusammensetzung ihres Volkskörpers zu kontrollieren und den zu groß gewordenen Anteil von Juden an der Führung aller wesentlichen Angelegenheiten des Volks durch weise Regelung zu beschränken. (a.a.O.)

Es sollten allerdings nur Maßnahmen ergriffen werden,

die nicht auf Umwegen Deutschland schädigen, die nicht plötzlich die Existenz von ganz Unschuldigen zerstören, und die nicht die bedeutenden, vornehmen Menschen unter den deutschen Juden schwer verletzen. Denn meine Freunde wollen der These nicht zustimmen, daß jeder Jude, als Jude, eine niedere, minderwertige Form von Menschentum darstellt. (a.a.O.)

Im *New-York-Times*-Interview meinte Köhler, die Regierung solle die neue Politik als eine Variante der althergebrachten, proportionalen Verteilung höherer Beamtenstellen nach Religionszugehörigkeit darstellen. Ein solcher Schritt „would have a most tranquilizing effect on the outside world, and would win over to our new government the adherence of a multitude of German citizens, including some of the most valuable." Es tut Köhler in seiner couragierten Haltung kein Unrecht, darauf hinzuweisen, daß solche Äußerungen eine weit verbreitete Ambivalenz von Angehörigen der akademisch gebildeten oberen Mittelschicht gegenüber der Weimarer Republik einerseits und den Juden in Deutschland andererseits zum Ausdruck bringen. Denn wer könnte und sollte „die bedeutenden, vornehmen Menschen unter den deutschen Juden" von den anderen unterscheiden?

Schrieb Köhler diese Worte aus Taktik oder Überzeugung? Für ausländische, zumal für amerikanische Leser war Köhlers Position sicherlich nicht ohne weiteres nachzuvollziehen. Auch Köhlers enger Mitarbeiter Kurt Koffka reagierte zunächst betroffen und unsicher. Am 10. Mai 1933 schrieb er seiner Studentin Molly Harrower:

> The article is extremely well written, if anything could have any effect at all it would be this cautious, and yet brave appeal. What startled me is the introduction, in which he praises the achievement of the New Regime in rather glowing terms. I do not know whether this is just politics in order to give more weight to his defense of liberals and Jews, or whether it represents his own opinion (Harrower, 1984, S. 15).

Erst nach einem längeren Gespräch mit Köhler selbst konnte Koffka sich über die Hintergründe informieren und so von dem Mut Köhlers überzeugen lassen.

Auch im Kultusministerium stieß Köhlers Position zunächst nicht unbedingt auf Verständnis. In „Gespräche in Deutschland" schloß Köhler seine Ausführungen mit einem ausdrücklichen Lob auf das neue Beamtengesetz, das „von entschiedenen, aber zugleich behutsamen Händen geformt" sei. Im September befürwortete er die Weitereinstellung des seit 1932 nach Amerika beurlaubten Kurt Lewin, der im Ersten Weltkrieg mit Auszeichnung gedient hatte und daher vom Beamtengesetz nicht betroffen gewesen wäre, „aufs wärmste" und „ganz ohne Reserve." Zugleich bemerkte er, daß möglicherweise „das Rassenmoment zu Schwierigkeiten führt, wenn Herr Lewin ... mit Studierenden zu tun bekommt, die von seiner Teilnahme am Kriege nichts wissen." Da „im nächsten Jahr eine solche Gefahr kaum noch bestehen" dürfte, beantragte Köhler die weitere Beurlaubung Lewins.[13] Dazu vermerkte der zuständige Referent, Ministerialrat Achelis: „Köhler hat überhaupt noch nicht begriffen, was der Wille der Regierung ist" (zit. nach Jahnke, 1983, S. 226). Lewin wurde trotzdem zum 31. Juli 1934 beurlaubt,[14] er kam aber nur nach Deutschland zurück, um daraufhin gemeinsam mit seiner Familie zu emigrieren.

Unzweideutig drückte sich Köhler aus, als er gegen die zweite Durchsuchung des Instituts durch Kräfte der Deutschen Studentenschaft im April 1934 protestierte. Wie Köhler an den Rektor der Universität, Eugen Fischer, schrieb, sei schon einmal (im Dezember 1933) „meine Autorität als Institutsdirektor schwer erschüttert worden," als die Studentenschaftler „rücksichtslos in meine Hausherrenrechte eingriffen." Damals war zwischen Köhler und Fischer eine Abmachung getroffen, die weitere Visitationen ohne vorherige Mitteilung an Köhler unterbinden sollte. Die erneute Durchsuchung – angeordnet vom Dekan der Philosophischen Fakultät, Ludwig Bieberbach, in Abwesenheit des Rektors – nannte Köhler „einen schweren Eingriff in meine Befugnisse als Institutsdirektor," ein „offener Einbruch in die Institutsdisziplin" und „eine schwere Desavouierung meiner Person gegenüber den Studierenden."[15] Hier entrüstete sich ein Mitglied des Geistesadels gegen plebejische Übergriffe.

Die Universitäts- und allgemeinpolitischen Stellungnahmen Köhlers stellen eine Einheit dar. In seinem Protest an den Rektor berief er sich auf eine Status- und Machtposition, die für deutsche Professoren seit Jahrzehnten selbstverständlich war. Doch dieser Status war seit jeher durch ihre Loyalität als Staatsdiener und ihre vermeintlich ‚unpolitische' Zurückhaltung vom Parteienstreit gesichert. Im Gegenzug sollte der Staat als Garant der Freiheit von Lehre und Forschung auftreten. Ergebnis dieses Interessenausgleichs war in der wilhelminischen Zeit eine Expansion staatlich getragener Wissenschaft und eine Produktivität, die zum Prestige beider Seiten gereichte. Daran hatte auch das Berliner Institut Anteil. In „Gespräche in Deutschland" spricht Köhler die Grundbedingungen seiner Loyalität zum neuen Staat an, in seinem Brief an den Rektor geht es ihm um die Stellung, die mit eben dieser Loyalität gesichert werden sollte.

Die Mehrheit der Professoren folgte allerdings dem Beispiel ihrer Vorgänger im Ersten Weltkrieg, indem sie entweder ihre Loyalität zum neuen Regime öffentlich bekundeten oder durch Zurückhaltung das Feld den Befürwortern des Regimes überließen (Faust, 1980; Kater, 1981). Nur wenige andere außer Köhler wagten es, in der Verbindung von Staat und Wissenschaft eine Beziehung zwischen Gleichrangigen zu sehen und dementsprechend zu handeln. Drei Beispiele dafür sind der Rücktritt des Nobelpreisträgers James Franck von seiner Professur in Göttingen, der Anlaß für Köhlers Artikel war, die Gleichsetzung der Verfolgung Einsteins durch die Nazis mit der von Galileo durch die Inquisition in einer Rede des Physikers Max von Laue vor der Deutschen Physikalischen Gesellschaft im September 1933 und die Abhaltung einer Veranstaltung der Kaiser-Wilhelm-Gesellschaft im Januar 1935 zum Gedenken an den ein Jahr zuvor verstorbenen emigrierten jüdischen Physiker Fritz Haber – trotz eines Verbots seitens des Preußischen Kultusministeriums (Beyerchen, 1977, S. 15 ff., 64 ff.).

Die Rolle der Studenten

So ganz einsam war Köhler jedoch nicht. Sein Kampf innerhalb der Universität gewann eine besondere Dimension durch die Unterstützung, die er von studentischer Seite erfuhr. Diese war besonders wichtig, weil die schärfsten öffentlichen Angriffe auf die Integrität des Instituts von der Deutschen Studentenschaft ausgingen. Sie begannen im November 1933, nachdem Köhler in einer Vorlesung bekanntgab, daß er die NS-Ideologie nicht teile (Crannell, 1970; siehe den Anhang zu diesem Band). Der erste Schritt war ein anonymer Artikel im Fachschaftsblatt der Berliner Studentenschaft, *Wissen und Dienst,* mit dem Titel „Hat sich das Psychologische Institut gleichgeschaltet?" Nach eigener Angabe wurde diese Schrift von dem Psychologiestudenten Hans Preuß, dem Leiter des Amtes Wissenschaft der Berliner Studentenschaft, mit Billigung des Hauptamtsleiters für politische Bildung der Deutschen Studentenschaft verfaßt, „um auch die Behörden auf die Zustände im Psychologischen Institut aufmerksam zu machen" (zit. nach Jahnke, 1983, S. 230, Anm. 27). Bevor Preuß den Assistenten Karl Duncker und den Institutsmechaniker Haar wegen „kommunistischer Betätigung" denunzierte, bezeichnete er das Institut

als Hochburg der Kommunisten und Juden ... Es war stets so, daß sich der deutsche Student im Institut isoliert fühlte. Es war auch offenbar, daß jüdische Studenten den deutschen vorgezogen wurden. Nicht nur, daß sie Bücher aus der Instituts-Bibliothek entleihen konnten, die für deutsche Studenten unentleihbar waren, es war auffällig, daß so viele Juden im Institut Arbeitsplätze erhielten, während der deutsche Student vielfach unbegreiflicherweise abgelehnt wurde.[16]

Die Antwort der Studenten im Institut auf diesen Artikel zeigt, daß sie dessen eigentliche Motivation begriffen. Zum Vorwurf der Ablehnung „deutscher" zugunsten jüdischer Studenten hieß es beispielsweise: „Die Studenten wurden überhaupt nur nach ihren wissenschaftlichen Leistungen aufgenommen. Es kann nicht bestritten werden, daß unter den Studierenden eine Auswahl getroffen worden ist."[17] Die Stellungnahme Köhlers zum Artikel ging in dieselbe Richtung, er nannte allerdings auch ein anderes Kriterium der Zugehörigkeit zum Institut: „Mitglieder des Instituts verhalten sich anständig, offen, loyal und vornehm, oder, wenn ihnen das nicht recht gelingt, so pflegen sie nach einer Weile wieder auszuscheiden" (zit. nach Jahnke, 1983, S. 226–227). Damit war aber für die Studenten im Institut eine schwierige Lage entstanden, denn die studentischen Mitglieder des Instituts waren gleichzeitig Mitglieder der Deutschen Studentenschaft. Diese Ambivalenz aufgrund geteilter Loyalitäten kam nach der zweiten Durchsuchung des Instituts im April 1934 zum Ausdruck. Im Mai baten 24 Studierende und ehemalige Mitglieder des Instituts den Führer der Berliner Studentenschaft, den „unhaltbaren Konflikt," in dem sie sich befanden, durch „die Wiederherstellung des Vertrauens zwischen diesen beiden Gemeinschaften" lösen zu helfen.[18]

Daß zumindest einige der protestierenden Studenten auch Köhlers Position bezüglich der NS-Rassenpolitik ernst nahmen, belegt das Protokoll eines Verhörs, dem sie sich am 18. Juni 1934 unterziehen mußten. Von Studentenführer Richter gefragt, wie sich deutsche Studenten „hinter einen Professor stellen" könnten, „der sich nicht zum neuen Staat bekennt und außerdem sich offiziell zu dem Juden Wertheimer bekennt," antwortete die Doktorandin Ottilie Redslob: „Ich weiss, daß Professor Köhler das Judenproblem keineswegs leugnet. Von verschüttetem Rassenbewußtsein kann gar nicht die Rede sein." Doch als die Verhörer zur Offensive übergingen, wurden die längerfristigen Absichten der Studentenschaftler deutlich:

Maron: Die Universitäten müssen bereinigt werden.
v. Hauff: Wenn Ihr danach ginget, was früher in den Instituten war, müsstet Ihr ja beinahe alle herauswerfen.
Richter: Das täten wir auch am liebsten. Wenn ich könnte, würde ich 5000 Studenten herausschmeissen, aber dazu habe ich die Macht nicht.
Redslob: Dann müsstet Ihr aber noch viele Professoren herauswerfen, z. B. Schlenk, Schmidt, Hartmann, Sauerbruch usw.
Richter: Das kommt ja auch noch. Köhler und seine Assistenten sind ja nur der Anfang. Die ganze Universität ist ja noch liberalistisch. Die Universität ist eine Führerschule, da können wir nur Nationalsozialisten brauchen, die im nationalsozialistischem Sinne lehren.... Ich finde, daß lieber 10 Semester lang keine Zahlentheorie gelehrt werden soll, als daß sie von einem Juden gelehrt wird.[19]

Hier wurde ein Machtkampf angesagt, der sich auch gegen die Ministerialbehörden richten könnte. Es handelte sich um Nazi-Studenten, die seit 1931 die Führung der organisierten Studentenschaft in Berlin innehatten (Kater, 1975) und ihre Zeit nun für gekommen hielten. Im Mai 1933 betrieben sie die ‚Aktion wider den undeutschen Geist', d.h. die Bücherverbrennung; damals schloß sich ihnen das neue Propagandaministerium an (Strätz, 1968). Inzwischen waren aber ihre verbreiteten Einmischungsversuche auf Widerspruch in der Bürokratie und auch in der Partei gestoßen, und ihr Angriff auf das Berliner Institut schlug zunächst fehl.

Durch die Vermittlung Köhlers wurden Ende Juli 1934 die Studentin Ilse Horstmann und die Assistentin Hedwig von Restorff zu dem Ministerialdirektor Theodor Vahlen vorgelassen. Der Bittbrief von Restorffs an ihn liest sich wie eine Beschreibung der besonderen Arbeitsatmosphäre des Instituts, die seit der Weimarer Zeit offensichtlich weiterbestanden hatte und die es nun zu verteidigen galt:

Das Psychologische Institut hat den Charakter eines Forschungsinstituts; der „Lehrbetrieb" ist klein, ein Brotstudium ist die Psychologie nicht. Wer also von den Studenten zu uns kommt, muss ein besonderes Interesse haben, besonders befähigt sein und wissen, daß die Art zu arbeiten von den strengen Anforderungen der wissenschaftlichen Forschung her bestimmt wird. „Bequeme Doktorarbeiten" gibt es nicht. Wer sich bewährt und bei uns bleibt, findet sich in einer kleinen, sehr engen Gemeinschaft von Menschen, die in der Tradition des Berliner Instituts erzogen worden sind, und die wissen, was sie dieser Tradition schulden.... Nun kommen Angriffe von aussen, von einer Seite, die keinerlei Einblick in die Tragweite unserer Aufgaben und in dieses enge Gemeinschaftsleben hat. Ist es da nicht selbstverständlich, daß alle die Kräfte, die sich sonst in der Arbeit auswirken, jetzt für die Verteidigung eingesetzt werden?[20]

Von Restorff nannte dann das Verhalten der Studentenführer „unmännlich, feige und schmutzig" und bat abschließend um Zurückweisung der Deutschen Studentenschaft „in den Bereich, für den sie geschaffen ist."

Für die Anhörung der beiden Frauen bedankte sich Köhler und wiederholte seine Bedingungen: Er würde sein schon am 23. 4. 1934 eingereichtes Rücktrittsgesuch dann zurücknehmen, wenn der Assistent von Lauenstein wiedereingesetzt, der Angestellte (und Denunziant) Schmidt beurlaubt, der Student (Otto) Schuster als kommissarischer Führer der Fachschaft Psychologie abgesetzt sowie eine allgemeine Erklärung zugunsten der Institutsleitung abgegeben wird. Im September folgte die erwünschte Erklärung des Ministeriums. Darin wurde Köhler das Vertrauen des Ministeriums versichert, von Lauenstein zum 1.1. 1935 wieder eingesetzt und das Vorgehen der Studentenschaft scharf zurückgewiesen.[21] Insofern war diese Erklärung nicht nur eine Ehrenrettung Köhlers, sondern auch ein Schlag der Ministerialbehörden gegen ungeordnete Gleichschaltungsversuche von unten. Dieser Kampf endete ein Jahr später mit der Entmachtung der Deutschen Studentenschaft (Kater, 1975, S.173ff.). Es sollte allerdings aus dem Verhalten des Ministeriums nicht auf eine Widerstandshilfe für Köhler geschlossen werden. Die Behörden wollten nur auf einem scheinbar legalen, von oben kontrollierten Vorgehen insistieren.

Die Rolle des Auswärtigen Amts

Es waren auch Sachzwänge im Spiel, die den Studenten vielleicht nicht, dem Ministerium aber wohl bekannt waren. Ende Mai 1934 hatte das Auswärtige Amt (AA) eine Anfrage an das Kultusministerium gerichtet wegen Briefen aus verschiedenen Ländern mit der Nachfrage, ob die Berichte richtig seien, daß Köhler seinen Rücktritt als Institutsdirektor erklärt habe.[22] Es bedurfte indessen solcher Schreiben nicht, um das AA auf den Plan zu rufen. Schon am 17. April 1934, vier Tage nach der zweiten Durchsuchung des Instituts und eine Woche vor Köhlers Rücktrittsgesuch, wurde eine „vertrauliche Aufzeichnung" über den Fall für das AA in Berlin angefertigt. Der Verfasser dieses Dokuments ist noch unbekannt, er war jedenfalls über die Arbeit und die Bedeutung des Berliner Instituts gut informiert, denn er schrieb:

Unabhängig von der juristischen Seite berührt der Vorfall die deutsche Kulturpolitik nach dem Auslande sehr eng. Die Berliner psychologische Schule (Gestaltpsychologie) und ihr Leiter, Professor Köhler, geniesst im Auslande sehr hohes Ansehen und zog bisher zahlreiche Ausländer, vor allem aus den Vereinigten Staaten von Amerika und Japan nach Deutschland ... Neben dieser Schule spielte die übrige Psychologie weder in

Deutschland noch im Auslande eine Rolle. Ihre Vertreter sind für das Ansehen der deutschen Wissenschaft ziemlich gleichgültig.

Nachdem Wertheimer und Gelb infolge des BBG (Berufsbeamtengesetzes) entlassen bzw. pensioniert wurden und im Auslande neue Wirkungsmöglichkeiten fanden, war Köhler der einzige Vertreter dieser Gestaltpsychologie in Deutschland. Bisher hat Professor Köhler alle Angebote aus Amerika abgelehnt. Es liegt nach diesem Vorfall nicht mehr ausserhalb dem Bereich des Möglichen, daß er sich jetzt einem ausländischen Ruf nicht mehr versagt. ... Vom Standpunkt der deutschen Kulturpolitik in und nach dem Auslande würde ein Weggang Professor Köhlers ein empfindlicher Schlag sein. ... Die materiellen und psychologischen Folgen würden der deutschen Reputation, und nicht nur der wissenschaftlichen, zur Last fallen, während das Ausland eine wissenschaftliche Kapazität gewänne.[23]

Hier wurde der wunde Punkt getroffen, dessen Berührung Köhler durch sein öffentliches Auftreten im Ausland im vorhergehenden Jahr – bewußt oder unbewußt – vorbereitet hatte. Anscheinend mußte sich Ministerialdirektor Vahlen – ein Altnazi, der vom Kultusminister Rust eingesetzt wurde – diesem Druck beugen. Er benachrichtigte das AA über seine Vertrauenserklärung für Köhler am gleichen Tag, an dem er sie der Universität übergab und versicherte ihm, Köhler werde „sein Amt weiterhin versehen."[24]

Die Rückendeckung, die Köhler von seinen Studenten, aus dem Ausland und vom Auswärtigen Amt erhielt, erklärt, weshalb er sich so lange hat halten können. Sein Kampf um das Institut war damit allerdings noch nicht zu Ende. Im Oktober 1934 folgte er einer Einladung nach Cambridge, Massachusetts, um die William James Lectures an der Harvard-Universität zu halten. Während seiner Abwesenheit wurde der ehemalige Assistent von David Katz, Hans Keller aus Rostock, ohne vorherige Nachfrage bei Köhler an Stelle des inzwischen ausgeschiedenen Kurt Lewin zum planmäßigen Assistenten ernannt. Auf die Anfrage des Ministeriums, ob sein Rücktrittsgesuch nun noch aktuell sei, antwortete Köhler im Februar 1935 erbost und bejahend.[25] Offensichtlich hoffte Köhler aber immer noch auf eine Übereinkunft mit dem Ministerium. In diesem Sinne schrieb er dem Chicagoer Neuropsychologen Karl Lashley, bei dem er im Frühjahr arbeitete.[26] Spätestens im Mai war jedoch diese Hoffnung zu Ende. Am 6. Mai fragte die Gestapo barsch beim Ministerium nach, weshalb die Assistenten Duncker und von Lauenstein, „die das Antifaabzeichen öffentlich trugen und sich vor der Machtübernahme kommunistisch betätigten," noch im Amt seien. Daraufhin wies Vahlen am 14. Juni den Verwaltungsdirektor der Universität an, Duncker auf Grund „neuer Auskünfte" sofort zu entlassen und fügte hinzu, von Lauenstein solle bereits entlassen worden sein. Kurz danach schrieb der Ministerialbeamte Bachér an Duncker, er möge sich nicht weiter um seine Habilitation kümmern.[27]

Damit war Köhlers Stellung unhaltbar geworden. Im Mai noch hatte er das Angebot einer Professur an dem angesehenen Swarthmore College in der Nähe von Philadelphia verschoben. Im Juli schrieb er aber, daß sich die Lage inzwischen geändert habe: „This measure of the government is morally equivalent to my dismissal."[28] Daraufhin wurde ihm mit der Unterstützung der Rokkefeller Stiftung und des Emergency Committee in Aid of Displaced Foreign Scholars eine Gastprofessur ab September angeboten.[29] Am 22. August 1935 reichte er seine Kündigung ein, der am 6. September stattgegeben wurde (Jahnke, 1983, S. 228).

Ein verfehlter Nazifizierungsversuch 1933–1936

In einem Brief an seinen Freund und Kollegen Ralph Barton Perry faßte Köhler seinen Fall wie folgt zusammen: „This is a clear case of their modern brutality (another man uses this method in order to push me out)" (zit. nach Henle, 1978, S. 944). Um wessen „moderne Brutalität" es sich dabei handelte, berichtete Hochschulreferent Bachér an den Minister im November 1936. Verantwortlich für die Denunziationen der Assistenten Duncker und von Lauenstein bei der Gestapo sei wahrscheinlich ein gewisser Professor Rieffert gewesen, der „einen erheblichen Hetzfeldzug gegen frühere Mitarbeiter des Instituts geführt" habe; inzwischen sei seine Glaubwürdigkeit aber „stark beeinträchtigt" geworden.[30]

Johann Baptiste Rieffert promovierte unter Benno Erdmann in Bonn und habilitierte sich im Jahre 1919 bei Carl Stumpf in Berlin.[31] In den 20er Jahren war er als Historiker der Logik und Erkenntnistheoretiker sowie als Militärpsychologe hervorgetreten. Seit 1921 leitete er die Heerespsychologie, 1926 wurde er zum außerordentlichen Professor in Berlin ernannt. Im Jahre 1931 schied er wegen Zerwürfnissen mit seinen Vorgesetzten aus der Reichswehr aus und nahm seine Lehrtätigkeit in Berlin wieder auf. Anfang der 30er Jahre bot er vorwiegend Lehrveranstaltungen über Charakterologie an. Im Wintersemester 1933/1934 fand dabei eine charakteristische Veränderung statt: Die früher angebotene Vorlesung „Temperament und Charakter" trug nunmehr den Zusatz „in ihrer Beziehung zu Volkstum und Wehrhaftigkeit". Inzwischen war Rieffert am 4.3.1933 der NSDAP beigetreten, seit Juli 1933 war er SA-Mitglied. Als die Deutsche Gesellschaft für Psychologie im Herbst 1933 ihre jüdischen Vorstandsmitglieder entfernte, rückte Rieffert in den Vorstand auf. Ein Jahr später wurde er für eine planmäßige außerordentliche Professur vorgeschlagen. Vom Ministerium um Stellungnahmen gebeten, lobte der Rassenideologe Alfred Baeumler vor allem Rieffert's Erfolge als Charakterologe, während Carl Stumpf – der „mit deutschem Gruß" unterschrieb – Rieffert eine „besonnene, abwägende Denkweise" bescheinigte und seinen „zuverlässigen Charakter" betonte.[32] Im Dezember 1934 – in Abwesenheit Köhlers und etwa gleichzeitig mit der Ernennung Hans Kellers zum planmäßigen Assistenten – wurde ihm diese Professur und außerdem noch ein persönliches Ordinariat der Philosophie „mit besonderer Berücksichtigung der Charakterkunde" zuerkannt.³³

Formell ging der Vorschlag zur letzten Stufe dieser späten, aber steilen Karriere vom Dekan der Philosophischen Fakultät, Ludwig Bieberbach, aus. Dieser hatte als Prorektor die zweite Durchsuchung des Instituts angeordnet. Schon damals, im Frühjahr 1934, hatte er begonnen, eine „arteigene Mathematik" auf der Grundlage der Typenlehre des neuen Herausgebers der *Zeitschrift für Psychologie,* Erich Jaensch, zu entwerfen. Über Jaensch sogar hinausgehend, behauptete er, daß „zwischen den psychologischen und den rassenkundlichen Typen feste Beziehungen bestehen müssen" (zit. nach Lindner, 1980, S. 98, 100). Im Jahre 1933 hatte Jaensch die Gestaltpsychologie als ein prominentes Beispiel der „materialistischen" Denkart bezeichnet, gegen die es sich für „biologisch" orientierte deutsche Psychologen zu wehren gelte (Jaensch, 1933). Am 5. Juli 1935 beantragte Bieberbach dann „vorsorglich" die Übergabe der Institutsleitung an Rieffert, falls Köhler zurücktreten sollte. Nach Köhlers Weggang wiederholte Bieberbach sein Gesuch und bat zugleich, Rieffert anzuweisen, „die Arbeit des Instituts insbesondere auf die Aufgaben der ‚Rassenpsychologie' abzustellen."³⁴ Daraufhin wurde Rieffert die kommissarische Leitung des Instituts übertragen. Es sollte für ihn eine Abteilung für charakterologische Untersuchungen eingerichtet werden, mit dem Ziel, „die Psychologie der Rassen und der deutschen Stämme zu erforschen."

Seine allgemeine Zielsetzung für das Institut beschrieb Rieffert in einer kurzen Denkschrift im August 1935: Es sei „dringend zu empfehlen, daß sich *mindestens ein* deutsches psychologisches Institut die psychologischen Forderungen des nationalsozialistischen Staates zur Hauptaufgabe macht."³⁵ Um dies zu gewährleisten, sollte neben dem Direktor ein Berater von der Partei und für eine geplante wehrpsychologische Abteilung ein militärischer Berater zum Personal des Instituts gehören. Die näheren Forschungsziele der Charakterologischen Abteilung erläuterte Gaustudentenbundführer Kiel gegenüber dem Rassenpolitischen Amt der NSDAP im Juli: Man wolle mit Hilfe der Methoden Riefferts u. a. eine „Psychologie des Judentums" entwickeln, d. h. deren Mimik, Sprechart, Handschrift, Intellekt, Temperament usw. untersuchen. Für dieses Vorhaben käme der bisherige Institutsdirektor Köhler „‚wegen seiner judenfreundlichen Haltung'" wohl nicht in Betracht (zit. nach Geuter, 1983b, S. 13). Das Projekt wurde von Walter Groß, dem Leiter des Rassenpolitischen Amts, und von Eugen Fischer, dem Leiter des Kaiser-Wilhelm-Instituts für Anthropologie, menschliche Erblehre und Eugenik, ausdrücklich befürwortet. Fischer wollte sich daran beteiligen. Im Ministerium beurteilte man den Plan eher skeptisch.

Nur Monate später war aber dieser Traum ausgeträumt. Schon Anfang April 1936 wurde Rieffert vom Dienst suspendiert und Ende Mai gegen ihn ein „förmliches Dienststrafverfahren" eröffnet, in dem man ihm vorwarf, seine frühere Mitgliedschaft in der SPD auf seinem Personalfragebogen verschwiegen zu haben. Im Mai 1937 wurde er für schuldig befunden und im August entlassen. Nach der Zurückweisung seiner Berufung am 1.12. 1937 schloß man ihn aus der Partei aus.[36]

Die Psychologische Forschung nach 1933

Mit der Emigration Wolfgang Köhlers wurde für die *Psychologische Forschung* eine völlig neue Situation geschaffen. Nach 1933 hatte sich in der Führung der Zeitschrift zunächst wenig geändert. Ab Band 19 (1934) fehlte lediglich der Name des Emigranten Kurt Goldstein im Herausgebergremium, im Band 20 erschien Max Wertheimer noch als Herausgeber, allerdings mit seiner amerikanischen Anschrift. Ab Band 21 (1935) aber redigierte Köhler die Zeitschrift allein von Swarthmore aus. Seine Vertretung gegenüber dem Springer-Verlag übernahm seine frühere Assistentin Hedwig von Restorff. Da Köhler im Sommer 1936 und 1937 nach Deutschland reiste und Berlin besuchte, ist anzunehmen, daß er bei diesen Gelegenheiten auch Verlagsgeschäfte regelte. Köhlers Interesse an dem Weitererscheinen der Zeitschrift bestand hauptsächlich darin, den Arbeiten, die im Berliner und im Frankfurter Institut unter ihm, Wertheimer und Lewin begonnen wurden, einen angemessenen Erscheinungsort zu geben. Deswegen machte er „gewisse Zugeständnisse," wie er sie später umschrieb, darunter wohl auch das formelle Fallenlassen der anderen Herausgeber, die alle außer Hans Gruhle im Sinne der Nürnberger Gesetze als ‚Nichtarier' galten.[37] Seitens des Verlags scheint seine internationale Anerkennung für die Mitarbeit an diesem Vorhaben ausschlaggebend gewesen zu sein. Damit ließen sich aber beide Seiten auf eine schwierige Gratwanderung ein, die hier nur anhand einiger Korrespondenzstücke beleuchtet werden kann.

Für die weitere Betreuung der unter Wertheimer begonnenen Dissertationen war der ehemalige Assistent Köhlers, Wolfgang Metzger, zuständig, der sich unter Wertheimer habilitiert hatte und ab 1931 planmäßiger Assistent in Frankfurt war. Als Köhler im Jahre 1937 versuchte, eine englischsprachige Arbeit von Karl Duncker in der *Psychologischen Forschung* unterzubringen, fragte Metzger – der inzwischen den Lehrstuhl des verstorbenen Adhemar Gelb vertretungsweise übernommen hatte – offensichtlich beim Verlag nach, ob nicht ein „sehr grober Formfehler" vorliege. Köhler warf ihm daraufhin „einen Eingriff in die Herausgebergeschäfte" vor. Die Arbeit von Duncker habe er (Köhler) selbst angenommen, „wenn Sie also ... von einem sehr groben Formfehler sprechen, so kritisieren Sie mich."[38] Metzgers Versuch, sein Verhalten zu begründen, schlug fehl. Im November 1937 warf ihm Köhler Illoyalität vor und erwähnte dabei einen früheren Vorschlag Metzgers an den Verlag, „‚einen der bisherigen Herausgeber durch eine unbedenkliche Persönlichkeit'" zu ersetzen. Wütend fuhr er fort:

Nicht Sie selbst, sondern andere meinten, daß es unter den Herausgebern „bedenkliche Persönlichkeiten" gebe. In Situationen wie der damaligen und gegenwärtigen tut man wirklich gut, klare Linie zu halten. ... Ich warte so lange vergebens darauf, daß Herrn Metzger wenigstens einmal eine kleine Unvorsichtigkeit aus Loyalität zu Sachen und zu früheren Lehrern passiert.[39]

Damit endete der Kontakt zwischen Köhler und Metzger bis zur Nachkriegszeit. Auch nach diesem Bruch zwischen einem Emigranten und einem, der in Deutschland blieb, konnte der Springer-Verlag die Herausgabe der Zeitschrift noch fortsetzen. Im November 1938 bat Köhler dennoch um deren Einstellung, freilich mit einer anderen Begründung: Die Nachwirkungen seiner Tätigkeit und der Wertheimers und Lewins in Deutschland hätten „ihr natürliches Ende gefunden", ausreichenden Nachschub von dort gäbe es nicht mehr, seine amerikanischen Mitarbeiter „müssen an ihre Zukunft denken" und ihre Arbeiten in Zeitschriften veröffentlichen, „die andere amerikanische Kollegen lesen."[40] Zweimal schrieb Springer zurück, daß er „auf keinen Fall die Zeitschrift eingehen lassen" möchte,[41] Köhler ließ sich aber nicht umstimmen. Im April 1939 schrieb er, daß er auf die notwendigen „Kompromisse" im Niveau der Beiträge nicht eingehen wolle. Hinzu kam die Nachricht, daß weitere Beiträge seines emigrierten Studenten und Assistenten in Swarthmore, Hans Wallach, nicht mehr aufgenommen würden: „Ich weiss, es ist nicht Ihre Entscheidung, Herr Doktor; aber das ändert gar nichts an der Tatsache, daß kein Herausgeber die Einmischung unsachlicher Einflüsse bei der Wahl des Inhalts einer wissenschaftlichen Zeitschrift zulassen darf."[42] Die „Zugeständnisse," die er einmal aus Loyalität zu seinen früheren Studenten gemacht hatte, seien jetzt nicht mehr notwendig. Statt der Einstellung schlug Köhler nunmehr die Suspendierung der Zeitschrift für ein Jahr vor, doch der Ausbruch des Krieges beendete die Diskussion. Die *Psychologische Forschung* erschien erst im Jahre 1949 und mit anderen Herausgebern wieder. Auch dieser Versuch, eine Sonderstellung für die Wissenschaft im NS-Staat zu erzielen, gelang zunächst nur innerhalb bestimmter Grenzen, dann gar nicht mehr.

Das Berliner Institut von 1936 bis 1942

Nach der Entlassung Riefferts blieb der Berliner Lehrstuhl für weitere sechs Jahre vakant; es waren aber alle Assistentenstellen besetzt und der volle Lehrbetrieb im Institut wurde aufrechterhalten. Während Riefferts Amtzeit übernahmen Hans Preuß, der Autor des Artikels im Studentenschaftsblatt gegen das Institut, und Robert Beck, der sich auch an Denunziationen beteiligt hatte, die Assistentenstellen von Otto von Lauenstein und Karl Duncker (Geuter, 1983b, S. 12 u. Anm. 18). Doch nur Beck blieb über den Weggang Riefferts hinaus im Institut tätig. Kommissarischer Institutsleiter in dieser Zeit war der am

3.2. 1936 zum außerordentlichen Professor ernannte Hans Keller. Dieser lehrte nach Auskunft eines damaligen Studenten eine methodologisch strenge Experimentalpsychologie nach dem Muster G. E. Müllers, mit Schwerpunkt in der Gedächtnis- und Entwicklungspsychologie.[43] Neben Keller bot Kurt Gottschaldt, der die Psychologische Abteilung des Kaiser-Wilhelm-Instituts für Anthropologie leitete und am 25.6. 1935 zum Dozenten ernannt wurde, Lehrveranstaltungen über Entwicklungspsychologie und seine Zwillingsforschungen an. Obwohl Gottschaldt an ideologisch höchstsensiblen Themen arbeitete, scheint er sich von öffentlichen Bekenntnissen zum NS-Regime ferngehalten zu haben (vgl. der Beitrag von Michael Stadler in diesem Band). Die NS-Rassenpsychologie war in der Philosophischen Fakultät durch die Vorlesungen des NS-Ideologen Alfred Baeumler und des Rassentheoretikers Hans F. K. Günther weiterhin vertreten; eine andere Rassenpsychologie lehrte L. F. Clauss. Obwohl Studenten in diese Vorlesungen gingen, bzw. gehen mußten, ist deren Einfluß auf die Ausbildung im Institut noch unklar. Der oben zitierte Student gibt an, „keinen NS-Ton" in den psychologischen Vorlesungen gehört zu haben, und die Dissertationen aus dieser Zeit scheinen ihm Recht zu geben. Es waren durchweg Arbeiten über traditionelle Fragen der Wahrnehmungstheorie, darunter z. B. die von Gopal Mamdapurkar und Kripal Sodhi über die Tiefenwahrnehmung im Film. Eine Ausnahme bildet die Dissertation „Kritische Untersuchungen zur Jaenschen Integrationstypologie" von Maria Anastasia Strauhal, die im Jahre 1941, ein Jahr nach dem Tode Jaenschs, vorgelegt wurde. Die Zahl der Studierenden war allerdings sehr klein – in den Jahren 1937–1939 soll es acht Doktoranden gegeben haben, von denen vier Ausländer waren (vgl. Anm. 43).

Die Wiederbesetzung des Lehrstuhls scheint eine Mischung aus personal-, wissenschafts- und allgemeinpolitischen Erwägungen beeinflußt zu haben. Es standen zu verschiedenen Zeiten u. a. Wolfgang Metzger, Friedrich Sander und Kurt Gottschaldt zur Diskussion. Letzteren schlug die Philosophische Fakultät im Jahre 1939 als einzigen Kandidaten vor. Wegen eines persönlichen Konflikts mit dem persönlichen Referenten des Ministers, Harmjanz, zerschlug sich aber seine Berufung.[44] Im Jahre 1942 ernannte das Ministerium schließlich Oswald Kroh, der nach dem Tode von Erich Jaensch 1940 zum Vorsitzenden der Deutschen Gesellschaft für Psychologie geworden war, zum ordentlichen Professor der Psychologie und Direktor des Psychologischen Instituts. Die Spezifizierung des Lehrstuhls auf Psychologie spiegelt eine Entwicklung wider, für die Kroh selbst mitverantwortlich war, denn er war an den Verhandlungen, die zum Erlaß der Diplomprüfungsordnung (DPO) für die Psychologie im Jahre 1941 führte, maßgebend beteiligt. Da nun alle Universitäten Lehrgänge in Psychologie haben sollten, führte dieser Erlaß zur Einrichtung neuer Lehrstühle und der Wiederbesetzung vakanter Stellen für das neuanerkannte Fach (Geuter, 1983a). Mit der Ernennung Krohs war ein renommierter Psychologe nach Berlin gekommen, der auch für eine „unter dem Gesichtswinkel der völkischen Leistung und der politischen Eignung" stehende „Völkische Menschenkunde" eingetreten war (Kroh, 1939, S. 43). Seine Kombination von wissenschaftlichen und politischen Qualifikationen konnte die Qualität der Ausbildung in Berlin garantieren und zugleich deren Orientierung auf die Ziele der NS-Regierung sichern. Die Ernennung Krohs machte es möglich, daß auch das Berliner Institut an der Umorientierung der Psychologie in Deutschland zum Beruf teilhatte, zumal dies andernorts längst eingeleitet worden war (Geuter, 1984). Die Wende von einer theorie- zu einer praxisorientierten Wissenschaft, die in der DPO kulminierte, wurde damals als großer Fortschritt für das Fach begrüßt (Kroh, 1941). Sie vollzog sich aber im engsten Zusammenhang mit der Aufrüstungs- und Kriegspolitik des NS-Regimes.

Schluß

Die Geschichte des Berliner Psychologischen Instituts und der *Psychologischen Forschung* ist in vielen Beziehungen bezeichnend für das vielgefächerte Verhältnis von Wissenschaft und Politik in Deutschland, zumal für die Änderungen, die in diesem Verhältnis mit der NS-Machtübernahme eintraten. Eine Dimension der Kontinuität bleibt dabei beeindruckend – die wissenschaftliche Arbeit im Institut kam nie völlig zum Stillstand. Sie fand aber unter jeweils anderen politischen Rahmenbedingungen statt. Das Institut war während der Expandierung staatlich getragener Wissenschaft in der wilhelminischen Zeit entstanden. Sein Begründer Carl Stumpf verschrieb sich aber nicht dem Organisationsmuster der Naturwissenschaften. Statt dessen wählte er bewußt die philosophisch orientierte Forschung, allerdings unter Hinzuziehung der neuen experimentellen Methoden. Damit blieb er im Rahmen des Humboldtschen Bildungsideals, ohne für die damalige Zeit rückständig zu sein. Das war ganz im Sinne der herrschenden Philosophie der Hauptstadt des wilhelminischen Reiches. Schon zu Beginn der Weimarer Zeit war das Institut eine Spitzeneinrichtung von internationalem Rang. Die Arbeit der Gestalttheoretiker und ihrer Schüler brachte das Institut dann zu einer noch höheren Blüte. Doch die Priorität der theoretischen über die praxisbezogene Wissenschaft blieb trotz der erweiterten Ausstattung des Instituts erhalten. Dank ihrer Sonderstellung im Vergleich zu anderen psychologischen Forschungsstätten in Deutschland und ihrem Bewußtsein, an einer bedeutenden Entwicklung ihrer Wissenschaft beteiligt zu sein, konnten sich die Mitarbeiter des Instituts für progressiv halten, während gerade die Bezeichnung des Lehrstuhls, die Selektivität der Mitgliederauswahl und die soziale Herkunft der Doktoranden eine Weiterführung der Tradition darstellten.

Mit der NS-Machtübernahme wurde diese Tradition gründlich in Frage gestellt. Die Sonderstellung des Instituts machte es zur Zielscheibe politischer Forderungen sowohl seitens der Ministerialbürokratie als auch seitens NS-Studenten. Durch einen zähen Kampf versuchte Wolfgang Köhler mit Hilfe seines internationalen Renommees und der Unterstützung loyaler Studenten dieses kleine Stück der alten Ordnung zu retten. Dabei argumentierte er weitgehend entsprechend der bis dahin geltenden Verbindung von Staat und Wissenschaft. Als sich herausstellte, daß dieser Staat jedenfalls zu jenem Zeitpunkt nur ein begrenztes Interesse an dieser Verbindung hatte, mußte Köhler sich zunehmend auf die Kräfte im Staat verlassen, die auch für sich Stücke der alten Ordnung hinüberretten wollten. Dadurch geriet er aber doch ins Kreuzfeuer der alten und neuen Instanzen und wurde schließlich durch Opportunisten, die das Klima von Terror und Denunziantentum ausnutzten, in die Emigration gezwungen. Doch die vermeintlichen Sieger kamen mit ihrem Versuch, das Berliner Institut zur Hochburg der Nazipsychologie hochzustilisieren, nicht zum Zuge. Ihr Fehlschlag hinterließ ein Nebeneinander von NS-Ideologie und vor- und quasigestalttheoretischer Wissenschaft. Zwischen Altem und Neuem konnte die *Psychologische Forschung* eine Zeitlang noch überleben, aber nur mit Hilfe von Kompromissen, die sich auf Dauer nicht halten ließen. Schließlich wurde mit der Ernennung von Oswald Kroh zum Professor und Institutsdirektor die neue Verbindung von Wissenschaft und Staat, die für die Psychologie im Nationalsozialismus charakteristisch war, auch in Berlin institutionalisiert.

Anmerkungen

1 Zentrales Staatsarchiv der DDR (ZStA), Dienststelle Merseburg, Rep. 76 Va Sekt. 2 Tit. V Nr. 61 Bnd. 6, Bl. 318–320.
2 ZStA Merseburg, Rep. 76 Va Sekt. 2 Tit. X Nr. 150 Bnd. 2, Bl. 144.
3 Etatsstatistiken aus *Minerva, Jahrbuch der gelehrten Welt*, 1921, *25*, S. 73, 522.
4 ZStA Merseburg, Rep. 76 Va Sekt. 2 Tit. IV Nr. 68 a, Bl. 155–156.
5 Chronik der Friedrich-Wilhelm-Universität zu Berlin, April 1927/März 1928, S. 78–79.
6 Eigene Rechnung auf Grundlage der Lebensläufe der Doktoranden. Es ist allgemein bekannt, daß die Mehrheit der Lewin-Schüler weiblich war – es waren sieben seiner neun Doktoranden. Neu hingegen mag sein, daß auch 7 der 17 Doktoranden von Wolfgang Köhler Frauen waren.
7 Interview mit Anitra Karsten, Frankfurt a. M., 22.2.1978. Vgl. Karsten, 1979.
8 Interview mit Bluma Zeigarnik, Leipzig, 10.7.1980.
9 Interview mit Edwin Newman, Cambridge, Massachusetts, 9.6.1976.
10 Ein Exemplar des Gründungsvertrags befindet sich im Nachlaß Wolfgang Köhler, American Philosophical Society Archives, Philadelphia. Die Auskünfte zum Verhältnis der Herausgeber Goldstein und Gruhle mit dem Verlag sind dem Archiv des Springer-Verlags in Heidelberg entnommen.
11 Geheimes Staatsarchiv Preußischer Kulturbesitz (GStA), Berlin-Dahlem, Rep. 76 37 Xa No. 150 Bnd. 4, Bl. 9.

12 Köhler an das Auswärtige Amt, 4.6. 1933. Abschrift im Nachlaß Köhler (wie Anm. 10), Korrespondenz Achelis.
13 Köhler an den Verwaltungsdirektor der Universität, 11.9. 1933. Universitäts-Archiv der Humboldt-Universität zu Berlin (UAHUB), Assistenten 8391, Bl. 131.
14 UAHUB, Assistenten 8391, Bl. 127.
15 Köhler an den Rektor der Universität, 13.4. 1934. Abschrift im Nachlaß Köhler (wie Anm. 10), Korrespondenz Achelis.
16 Hat sich das Psychologische Institut gleichgeschaltet? Masch.-schr. Abschrift aus *Wissen und Dienst*, 1933, *1;2*.
17 Zu dem Artikel in der Zeitschrift *Wissen und Dienst* Nr. 2 Antworten der Studierenden des Psychologischen Instituts. Masch.-Schr. Abschrift, o.J. Herrn H. Haar, Berlin, möchte ich für die leihweise Überlassung dieser Schriften herzlich danken.
18 Margarete Jucknat u.a. an den Führer der Deutschen Studentenschaft der Universität Berlin, 30.5. 1934. Abschrift im Nachlaß Köhler (wie Anm. 10), Korrespondenz Achelis.
19 Masch.-Schr. Protokoll vom 18.6. 1934, S.2 Abschrift im Nachlaß Köhler (wie Anm. 10), Korrespondenz Achelis.
20 Hedwig von Restorff an Ministerialdirektor Vahlen, 15.7. 1934. Abschrift mit handschr. Korrekturen im Nachlaß Köhler (a.a.O.).
21 Köhler an Vahlen, 21.7. 1934; Vahlen an den Rektor der Universität, 24.9. 1934. Abschriften im Nachlaß Köhler (a.a.O.). Vgl. Henle, 1978 und Geuter, 1983b.
22 Neben Schreiben ausländischer Studenten im Institut, von Alvin Johnson aus New York und von C.S. Myers aus London stach der Brief von Edgar Rubin aus Kopenhagen hervor. Rubin wies auf den Erfolg hin, den Köhler bei Vorträgen als Vertreter der Kant-Gesellschaft in Kopenhagen erzielt hatte und meinte: „Wenn man die sehr bedeutungsvolle Rolle bedenkt, die Köhler innerhalb seines Faches spielt und das große und stetig wachsende internationale Ansehen, daß er auch außerhalb seines Faches genießt, wird man es sicher überall bedauern, wenn ... er Schwierigkeiten haben sollte." Rubin an die Kulturpolitische Abteilung des AA, 9.5. 1934. Politisches Archiv des Auswärtigen Amts, Bonn, Abt. VI W Hochschulwesen: Deutschland, Bnd. 26.
23 Vertrauliche Aufzeichnung, Berlin, 17.4. 1934. Politisches Archiv (wie Anm. 22), Bnd. 25, Journal Nr. 3644.
24 Vahlen an das AA, 24.9. 1934. Politisches Archiv (wie Anm. 22), Bnd. 26.
25 Köhler an das Ministerium, 3.2. 1935. Nachlaß Köhler (wie Anm. 10), Correspondence Achelis. Vgl. Henle, 1978.
26 Köhler an Lashley, 6.2. 1935. Rockefeller Family Archives Center (RFA), Tarrytown, New York, RG 1.1, Series 216, Box 11, Folder 216D.
27 Geheime Staatspolizei an das Ministerium, 6.5. 1935; Vahlen an den Verwaltungsdirektor der Universität, 14.6. 1935. GStA (wie Anm. 11), Bl. 31, 34–35. Vgl. Ash, 1979.
28 Köhler an Frank Aydelotte, 13.7. 1935. Nachlaß R.B. MacLeod, Privatbesitz.
29 Aydelotte an Köhler, 15.7. 1935, Nachlaß MacLeod; Akte Köhler im Archiv des Emergency Committee in Aid of Displaced Foreign Scholars, Manuscripts and Archives Division, New York Public Library.
30 GStA Berlin-Dahlem (wie Anm. 11), Bl. 146–147.
31 Falls nicht anders angemerkt, sind sämtliche Angaben der Personalakte Rieffert (R 100) des Reichsministeriums für Wissenschaft, Erziehung und Volksbildung, Berlin Document Center (hier Bl. 2922–2935) entnommen.
32 Personalakte Rieffert, Bl. 2947–2950.
33 Chronik der Friedrich-Wilhelm-Universität zu Berlin, April 1932–März 1935, S. 19.
34 Bieberbach an das Ministerium, 5.7. 1935 und 6.9. 1935, Personalakte Rieffert, Bl. 2926, 2929.

35 GStA (wie Anm. 11), Bl. 124f. Vgl. zum folgenden Geuter 1983, S. 13 ff.
36 Personalakte Rieffert, Bl. 2964–65, 3022–23, 3027, 3041.
37 Köhler an Springer, 7.4.1939, Nachlaß Köhler (wie Anm. 10), Korrespondenz Springer-Verlag.
38 Köhler an Metzger, 1.6.1937, Abschrift im Nachlaß Kurt Koffka, Archives of the History of American Psychology, Akron, Ohio, Box M376.
39 Köhler an Metzger, 25.11.1937, Nachlaß Koffka (a.a.O.).
40 Köhler an Springer, 6.11.1938, Nachlaß Köhler (wie Anm. 37).
41 Springer an Köhler, 19.11.1938 und 2.5.1939, Nachlaß Köhler (a.a.O.).
42 Köhler an Springer, 7.4.1939, Nachlaß Köhler (a.a.O.).
43 Gespräch mit Rudolf Bergius, Bad Homburg, 11.11.1983.
44 Berlin Document Center, REM (Reichserziehungsministerium) Karteikarte G 64; Aktenvermerk Harmjanz, 29.12.1939, REM W 48/5.

Literatur

Ash, M. G. (1979). The struggle against the Nazis. *American Psychologist, 34,* 363–364.
Ash, M. G. (1980). Academic politics in the history of science: Experimental psychology in Germany, 1879–1941. *Central European History, 13,* 255–286.
Ash, M. G. (1982). *The emergence of Gestalt theory: Experimental psychology in Germany, 1890–1920.* Phil. Dissertation, Harvard University.
Beyerchen, A. D. (1977). *Scientists under Hitler: Politics and the physics community in the Third Reich.* New Haven: Yale University Press. (Dt. Ausgabe: Stuttgart: Klett 1981).
Briefwechsel zwischen Wilhelm Dilthey und dem Grafen Paul Yorck von Wartenburg 1877–1897. (1923). Halle: Niemeyer.
Crannell, C. W. (1970). Wolfgang Köhler. *Journal of the History of the Behavioral Sciences, 6,* 267–268.
Faust, A. (1980). Professoren für die NSDAP. Zum politischen Verhalten der Hochschullehrer 1932–1933. In H. Heinemann (Hrsg.), *Erziehung und Schulung im Dritten Reich: Teil 2. Hochschule, Erwachsenenbildung* (S. 31–49). Stuttgart: Klett.
Geuter, U. (1983a). Der Nationalsozialismus und die Entwicklung der deutschen Psychologie. In G. Lüer (Hrsg.), *Bericht über den 33. Kongreß der Deutschen Gesellschaft für Psychologie* (Bd. 1, S. 99–106). Göttingen: Hogrefe.
Geuter, U. (1983b). ‚Gleichschaltung' von oben? Universitätspolitische Strategien und Verhaltensweisen in der Psychologie während des Nationalsozialismus. Bericht aus dem Archiv für Geschichte der Psychologie. Historische Reihe, Nr. 11. Psychologisches Institut der Universität Heidelberg. (Überarbeitete Fassung in: *Psychologische Rundschau,* 1984, *35,* 198–213).
Geuter, U. (1984, im Druck) *Die Professionalisierung der deutschen Psychologie im Nationalsozialismus.* Frankfurt: Suhrkamp.
Harrower, M. (1984). *Kurt Koffka: An unwitting self-portrait.* Gainesville: University of Florida Press.
Henle, M. (1978). One man against the Nazis: Wolfgang Köhler. *American Psychologist, 33,* 939–944.
Jaensch, E. R. (1933). *Die Lage und die Aufgaben der Psychologie. Ihre Sendung in der Deutschen Bewegung und an der Kulturwende.* Leipzig: Barth.
Jahnke, U. (1983). Zur Entwicklung der Psychologie an der Berliner Universität nach 1933. In A. Thom & H. Spaar (Hrsg.), *Medizin im Faschismus* (S. 220–231). Berlin (DDR): Akademie für ärztliche Fortbildung der DDR.
Karsten, A. (1979). Anitra Karsten. In L. Pongratz, W. Traxel & G. Wehner (Hrsg.), *Psychologie in Selbstdarstellungen (Bnd. 2, S. 77–109).* Bern: Huber.

Kater, M. (1975). *Studentenschaft und Rechtsradikalismus in Deutschland 1918–1933. Eine sozialgeschichtliche Studie zur Bildungskrise in der Weimarer Republik.* Hamburg: Hoffmann & Campe.

Kater, M. (1981). Die nationalsozialistische Machtergreifung an den deutschen Hochschulen. Zum politischen Verhalten akademischer Lehrer bis 1939. In H.-J. Vogel (Hrsg.), *Die Freiheit der Anderen. Festschrift für Martin Hirsch* (S. 49–75). Baden-Baden: Nomos.

Köhler, W. (1920). *Die physischen Gestalten in Ruhe und im stationären Zustand. Eine naturphilosophische Untersuchung.* Braunschweig: Vieweg.

Köhler, W. (1933a). Gespräche in Deutschland. *Deutsche Allgemeine Zeitung,* 28.4. 1933. Nachdruck in: *Gestalt Theory,* 1983, *5,* 75–76. Engl. Auszüge: Germans who doubt the Nazi doctrines. *New York Times,* 11.6. 1933, Sekt. 8, S. 2.

Köhler, W. (1933b). Köhler foresees a liberal Germany (Interview). *New York Times,* 7.6. 1933, S. 23.

Kroh, O. (1939). Die Psychologie im Dienste völkischer Erziehung. In O. Klemm (Hrsg.), *Charakter und Erziehung. Bericht über den 16. Kongreß der Deutschen Gesellschaft für Psychologie* (S. 35–44). Leipzig: Barth.

Kroh, O. (1941). Ein bedeutsamer Fortschritt in der deutschen Psychologie. Werden und Absicht der neuen Prüfungsordnung. *Zeitschrift für Psychologie, 151,* 1–19.

Lindner, H. (1980). ‚Deutsche' und ‚Gegentypische' Mathematik. Zur Begründung einer ‚arteigenen' Mathematik im ‚Dritten Reich' durch Ludwig Bieberbach. In H. Mehrtens & S. Richter (Hrsg.), *Naturwissenschaft, Technik und NS-Ideologie* (S. 88–115). Frankfurt: Suhrkamp.

Meili, R. (1972). Richard Meili. In L. Pongratz, W. Traxel & G. Wehner (Hrsg.), *Psychologie in Selbstdarstellungen* (Bnd. 1, S. 159–191). Bern: Huber.

Metzger, W. (1970). Verlorenes Paradies: Im Psychologischen Institut in Berlin, 1922–1931. *Schweizerische Zeitschrift für Psychologie, 29,* 16–25.

Metzger, W. (1972). Wolfgang Metzger. In L. Pongratz, W. Traxel & G. Wehner (Hrsg.), *Psychologie in Selbstdarstellungen* (Bnd. 1, S. 192–230). Bern: Huber.

Pfetsch, F. R. (1974). *Zur Entwicklung der Wissenschaftspolitik in Deutschland 1750–1914.* Berlin: Duncker u. Humblodt.

Ringer, F. (1969). *The decline of the German mandarins: The German academic community, 1890–1933.* Cambridge, Mass.: Harvard University Press. (Dt. Ausgabe: Stuttgart: Klett, 1983.)

Ringer, F. (1979). *Education and society in modern Europe.* Bloomington: Indiana University Press.

Strätz, H.-W. (1968). Die geistige SA rückt ein. Die studentische ‚Aktion wider den undeutschen Geist' im Frühjahr 1933. *Vierteljahresschrift für Zeitgeschichte, 16,* 347–372.

Stumpf, C. (1900). Zur Methodik der Kinderpsychologie. *Zeitschrift für pädagogische Psychologie, 2,* 1–21.

Stumpf, C. (1906). Zur Einteilung der Wissenschaften. *Abhandlungen der königlich Preußischen Akademie der Wissenschaften,* phil.-hist. Kl., Nr. 5.

Stumpf, C. (1924). Carl Stumpf. In R. Schmidt (Hrsg.), *Die Philosophie der Gegenwart in Selbstdarstellungen* (Bd. V, S. 205–265).

Weinschenk, C. (1967). Wolfgang Köhler im Jahre 1933. *Psychologische Beiträge, 10,* 622–624.

Wertheimer, M. (1921). Untersuchung zur Lehre von der Gestalt, I: Prinzipielle Vorbemerkungen. *Psychologische Forschung, 1,* 47–58.

Wertheimer, Max. (1925). *Über Gestalttheorie.* Erlangen: Verlag der Philosophischen Akademie.

Das Schicksal der nichtemigrierten Gestaltpsychologen im Nationalsozialismus*

M. STADLER

Einführung

Die Geschichte der Gestaltpsychologie als derjenigen psychologischen Schule, die weit über die Grenzen Deutschlands hinaus unser Fach geprägt hat, ist schon häufig geschrieben worden (Metzger, 1963, 1976a; Ash, 1982). Diese Darstellungen werden in der Regel ab 1933 als „Psychologie im (amerikanischen) Exil" fortgeführt (Metzger, 1976a; Ash, 1983, 1984). Dies ist verständlich, da die meisten Gestaltpsychologen der ersten und zweiten Generation und ihre Schüler mit der Machtergreifung des Nationalsozialismus Anfang 1933 Deutschland verlassen mußten, weil sie jüdischer Herkunft waren, oder, wenn dies nicht zutraf, aus Solidarität und Freundschaft zu diesen und aus Feindschaft zum nationalsozialistischen Regime mitgingen: Max Wertheimer, Kurt Lewin, Kurt Goldstein, Adhémar Gelb, Erich von Hornbostel, Helene Frank, Karl Duncker, Rudolf Arnheim, Hans Wallach und viele andere.

Die meisten flüchteten in die USA, einige nach Holland oder England. Kurt Koffka war schon 1927 aus freien Stücken in die USA übergesiedelt und Richard Meili hatte 1931 eine Dozentur in Genf übernommen. Wolfgang Köhler war zunächst als Direktor des Psychologischen Instituts der Universität Berlin in Deutschland geblieben und wandte sich in einem mutigen Artikel, der am 28. April 1933 in der *Deutschen Allgemeinen Zeitung* veröffentlicht worden war, gegen die Vertreibung hochqualifizierter jüdischer Wissenschaftler. Nach einem erbitterten Kampf gegen die nationalsozialistische Bürokratie und den NSD-Studentenbund verließ er 1935 ebenfalls das nationalsozialistische Deutschland (Henle, 1978; Ash, 1979). Von allen Gestaltpsychologen blieben lediglich Margarete Eberhardt, Wolfgang Metzger, Kurt Gottschaldt, Otto von Lauenstein, Edwin Rausch und Ferdinand Hoppe zurück.

Die Aufzählung der Namen macht bereits deutlich, daß ich unter dem Begriff der Gestaltpsychologie hier ausschließlich die Berliner/Frankfurter[1] Schule behandele. Die Grazer Schule der Gestaltpsychologie muß hier außer

---

* Mein Dank gilt Prof. Dr. Kurt Gottschaldt (Göttingen), Prof. Dr. Edwin Rausch (Frankfurt) und ganz besonders Frau Juliane Metzger (Tübingen) für ihre Bereitwilligkeit, Gespräche mit mir über die damalige Zeit zu führen.

Betracht bleiben. Das Schicksal Johannes von Alleschs, der, obwohl er in Berlin Köhlers erster Assistent war, Stumpf und Meinong als seine wichtigsten Lehrer angab (vgl. Wesley, 1965), und der ebenfalls die nationalsozialistische Zeit in Deutschland überlebte, muß einem besonderen Kapitel deutscher Psychologiegeschichtsschreibung vorbehalten bleiben.

Mit Köhlers Emigration 1935 war der offene Widerstand der Psychologen gegen das Naziregime zerbrochen, wenn man vom heldenhaften Kampf Kurt Hubers einmal absieht, der als Mitglied der Widerstandsgruppe „Weiße Rose" vom „Volksgerichtshof" verurteilt und am 13.7.1943 hingerichtet wurde. Wer, aus welchen Motiven immer, in Deutschland geblieben war, mußte auf die eine oder andere Weise mit dem Nazi-Regime leben, um zu überleben. Wie den Berliner/Frankfurter Gestaltpsychologen dies gelang, ist das Thema meines Beitrages. Als Frage stellt sich dabei insbesondere, ob und inwieweit sich die Gestaltpsychologie ähnlich wie andere psychologische Schulen (vgl. z.B. Geuter, 1980b) an die Ideologie des Nationalsozialismus annäherte oder ob sich die von den Gestaltpsychologen vertretene Theorie tatsächlich, wie es Metzger (1979) ausdrückte, „in unauflösbarem Widerspruch zu allen totalitären Systemen, jeder Art und Richtung" befand. Letzteres wurde ja von zwei Autoren dieses Bandes kürzlich in Zweifel gezogen (Geuter, 1983a, Prinz, in diesem Band).

Überlebensstrategien der Gestaltpsychologen im Nationalsozialismus

Das Überleben einer Theorie in einem totalitären Regime ist nicht nur eine Frage der zentralen Aussagen dieser Theorien selbst, sondern auch eine Frage ihrer gesellschaftlichen Bedeutung und ihrer institutionellen und personellen Absicherung. Es erscheint daher sinnvoll, das Problem nicht nur theoriegeschichtlich, sondern über eine *biographische Analyse* der Gestaltpsychologen selbst anzugehen. Von den genannten sechs Gestaltpsychologen, die im nationalsozialistischen Deutschland verblieben, eignen sich drei Biographien für eine solche Darstellung: Metzger, Gottschaldt und Rausch, die alle drei die Psychologie in akademischen Positionen in der nationalsozialistischen Zeit und darüber hinaus vertreten haben. Die Schicksale der drei übrigen Berliner Schüler seien hier nur kurz erwähnt.

Margarete Eberhardt war in Berlin Köhlers älteste Schülerin. Von Berlin aus ging sie zunächst in die USA und kehrte 1930 nach Hamburg zurück, wo sie sich als Philosophin einen Namen machte.

Ferdinand Hoppe promovierte 1930 in Berlin mit seiner Arbeit über „Erfolg und Mißerfolg", in deren Gefolge heute noch unzählige psychologische Forschungslaboratorien arbeiten. Er ging 1930 nach Bonn und arbeitete als Mitarbeiter Kurt Gottschaldts an einer Kinderklinik. Er hat keine weitere akademische Karriere gemacht. Metzger traf ihn nach dem Kriege als Eignungsprüfer an einem westdeutschen Arbeitsamt (vgl. Metzger, 1976a).

Otto von Lauenstein schließlich, der nach Metzgers Meinung zu den scharfsinnigsten Denkern der jungen Gestaltpsychologengeneration gehörte, ging nach 1936 vorübergehend nach England, da ihm ebenso wie Duncker aufgrund seiner antifaschistischen Einstellung durch die nationalsozialistischen Behörden die Verlängerung der Assistentenstelle bei Köhler in Berlin verweigert wurde. Als Sohn eines hohen preußischen Offiziers war es für ihn aber selbstverständlich, zu Kriegsbeginn nach Deutschland zurückzukehren. Er meldete sich freiwillig als Frontsoldat und fiel 1943.

Damit komme ich zu den drei ausführlicheren biographischen Darstellungen.

Wolfgang Metzger (1899-1979)

Das gedruckt vorliegende biographische Material über Wolfgang Metzger besteht in einer „Selbstdarstellung" in Pongratz, Traxel & Wehner (1972), zwei Festschriften zum 60. Geburtstag (Witte, 1960) und zum 75. Geburtstag (Ertel, Kemmler & Stadler, 1975), acht Nachrufen (Ansbacher, Heckhausen, Klix, Meili, Rausch, Sader, Stadler, alle 1980, Heckhausen, 1983) sowie einer Geschichte des Münsteraner Instituts, die allerdings nur die Zeit nach dem Zweiten Weltkrieg behandelt (Kemmler & Heckhausen, 1980). Im Universitätsarchiv der Universität Münster befinden sich die Dienst- und Privatakten Metzgers aus der Münsteraner Zeit. Eine ausführlichere Biographie Metzgers sowie sein Gesamtschriftenverzeichnis mit über 350 Titeln befinden sich in Vorbereitung (Stadler & Crabus, im Druck).

Metzger begann sein Studium der Germanistik, Geschichte und Kunstgeschichte 1920 an der Universität Heidelberg. Er wechselte bald nach München und später nach Berlin und kam dort mit der Berliner Schule der Gestalttheorie in Berührung. Die Teilnahme an gemeinsamen Lehrveranstaltungen von Max Wertheimer und Wolfgang Köhler beeindruckte ihn so stark, daß er das Studienfach wechselte und nun Psychologie (als Teilgebiet der Philosophie) mit den Nebenfächern Physik und Mathematik studierte. Er promovierte 1926 mit einer Arbeit über die Phänomenologie der Flimmerverschmelzung. Im akademischen Jahr 1926/1927 besuchte er als Forschungsassistent die State University von Iowa und untersuchte dort Vorgänge der Lautproduktion beim Menschen. In den USA erreichte ihn die Mitteilung Köhlers, daß er nach dem Weggang von Köhlers erstem Assistenten Johannes von Allesch dessen Assistentenstelle übernehmen könne. Nach einigen Jahren fruchtbaren Schaffens am Berliner Institut – Metzger beschäftigte sich hier überwiegend mit den berühmten Untersuchungen des homogenen Ganzfeldes – folgte er 1931 Max Wertheimer als dessen Assistent nach Frankfurt. So sehr Köhlers Sachlichkeit

Metzger, ebenso wie die anderen Berliner Schüler beeindruckt hatte, bestand doch für ihn über die Person Wertheimers eine stärker sozial-emotional getönte Beziehung zur Gestaltpsychologie. War Köhler mehr die anerkannte, aber auch in ihrer Strenge gefürchtete Leitfigur der Schule, so war es doch Wertheimer, mit dem sich Metzger in seinem Denken stärker identifizierte. Dies ging so weit, wie Metzger und auch andere berichtet haben, daß er in der Lage war, Wertheimers Gedanken zu Ende zu denken. Dies hat auch später dazu geführt, daß Metzger bei der Übersetzung von Wertheimers nachgelassenem Werk *Productive thinking* (deutsch 1964) dessen Sprache wie kein anderer wieder erstehen lassen konnte. Es muß in diesem Zusammenhang noch erwähnt werden, daß Metzger aus seiner Berliner Zeit, neben Wertheimer und Köhler, Lewin und von Hornbostel als seine wichtigsten Lehrer bezeichnete.

Wertheimer, der in Frankfurt Schumanns Lehrstuhl übernommen hatte, stellte Metzger als Nachfolger des Assistenten Adhémar Gelb ein. Wer heute die Tageszeitungen jener Zeit aufmerksam studiert, den wundert es nicht, daß Wertheimer damals schon sehr deutlich erkannte, daß er als Jude zunehmenden Angriffen ausgesetzt sein würde und sich wahrscheinlich nicht mehr lange in der Position des Lehrstuhlinhabers würde halten können. Wertheimer drängte deshalb Metzger, seine Habilitationsuntersuchungen abzuschließen. Und bereits nach einem Jahr in Frankfurt wurde Metzger mit den beiden Arbeiten über phänomenale Identität und die einäugigen Tiefenerscheinungen habilitiert. Wenig später, Anfang 1933 mußte Wertheimer tatsächlich Frankfurt verlassen, und er floh über Prag in die USA. Eine Emigration aus Solidarität mit den durch den Nationalsozialismus vertriebenen jüdischen Gestaltpsychologen kam für Metzger nach eigener Aussage aus familiären Gründen nicht in Frage: Er und seine Frau hatten schon einen Sohn und Frau Metzger ging bereits mit dem zweiten Kind schwanger.

Metzger avancierte als habilitierter Assistent und nunmehr einziger Vertreter der Psychologie in Frankfurt zum stellvertretenden Leiter des Instituts für Psychologie. Als Habilitierter war Metzger Mitglied der naturwissenschaftlichen Fakultät und hatte die Möglichkeit, Studenten zu promovieren. Allerdings muß seine Stellung neben den Ordinarien in der Fakultät als relativ schwach angesehen werden. Um so erstaunlicher ist es, daß es ihm gelang, nach der Machtübernahme durch die Nationalsozialisten noch alle von Wertheimer hinterlassenen Doktoranden zu promovieren, darunter auch zwei Studenten jüdischer Herkunft: Erika Oppenheimer im Jahre 1934 und Erich Goldmeier im Jahre 1936. Nach Köhlers Weggang aus Berlin 1935 kamen weitere Doktoranden mit gestalttheoretischen Promotionsthemen nach Frankfurt. Köhler hatte seine Doktoranden gleichmäßig auf Greifswald, wo von Allesch das Ordinariat innehatte, und Frankfurt verteilt. Ein weiterer Doktorand, den Wertheimer hinterlassen hatte, promovierte im Jahre 1936: Edwin Rausch mit seiner Arbeit über „Summativität und Nichtsummativität". Rausch besetzte seit 1934 in Frankfurt die Hilfsassistentenstelle. Er wurde zu Metzgers engstem Mitarbeiter jener Tage, und die beiden verband eine lebenslange Freundschaft.

In der Frankfurter Zeit veröffentlichte Metzger eine Serie von Aufsätzen in der von der Senckenbergschen naturforschenden Gesellschaft herausgegebenen Zeitschrift *Natur und Volk,* in der die bis dahin vorliegenden Erkenntnisse der Psychologie der visuellen Wahrnehmung, wie sie insbesondere von den Gestaltpsychologen erforscht worden waren, in allgemeinverständlicher Form zusammengefaßt wurden. 10 dieser Aufsätze wurden zu dem Buch *Gesetze des Sehens* zusammengestellt und erschienen in erster Auflage 1936. Dieses Buch machte Metzger später in aller Welt weit über die Fachgrenzen hinaus bekannt, und es wurde seitdem alle zwei Jahrzehnte im Umfang etwa verdoppelt neu herausgebracht (2. Auflage 1953, 3. Auflage 1975).

Nach Wertheimers Weggang aus Frankfurt war dessen Lehrstuhl an die Philosophische Fakultät abgetreten worden und stand nicht weiter für die Besetzung durch einen Psychologen zur Verfügung. Für Metzger gab es daher auch keine Chance, in Frankfurt ein Ordinariat zu erhalten, welches er, inzwischen 5 Jahre habilitiert, erstrebte. So mußte ihm im Herbst 1937 die Berufung als Vertreter eines Lehrstuhls in Halle/Saale, den früher Gelb besetzt hatte, als wichtiger Schritt in die richtige Richtung erscheinen, zumal er sich nach damaligen Gepflogenheiten gewisse Hoffnungen auf die Übernahme des vertretenen Lehrstuhls machen konnte. Bereits im Frühjahr 1938 zog Metzgers Familie nach Halle nach. Auch sein Schüler Madlung befand sich schon dort. Allerdings hatte inzwischen die deutsche Psychologie ihr Gesicht verändert, wie man an den Kongreßberichten jener Zeit leicht ablesen kann (vgl. Geuter, 1979; Heil & Benz, 1983). Nicht mehr die Gestaltpsychologie bildete den produktivsten Anteil der deutschen Psychologie, wie es Metzger, der seit der Machtübernahme der Nationalsozialisten an keinem Kongreß der Deutschen Gesellschaft für Psychologie mehr teilgenommen hatte, in seiner Frankfurter Idylle erschienen sein mag, sondern die Ganzheitspsychologie, die Leipziger Konkurrenz der Berliner/Frankfurter Schule, war mit ihren irrationalistischen Formulierungen zum Wegbereiter nationalsozialistischen Gedankengutes in der Psychologie geworden (vgl. Geuter, 1980b; Prinz, in diesem Band). Charakterkunde war zum wichtigsten Teilgebiet der Psychologie geworden, Typologien schossen nur so aus dem Boden, Rassen- und Erbpsychologie gehörten zum Alltag des Psychologiestudenten. Die Leipziger Ganzheitspsychologen stellten den Vorstand der Deutschen Gesellschaft für Psychologie und das Herausgebergremium der *Zeitschrift für Psychologie.* Die *Psychologische Forschung,* das Organ der Gestaltpsychologen, stellte 1938 ihr Erscheinen ein. Das Amt Rosenberg bereitete die Berufungen vor und überprüfte die politische Gesinnung der Kandidaten. Hans Volkelt war als fachlicher Berater und Gutachter für dieses Amt tätig (vgl. Geuter, 1983b). In dieser Situation muß es

Metzger in realistischer Einschätzung der politischen Lage notwendig erschienen sein, die Stimmigkeit der eigenen wissenschaftlichen Auffassungen mit der NS-Staatsideologie darzustellen. Metzger tat dies fernab der gängigen fachpsychologischen Medien im Gaublatt des NS-Lehrerbundes im Gau Halle-Merseburg *Erzieher im Braunhemd* mit zwei Aufsätzen, die sozusagen vor Ort ihre Wirkung haben sollten. Im ersten Aufsatz „Ganzheit und Gestalt. Ein Blick in die Werkstatt der Psychologie" (1938 a)[2] setzt er sich zunächst mit dem Vorherrschen der Typologien auseinander und plädiert für eine mehr allgemein-psychologische Grundlegung der Psychologie. Daß die Psychologie auch auf einer solchen Grundlage zu Aussagen, die für die NS-Gesellschaft wichtig sein könnten, kommen kann, demonstriert er im folgenden Analogieschluß:

> Wie für den Klang eines Tones seine Rolle in der Melodie und für das Schicksal eines Farbflecks seine Rolle in der Gestalt, so ist für die Bedeutung eines Wortes seine Rolle im Satz, für den Sinn einer Einzelhandlung ihre Rolle im umfassenderen Handlungsverband, für das Verständnis eines Charakterzuges seine Rolle im Gesamtcharakter, und für die Eigenart eines Menschen sein Platz und seine Rolle im sozialen Verband von der größten Wichtigkeit. (1938a, S. 92)

Eine Übertragung von Gesetzlichkeiten der Wahrnehmung auf Gesetzlichkeiten des sozialen Zusammenlebens war in der Gestaltpsychologie nicht ganz neu, aber wenn wir von Lewin absehen, immer randständig. Ansätze einer Gestalttheorie der sozialen Gruppe gibt es schon bei H. Schulte (1924) in einem Beitrag, unter dessen Titel man dies nicht vermuten würde: „Versuch einer Theorie der paranoischen Eigenbeziehung und Wahnbildung", ein Aufsatz, „dessen gedankliche Herkunft von Wertheimer aber in der ganzen Diktion unverkennbar ist", wie Metzger (1963) ausführt. Auch in Metzgers Hauptwerk, der *Psychologie* von 1941(a) finden sich an einigen Stellen Übertragungen allgemeinpsychologischer Erkenntnisse auf die Sozialpsychologie und nach dem Zweiten Weltkrieg hat Metzger diese Denkrichtung in vielen Aufsätzen und Monographien fortgesetzt (vgl. z. B. 1965a, 1976b, 1982), ohne allerdings jemals wieder auf die totalitäre Staatsform Bezug zu nehmen.

Der zweite Aufsatz in dem genannten regionalen NS-Lehrerblatt (1938b) beschäftigt sich mit denkpsychologischen Überlegungen. Metzger versucht hier, Ursprünge der gestaltpsychologischen Auffassungen über Denkprozesse, wie sie bisher von Köhler, Wertheimer und Duncker hervorgebracht worden waren, bei Schopenhauer und bei dem Militärstrategen von Clausewitz nachzuweisen. Dessen Hervorhebung mochte sich vielleicht militaristischen Gemütern der damaligen Zeit als ein Hinweis auf die militärische Bedeutsamkeit der von Metzger vertretenen Psychologie darstellen. Die Überlegungen von Clausewitzs gehörten immer, also auch in späteren, friedlicheren Zeiten zu Metzgers Zitatenschatz, daß er aber diesen Autor zu diesem Zeitpunkt und an dieser Stelle zum erstenmal erwähnt, muß sicherlich im Zusammenhang mit seinen hallensischen Ambitionen gesehen werden.

Aber es kam anders: An einem Morgen im Herbst 1938 wurde ihm durch den Pedell(!) der Universität mitgeteilt, daß am folgenden Tag von Allesch anreisen würde, um den von Metzger vertretenen Lehrstuhl zu übernehmen. Metzger ging zurück nach Frankfurt, übernahm wieder die Leitung des Instituts für Psychologie, in welcher Funktion er inzwischen von Edwin Rausch vertreten worden war, und wurde 1939 zum außerplanmäßigen Professor ernannt. Metzger wendete sich wieder seinen wahrnehmungspsychologischen Studien zu, veröffentlichte zwei Aufsätze in der *Zeitschrift für Sinnesphysiologie* (1940a, b) und arbeitete an der theoretischen Zusammenfassung und Neustrukturierung gestaltpsychologischer Ergebnisse, einem Buch, das 1941 (a) unter dem Titel *Psychologie* erscheinen sollte, auf das ich später noch einmal zurückkomme.

Zwischendurch war Metzger für einen Ruf an die Universität Breslau im Gespräch, was sich aber ebenfalls zerschlug. Nach Beginn des Zweiten Weltkrieges erhielt die Psychologie, die sich vorher überwiegend um *ideologische Anpassung* an nationalsozialistisches Gedankengut bemüht hatte, nun auch eine größere *praktische* „kriegswichtige" *Bedeutung:* Die Wehrmachtspsychologie, die mit den psychotechnischen Verfahren und eignungsdiagnostischen Untersuchungen in der Personalauslese aller drei Waffengattungen erfolgreich gearbeitet hatte, hatte hier ein Berufsfeld für einige hundert praktische Psychologen erschlossen. Dies hatte zur Folge, daß in einigen Universitätsstädten Lehrstühle für Psychologie neu errichtet wurden und die Deutsche Gesellschaft für Psychologie mit der Ausarbeitung einer Diplomprüfungsordnung für Psychologen begonnen hatte. So sollte auch in Münster/Westf. nach der Emeritierung des Philosophen Kabitz der freigewordene Lehrstuhl nun mit einem Psychologen besetzt werden. Wieder war Metzger im Gespräch, und genau in dieser Zeit bewegten sich ein zweites Mal Metzgers Publikationsthemen aus dem angestammten allgemein-psychologischen Feld heraus. Diesmal schrieb er zwei Aufsätze in dem von Krieck herausgegebenen Organ *Volk im Werden,* in dem fast ausschließlich nationalsozialistisch orientierte Beiträge erschienen. Im ersten Aufsatz mit dem Titel „Der Auftrag der Psychologie in der Auseinandersetzung mit dem Geist des Westens" (1942a) setzt er einen Gedankengang fort, den er bereits im letzten Teil des Hallenser Aufsatzes von 1938(a) begonnen hatte: Die in der Wahrnehmungspsychologie erforschten Ordnungsprinzipien (Gestaltgesetze, Prägnanztendenz etc.) können zur Legitimation unterschiedlicher Staatsformen herangezogen werden. Metzger stellt in diesem Aufsatz drei Staatsformen einander gegenüber: die liberalistische Zufallsordnung, die rationalistische Zwangsordnung und den Staat der natürlichen Ordnung und ganzheitlichen Gliederung, für den er den nationalsozialistischen Staat hält. Zwar deutet er seine Kritik am nationalsozialistischen Staat, der nicht frei von Zwangsmaßnahmen ist, vorsichtig an: „Im Augenblick ist freilich bei uns die Front noch stärker gegen die liberalistische Zufallsordnung gerichtet als gegen die rationalistische Zwangsordnung" (1942a, S. 140). Im ganzen wird aber in diesem Aufsatz in der Diktion und Argumentation Metzgers Loyalität gegenüber dem Staat deutlich, die ja damals wie heute eine Voraussetzung für die Berufung in das Beamtenverhältnis auf Lebenszeit war.

Ob Metzgers in diesem Aufsatz offenbar werdende Präferenz für die nationalsozialistische Gesellschaftsform und das „Führerprinzip" lediglich Taktik war oder seiner damaligen Überzeugung entsprach (vgl. Prinz, in diesem Band) läßt sich nur schwer entscheiden. Es läßt sich jedoch bei der Betrachtung von Metzgers pädagogischen und sozialpsychologischen Arbeiten über 40 Jahre hinweg eine große Kontinuität hinsichtlich des Arguments der natürlichen, allerdings zwangsfreien Selbstorganisation von Gruppen feststellen; dagegen bleibt das in dieser Arbeit umständlich in die Theorie eingebaute Führerprinzip eine Variante, die nur an dieser Stelle auftaucht.

Der zweite Beitrag Metzgers für die Zeitschrift *Volk im Werden* ist insofern ein Kuriosum, als hier kein einziges Wort von Metzger selbst stammt. Es handelt sich um „Johann Georg Hamann. Aussprüche aus den Jahren 1759 bis 1780. Ausgewählt von Wolfgang Metzger" (1942b). Metzger beschwört mit Hamann, dem „Magus des Nordens", der Herder und Goethe beeinflußt hat und der in Münster begraben liegt, gewissermaßen den genius loci. Der Beitrag besteht auf 16 Seiten lediglich aus thematisch geordneten Sprüchen des Denkers. Der Bezug zum nationalsozialistischen Staat wird erst in dem zwei Jahre später (1944) erschienenen von Metzger herausgegebenen Büchlein *Johann Georg Hamann. Ein Verkündiger des deutschen Zeitalters* deutlich, in welchem Metzger, seinen germanistischen Interessen aus frühester Studienzeit folgend, die Aussprüche Hamanns als Vorbereiter der neuzeitlichen Wende zu „deutscher Geistesart" kommentiert und damit zumindest Anklänge an die von den Nazis beanspruchte deutsche Zeitwende provoziert.

Metzger erhielt den Ruf nach Münster 1942 und trat seinen Dienst im April des Jahres an. Er selbst führt diesen Ruf auf die, wohl eher atmosphärische, Wirkung des angesehenen münsterschen Kritikers des Nationalsozialismus, Kardinal von Galen, zurück, „in dessen Schatten man sich trauen konnte, auch jemand zu berufen, dessen Papiere nicht ganz sauber waren" (1972, S. 203). Die Psychologie konnte an der Universität Münster bereits auf eine lange Tradition zurückblicken. Richard Hellmuth Goldschmidt (1883–1968), einer der letzten Doktoranden von Wilhelm Wundt hatte sich 1914 in Münster bei Erich Becher habilitiert und wurde dortselbst 1919 zum außerplanmäßigen Professor ernannt. 1921 erhielt er die Leitung der psychologischen Abteilung des philosophischen Seminars und widmete sich weiterhin seinen Untersuchungen zur psychologischen Optik und der experimentellen Ästhetik von Farbwandelspielen (1928). 1933 wurde Goldschmidt von den antisemitischen Machthabern die Lehrbefugnis entzogen. Er emigrierte zunächst nach Amsterdam und arbeitete später an der Universität Oxford bis zum Kriegsende. Sein Nachfolger als Leiter der psychologischen Abteilung wurde Oberstudiendirektor Dr. Benno Kern, der auf dem Gebiet der angewandten Psychologie arbeitete. Diesen traf Metzger 1942 in Münster an. Die psychologische Abteilung des philosophischen Seminars wurde mit der Abteilung für praktische Philosophie vereinigt und erhielt den neuen Namen „Institut für Psychologie und Pädagogik", zu dessen Direktor Metzger ernannt wurde. Benno Kern wurde ob seiner Verdienste um die Leitung der psychologischen Abteilung auf Metzgers Vorschlag zum Honorarprofessor ernannt und arbeitete weiter im neuen Institut mit.

Metzger hatte mit seinem Lehrstuhl für Psychologie und Pädagogik beide Fächer zu vertreten. Für die Pädagogik, bzw. die pädagogische Psychologie hatte er sich durch seine heranwachsenden Kinder – es waren inzwischen vier geworden – anregen lassen. Formal wissenschaftlich hatte er sich durch zwei 1941 veröffentlichte Aufsätze für dieses Fach qualifiziert: In dem in der Zeitschrift *Die Erziehung* publizierten Beitrag „Psychologie und Menschenkenntnis" (1941b) hatte Metzger sich erneut gegen die Forderung der Nationalsozialisten an die Psychologie, Typologie statt allgemeiner Psychologie zu betreiben (Metzger, 1965b, S. 113f.) gewandt und die Einseitigkeit der Gleichsetzung von Psychologie und Charakterkunde kritisiert. Demgegenüber führt er aus, inwieweit gerade die allgemeine Psychologie die Grundlage für eine wissenschaftliche Menschenkenntnis bilden kann, die auch die Entstehungsbedingungen des Charakters mitberücksichtigen könne, anstatt die Menschen in typologische Schubladen einzuordnen.

Der zweite pädagogisch-psychologische Aufsatz von 1941(c) „Zur Frage der Bildbarkeit schöpferischer Kräfte" ist insofern interessant, als er die Grundlage für Metzgers drittes Hauptwerk bildet, welches als seine eigentliche Leistung der *Weiterentwicklung* der Gestalttheorie angesehen werden kann. Metzger entwickelt hier auf der Grundlage von Köhlers naturphilosophischen Ideen der „physischen Gestalten" und unter Einbeziehung der Lehren des Zen-Buddhismus, die ihm durch den japanischen Psychologen Morinaga, der Ende der 30er Jahre bei ihm in Frankfurt gearbeitet hatte, vermittelt worden waren, eine Theorie der Erziehung zum schöpferischen Denken und Handeln. Diese geht davon aus, daß eigenständiges Denken und Handeln dadurch gefördert werden kann, daß störende Rahmenbedingungen, Barrieren, Grenzen, Zwänge etc. beseitigt werden und somit lediglich der „Zug des Ziels" wirksam werden kann, der dem Menschen das schöpferische Handeln in Freiheit ermöglicht. Diese Arbeit ist auch in politischer Hinsicht interessant: Auf der ersten Seite legt er ein verbales Bekenntnis zur nationalsozialistischen Ideologie ab, welches aber nur den flüchtig lesenden Zensor überzeugt haben kann, da er es in der Form eines Zitates eines anderen Autors bringt. Was dann folgt, ist ein gestalttheoretisch begründetes Plädoyer gegen die Zwangsmaßnahmen des nationalsozialistischen Staates, der den Willen des einzelnen usurpiert. Ein Plädoyer gegen „Vorschriften, Verbotstafeln, Kontrollen, Strafandrohungen usw.", gegen treibende Kräfte wie Hunger und Ehrgeiz, die sachlich nichts mit dem zu erreichenden Ziel zu tun haben, sondern willkürlich zu seiner Erreichung eingespannt werden können, ein Plädoyer gegen „Polizeistaat und Taylorismus" (1941c, S.67)[3]. Die Arbeit wurde von Metzger nach dem Kriege erweitert und erschien 1949 zum erstenmal als Buch *Grundlagen der Erziehung zur schöpferischen Freiheit* und in einer nochmals erweiterten und überarbeiteten Form 1962 als *Schöpferische Freiheit*.

Die Münsteraner Zeit Metzgers zwischen 1942 und 1944 (1945 war der Universitätsbetrieb völlig zum Erliegen gekommen) läßt einen Einblick in die Tätigkeit eines deutschen Ordinarius in den nationalsozialistischen Kriegsjahren zu, zumal die gesamte Institutskorrespondenz dieser Zeit erhalten ist. Da gibt es die großen materiellen und organisatorischen Probleme beim Aufbau eines Instituts in Kriegszeiten, wo die „Kriegswichtigkeit" eines jeden Kleingerätes oder anzuschaffenden Buches belegt werden muß. Da gibt es wochenlange Korrespondenzen um den Ersatz eines zerbrochenen Spiegels in einem Leitz-Projektor. Da gibt es Schwierigkeiten in der Durchführung der neuen Diplomprüfungsordnung, bei der jeder einzelne Anerkennungsfall mit dem Vorsitzenden der Deutschen Gesellschaft für Psychologie, Oswald Kroh (Berlin), geklärt wird.

Ein großes Problem für die damaligen Psychologen entstand nach der Liquidierung der Wehrmachtspsychologie in den Bereichen der Luftwaffe und des Heeres im Jahre 1942. Es mußten neue Berufsfelder für Diplompsychologen gesucht bzw. geschaffen werden: Arbeitsamt und Industriebetriebe waren ein Bereich, ein anderer, vielleicht der zukunftsträchtigste im Hinblick auf die Nachkriegszeit war die NS-Volkswohlfahrt (NSV). Dort wurden Erziehungsberatungsstellen eingerichtet. Metzger wurde der formelle Leiter einer solchen Einrichtung im Raume Münster und eröffnete damit Arbeitsbereiche für die nach der Diplomprüfungsordnung geforderte Praktikantentätigkeit und die spätere Berufstätigkeit von Psychologen. Die Psychologie war aus der Phase der ideologischen Anpassung in die der praktischen Verwertung im nationalsozialistischen System getreten. Ihre Anerkennung als *praktische Wissenschaft* mußte die Psychologie aber erst noch erreichen. Metzger, der inzwischen ein weiteres wahrnehmungspsychologisches Buch publiziert hatte (1942c), entwickelte ein akustisches Verfahren zur Störung von „Feindsendern" mit geringem Energieaufwand (durch Sprachverdeckung) und bot es dem Reichspropagandaministerium mit Schreiben vom 26.5. 1943 an. Sein Motiv, damit die Psychologie als „kriegswichtig" und damit förderungswürdig anerkennen zu lassen, erläutert er im Schreiben an Edwards vom 19.5. 1943.

Ein weiteres Problem bestand in den erschwerten Publikationsmöglichkeiten jener Zeit. Die politische Zensur bzw. Selbstzensur war gegenüber dem

Problem des Papiermangels in den Hintergrund getreten. Metzger hatte 1941 (a) sein theoretisches Hauptwerk *Psychologie* im Steinkopff-Verlag in Dresden veröffentlicht. Entsprechend einer Fußnote in einem Aufsatz von 1940(a) sollte dieses Werk ursprünglich den Titel „Gestalttheorie" tragen. Mit dem endgültig gewählten allgemeineren Titel *Psychologie* war der Anspruch der Allgemeingültigkeit der Gestaltpsychologie verbunden. Das Werk wurde im Text unverändert in fünf Auflagen bis ins Jahr 1975 nachgedruckt. (Erst im Jahre 1983 erschienen diesmal gleich drei Werke im deutschen Sprachraum, die diesen Titel wieder für sich in Anspruch nehmen). Die erste Auflage 1941 war nun allerdings ohne jedes Zitat erschienen, da nach Metzgers Ansicht das häufige Zitieren jüdischer Emigranten die Drucklegung des Werkes wohl verhindert hätte. Die im großen und ganzen positive Aufnahme des Werkes in Rezensionen (lediglich Schultz-Henke äußerte sich negativ) führte dazu, daß es bereits 1942 vergriffen war. Da die Rezensenten auch das Fehlen der Zitate moniert hatten, versuchte Metzger, diese nachzuholen und noch während des Krieges eine zweite Auflage zustande zu bringen. Diese scheiterte allerdings nach vielen Versuchen daran, daß Metzger keine Fürsprecher bei höheren parteiamtlichen Stellen für die entsprechenden Papierlieferungen an den Verlag fand. In einem Brief an Kroh vom 12.6.1944 beschwert er sich, daß zur gleichen Zeit die Fachkollegen Lersch, Hellpach und Krieck durchaus die zweiten Auflagen ihrer Werke hätten herausbringen können.

Dennoch kann man sagen, daß Metzger, obzwar, wie er selbst bedauert, die von ihm vertretene Gestalttheorie von den Fachkollegen kaum zur Kenntnis genommen wird und trotz seiner Differenzen mit Erich Jaensch, Gert H. Fischer u. a., zur „scientific community" der damaligen Zeit gehörte. Narziss Ach forderte ihn etwa auf, für das *Lehrbuch der Psychologie,* dessen Herausgabe er plante, den Artikel über „Gesichtsempfindungen" zu schreiben. Von dem Werk konnte allerdings nur noch ein Band (Bd.3, 1944) erscheinen, in dem Metzgers Aufsatz nicht enthalten ist. Die übrigen Tätigkeiten des ordentlichen Professors Wolfgang Metzger waren kriegsbedingter Art: jeden 6.Tag Wehrdienst an der schweren Flakbatterie Nummer 5755 in Münster und Fernbetreuung der Frontstudenten. Metzger arbeitete in den Kriegsjahren seine Vorlesungen als Rundbriefe aus, die an die zum Wehrdienst eingezogenen Psychologiestudenten als Feldpostbriefe versandt wurden. Diese Fernbetreuung wurde allgemein als vorbildlich gelobt.

Die Nachkriegsperiode von Metzgers Biographie, die noch mehr als 30 Jahre produktiven Schaffens umfaßt, soll hier nur kurz gestreift werden, soweit sie Rückschlüsse auf die nationalsozialistische Zeit zuläßt.

Metzger lebte nach Kriegsende im kleinen Ort Freckenhorst nahe Münster auf dem Lande und hielt seine Familie – es gab inzwischen 5 Kinder – durch Landarbeit und durch die Tätigkeit als Hilfspfarrer über Wasser. Eines Tages, am 18.8.1945, hielt ein amerikanischer Jeep vor seiner Tür. Neben dem Fahrer und einem amerikanischen Offizier trat der amerikanische Psychologe Ansbacher herein, der auf einer Rundreise durch Deutschland die nach dem Krieg übriggebliebenen Ergebnisse der deutschen Psychologie in der Nazi-Zeit (Literatur, Apparate etc.) dokumentieren wollte. Ansbacher vermerkte in seinem Bericht:

> Prof. Metzger's speciality is the psychology of perception as applied to camouflage problems. He agreed to write a brief statement on camouflage as it was handled in Germany according to his knowledge, and this report was collected 10 days later. (1983)

Leider ist der erwähnte Bericht nicht mehr auffindbar.

Eine Folge dieses Besuches war es, daß Metzgers wenig später stattfindende Entnazifizierungsverhandlung nur einige Minuten dauerte. Ohne daß Metzger eine solche Hilfe erbeten hatte, lag der Kommission ein Schreiben Ansbachers vor, in dem seine Wiedereinsetzung empfohlen wurde. Anfang 1946 war er unter den ersten 8 Professoren, die den Lehrbetrieb an der Universität Münster wieder aufnehmen konnten.

Ohne Zweifel war es Metzger gelungen, die Forschungstradition der Gestaltpsychologie durch die Zeit des Nationalsozialismus hindurch zu bewahren und unmittelbar nach dem Kriege, als die Diskussion um die Stellung der Psychologie zwischen Natur- und Geisteswissenschaften wieder aufkam, eine naturwissenschaftlich-experimentelle Psychologie zu vertreten und in nahtlosem Anschluß an die Vorkriegstradition weiter zu entwickeln. Dieser Vorteil, der in der kontinuierlichen akademischen Institutionalisierung der Gestaltpsychologie begründet war, hatte seinen Preis gehabt. Metzger mußte, wie ausgeführt wurde, in seinen Schriften, die in der nationalsozialistischen Periode publiziert wurden, gelegentlich politische Äußerungen einflechten, die seine Loyalität gegenüber dem nationalsozialistischen Staat dokumentieren sollten. Und er mußte sich hinsichtlich der Zitate seiner akademischen Lehrer und der übrigen gestalt-psychologischen Kollegen zurückhalten, um überhaupt publizieren zu können. Diese zeitbedingten Änderungen des „Zitierverhaltens" lassen sich leicht quantitativ aufzeigen. Abbildung 1 läßt erkennen, daß die Zitate[4] von Gestalttheoretikern in Metzgers Schriften, die nach der Machtübernahme geschrieben wurden, gegenüber der vornationalsozialistischen Zeit abnehmen und nach 1945 wieder etwa auf das Ursprungsniveau zurückkehren. Noch deutlicher wird dies, wenn wir die relative Häufigkeit von Zitaten Köhlers mit denen der Gestalttheoretiker jüdischer Herkunft Wertheimer, Koffka und Lewin vergleichen. Während Köhler durchgehend zitiert werden konnte, sinkt die Zitierhäufigkeit der übrigen drei Gestaltpsychologen in der Zeit des Nationalsozialismus auf ein unbedeutendes Quantum ab (s. Tabelle 1).

Tabelle 1. Relative Häufigkeit von Zitaten des Nichtjuden Köhler und der Juden Wertheimer, Koffka und Lewin an zitierten Gestalttheoretikern in Schriften von Metzger

	1926–1934	1937–1942	1950–1960
Köhler	18,3%	21,8%	31,1%
Wertheimer Koffka Lewin	38,0%	1,3%	31,7%

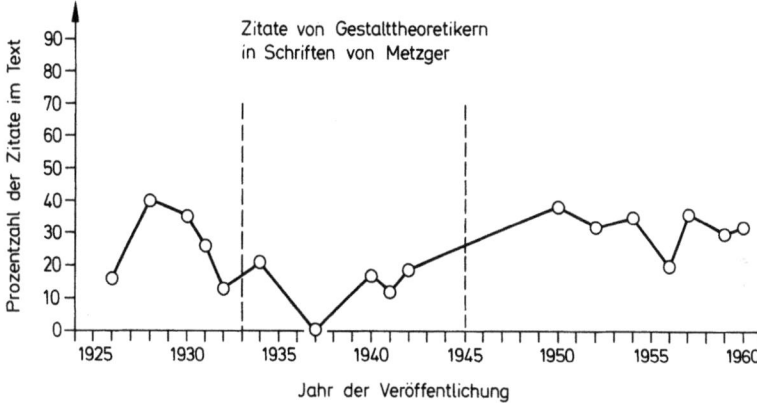

Abb. 1

Rein inhaltlich besehen hat diese partielle Anpassung als Überlebensstrategie Metzgers gestaltpsychologisches Denken nicht beeinflußt. Belegt werden kann dies durch die Publikationsgeschichte seiner drei Hauptwerke *Gesetze des Sehens, Psychologie* und *Schöpferische Freiheit,* in denen er die Gestaltpsychologie *popularisierte, systematisierte* und *weiterentwickelte,* die in der Nachkriegszeit entweder unverändert oder aber in erweiterter Form wieder aufgelegt wurden, ohne daß irgendeine in der nationalsozialistischen Zeit gemachte Aussage modifiziert werden mußte. Die internationale Psychologie hat dieses gradlinige Verhalten honoriert, indem sie Metzger und nicht den Ganzheitspsychologen Friedrich Sander als Präsidenten des Internationalen Kongresses für Psychologie in Bonn 1960 akzeptierte (s. z. B. Geuter, 1980b).

Es bleibt die Frage, wie Metzgers Verhalten von den in die USA emigrierten Gestaltpsychologen bewertet wurde. Von seinen ehemaligen Lehrern hat Metzger nur Köhler in der Nachkriegszeit wieder treffen können (erstmals auf dem XII. Internationalen Psychologenkongreß in Edinburgh). Von Hornbostel, Koffka, Wertheimer und Lewin waren inzwischen verstorben. Der Briefwechsel mit Köhler zwischen 1949 und 1967[5] beleuchtet diese Frage. In einem

Schreiben vom 15.11.1949 äußert sich Köhler Metzger gegenüber noch relativ distanziert. Dies ändert sich erst nach 1961. Die erwähnten Vorgänge auf dem Bonner Kongreß müssen auch auf Köhler, der nicht anwesend war, gewirkt haben. Metzger bittet Köhler am 19.9.1961, ihm die Neuauflage der *Schöpferischen Freiheit* widmen zu dürfen. Am 22.10.1962 spricht sich Köhler anerkennend über dieses Werk Metzgers aus. Von nun an wird der Briefwechsel zunehmend persönlicher, herzlicher. Dies geht einher mit Köhlers zunehmender Anerkennung von Metzgers Leistung als Gestaltpsychologe. Am 30.1.65 äußert sich Köhler sehr positiv über Metzgers *Gesetze des Sehens*. Am 10.8.65 gratuliert er ihm zum „verdienten" Dr. h. c. in Padua. Dennoch läßt sich eine gewisse Reserviertheit des Emigranten Köhler gegenüber dem nicht-emigrierten Schüler nicht übersehen. Köhler, der die Bundesrepublik Deutschland und West-Berlin in der Nachkriegszeit häufig besucht hatte, kam im April 1967, wenige Monate vor seinem Tod, zum erstenmal nach Münster, wo er seinen vorletzten Ehrendoktortitel erhalten sollte. Als er ankam, besuchte er als erstes das kleine Experimental-Psychologische Institut Richard Hellmuth Goldschmidts, ehe er in dem von Metzger aufgebauten und geleiteten Psychologischen Institut eintraf. Es muß in diesem Zusammenhang erwähnt werden, daß Goldschmidt im Jahre 1950 aus der englischen Emigration nach Münster zurückgekehrt war und dort eine „Wiedergutmachungsstelle" und eben dieses kleine Institut erhalten hatte.

Köhlers Verhalten wurde von uns Assistenten damals als ein Zeichen der Ehrerbietung gegenüber dem Emigranten Goldschmidt interpretiert, der ihm als Wissenschaftler so viel weniger nahe stand als Metzger.

Die Schicksale der beiden übrigen nicht-emigrierten Gestaltpsychologen in der Zeit des Nationalismus sind schnell berichtet, zumal verglichen mit Metzger viel weniger biographische Informationen zur Verfügung stehen.

Kurt Gottschaldt (*1902)[6]

Kurt Gottschaldt studierte Philosophie mit dem Schwerpunkt Psychologie seit 1922 am Psychologischen Institut der Universität Berlin zunächst bei Karl Stumpf und dann hauptsächlich bei Max Wertheimer und Wolfgang Köhler. Er begann sich für den Wertheimerschen Gestaltfaktor der „Erfahrung" zu interessieren und begann relativ früh in seinem Studium experimentelle Untersuchungen für seine Dissertation. Der Gestaltfaktor der „Erfahrung" spielt ja in Wertheimers Untersuchungen (1923) insofern eine Sonderrolle, als hier nicht ein autochtones, im Wahrnehmungssystem fest verankertes Gliederungsprinzip angesprochen ist, sondern eine ontogenetisch oder im aktuellen Lernzusammenhang entstandene Wahrnehmungspräferenz. Gottschaldts Untersuchungen über „eingebettete Figuren", in denen gezeigt wurde, daß bestimmte Figuren nach längerer Betrachtungszeit nicht wiedererkannt werden, wenn sie in einen neuen, übergreifenden Gestaltzusammenhang eingebettet sind, wurden weltberühmt. Er promovierte 1926 mit dem ersten Teil dieser Arbeit. Der zweite Teil erschien 1929 nach einer dreijährigen Assistenzzeit bei Köhler.

Das Thema der Erfahrungswirkung auf menschliches Erleben und Verhalten sollte Gottschaldt sein ganzes Leben lang beschäftigen. Nachdem er in seinen Berliner Untersuchungen zunächst gezeigt hatte, daß der Einfluß der Erfahrung in der Wahrnehmung bei weitem überschätzt wurde, übertrug er diese Fragestellung auf andere Lebensbereiche. Dabei lag es nahe, entwicklungspsychologische Untersuchungen zu machen. Dazu ergab sich Gelegenheit, als Gottschaldt 1929 nach Bonn übersiedelte und dort die Leitung der Psychologischen Abteilung der Rheinischen Provinzial-Kinderanstalt für seelisch Abnorme übernahm. Er bekam dort viele seelisch gestörte Kinder zu Gesicht und entwickelte eigene diagnostische Verfahren. Seine entwicklungspsychologischen Untersuchungen aus dieser Zeit sind eng verbunden mit den methodologischen Vorstellungen Kurt Lewins. Ähnlich wie Köhler in seinen *Intelligenzprüfungen an Menschenaffen* und Lewin in seinen bekannten Untersuchungen zur Handlungs- und Affektpsychologie schaffte er für die Untersuchungen der Kinder lebensnahe Alltagssituationen, in denen ihr Handeln beobachtet werden konnte. Mit diesen Untersuchungen wurde Gottschaldt 1932 bei Rothacker an der Bonner Universität habilitiert und hatte seitdem die Funktion eines Privatdozenten inne. Die Habilitationsschrift wurde unter dem Titel *Der Aufbau des kindlichen Handelns* (1933) veröffentlicht.

Mit der Machtübernahme durch die Nationalsozialisten im Jahre 1933 wurde Gottschaldt aus seiner Stelle an der Provinzial-Kinderanstalt entlassen. 1935 erhielt er eine Anstellung am Kaiser-Wilhelm-Institut für Anthropologie in Berlin-Dahlem. Er wurde zum Leiter einer neueingerichteten erbpsychologischen Abteilung des Instituts ernannt. Direktor des Kaiser-Wilhelm-Instituts war der von den Nationalsozialisten hofierte Genetiker Eugen Fischer. In diesem Institut fand er günstige Arbeitsmöglichkeiten vor, um Zwillingsuntersuchungen zu erbpsychologischen Fragestellungen durchzuführen. Auch hier wählte Gottschaldt wieder lebensnahe Situationen als Untersuchungsfeld. Er organisierte in den Jahren 1936/37 mit Hilfe der Nationalsozialistischen Volkswohlfahrt zwei mehrwöchige Zwillingslager auf der Insel Norderney, in welchen er mit seinen Mitarbeitern durch teilnehmende Beobachtung eine große Menge an Daten ansammeln konnte. Gottschaldt hat die Zwillingspaare, die in diesen Ferienlagern waren, nach dem Krieg zwischen 1949 und 1951 wieder aufsuchen lassen, um Explorationen durchzuführen. In einer dritten Phase zwischen 1965 und 1970 wurden die noch auffindbaren Zwillinge – sie waren inzwischen 35 bis 45 Jahre alt – kontaktiert und erneut exploriert, so daß Gottschaldt heute über außerordentlich umfangreiches Längsschnittmaterial eineiiger und zweieiiger Zwillingspaare verfügt. Diese wohl vom Stichprobenumfang und von der Untersuchungsdauer her gesehen größte Längsschnittuntersuchung der Welt auf diesem Gebiet wartet weiterhin auf ihre vollständige Auswertung und Publikation (vgl. Gottschaldt, 1983).

Seit 1935 übernahm Gottschaldt neben seiner Tätigkeit am Kaiser-Wilhelm-Institut zusätzlich die Leitung der Poliklinik für nervöse und schwer erziehbare Kinder und Jugendliche am Kinderkrankenhaus der Stadt Berlin. In dieser letztgenannten Funktion arbeitete er noch nach dem zweiten Weltkrieg weiter und es entstand daraus 1950 sein Buch über „Jugendverwahrlosung".

Gottschaldt wurde, nachdem er an die Universität Berlin umhabilitiert worden war, 1938 zum Professor ernannt. Im Zusammenhang mit seiner Tätigkeit an der Universität geriet Gottschaldt ins Schußfeld nationalsozialistischer Intrige. Sein Kollege Rieffert, der die deutsche Wehrmachtspsychologie aufgebaut hatte, denunzierte Gottschaldt (neben Duncker und von Lauenstein) bei der SS als kommunistisch. Es gelang der SS allerdings nicht, Gottschaldts Position am Kaiser-Wilhelm-Institut zu gefährden. Er konnte auch während des Krieges seine wissenschaftliche Tätigkeit an diesem Institut fortsetzen und schrieb u. a. ein Buch über die Zwillingsmethodik (1942).

Nach dem Zweiten Weltkrieg wurde Gottschaldt 1946 auf den Lehrstuhl für Psychologie an der Humboldt-Universität in Berlin berufen und begann das neue Psychologische Institut in der Oranienburger Straße 18 aufzubauen. Seine Forschungsinteressen verlegten sich in jener Zeit stärker auf persönlichkeits- und sozialpsychologische Fragestellungen (1954a, b, 1959). 1954 gelang es ihm, mit Band 157 die traditionsreiche *Zeitschrift für Psychologie* als erste psychologische Fachzeitschrift in den sozialistischen Ländern wieder zu begründen. Er war ihr alleiniger Herausgeber bis Band 166 (1962). Seine Herausgeberschaft endete, nachdem er die DDR 1961 verlassen hatte, um den Lehrstuhl für Psychologie an der Universität Göttingen zu übernehmen.

Fragen wir uns auch bei Gottschaldt wieder, ob die nationalsozialistische Ära seine wissenschaftliche Entwicklung beeinflußt hat und betrachten zunächst wieder das Zitierverhalten. Abbildung 2 zeigt, daß die Zitate von Gestalttheoretikern in Gottschaldts Schriften[7] seit seiner Dissertation von 1926 kontinuierlich abnehmen und nach 1935 auf einem vergleichsweise niedrigem Niveau liegen. Auch nach 1945 steigt die relative Anzahl von Gestalttheoretiker-Zitaten nicht wieder an. Man kann also annehmen, daß sich Gottschaldts wissenschaftliche Entwicklung systematisch von der ursprünglichen Berliner Schule der Gestalttheorie entfernt hat, und daß dieser Prozeß nicht nachweislich durch den Nationalsozialismus gefördert wurde, da sich das Zitierverhalten nach Ende dieser Periode nicht verändert. Schaut man sich die in die Auszählung eingegangenen Schriften – es ist die überwiegende Mehrzahl seiner im Auszählungszeitraum veröffentlichten Arbeiten – näher an, so findet man wohl eine durchgängige methodologische Orientierung an der Gestalttheorie, insbesondere an Kurt Lewin, aber der Gestaltbegriff selbst, die Ehrenfels-Kriterien, die Gestaltgesetze oder andere Grundbegriffe der Gestalttheorie wer-

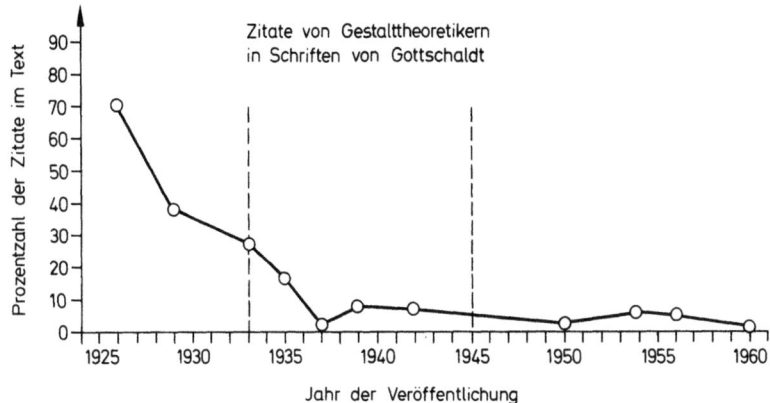

Abb. 2

den kaum noch thematisiert. Man kann daraus schließen, daß Gottschaldt den methodologischen Ansatz der Gestalttheorie, insbesondere die Technik lebensnaher Feldexperimente, übernommen und weiterentwickelt hat und auf die derzeit für die Gestalttheorie eher randständigen Gebiete der Entwicklungspsychologie, der Persönlichkeitspsychologie und der Sozialpsychologie übertragen hat. Ohne Zweifel ist es ihm auch gelungen, in der Entwicklung der Nachkriegspsychologie in der DDR dem Gestaltansatz eine zentrale Rolle zuzuweisen, was die 10 von ihm herausgegebenen Bände der *Zeitschrift für Psychologie* offenkundig werden lassen. Diese Kontinuität gestalttheoretischen Denkens läßt sich bis in die jüngste Zeit in der marxistisch orientierten DDR-Psychologie nachweisen (vgl. Klix, 1975).

In der nationalsozialistischen Zeit selbst zitiert Gottschaldt die Gestalttheorie und ihre Begründer in unterschiedlicher Weise: In der Arbeit von 1939(a) nennt er im Text die „Gestalttheorie" und zitiert unter diesem Begriff im Literaturverzeichnis „Psychol. Forsch., 1-29", ohne einen einzigen Namen zu nennen. In der im gleichen Jahr (1939b) erschienenen Arbeit „Erbpsychologie der Elementarfunktionen der Begabung", die an exponierter Stelle, dem *Handbuch der Erbbiologie,* erschien, führt Gottschaldt in der Bibliographie zahlreiche Arbeiten aller Gestalttheoretiker, insbesondere auch Kurt Lewins, auf.

Eine genauere Lektüre von Gottschaldts erbpsychologischen Arbeiten, die in der Zeit des Nationalsozialismus entstanden sind, zeigt eine durchgängige Abstinenz von NS-programmatischen Anklängen, die man auf diesem in der NS-Zeit zentralen Teilgebiet der Psychologie bei anderen Autoren im Übermaß findet. Gottschaldt wendet sich sogar ausdrücklich gegen die allzu vielen nur programmatischen Arbeiten auf diesem Gebiet. „Im ganzen wird die erbpsychologische Arbeit vor allem die methodologischen Fragen mehr beachten müssen" (1937, S. 19). Letzteres tut Gottschaldt selbst in einem für die damalige Zeit erstaunlichen Reflexionsgrad. So kommt es, daß man 1937 in der Zeitschrift *Fortschritte der Erbpathologie und Rassenhygiene* methodologische Überlegungen zum Anlage-Umwelt-Problem nachlesen kann, die einem Cyril Burt, der zur gleichen Zeit im nicht-faschistischen England dieses Problem bearbeitete, gut angestanden hätten (vgl. Kamin, 1979).

Gottschaldts Auffassungen zum Anlage-Umwelt-Problem haben sich dementsprechend, wie der Vergleich der beiden folgenden Zitate deutlich zeigt, im Übergang vom nationalsozialistischen ins antifaschistische Deutschland zwischen 1937 und 1950 nicht grundsätzlich verändert:

> Wendet sich die Erbcharakterkunde und die Erbpsychologie unmittelbar der Erfassung von Einzelzügen der geistig-seelischen Persönlichkeit zu, so wird allzu leicht der Gesamtüberblick über die Entwicklung und den Aufbau der Persönlichkeit verloren und es werden vom vorschnellen gegenseitigen Abwägen von Konkordanzen und Diskordanzen bei Zwillingen häufig doch wohl allzu schnelle Schlüsse auf Grenzen der Erziehbarkeit, Plastizität, Modifizierbarkeit usw. gezogen. (Gottschaldt, 1937, S. 4)
>
> Es kann nicht übersehen werden, daß in den letzten Jahrzehnten gerade auf dem Gebiet der Anwendung der menschlichen Erbforschung viel Mißbrauch getrieben worden ist. Auf das Geschwätz von einer allgemeinen „erblichen Belastung" stoßen wir ja noch heute in vielen Fürsorgeakten, woraus sich leicht ein lähmender Fatalismus ableitet. (Gottschaldt, 1950, S. 39)

Gottschaldts Auffassung zum Anlage-Umwelt-Problem ist als *interaktionistisch* oder *dialektisch* zu charakterisieren. Er wendet sich gegen jede Aufspaltung der Erb- und Umwelteinflüsse bei der Betrachtung der Entwicklung der Gesamtpersönlichkeit.

> Für die Methodologie der Phänogenetik bedeutet das, daß Erbwirkungen und Umweltwirkungen sich nicht addieren, sondern kombinieren, sie sind auch nicht als Faktorenkomplexe der psychophysischen Entwicklung anzusehen, die unabhängig voneinander wirken und somit auch jeder für sich untersucht werden können. Die Frage heißt daher auch nicht, ob Erbwirkungen *oder* Umweltwirkungen nachweisbar sind und in welchen Proportionen der Anteil des einen Faktors zu dem anderen steht, sondern die Frage ist, *wie* Erbe und Umwelt in der Entwicklung zusammen wirken .... (Gottschaldt, 1960, S. 225)[8]

Zusammenfassend läßt sich hinsichtlich unserer Fragestellung zu Gottschaldts Biographie sagen, daß er sich nach seiner Promotion kontinuierlich von den grundlegenden Arbeitsgebieten der Gestaltpsychologen der Berliner Richtung entfernt hat, ohne dabei deren methodologische Grundpositionen aufzugeben, sondern diese auf andere Gebiete der Psychologie übertragen hat. Die nationalsozialistische Zeit konnte er im Schutze des Kaiser-Wilhelm-Instituts unter Leitung des von den Nazis hoch angesehenen Genetikers Eugen Fischer durchstehen, zumal er auf einem Gebiet arbeitete, dessen damalige gesellschaftliche Relevanz so gesichert war, daß es den nationalsozialistischen Machthabern nicht durch programmatische Sprüche anempfohlen werden mußte.[9]

Edwin Rausch (*1906)

An biographischem Material liegt von Rausch eine „Selbstdarstellung" in Pongratz et al. (1979) und eine Laudatio in der Festschrift zu seinem 75. Geburtstag (Hoeth, 1981) vor. Rauschs Biographie unterscheidet sich von den beiden vorangehenden schon allein dadurch, daß er bei der Machtübernahme der Nationalsozialisten noch Student war. Er hatte zunächst in Bonn und später in Frankfurt Physik, Mathematik und Philosophie studiert und traf 1929 in Frankfurt auf Max Wertheimer. Auch bei Gelb, der noch bis 1931 in Frankfurt war, besuchte er mehrere Vorlesungen. Er wandte sich mehr und mehr dem Studium der Psychologie zu, brach aber sein von Wertheimer übernommenes Dissertationsthema nach dessen Emigration ab. 1934 erhielt er bei Metzger, der als Dozent das verwaiste Institut leitete, eine Hilfskraftstelle. Da Wertheimers Lehrstuhl an die philosophische Fakultät abgetreten worden war, bestand das Frankfurter Psychologische Institut nur noch aus Metzger, Rausch und einem Mechanikermeister. Da es keine Sekretärin gab, hatte Rausch auch einen Großteil der Verwaltungsaufgaben mit zu übernehmen. Er arbeitete sich in die Schriften der Berliner Gestalttheoretiker ein und stellte sich selbst ein neues Dissertationsthema, die Kategorialanalyse der Begriffe „Summativität" und „Nichtsummativität", welches er mit den Mitteln der Logistik bearbeitete. 1936 wurde er mit dieser Arbeit promoviert, die noch im darauffolgenden Jahr in der *Psychologischen Forschung* erschien.

Nach der Promotion erhielt Rausch eine Assistenstenstelle am Institut und begann sich auf Anregung von Metzger mit der experimentellen Analyse der Sanderschen Parallelogrammdiagonalentäuschung zu beschäftigen. Während Metzgers Lehrstuhlvertretung in Halle vom Herbst 1937 bis Frühjahr 1939 leitete er stellvertretend das Psychologische Institut und hielt den Lehrbetrieb durch Arbeitsgemeinschaften aufrecht.

Bei Kriegsausbruch 1939 wurde er zur Wehrmacht eingezogen. In einem Urlaub im Wintersemester 1940/41 konnte er sich mit der genannten Arbeit habilitieren. Anschließend arbeitete er als Wehrmachtspsychologe im Eignungsprüfwesen bei der Luftwaffe. Hier hatte er u. a. Eignungsprüfungen an Horchgeräten durchzuführen, deren experimentelle Grundlagen über die Wahrnehmung der Schallrichtung im Ersten Weltkrieg von Wertheimer und von Hornbostel gelegt worden waren.

Nach der Auflösung der Luftwaffenpsychologie im Jahre 1942 kam Rausch, der auch ein Staatsexamen in Physik abgelegt hatte, zum meteorologischen Flugberatungsdienst und wurde zeitweise an der Wetterbezirkszentrale

Frankfurt eingesetzt. Dabei nahm er gleichzeitig seine Dozentur an der naturwissenschaftlichen Fakultät wahr und betreute in den Abendstunden weiterhin das Psychologische Institut.

Als er 1943 zunächst nach Frankreich und später bis Kriegsende nach Rußland und Polen versetzt wurde, kam der Institutsbetrieb völlig zum Erliegen.

Nach der Rückkehr aus der Kriegsgefangenschaft im Juni 1945 übernahm er wieder seine Assistentenstelle an der Universität und begann das Psychologische Institut wieder aufzubauen. Erst 1954 wurde an der naturwissenschaftlichen Fakultät wieder ein Extraordinariat für Psychologie eingerichtet, welches später in einen ordentlichen Lehrstuhl umgewandelt wurde, der mit Edwin Rausch besetzt wurde und den er bis zu seiner Emeritierung behielt.

Rauschs wissenschaftliche Arbeiten beschäftigten sich unter anderem mit grundlegenden Analysen psychologischer Kategorien: neben den in der Dissertation genannten etwa „Variabilität und Konstanz" (1949), „Ähnlichkeit" (1951) oder „Prägnanz" (1966). Sie sind durchgängig der Gestalttheorie verpflichtet. Dies zeigt sich auch in seinem Zitierverhalten[10] (Abb.3). Der Anteil von zitierten Gestalttheoretikern liegt zwischen 30 und 85%. Nur eine einzige Arbeit Rauschs, seine Dissertation, wurde in der nationalsozialistischen Zeit veröffentlicht. Die Zitierhäufigkeit liegt hier mit 62% ungefähr genau so hoch wie im Mittel in der Nachkriegszeit. Es wird allerdings ausschließlich Köhler zitiert, was aber vom Inhalt her angemessen ist. Rauschs Habilitationsschrift wurde in erweiterter Form erst 1952 publiziert.

Rausch hat nie popularisierende Beiträge, wie sie Metzger in großem Ausmaß produziert hat, veröffentlicht. Nicht zuletzt deshalb gehen seine Arbeiten an keiner Stelle auf gesellschaftlich-politische Probleme ein, wie wir dies bei

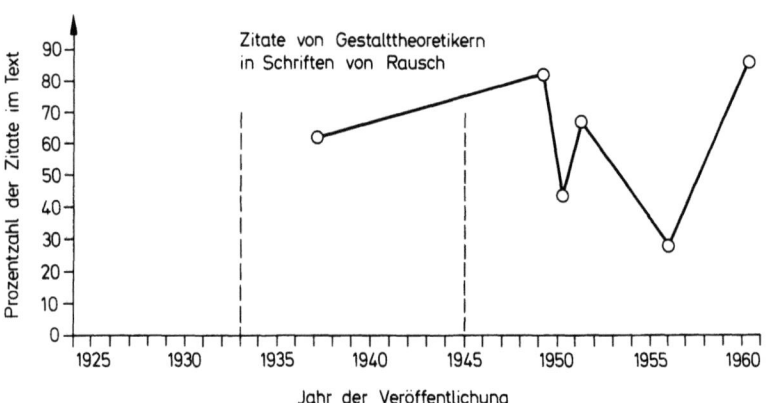

Abb. 3

Metzger seit 1938 und auch in der nach-nationalsozialistischen Zeit immer wieder finden können.

In der wenig exponierten Stellung als Assistent konnte Rausch, gefördert von Metzger, offenbar unbeeinflußt vom politischen Zeitgeschehen seinen wissenschaftlichen Arbeiten nachgehen. Rausch hat ebenso wie Metzger große Verdienste um die Weiterentwicklung der Gestalttheorie erworben, die er mit diesem zusammen durch die Zeit des Nationalsozialismus hinübergerettet hat, als den meisten Kollegen andere Themen der Psychologie opportuner erschienen.

Schlußbemerkungen

Die Biographien der drei nicht-emigrierten Gestaltpsychologen stellen drei Überlebensstrategien dar, die weitgehend von den jeweiligen institutionellen Bedingungen diktiert wurden. Bei allen dreien finden wir ein hohes Maß an Kontinuität zwischen der nationalsozialistischen Periode und der Nachkriegszeit. Daraus kann geschlossen werden, daß die drei Wissenschaftler ihre psychologische Lehrmeinung kaum den herrschenden Verhältnissen anpassen mußten, wenn wir von den erwähnten Ausnahmen absehen, die die wissenschaftliche Substanz der Gestaltpsychologie nicht betrafen. Es kann aber auch anders herum geschlossen werden, daß die Gestaltpsychologie nicht, wie es der Titel von Metzgers Kommentar von 1979 behauptet, „ein Ärgernis für die Nazis" gewesen ist. Ein Ärgernis für die Nazis waren eher die jüdischen Stammväter dieser Richtung. Dies schließt nicht aus, daß sich gestalttheoretische Grundaussagen tatsächlich im Widerspruch zu totalitären Systemen befinden, nur ist dies von den nationalsozialistischen Machthabern wohl kaum bemerkt worden.

Anmerkungen

1 Die Bezeichnung Berliner/Frankfurter Schule erscheint gerechtfertigt, da sich die erste Begegnung von Koffka und Köhler mit Max Wertheimer im Frankfurter Institut Schumanns vollzog und sowohl die theoretischen Grundlagen der Gestaltpsychologie als auch ihre ersten experimentellen Ergebnisse mit Wertheimers Scheinbewegungsarbeit (1912) dort erarbeitet wurden. Weiterhin wurde nach Wertheimers Übernahme des Schumannschen Lehrstuhls im Jahre 1929 das Frankfurter Institut zum zweiten Zentrum der Gestaltpsychologie. Und gerade hier wurde ja durch Metzger, der Wertheimer 1931 nach Frankfurt gefolgt war, und später durch Rausch, die Gestaltpsychologie in der nationalsozialistischen Ära hauptsächlich vertreten.
2 Dieser Aufsatz, der in Metzgers Schriftenverzeichnis nicht mehr enthalten war, wurde ebenso wie der Aufsatz von 1942a von Ulfried Geuter wiederentdeckt (vgl. Geuter 1983a).
3 Auf diesen Aspekt der Gestalttheorie bezieht sich auch Metzgers Aussage von 1979:

„Man hatte sich im Berliner Institut nie viel mit Politik beschäftigt. Aber man war mit dem Nachweis von Ordnungen im Seelischen beschäftigt, die nicht von außen auferlegt sind, sondern der inneren Dynamik der fraglichen Situation entspringen und die man als die Grundlage aller Produktivität betrachtete. Man befand sich damit in unauflösbarem Widerspruch zu allen totalitären Systemen, jeder Art und Richtung. Man hätte sich daher auch dann im Widerspruch zum Nationalsozialismus befunden, wenn dieser nicht antisemitisch gewesen wäre" (S. 84).

Metzger begründet den Widerspruch zum Nationalsozialismus also primär von der Theorie her.

4 Da in den verschiedenen Publikationen unterschiedliche Zitierweisen gebraucht wurden, wurde in folgender Weise ausgezählt: Jeder im Text auftauchende Autorenname wurde gezählt, aber nur einmal pro Seite. Als Gestalttheoretiker wurden die Vertreter der Berliner/Frankfurter Schule (s. Anm. 1) und ihre unmittelbaren Schüler klassifiziert. Eigenzitate wurden nicht berücksichtigt. Ein Verzeichnis der in die Auswertung eingegangenen Publikationen kann beim Autor angefordert werden.

5 Universitätsarchiv Münster: Psych. Inst./Metzger Nr. 63.

6 Die Gottschaldt betreffenden Ausführungen stützten sich auf in öffentlichen Bibliotheken zugängliche Schriften.

7 s. Anm. 4.

8 Gottschaldts Auffassungen zum Anlage-Umwelt-Problem können keineswegs als „reaktionär" angesehen werden, wie es von Schunter-Kleemann (1980, S. 55) behauptet wird, zumal er sich, wie es auch die obigen Zitate ausweisen, zu *jeder* Zeit gegen einen genetischen Fatalismus gewendet hat.

9 Die von mir angeführten Gründe für Gottschaldts relativ unangefochtenes „Überleben" im Nationalsozialismus werden durch ein Dokument im Koblenzer Bundesarchiv (NS 15/243 Bl. 89) bestätigt, welches ich Angela Benz (1980, S. 76 f.) verdanke. Demnach wurde Gottschaldt 1943 in einem Gutachten des NSD-Dozentenbundes anläßlich der Lehrstuhlbesetzung in Leipzig folgendermaßen beurteilt: „In wissenschaftlicher Hinsicht stammt G. aus der früher von Juden beherrschten Berliner Richtung der Gestaltpsychologie und hat sie auch in seinen ersten Veröffentlichungen mit deutlicher Überzeugung vertreten. Im Laufe der Zeit hat er sich aber davon frei gemacht und anderen Zweigen der Psychologie zugewandt ... Als psychologischer Mitarbeiter der von E. Fischer (Berlin) geleiteten erbbiologischen Forschungsabteilung des Kaiser-Wilhelm-Instituts hat G. in den letzten Jahren das Problem der seelischen Vererbung in Angriff genommen ... Von seiten einer in der Rassenpolitik der Partei führenden Stelle wird Dr. G. fachlich auf dem Gebiet der Vererbungslehre sehr positiv eingeschätzt."

10 s. Anm. 4

Literatur

Ach, N. K. (Hrsg.) (1944). *Lehrbuch der Psychologie: Bd. 3. Praktische Psychologie.* Bamberg: Buchners.
Ansbacher, H. L. (1980). Wolfgang Metzger (1899-1979). *Individual Psychology News Letter 29,* 45-47.
Ansbacher, H. L. (1983, 1. November). Persönliche Mitteilung
Ash, M. G. (1979). The struggle against the nazis. *American Psychologist, 34,* 363-364.
Ash, M. G. (1982). *The emergence of Gestalt theory: Experimental psychology in Germany, 1890-1920.* Diss. Harvard Univ.

Ash, M.G. (1983). Die deutschsprachige Psychologie im Exil: Forschungsansätze und -ergebnisse zum Problem des Wissenstransfers. *Bericht über den 33. Kongreß der Deutschen Gesellschaft für Psychologie in Mainz 1982* (S.106–113). Göttingen: Hogrefe
Ash, M.G. (1984). *Disziplinentwicklung und Wissenschaftstransfer – Deutschsprachige Psychologen in der Emigration.* Erscheint in: Berichte zur Wissenschaftsgeschichte (zitiert nach Manuskript).
Benz, A. (1980). *Psychologie und Nationalsozialismus – Versuch eines Paradigmas von Wissenschaftsgeschichte.* Diplomarbeit, Universität Trier.
Ertel, S., Kemmler, L. & Stadler, M. (Hrsg.). (1975). *Gestalttheorie in der modernen Psychologie.* Wolfgang Metzger zum 75. Geburtstag. Darmstadt: Steinkopff.
Geuter, U. (1979). Der Leipziger Kongreß der Deutschen Gesellschaft für Psychologie 1933. *Psychologie und Gesellschaftskritik, 12,* 6–25.
Geuter, U. (1980a). Institutionelle und professionelle Schranken der Nachkriegsauseinandersetzungen über die Psychologie im Nationalsozialismus. *Psychologie und Gesellschaftskritik, 13/14,* 5–39.
Geuter, U. (1980b). Die Zerstörung wissenschaftlicher Vernunft. Felix Krüger und die Leipziger Schule der Ganzheitspsychologie. *Psychologie heute 7, 4,* 35–43.
Geuter, U. (1983a). Der Nationalsozialismus und die Entwicklung der deutschen Psychologie. *Bericht über den 33. Kongreß der Deutschen Gesellschaft für Psychologie in Mainz 1982* (S.99–106). Göttingen: Hogrefe.
Geuter, U. (1983b). „Gleichschaltung" von oben? Universitätspolitische Strategien und Verhaltensweisen in der Psychologie während des Nationalsozialismus. *Bericht aus dem Archiv für Geschichte der Psychologie,* Historische Reihe Nr.11. Psychologisches Institut der Universität Heidelberg.
Goldmeier, E. (1937). Über Ähnlichkeit bei gesehenen Figuren. *Psychologische Forschung 21,* 146–208.
Goldschmidt, R.H. (1928). Postulat der Farbwandelspiele. *Sitzungsberichte der Heidelberger Akademie der Wissenschaften, philosophisch-historische Klasse, 6.*
Gottschaldt, K. (1926). Über den Einfluß der Erfahrung auf die Wahrnehmung von Figuren. I. Über den Einfluß gehäufter Einprägung von Figuren auf ihre Sichtbarkeit in umfassenden Konfigurationen. *Psychologische Forschung, 8,* 261–317.
Gottschaldt, K. (1929). Über den Einfluß der Erfahrung auf die Wahrnehmung von Figuren. II. Vergleichende Untersuchungen über die Wirkung figuraler Einprägung und den Einfluß spezifischer Geschehensverläufe auf die Auffassung optischer Komplexe. *Psychologische Forschung, 12,* 1–87.
Gottschaldt, K. (1933). Der Aufbau des kindlichen Handelns. *Zeitschrift für angewandte Psychologie, Beiheft 68,* Leipzig.
Gottschaldt, K. (1937). Über die Vererbung von Intelligenz und Charakter. *Fortschritte der Erbpathologie und Rassenhygiene, 1,* 1–21.
Gottschaldt, K. (1939a). Phänogenetische Fragestellungen im Bereich der Erbpsychologie. *Zeitschrift für induktive Abstammungs- und Vererbungslehre, 76,* 118–157.
Gottschaldt, K. (1939b). Erbpsychologie der Elementarfunktionen der Begabung. In G.Just (Hrsg.), *Handbuch der Erbbiologie, Bd.5/1.* Berlin: Springer.
Gottschaldt, K. (1942). *Die Methodik der Persönlichkeitsforschung in der Erbpsychologie.* Leipzig: Barth.
Gottschaldt, K. (1950). *Probleme der Jugendverwahrlosung.* Leipzig: Barth.
Gottschaldt, K. (1954a). Zur Theorie der Persönlichkeit und ihrer Entwicklung. *Zeitschrift für Psychologie, 157,* 2–22.
Gottschaldt, K. (1954b). Über Persona-Phänomene. *Zeitschrift für Psychologie, 157,* 163–200.

Gottschaldt, K. (1959). Zur Psychologie der Wir-Gruppe. *Zeitschrift für Psychologie, 163*, 193–229.

Gottschaldt, K. (1960). Das Problem der Phänogenetik der Persönlichkeit. In P. Lersch & H. Thomae (Hrsg.), *Persönlichkeitsforschung und Persönlichkeitstheorie. Handbuch der Psychologie, Bd. 4.* (S. 222–280) Göttingen: Hogrefe.

Gottschaldt, K. (1983). Zwillingsforschung als Lebenslaufforschung – Längsschnittuntersuchungen über Entwicklungsverläufe von Zwillingen, aufgewachsen unter sich verändernden Zeitumständen. *Bericht über den 33. Kongreß der Deutschen Gesellschaft für Psychologie in Mainz 1982* (S. 53–64). Göttingen: Hogrefe.

Heckhausen, H. (1980). Nachruf auf Wolfgang Metzger. *Psychologische Rundschau, 31*, 54–58.

Heckhausen, H. (1983). Wolfgang Metzger: 1899–1979. *American Journal of Psychology, 96*, 567–571.

Heil, F. E. & Benz, A. (1983). *Die Kongreßberichte der Deutschen Gesellschaft für Psychologie als Spiegelbild des nationalsozialistischen Einflusses auf die psychologische Forschung.* Unveröffentlichter Beitrag zum Symposium „Psychologie im Nationalsozialismus" in Bad Homburg. Universität Trier.

Henle, M. (1978). One man against the nazis – Wolfgang Köhler. *American Psychologist, 33*, 939–944.

Hoeth, F. (1981). Edwin Rausch – eine Persönlichkeit in der psychologischen Forschung. *Gestalt Theory, 3*, 3–4.

Hornbostel, E. M. v. & Wertheimer, M. (1920). Über die Wahrnehmung der Schallrichtung. *Sitzungsberichte der preußischen Akademie der Wissenschaften, 20*, 388–396.

Huber, K. (1959). (Schlußwort vor dem „Volksgericht") In L. Poliakov & J. Wulf (Hrsg.), *Das Dritte Reich und seine Denker.* Dokumente (S. 123–124). Berlin: Arani.

Kamin, L. (1979). *Der Intelligenz-Quotient in Wissenschaft und Politik.* Darmstadt: Steinkopff.

Kemmler, L. & Heckhausen, H. (1980). Die Psychologie an der Universität Münster. In H. Dollinger (Hrsg.), Die Universität Münster 1780–1980 (S. 325–330). Münster: Aschendorff.

Klix, F. (1975). Der Gestaltbegriff und Aspekte der kognitiven Strukturbildung in der Wahrnehmung. In S. Ertel, L. Kemmler & M. Stadler (Hrsg.), Gestalttheorie in der modernen Psychologie. (S. 187–199). Darmstadt: Steinkopff.

Klix, F. (1980). Wolfgang Metzger 1899–1979. *Zeitschrift für Psychologie, 188*, 113.

Köhler, W. (1921). *Intelligenzprüfungen an Menschenaffen,* Berlin: Springer.

Köhler, W. (1983). Gespräche in Deutschland. *Gestalt Theory, 5*, 75–76). (Zuerst erschienen in *Deutsche Allgemeine Zeitung,* v. 28.4.1933).

Meili, R. (1980). Wolfgang Metzger. *Schweizerische Zeitschrift für Psychologie, 39*, 66–67.

Metzger, W. (1926). Über Vorstufen der Verschmelzung von Figurenreihen, die vor dem ruhenden Auge vorüberziehen. *Psychologische Forschung, 8*, 114–260.

Metzger, W. (1928). The mode of vibration of the vocal cords. *Psychological Monographs, 38*, No. 4.

Metzger, W. (1930). Optische Untersuchungen am Ganzfeld. *Psychologische Forschung, 13*, (II) 6–29; (III) 30–54.

Metzger, W. (1934a). Untersuchungen über phänomenale Identität. *Psychologische Forschung, 19*, 1–60.

Metzger, W. (1934). Tiefenerscheinungen in optischen Bewegungsfeldern. *Psychologische Forschung, 20*, 195–260.

Metzger, W. (1936). *Gesetze des Sehens,* Frankfurt: Kramer, (2. Aufl. 1953, 3. Aufl. 1975).

Metzger, W. (1938a). Ganzheit und Gestalt. Ein Blick in die Werkstatt der Psychologie. *Erzieher im Braunhemd, 6*, 90–93.

Metzger, W. (1938b). Lebendiges Denken. Nach Schopenhauer und v. Clausewitz. *Erzieher im Braunhemd, 6,* 193–196.

Metzger, W. (1940a). Zur anschaulichen Repräsentation von Rotationsvorgängen und ihre Deutung durch Gestaltkreislehre und Gestalttheorie. *Zeitschrift für Sinnesphysiologie, 68,* 261–279.

Metzger, W. (1940b). Zur Theorie der Rotationserlebnisse. *Zeitschrift für Sinnesphysiologie, 69,* 94–96.

Metzger, W. (1941a). *Psychologie*. Die Entwicklung ihrer Grundannahmen seit der Einführung des Experiments. Dresden: Steinkopff. (2. Aufl. 1954, 5. Aufl. 1975, Darmstadt: Steinkopff)

Metzger, W. (1941b). Psychologie und Menschenkenntnis. *Erziehung, 16,* 58–68.

Metzger, W. (1941c). Zur Frage der Bildbarkeit schöpferischer Kräfte. *Arbeit und Betrieb, 12,* (I) 60–70; (II) 118–127.

Metzger, W. (1942a). Der Auftrag der Psychologie in der Auseinandersetzung mit dem Geist des Westens. *Volk im Werden, 10,* 133–144.

Metzger, W. (1942b). Johann Georg Hamann: Aussprüche aus den Jahren 1759–1780. *Volk im Werden, 10,* 228–243.

Metzger, W. (1942c). *Das Räumliche der Hör- und Sehwelt bei der Rundfunkübertragung.* Berlin: Deckers Verlag, G. Schenk.

Metzger, W. (1944). *Johann Georg Hamann. Ein Verkündiger des deutschen Zeitalters.* Frankfurt: Diesterweg.

Metzger, W. (1949). *Die Grundlagen der Erziehung zu schöpferischer Freiheit.* Frankfurt: Kramer (2. Aufl. 1962).

Metzger, W. (1963). Zur Geschichte der Gestalttheorie in Deutschland. *Psychologia, 6,* 11–21.

Metzger, W. (1965a). Politische Bildung aus der Sicht des Psychologen. *Schriftenreihe der niedersächsischen Landeszentrale für politische Bildung, 3.*

Metzger, W. (1965b). The historical background for national trends in psychology: German psychology. *Journal of the History of Behavioral Sciences, 1,* 109–115.

Metzger, W. (1970). Verlorenes Paradies. Im Psychologischen Institut in Berlin, 1922–1931. *Schweizerische Zeitschrift für Psychologie und ihre Anwendungen, 29,* 16–25.

Metzger, W. (1972). (Selbstdarstellung). In L. J. Pongratz, W. Traxel & E. G. Wehner (Hrsg.), *Psychologie in Selbstdarstellungen* (S. 192–230). Bern: Huber.

Metzger, W. (1976a). Gestalttheorie im Exil. In H. Balmer (Hrsg.), *Psychologie des 20. Jahrhunderts, Bd. 1. Die europäische Tradition* (S. 659–683). München/Zürich: Kindler

Metzger, W. (1976b). Vom Vorurteil zur Toleranz (2. Aufl.). Darmstadt: Steinkopff.

Metzger, W. (1979). Gestaltpsychologie – ein Ärgernis für die Nazis. *Psychologie heute, 6,* 3, 84–85.

Metzger, W. (1982). Möglichkeiten der Verallgemeinerung des Prägnanzprinzips. *Gestalt Theory, 4,* 3–22.

Metzger, W. (1984). Gestaltpsychologie. Ausgewählte Werke hrsg. von M. Stadler & H. Crabus. Frankfurt: Kramer (im Druck).

Oppenheimer, E. (1935). Optische Versuche über Ruhe und Bewegung. Psychologische Forschung, 20, 1–46.

Pongratz, L. J. Traxel, W. & Wehner, E. G. (Hrsg.). (1972, 1979). Psychologie in Selbstdarstellungen (Band 1 und 2). Bern: Huber.

Rausch, E. (1937). Über Summativität und Nichtsummativität. *Psychologische Forschung, 21,* 209–289.

Rausch, E. (1949). Variabilität und Konstanz als phänomenologische Kategorien. *Psychologische Forschung, 23,* 69-114.
Rausch, E. (1951). Zum Problem der Ähnlichkeit. *Psychologische Forschung 23,* 495-512.
Rausch, E. (1952). *Struktur und Metrik figural-optischer Wahrnehmung.* Frankfurt: Kramer.
Rausch, E. (1966). Das Eigenschaftsproblem in der Gestalttheorie der Wahrnehmung. In W. Metzger (Hrsg.), *Wahrnehmung und Bewußtsein. Handbuch der Psychologie, Bd. 1/1.* (S. 866-953). Göttingen: Hogrefe.
Rausch, E. (1979). (Selbstdarstellung). In L.J. Pongratz, W. Traxel & E.G. Wehner (Hrsg.), *Psychologie in Selbstdarstellungen, Bd. 2.* (S. 211-255). Bern: Huber.
Rausch, E. (1980). Nachruf: Wolfgang Metzger. *Gestalt Theory, 2,* 129-132.
Sader, M. (1980). Wolfgang Metzger (1899-1979). *Gruppendynamik, 11,* 260-261.
Schulte, H. (1924). Versuch einer Theorie der paranoischen Eigenbeziehung und Wahnbildung. *Psychologische Forschung, 5,* 1-23.
Schunter-Kleemann, S. (1980). Die Nachkriegsauseinandersetzung in der DDR über die Psychologie im deutschen Faschismus. *Psychologie und Gesellschaftskritik, 13/14,* 47-67.
Stadler, M. (1980). Wolfgang Metzger (1899-1979). *Psychological Research, 42,* 191-193.
Wertheimer, M. (1912). Experimentelle Studien über das Sehen von Bewegungen. *Zeitschrift für Psychologie, 61,* 161-265.
Wertheimer, M. (1923). Untersuchungen zur Lehre von der Gestalt. II. *Psychologische Forschung, 4,* 301-350.
Wertheimer, M. (1945). *Productive thinking.* New York: Harper. Deutsche Übersetzung von W. Metzger (1964). Frankfurt: Kramer.
Wesley, F. (1965). Masters and pupils among the German Psychologists. *Journal of the History of Behavioral Sciences, 1,* 252-258.
Witte, W. (Hrsg.). (1960). Festschrift zum 60. Geburtstag von Prof. Dr. Wolfgang Metzger. *Psychologische Beiträge, 5,* Heft 1/2.

Willy Hellpach; Attributionen*

H. GUNDLACH

Warum Willi Hellpach

Warum Willy Hellpach?
Ein deutscher Professor höheren Bekanntheitsgrades in der deutschen Psychologie und Soziologie; außer Landes dagegen namenlos, in der angelsächsischen Welt nicht einmal vergessen, sondern schon immer ein Unbekannter. Bis auf zwei Ausnahmen (Hellpach, 1944, 1960), die die Regel bestätigen, sind seine zahlreichen Bücher nicht übersetzt worden, und dafür gibt es vielerlei Gründe. Mit dem Alter steigert sich die Freude an Neologismen, gräkolateinischen wie insbesondere deutschen, die das Geschäft der Übersetzung beschweren; zu seinen Lebzeiten steuert die deutschsprachige Psychologie von höchster internationaler Wertschätzung zu Mißachtung und endlich internationaler Ächtung; nicht zu vergessen auch der Umstand, daß Hellpach nie den klassischen Gipfel der Macht und des Einflusses erreichte: die Würde des ordentlichen Professors, der seine Schule und Schüler macht.
Warum Willy Hellpach?
Ein deutscher Politiker, dessen Name einst die Litfaßsäulen des gesamten Reiches zierte; nach dem Urteil seines zeitweiligen Parteigenossen Theodor Heuss (1963, S. 299) vor allen Arten Zuhörerschaft ein höchst begabter Redner. Als Politiker ein Sozialdemokrat, ein Liberaler, ein Konservativer. Ein Publizist und Kolumnist, der sich zum Praeceptor Germaniae aufzuschwingen bemühte – vor Hitler und nach Hitler.
Mit den Gründungsvätern der neuesten Psychologie, Gustav Theodor Fechner und Wilhelm Wundt, hat Hellpach die nicht sonderlich ordentliche akademische Laufbahn gemein; ebenso daß sich die Schriftstellerei nicht auf das Akademische beschränkt, sondern auch den Essay und die jenseits des Fachidiotentums das gebildete Publikum ansprechende Darstellung pflegt. Mit Wundt hat er obendrein gemeinsam, daß er aktiv in der allgemeinen Politik mitwirkt. Keine typischen Wissenschaftlereigenschaften in Mitteleuropa – aber hilfreich vielleicht für eine Karriere in der Psychologie? Zusätzliche, fast

---

* Mein besonderer Dank für Rat und Unterstützung gilt Herrn Dr. Weisert, Universitätsarchiv Heidelberg, und Herrn Dr. Zier, Badisches Generallandesarchiv Karlsruhe.

selbstverständliche Eigenschaften, die er mit den beiden Älteren teilt, sind, daß er Medizin studiert, protestantischer Konfession ist, sehr alt wird. Willy Hellpach, kein typischer Wissenschaftler seiner Epoche vielleicht, möglicherweise aber der typische herausragende Psychologe, auch wenn sein Elternhaus kein protestantisches Pastorenhaus war?

Es bleibt ein Kreuz mit dem Vergleichen. Auch wenn Hellpach als Minister, gar Staatspräsident, und Wundt als Abgeordneter im selben Gebäude saßen, im Badischen Landtag zu Karlsruhe, dem ersten deutschen Parlament, heute ominöserweise ein geteerter, zentrumsnaher Parkplatz, so befand er sich dort in einem anderen Jahrhundert, und die Vergleiche bieten keine Hilfe – aber es sei vermerkt, daß Hellpach selbst sie nicht ungern verwendet.

Hellpachs Wirken, Tun und Lassen von 1933 bis 1945 und darüber hinaus in seiner Welt, und das ist in dieser Zeit zu allererst die Welt der Hochschule, soll hier skizziert werden. Die Frage ‚Warum Hellpach?' ist nicht durch Hinweis auf eine Lehre, auf einen Nutzeffekt zu beantworten. Er verkörpert, soweit ich das beurteilen darf, keinen Typus, keine exemplarische Form des Lebens im und mit dem Dritten Reich – aber er wurde oft und wird manchmal heute noch für die Inkarnation eines Typs gehandelt – je nach Beschauer sehr unterschiedliche Typen allerdings. Er diente als Projektionswand sehr verschiedener Auffassungen der Zeitläufe, nicht zuletzt als Projektionswand der Interpretationen seiner selbst. Als er starb, waren die Projektionen so ineinander verwischt, daß man ihn sah als den Prototyp jener rätselhaften Sphinxen in Deutschland, die der Treibsand der Zeiten der verstehbaren Gesichtszüge beraubt und nahe schon zugeweht hatte, der Zeiten eines Bismarck, eines zweiten Wilhelm, eines Ebert, eines Hindenburg, eines Hitler, eines Adenauer.

Hellpach, gesehen von sich selbst

Aus der Voraussetzung, daß Hellpachs Vita zu rekapitulieren ist, bevor sich Einzelheiten zugewandt werden kann, sei er selbst zu Wort gerufen. Zunächst mit einem unpublizierten Lebenslauf aus dem Nachlaß, erkennbar 1946 geschrieben.

Lebenslauf von Prof. Dr. Dr. W. *Hellpach.*
Geb. 26. II. 1877, Volksschule, Realgymnasium, Gymnasialabitur 1895, Studium der Medizin, Psychologie und Philosophie in Greifswald und Leipzig (Institut von Wilhelm Wundt) 1895 bis 1900, ärztliche Staatsprüfung 1901, Promotion zum Dr. phil (bei Wilhelm Wundt) summa cum laude 1900, Promotion zum Dr. med., summa cum laude (bei Franz Nissl) 1903, neurologische und psychiatrische Fachausbildung bis 1904 bei Emil Kraepelin in Heidelberg und Hermann Oppenheim in Berlin. Von 1898 bis 1903 ständiger Mitarbeiter der „Sozialistischen Monatshefte" und Angehöriger des sozialistischen Revisionismus: nach dessen Verurteilung durch den Dresdener sozialdemokrat. Parteitag 1903 bürgerlicher Demokrat. Seit 1904 Nervenarzt in Karlsruhe, seit 1906 Dozent und seit 1911 a. o. Professor a. d. Technischen Hochschule daselbst. 1914 bis 1918 als Mi-

litärarzt im Felde und in der Heimat (Chefarzt von Lazaretten für Kriegsnervenkranke). 1922 als Vertreter der Deutschen Demokratischen Partei zum Badischen Minister des Kultus und Unterrichts gewählt, 1923/24 stellvertretender und 1924/25 amtierender Staatspräsident des Landes Baden (der letzte demokratische Staatspräsident des Landes vor 1933). Seit 1926 Ordentl. Honorarprofessor der Psychologie a. d. Universität Heidelberg. Im März 1925 für die Demokratische Partei Kandidat für die durch Eberts Tod vakante Reichspräsidentschaft. 1922 bis 1925 ordentliches Mitglied des deutschen Reichsrates, 1928 bis 1930 demokratischer Reichstagsabgeordneter. Wegen des Bündnisses der Demokrat. Partei mit dem Jungdeutschen Orden aus der Partei ausgetreten 1930, aber ihr weiterhin freundschaftlich verbunden. 1925 bis 1933 ständiger politischer Mitarbeiter der „Neuen Zürcher Zeitung", der „Neuen Freien Presse" (Wien), der „Frankfurter Zeitung", „Kölnischen Zeitung" und argentinischen „La Nacion". In denselben Jahren viele wissenschaftliche und politische Vorträge in der Schweiz (Bern, Zürich, Genf, Basel), Norwegen (Oslo), Holland (Amsterdam), Polen (Univ. Warschau), Lettland (Univ. Riga), Frankreich (Sorbonne), Oesterreich (Wien, Graz, Salzburg), Čechoslowakei (Prag), Audienzen bei König Haakon von Norwegen, Präsident Masaryk in Prag, Präsident Hainisch in Wien, Präsident Semgal in Riga; persönliche Fühlung mit fast allen damaligen Bundespräsidenten der Schweiz.

Seit 1933 Abbruch aller dieser Tätigkeiten, schwere finanzielle Maßregelung durch die Bad. nationalsozialistische Regierung (Herabsetzung der Gehaltsbezüge auf fast die Hälfte, Absprechung des Rechts auf Emeritierung, Rückzahlung von über 5000,- RM als angeblich zuviel empfangenes Gehalt). Völlige Ausschaltung aus dem öffentlichen Leben und dem Selbstverwaltungsleben der Universität. Keinerlei Einziehung zum Militär (1918 als Oberarzt d. L. demobilisiert). 1942 in Ermangelung einer anderen Besetzungsmöglichkeit mit der Leitung des Psycholog. Instituts betraut. 1945/46 Wiedergutmachung der finanziellen Maßregelung durch die Badische Landesdirektion. Am 21. August 1945 durch die Mil. Reg. Mannheim (gez. Oberst Lisle) „unconditionally accepted"; Januar 1946 mit dem Vorsitz in der Zulassungskommission der Philosoph. Fakultät für die Studierenden betraut, seit 1945 Mitglied des Wahlsenates für den Rektor, sowie der Fakultät. Ich bin ord. Mitglied d. Heidelberger Akademie d. Wissenschaften u. ordentl. Mitglied d. Kaiserl. Leopoldin.-Carolin. Akademie d. Naturforscher zu Halle. (KA1/11)

Aus demselben Jahr, 1946, nur für die Öffentlichkeit bestimmt, ist der folgende, anders gewichtende Lebenslauf:

Willy Hellpach, Dr. phil., Dr. med., geb. 26. Febr. 1877, studierte Medizin und Psychologie, war Schüler von Wilhelm Wundt, Emil Kraepelin und Hermann Oppenheim, 1904–1922 Nervenarzt, seit 1906 Dozent, seit 1911 Professor der Psychologie an der Techn. Hochschule in Karlsruhe, 1922–1925 badischer Minister des Kultus und Unterrichts und ord. Mitglied des Reichsrats, 1924/25 Staatspräsident des Landes Baden, 1925 demokrat. Reichspräsidentschaftskandidat, 1928–1930 demokrat. Mitglied des Reichstages, seit 1926 ord. Hon.-Prof. für allgemeine und angewandte Sozial- und Völkerpsychologie an der Univ. Heidelberg, Vorstand des Psychologischen Instituts und Vorsitzender des Prüfungs-Ausschusses für Diplom-Psychologen seit 1942; ord. Mitglied der Heidelberger Akademie der Wissenschaften, ord. Mitglied der Leopoldin. Akademie der Naturforscher. Außer Beitragszahlung an die NSV weder der NSDAP noch einer ihrer Gliederungen angehörig; Mitglied d. VdA (korporativer Beitritt der gesamten badischen Staatsregierung 1925), bis 1933 Mitglied des Deutschen Auslands-Instituts in Stuttgart; bis zur Auflösung Mitglied des Rotary Internat. Club und Ehrenmitglied des Reichsbanners Schwarz-Rot-Gold. Seit 1945/46 Mitglied der Landesleitung des Roten Kreuzes Württemberg-Nordbaden, Mitglied des Lehrkörpers der Lehrerbildungsanstalt Heidelberg und der Freien Lehrstätte (Volkshochschule) Heidelberg, Vorsitzender der Zulassungskommission f. Studierende in der Philosoph. Fakultät der Univ. Heidelberg, Mitglied des Kreisausschusses für die Wiedereröffnung der Schulen. (1946, S. 136)

Der an komparativer Selbstcharakteristik interessierte Leser sei auf „Gesinnung, Gewissen und Gesittung der Wissenschaftlichkeit als positive Werte im öffentlichen Leben" (1947, 3. Umschlagseite) verwiesen. Doch zurück in das Jahr 1933.

Hellpach, gesehen als der Konformist

An einem Sonntag, dem 2. April 1933, schreibt zu Lugano Thomas Mann in sein Tagebuch:

Blauer, kühler Morgen, Nordwind. Ziemlich kurzer, aber großen Teils ruhiger Schlaf. Nach dem frühen Erwachen Gedanken über die Geistesverfassung der Menschen in Deutschland: dieses Geheimr. Oskar Wassermann von der Deutschen Bank, der das Ausland belehrt, daß es den deutschen Juden gut gehe und von einer Revolution spricht, die im Verhältnis zu ihrer unvergleichlichen Größe höchst diszipliniert u. maßvoll verlaufe; dieses Sozialdemokraten Wells (sic), der wegen einer zornigen auswärtigen Kundgebung seinen Austritt aus der 2. Internationale erklärt; dieses Demokraten Prof. Hellpach, dem es nicht etwa die Stimme, das Wort verschlägt, sondern der ehrfürchtig angepaßte Artikel über „Neuen Heroismus" u. dergl. schreibt. Was ist das alles? Angst? Notgedrungene Unterwerfung? Oder Ergriffenheit, der sich zu entziehen über Menschen- und Verstandeskraft geht, wenn man im Lande ist? Der Ausgang könnte auf jeden Fall zerschmetternd sein, wie nach dem Volksorgiasmus von 1914. (1977, S. 32)

Die drei Personen repräsentieren drei Gruppen in Deutschland, denen die NSDAP absehbar und programmgemäß das Leben sauer zu machen gedenkt, und die dennoch als Gruppen fromm Geduld beweisen: Die Juden, die politisch links Stehenden, die Demokraten des bürgerlichen Lagers.

Die Bezeichnung „Demokrat" für Hellpach zielt auf seine frühere Parteizugehörigkeit, nicht auf ein prononciert prinzipielles Einstehen für demokratische Staats- und Lebensformen. Warum gerade Hellpach, den Mann hier pars pro toto figurieren läßt? Sicher nicht, weil er 20 Jahre zuvor ein paar Briefe mit ihm ausgetauscht hatte (KA 1/287). Man kannte ihn auch als einen, der für Fischers Neue Rundschau Essays geschrieben hatte. Wichtiger vermutlich, daß ihm dessen politische Publizistik in liberalen Tageszeitungen vertraut war. Unter anderen für die Vossische Zeitung, die Frankfurter Zeitung, mehr noch für die Neue Zürcher Zeitung schrieb Hellpach eine stattliche Zahl Leitartikel.

Gut möglich, daß Mann am Tage der Notiz zum Frühstück einen Blick in die erste Sonntagsausgabe der NZZ geworfen hatte, deren Leitartikel über alle vier Spalten der ersten Seite hinweg von Hellpach stammt und den Titel trägt: „Abschied von Weimar". Dort ist zwar nicht von einem „Neuen Heroismus" die Rede (und ich habe noch nicht gefunden, wo Hellpach sich so ausdrückt), doch wird der Tat, dem Machen Respekt gezollt:

> Die Demonstration, daß durch den Zugriff der Tat anscheinend unabänderliche Dinge von heute auf morgen „ganz anders" *gemacht* werden können – dieser praktische Aktivismus ist es, der über alle ihr steril scheinenden Skrupel hinweg die Jugend massenhaft in die zur Herrschaft gelangte Bewegung hineingerissen hat. Einem, wie es schien, zur Sinnlosigkeit verurteilten Leben junger Deutschen gegenüber hat die Demokratie von Weimar den rechten *Ton* nicht gefunden. Auf den rechten Ton kommt es aber in aller Politik ganz außerordentlich an. Auf ihn gründet sich die Institution der Diplomatie, auf ihn die Volkstümlichkeit von Herrschern, auf ihn die Gewalt des Führers wie die Zucht der Kameradschaft. (1933, S. 1)

Das frische „Vorläufige Gesetz zur Gleichschaltung der Länder mit dem Reich" vom 31.3.1933 wird zum Exempel dessen, was das jetzt Neue ist, die Tatentschlossenheit:

> Und an diesem einen Beispiel erkennen wir recht klar, was der nationalsozialistischen Bewegung einen so ungeheuren Einfluß besonders auf die junge Generation gesichert hat. Das ist ihre Tatentschlossenheit gewesen, in der Hunderttausende, ja Millionen von jungen Menschen, die sonst vor einem Dasein ohne Ziel und Sinn standen, Sinn und Ziel gefunden haben.
> Hier auch liegt das eigentliche Versagen der parlamentarischen Demokratie und überhaupt des weimarischen Republikanismus. Wer seit 1919 so oft und durch keinen Unwillen seiner Freunde beirrt auf die Dinge hingewiesen hat, wie der Schreiber dieser Betrachtung, darf das aussprechen, ohne in den Verdacht des Konjunkturpolitikers zu geraten. (a. a. O.)

Was von der Diagnose der Leiden der ersten Republik zu halten ist, sei dahingestellt, Inhalt und Tenor (hier spricht der Sozialpsychologe) erscheinen versimpelt und nicht sonderlich angemessen. Als bemerkenswert sei jedoch die präemptive Exkulpation aus dem Vorwurf des Konjunkturpolitikers herausgestellt. Was Hellpach nicht wissen konnte – der zweite Artikel auf Seite 1 der NZZ ist überschrieben: „Der Boykott gegen die Juden in Deutschland." Es sei festgehalten, daß die DDP die einzige größere Partei rechts der SPD war, in der Judenhaß und Antisemitismus nicht aufgetreten waren.

Was auch alles sich in Februar und März 1933 im Reiche abspielte; Thomas Mann vermerkt zu recht, daß es Hellpach nicht die Sprache verschlagen hat.

Hellpach, gesehen als die Systemgröße

Auch von anderer Seite wird Hellpach persönlich als Stellvertreter für eine Gruppe attackiert. Nach dem Griff zur Macht gehört Hellpach zu der Gruppe Personen, die ‚Systemgrößen' genannt wurden – das System ist, versteht sich, das System der Republik von Weimar. Angriffe waren schon in der Systemzeit an der Tagesordnung. Hier zwei zufällige Beispiele.

Aus der deutschvölkischen Ecke meldete sich 1925 ein P. F. mit einem Leitartikel in der Deutsche(n) Hochschulzeitung, Wochenschrift der Akademiker Großdeutschlands für das gesamte deutsche Hochschulwesen und die Wissenschaft in der Politik. Die Überschrift: „Unhaltbare Zustände in Baden. Der badische Kultusminister Hellpach eine Gefahr für die Hochschulen". Der erste Satz lautet, und mehr zu zitieren, erübrigt sich:

> Parteiterror, blind gegen jegliche andere Meinung und ehrliche Ueberzeugung, Kampf gegen die Freizügigkeit der deutschen Hochschulen, fanatischer Haß gegen jede Vaterlandsliebe, skrupellose Unterstützung des Internationalismus, des Pazifismus und anderer volksfremder und hochverräterischer Regungen, das sind die Leitmotive des Herrn Hellpach, eines deutschen Kultusministers. (1925, S. 1)

Die Beweisführung für diese Behauptungen stützt sich auf Badisches, die Freiburger Affäre um den Professor Dr. Marschall Freiherr von Bieberstein und die Heidelberger Affäre um den Privatdozenten Gumbel („will nicht sagen, auf dem Felde der Unehre"). Das Geschoß ist auch für 1925 etwas überkalibriert. Hellpach stellt Antrag auf Strafverfolgung (KA 3).

Am 7.2.1931 nimmt sich der *Heidelberger Beobachter* des Professors Hellpach in unfreundlicher Weise an und kolportiert dabei zwei drollige Anekdoten aus dem Leben des Universitätsstädtchens:

> „Hellpach redet über alles, über alles in der Welt..." Diese Variation des Deutschlandliedes in die Lüfte schmetternd marschierte einst der heute emeritierte... Professor der Rechte Gradenwitz über den Ludwigsplatz. Noch einen anderen Ausspruch tat er:
> ... „Es ist doch gut, daß sie nicht Reichspräsident geworden sind, sonst hätten wir den Hindenburg als Privatdozent (sic) bekommen".

Tratsch paart sich mit stichelnden Gehässigkeiten, Hellpach ist kein Minister mehr, nur ein Honorarprofessor. Für Ortsfremde sei ergänzt, daß der erwähnte Platz viele Namen hatte: Paradeplatz, Ludwigsplatz, Universitätsplatz, später Langemarckplatz und dieser Tage wieder einmal Universitätsplatz.

Nach der Machtübernahme werden Angriffe auch staatlichen Stellen, nicht nur einem Sektor der Öffentlichkeit vorgetragen. So schreibt der Volkskommissar für Volksgesundheit und Arztwesen, Kreis Heidelberg, Hoffmann, am 11. Mai 1933 an das Centralnachweisamt für Kriegsverluste und Kriegsgräber, Berlin-Spandau, Hellpach betreffend:

> ... obliegt mir die Prüfung der Personalakten ehemaliger Systemgrößen. Nun habe ich vom Oberstabsarzt a. D. Dr. von Hertlein während des Krieges Adjutant des Divisionsarztes 28 J. D. folgende Mitteilung erhalten: (KA 3)

Der Volkskommissar gibt nun das Schreiben des Dr. von H. wieder. Der versichert, beileibe nicht Denunziant und Anschwärzer sein zu wollen, es sei jedoch im allgemeineren Interesse, daß bestimmte Dinge geklärt werden. Hellpach aus Karlsruhe sei während des Krieges durch Feigheit aufgefallen, habe sich durch Vergießen von Tränen davor drücken können, direkt an der Front eingesetzt zu werden. Der Volkskommissar bittet um Prüfung der Akten sowie eines zweiten Vorwurfes, „daß er ein erneutes Frontkommando im Sommer 1918 wiederum ablehnte, und das (sic) deswegen ein kriegsgerichtliches Verfahren schwebte, das durch die Revolution unterbunden worden ist." Der Volkskommissar grüßt „Mit deutschem Gruß, Heil Hitler" (KA 3). Eine Stellungnahme des Centralnachweisamtes habe ich nicht auffinden können; die Vorwürfe tauchen nicht wieder auf. Es ist davon auszugehen, daß dieses Schreiben ohne Folgen blieb, denn anderenfalls hätte man Hellpach kaum ein Jahr darauf das Ehrenkreuz gegeben. Davon weiter unten.

Ich weiß nicht, was damals solcherlei Vorwürfe und Untersuchungen bewirken mochten und wie man sie, falls Interesse vorlag, verwenden konnte, vermute allerdings, daß sie nicht als ungefährlich abzutun sind.

Unbill einer Systemgröße. Die Kürzung der Bezüge, 1.

Die vermerkte Tatentschlossenheit der neuen Machthaber bekommt Hellpach bald zu spüren, jedoch auf eine sehr verwinkelte Weise. Sie trifft ihn nicht als Individuum Hellpach, sondern kategorisch als Angehörigen der Gruppe der Systemminister.

Die Tat ist das am 7. April ergangene „Reichsgesetz zur Wiederherstellung des Berufsbeamtentums". Was dabei Hellpach betrifft, ist nicht der § 2 („Beamte, die seit dem 9. November 1918 in das Beamtenverhältnis eingetreten sind, ohne die für ihre Laufbahn vorgeschriebene oder übliche Vorbildung oder sonstige Eignung zu besitzen, sind aus dem Dienste zu entlassen" – Hellpach hatte bedenklicherweise nicht an einer Universität, sondern nur an einem Polytechnicum habilitiert, wie ihm selbst sein verehrter Lehrer Wundt einschärfen zu müssen glaubte), auch nicht der berüchtigte § 3 („Beamte, die nicht arischer Abstammung sind, sind in den Ruhestand zu versetzen" – Hellpach kann schließlich arische Abstammung für erwiesen geltend machen; doch davon weiter unten), auch die Kann-Bestimmung des § 4 trifft nicht („Beamte, die nach ihrer bisherigen politischen Betätigung nicht die Gewähr dafür bieten, daß sie jederzeit rückhaltlos für den nationalen Staat eintreten, können aus dem Dienst entlassen werden.").

Hellpach hat den Fragebogen zur Durchführung des Gesetzes zur Wiederherstellung des Berufsbeamtentums ausgefüllt. Das badische Ministerium des Kultus und des Unterrichts befindet am 11. Juli 1983, Maßnahmen seien „nicht geboten" (KA 3). Das ist doppelt merkwürdig. Erstens wird Hellpach offensichtlich als Beamter behandelt. Was ein Beamter im Sinne des Gesetzes ist, bestimmt § 1, Absatz (2) und (3). Soweit ich das beurteilen kann, gehört Hellpach nicht in die definierte Personengruppe, und ganz allgemein zählen Honorarprofessoren, auch ordentliche, nicht unter die Beamten. Mein Urteil ist hier unerheblich, aber das Problem muß zum Verständnis noch folgender Ereignisse im Auge behalten werden. Zweitens erfolgen doch Maßnahmen, und zwar bereits einen Monat vor der Unbedenklichkeitsbescheinigung.

Der Gesetzgeber hat nämlich eine Schlinge in dies Gesetz gelegt, die mit der im Namen des Gesetzes ausgedrückten Zweckbestimmung nichts zu tun hat. Der § 12 betrifft die Bezüge der seit dem 9.11.1918 ernannten Reichs- und Landesminister, soweit sie sich aus einer einmal innegehabten Beamtenposition ergeben und gänzlich unabhängig davon, ob derzeit ein Beamtenverhältnis besteht oder nicht. Den Wortlaut wiederzugeben, mag hier sinnvoll sein, denn damit läßt sich verdeutlichen, daß es sich nicht um eine lex Hellpach handelt, ihn also nicht als Individuum ereilt, sondern als Angehörigen einer Gruppe – anders also, als Hellpach glauben machen möchte:

§ 12. (1) Die Bezüge der seit dem 9. November 1918 ernannten Reichsminister, die nicht nach den Vorschriften der §§ 16 bis 24 des Reichsministergesetzes vom 27. März 1930 (RGBl. I S. 96) berechnet sind, sind neu festzusetzen. Bei der Neufestsetzung sind die genannten Vorschriften des Reichsministergesetzes so anzuwenden, als ob sie bereits zur Zeit des Ausscheidens des Reichsministers aus dem Amt in Kraft gewesen wären. Hiernach seit dem 1. April 1932 zuviel empfangene Bezüge sind zurückzuzahlen. Der Einwand der nicht mehr bestehenden Bereicherung (§ 812 ff. BGB) ist unzulässig.

(2) Abs. 1 findet auf die seit dem 9. November 1918 ernannten Mitglieder einer Landesregierung mit der Maßgabe Anwendung, daß an die Stelle des Reichsministergesetzes die entsprechenden Vorschriften der Landesgesetze treten, jedoch Bezüge nur bis zu der Höhe gezahlt werden dürfen, die sich bei der Anwendung der Grundsätze der §§ 16 bis 24 des Reichsministergesetzes ergibt.

(3) Die Neufestsetzung der Bezüge hat bis zum 31. Dezember 1933 zu erfolgen.

(4) Nachzahlungen finden nicht statt. (Reichsgesetzblatt I, 1933, S. 177)

Das Badische Finanz- und Wirtschaftsministerium meldet sich folglich bei Hellpach. Am 5. Juli 1933 teilt Minister Walter Köhler Hellpach mit, daß nach § 12 seine Bezüge als Emeritus der TH Karlsruhe herabgesetzt und Rückzahlungen fällig werden müssen. Am 18. schreibt Hellpach an Köhler und bemüht sich um Rücknahme der Entscheidung (KA 1/6).

Eine Woche darauf, am 25. Juli, schreibt Hellpach zudem an das Ministerium des Kultus und des Unterrichts. Durch das Reichsgesetz, so erläutert er seinen Fall, sei eine Neuregelung der Bezüge der ehemaligen Länderminister vorgeschrieben, daraus ergebe sich für ihn eine Verringerung der Bezüge sowie eine Rückzahlungsforderung. Er bittet, seinen Kasus als einen Härtefall zu überprüfen (KA 2). Nota bene, er bezeichnet die Maßnahme nicht als rechtlich nicht geboten und irrtümlich (oder gar böswilligerweise) erfolgt, sondern schildert sich als Härtefall.

Am 1.8. wird die Antwort des Finanzministers geschrieben, Köhler bedauert sehr. Aber er ist nicht umsonst Musterländlesminister. Er legt den Fall Berlin vor. Nach erfolgtem Bescheid von dort schreibt er am 14.9. ein weiteres Mal an Hellpach. Die neue, verbesserte Sicht der Sachlage verlangt eine noch stärkere Reduzierung der Bezüge und entsprechend eine noch höhere Rückzahlung. Die beläuft sich jetzt auf ca. 5000 RM, und Köhler offeriert ungebeten, sie in Monatsraten à 50 RM zu tätigen. Die Bezüge als Emeritus sollen sich jetzt von 720 auf 390 RM verringern (KA 1/6, HD 1).

Daraufhin wendet sich Hellpach noch einmal an das Finanzministerium sowie direkt an den Ministerpräsidenten (12.8.1933) (KA 3). Zwei Tage zuvor hatte sich Paul Schmitthenner, Staatsrat im Badischen Kabinett und NS-ergebener Professor in Heidelberg, beim Finanzministerium für ihn verwendet. Als stärkstes Argument bringt er vor: „Politisch hat sich Hellpach immerhin seit einigen Jahren wenigstens als Gegner des parlamentarischen Systems bekannt. Heil Hitler." (KA 3). Allein das genügt nicht, die Verwaltung von der Anwendung geltenden Rechts und erlassener Verordnungen abzubringen.

Linderung verschafft der Dekan der Philosophischen Fakultät, der am 24.10. einen weiteren Lehrauftrag für Hellpach beantragt. Der Minister des Kultus, des Unterrichts und der Justiz dehnt entsprechend am 29.11. den Lehrauftrag von Allgemeiner und Angewandter Psychologie auf Sozial- und Völkerpsychologie aus, die Lehrauftragsvergütung erhöht sich von 1920 RM auf 2400 RM (KA 3).

Hellpach, gesehen als der potentielle Emigrant

Soweit Einzelheiten und Umstände der Bezugskürzungen „um 40%" (1947, 3. Umschlagseite), die Hellpach in seinen Nachkriegsdarstellungen geißelt. Ihre rechtliche und verwaltungstechnische Berechtigung in Art und Umfang kann ich nicht beurteilen, aber Hellpach greift sie auch nicht von dieser Seite her an.

Ihre Auswirkungen auf die Finanzlage der Familie, also der kinderlosen Eheleute Willy und Olga Hellpach, kann nicht mit 40% veranschlagt werden. Denn ihr Einkommen setzt sich aus diversen Tranchen zusammen: dem betroffenen Ruhegeld des Emeritus der TH Karlsruhe, dem Honorar des permanenten Lehrbeauftragten, den Studien- und Kolleggeldern des Honorarprofessors, den Honoraren des Publizisten sowie Zinserträgen und Mieteinnahmen aus einem ererbten Haus in Schlesien. Doch Näheres weiter unten.

Wie Hellpach mit der finanziellen Belastung zu Rande kam, beschreibt er im dritten Band seiner Lebenserinnerungen: „Nur der Kaltblütigkeit meiner Frau und dem echt schwäbischen Sparfanatismus unserer damaligen Hausgehilfin, ..., ist es zu verdanken, daß ich nicht den Kopf verlor und doch der Emigration mich verschrieb. Aber dabei hatte es sein Bewenden, andere Nachstellungen sind mir nicht erwachsen." (O.J., S. 118).

Andere Nachstellungen nicht erwachsen

Die Zeit nimmt ihren Gang, das rückhaltlose Eintreten für den nationalen Staat wird staatlicherseits durch weitere Erlasse zu festigen gesucht. Am 15.10. 1933 unterzeichnet Hellpach als Universitätsangehöriger eine Erklärung, deren erster, wichtigster Punkt lautet: „Ich bescheinige, daß ich darauf hingewiesen wurde, daß jede auch nur lose Beziehung zu der Sozialdemokratischen wie zur Kommunistischen Partei verboten ist." (HD 1).

Am Horizont kündigen sich neue Aufgaben an. Die Handelshochschule der Stadt Mannheim gerät 1933 in Feuer, das heftiger ist als gewohnt. Wie einer ihrer Dozenten, Walter Thomas, am 19. Juni 1933 an die Regierung in Karlsruhe schreibt: „Die Handelshochschulen mit ihrem unglückseligen Namen sind typische Gebilde des Liberalismus und Kapitalismus. Nach ihrer Überwindung durch den Nationalsozialismus haben sie ihre Berechtigung als selbständige Hochschulgebilde verloren." (KA 4)

Zum Verlust der Selbständigkeit bieten sich der Anschluß an die Universität Heidelberg oder die TH Karlsruhe an. Am 25. Oktober kommt nach längerem Tauziehen eine Vereinbarung zwischen dem Ministerium des § Kultus, des Unterrichts und der Justiz und der Stadt Mannheim zustande. Im § 4 heißt es: „Vorhandene Institute und die dazugehörigen Sammlungen werden übernommen." (KA 4). Übernehmer ist die Universität. Und zu dem, was sie übernimmt, gehört auch das psychologische Institut, das Otto Selz geleitet hatte. Bisher hatte sie kein derartiges Institut besessen – nicht auszuschließen, daß Hellpach als der örtliche Psychologe Aussichten hatte. Die Quellenlage ist unübersichtlich, vermutlich war es die Eingliederung auch. So schreibt der Rektor der Universität am 21.11. 1933 an den Minister: „4) Aus privater Mitteilung des Herrn Koll. Gruhle weiß ich, daß das Psychologische Institut von der Psychologischen (sic, Abteilung?) der Psychiatrischen Klinik bereits aufgenommen worden ist." (KA 4)

Am 20.11. schreibt der Dekan der Philosophischen Fakultät, Güntert, an den Rektor:

> Im Einvernehmen mit der Fakultät bitte ich die Regierung, als Leiter des neuen von Mannheim übernommenen Psychologischen Instituts die Herren Professoren *Gruhle* und Professor *Hellpach* ernennen zu wollen. Da dieses Institut einerseits zur Medizin (Psychiatrie), andererseits aber zur Philosophie seine Beziehungen hat, wäre bei dieser Regelung verhindert, dass es bloss zu einem Anhängsel der Psychiatrischen Klinik herabsinkt... (HD 2)

Es kommt zu einer Aussprache zwischen Rektor, Kanzler, Dekan und dem Psychiater Professor Dr. Carl Schneider, woraufhin der Rektor einen modifizierten Vorschlag nach Karlsruhe schickt. Am 8.1. 1934 bescheidet das Ministerium endgültig:

Ich bin dem dortigen Antrag entsprechend damit einverstanden, daß Professor Dr. Stein mit der Leitung des psychologischen Instituts der Universität Heidelberg betraut und ihm ein Beirat, bestehend aus den Professoren Dr. Güntert und Dr. Schneider, beigegeben wird. Von dem Beizug der Professoren Dr. Hellpach und Dr. Gruhle zu den Arbeiten des Instituts habe ich Kenntnis genommen. Ich ersuche, hiernach das Weitere zu veranlassen. (KA 3)

Hellpach wird also nicht mit der Leitung des Instituts betraut, vermutlich erfährt er das Mitte des Monats. Im selben Monat meldet er sich zum Eintritt in den NSLB (Lehrerbund), einem der NSDAP angeschlossenen Verbande. Allerdings erhält er weder Mitgliedskarte noch -nummer (nach einer Notiz in einem Fragebogen in HD 1). Der NSDDB (Dozentenbund), so sei zum besseren Verständnis angemerkt, wird erst Ende 1934 vom bayerischen Wissenschaftsminister Hans Schemm kreiert.

Der Präsident des Reiches, der das Amt der zweiten Kandidatur Thälmanns verdankt, verfällt weiter der Senilität. Auf seinem ostpreußischen Rittergut Neudeck unterzeichnet er als eine seiner letzten Amtshandlungen am 13. Juli 1934 eine Verordnung über die Stiftung eines Ehrenkreuzes für auf dem Felde der Ehre Gefallene und nicht Gefallene. Der schlichte Kriegsteilnehmer kann es in eiserner Ausführung erhalten, der Frontkämpfer hingegen mit zwei Schwertern versehen. Es wird, so Ziffer 5 der Verordnung, auf Antrag verliehen. Es wird, so Ziffer 6, nicht verliehen an Personen, die wegen Landesverrats, Verrats militärischer Geheimnisse, Fahnenflucht oder Feigheit vor dem Feinde bestraft sind.

Hellpach ist nicht bestraft. Er stellt Antrag.

Am 2. August, zwanzig Jahre und ein Tag nach Anfang des Weltkrieges, segnet der greise Feldmarschall das Zeitliche. Dem „Gesetz über das Staatsoberhaupt des Deutschen Reiches" folgend, das im Sinne der Vorsehung einen Tag zuvor erlassen worden ist, wird Adolf Hitler „Führer und Reichskanzler". Eine Volksabstimmung am 19. 8. bestätigt dies Gesetz. Nicht faul, bringt der 20. 8. das „Gesetz über die Vereidigung der Beamten und der Soldaten der Wehrmacht." § 2,1 bestimmt:

> Der Diensteid der öffentlichen Beamten lautet: Ich schwöre: Ich werde dem Führer des Deutschen Reiches und Volkes Adolf Hitler treu und gehorsam sein, die Gesetze beachten und meine Amtspflichten gewissenhaft erfüllen, so wahr mir Gott helfe. (RGBl I, 1934, S. 785)

Nota bene, der Eid gilt nicht einer Verfassung, sondern einer Person. Der Führerstaat ist angerichtet. Geführt wird ein Reich und ein Volk.

Vom 2. bis 7. September findet in Prag in der gänzlich von totalitären Staaten umzingelten ČSR der Achte Internationale Kongreß für Philosophie statt. Hellpach redet am 4. Nach dem offiziellen Kongreßbericht zu urteilen, ist sein Vortrag der längste, und die anschließende Debatte hat die stärkste Beteiligung. Und lebhaft muß es zugegangen sein. Hellpach redet nämlich zum Thema: Zentraler Gegenstand der Soziologie: Volk als Naturtatsache, geistige Gestalt und Willensschöpfung. Der Sitzung präsidiert Josef Kràl, der Schüler Gustav Adolf Lindners, des Stammvaters der deutschsprachigen Sozialpsychologie, die er seinerzeit der Völkerpsychologie eines Lazarus und eines Steinthal entgegensetzte, weil er dem Volke als zentralem Gegenstand einer Psychologie menschlicher Verbände mißtraute.

Hellpach, gesehen als Apologet des Totalitarismus

Aus dem Vortragssaal wurde ein Hexenkessel. Kurt Hancke berichtet:

> Zwar rein fachlich aber nicht ohne ein geheimes Pathos bestimmte er das *Volk* als zentralen und richtungsgebenden Gegenstand aller Soziologie ... Hier besonders erwies sich die internationale Diskussion als unfähig, nach den Dingen selbst zu fragen. Man hörte nur vermeintlich aufreizende Schlagworte und konnte nicht umhin, sich ernstlich bedroht zu fühlen. (1934, S. 8)

Ich wage nicht zu entscheiden, ob die Vieldeutigkeit des letzten Satzes beabsichtigt ist. Den Kongreß und besonders dessen Hauptthema, „Die Krise der Demokratie", bewertet Hancke mit den Worten:

> Deutschland hielt sich zurück, obwohl man nichts unversucht ließ, das Reich in entstellender Weise als den größten Feind aller Menschheitsalter hinzustellen. – Die Werbungsmethoden marxistischer Emigranten und lächerlicher UdSSR-Agenten werden der Veranstaltung schwerlich zum Ruhm gereichen. (a.a.O.)

Es ist zu bedenken, daß dieser Bericht in Berlin veröffentlicht wurde. Diese Sätze mögen bereits der obligat werdende, nicht ernst gemeinte Kotau vor Machthabern und Zensur sein. Hancke endet mit der vielsagenden Wendung: „Man faßte jedoch eine Entschließung für Menschenrechte und Gedankenfreiheit und vertagte sich auf 1937 nach Paris." (a.a.O.)

Auch andere Zeitschriften, die im Deutschen Reich publiziert werden, lassen sich vorsichtig vernehmen. Die „Erkenntnis", Organ der Berliner, Prager und Wiener Neopositivisten, läßt Kurt Grelling berichten:

> Die Rede W. Hellpachs (Heidelberg) über ‚Zentraler Gegenstand der Soziologie: Volk als Naturtatsache, geistige Gestalt und Willensschöpfung' erregte starkes Interesse, allerdings wohl mehr wegen der früheren politischen Rolle des Vortragenden als wegen ihres Inhaltes, dessen Hauptthesen schon im Titel angedeutet sind. In der Diskussion erfuhr der Redner z.T. heftigen Widerspruch, der gleichfalls mehr politischen als sachlichen Motiven zu entspringen schien. (1934, S. 311)

Das katholische Lager kommentiert mit Wilhelm Krampf:

> Der Vortrag löste eine lebhafte Debatte aus, in der leider viele Redner in sehr unsachlicher Weise Begriffsbildungen und Aussagen H.s schlagwortartig aus dem Zusammenhang seiner Rede rissen und sie, so entstellt, nicht für ihre philosophischen, sondern für ihre *politischen* Ueberzeugungen nutzbar machten. (1934, S. 529)

Besonders an Hanckes Sätzen wird deutlich: Die Sklavensprache breitet sich aus in Deutschland, und es macht Mühe, sie von der der Herren zu unterscheiden.

Hellpach erkennt, daß er in Prag einen Fehler gemacht hat, und er nennt ihn uns: Wo er ausdrücken wollte, jede echte Kultur sei in ihren Wertungen und Ansprüchen universal und dogmatisch, habe er totalitär gesagt (o.J., S. 119). Diese Mitteilung ergänzt den offiziellen Kongreßbericht. Dessen Version der Vorträge beruht vermutlich auf zuvor eingesandten Manuskripten, die, wie von Grelling (1934, S. 310) zu erfahren ist, den Teilnehmern gleich zu Beginn gedruckt ausgehändigt wurden. Dort findet sich ein Satz Hellpachs, der lautet: „In *diesem* Sinne ist jede echte Kultur *intolerant, . . .*" (1936, S. 262). Ein korrigiertes Manuskript des Vortrages findet sich im Nachlaß, und dort ist handschriftlich ergänzt: „In diesem Sinne ist jede echte Kultur *totalitär und intolerant, . . .*" (KA 1/14).

Solch ein Ausspruch ist für Gegner des Totalitarismus todsicherer Zündstoff.

Hellpach, gesehen als Renegat

Hellpachs Auftritt in Prag sorgt für größeren Wirbel. Thomas Mann schreibt am 13. September 1934 an Ferdinand Lion:

... Das macht der „Volks"begriff als Centrum und Bindung des Denkens und der Kunst, wie Hellpach ihn vor dem Philosophenkongreß in Prag proklamiert hat – zur Entrüstung des Kongresses, versteht sich; aber die Schweizer Blätter nehmen Hellpach in Schutz, der immer „Demokrat" gewesen sei. Sollte man solche Torheit für möglich halten? Als ob es heute „demokratisch" wäre, von „Volk" zu reden – und nicht vielmehr Unterworfenheit und elendes Renegatentum. (1978, S. 373)

Seinem Tagebuch vertraut er unter demselben Datum an:

Grämte mich unvernünftiger Weise über die Gratulationskur bei Hitler, die dem Menschen wieder Gelegenheit zu einer Friedensrede gegeben hat. Berechtigter schon ist mein Ärger darüber, daß die Schweizer Blätter den Renegaten Hellpach und seine „Volks"-Philosophie, die er vor dem Prager Philosophenkongreß entwickelt hat, gegen die Empörung des Kongresses verteidigen – weil er schon immer „Demokrat" gewesen sei! Was soll man zu solcher Torheit sagen? Als ob es heute „Demokratie" bedeutete, mit dem verlogenen Begriff „Volk" zu arbeiten – und nicht elende Unterworfenheit. Hat je im Centrum irgend eines großen Denkens das „Volk" gestanden, Gestalt der Wahrheit, der Erkenntnis, dem Lebensrätsel? Es ist empörend und widerwärtig. – (1977, S. 525)

Einen Tag darauf wird vermerkt: „Zum Thee Prof. Claparède aus Genf, der vom Prager Philosophenkongreß kommt. Über Hellpach. –" (a.a.O.). Der Gedankenstrich, der diesen Eintrag abschließt, läßt vermuten, daß man einer Meinung war.

Festzuhalten ist, daß Mann eine zweifache Diagnose stellt, elendes Renegatentum sowie elende Unterworfenheit, zwei durchaus nicht notwendig zusammengehörige Sachverhalte. Es hat noch weniger schmeichelhafte Diagnosen gegeben.

Am 1.10. 1934 wird Hellpach Mitglied Nr. 2838456 der NSV, eines der NSDAP angeschlossenen Verbandes (HD 1/nach einem Fragebogen vom 12. Juli 1937).

Hellpach, gesehen als feiler Faschistenknecht

Am 18.10. 1934 ereilt Hellpach ein bedenklicher Schlag und eine vernichtende Diagnose. Es schlägt zu Willi Schlamm, Emigrant aus dem klerikalfaschistischen Österreich, Jude, in Prag lebend, die Europäischen Hefte, Wochenschrift für Politik, Kultur, Wirtschaft, herausgebend, der späteren Bundesrepublik nach seiner Rückkehr aus dem Exil in den U.S.A. als William S. Schlamm und politisch recht anders denkend bekannt.

In den Europäischen Heften erscheint ein Artikel mit der Überschrift „Vernichtung der Rassentheorie" und der Autorenangabe Willy Hellpach. Damit der Leser recht verstehe, ist eine Einleitung vorangestellt:

Das abschließende Wort, Huren und Professoren könne man an jeder Straßenecke kaufen, stammt von einem sächsischen König, gilt aber ganz bestimmt auch für Baden: Der badensische Professor Willy Hellpach, einst demokratisch-weimarischer Präsidentschaftskandidat, hat auf dem prager internationalen Philosophenkongreß als Wortführer der nazistischen Delegation fungiert und die „fundamentalen" Beziehungen zwischen Rasse, Volk und soziologischen Wissenschaften erläutert: was über dieses Thema ernsthaft zu sagen ist, hatte Hellpach 1926 in S. Fischers ‚Neuer Rundschau' festgehalten. Über die sachliche Aufklärung hinaus ist der Abdruck seines Aufsatzes auch deswegen nützlich, weil damit gezeigt wird, auf welchem Moralniveau eine internationale „Kulturwelt" steht, die mit solchen Charakter-Athleten freundschaftlich diskutiert. (Schlamm zu Hellpach 1934, S.441).

Was folgt, sind in der Tat authentische Hellpach-Sätze und -Absätze aus dem Jahre 1926, die auch in geraffter Aufstellung nicht verfälscht werden. Einige Proben:

Die Deutschen sind kein Rassevolk. Wer sie gewaltsam dazu machen, ihr Volkstum auf Rasse, ihr Nationalbewußtsein auf Rasseninstinkt gründen will, wird unausweichlich zum Zerstörer am Deutschtum. (1934, S.441 = 1926, S.113)

...

So sind die Deutschen nicht nur an Erlebnis und Staatlichkeit sondern auch in ihrer Rassigkeit ein riesenhaftes Bastardisierungslager geworden. (a.a.O. = 1926, S.114)

...

Wer, einem gequälten Irren gleich, immerfort die Stimme des Blutes ihren Wahn ins Ohr schreien hört, der mag sich einen paranoischen Spaß daraus machen, auch in diesem Gewimmel von Genies (Gipfelperiode deutscher Dichtung, Musik und Philosophie) die langschädligen und blondhaarigen auszuzählen und womöglich aufzustöbern, ob Goethes mangelhafter Patriotismus nicht am Ende doch jüdischen Einschusses von den Lindheimers her gewesen sei (a.a.O., S.443 = 1926, S.129).

...

Deutschland aber, in seiner oft beklagten und hierin freilich nun beneidenswerten Lage der europäischen Mitte, ist von keinerlei Rassengefahr bedroht. Es wird von all den Elementen und Komplexen anthropologischer Art umgeben, aus denen es selber besteht. Es braucht sich über Körperlängen, Schädelmaße, Haar- und Augen- und Hautfarben gar keine praktischen Gedanken zu machen. Wir sind in der glücklichen Situation, diese Probleme rein wissenschaftlich, ohne Soupcon und Ressentiment irgendeines völkischen Wollens oder Nichtwollens zu bearbeiten. Es ist Gegenteil alles Völkischen, ganze Teile seines Volkes zu deklassieren, weil ihre Beschaffenheit in den politischen Kram, dem man sich verschrieben hat, nicht hineinpassen will. Und es ist eine Tempelschändung des Geistes, solche Laune und solchen Dünkel mit den Phantasieprodukten einer Afterwissenschaft zu nähren, die von der wirklich wissenschaftlichen Anthropologie schon darum zur Ordnung gerufen werden sollte, weil sie mit ihrem Treiben den Begriff des Menschen entstellt, mit dem alles echte und gewissenhafte anthropologische Suchen und Forschen es zu schaffen hat. (a.a.O. = 1926, p. 131)

Ein letzter Kommentar des Herausgebers erklärt den angeprangerten Sinneswandel Hellpachs so: „Denn er ist – man verzeihe das unfeine Wort – ein Professor." (a.a.O.) Vertreter also einer Gattung.

Das Königliche Zitat zu Huren und Professoren wird in den Europäischen Heften öfters gebraucht. Pollatschek schreibt es einem preußischen König zu (1934, S. 54). – Wenn ich nicht irre, hat es Friedrich Wilhelm I. gelegentlich der Verjagung Wolffs geäußert – auf welcher Erfahrungsbasis, ist, nehme ich an, nicht überliefert. Zu Leo Frobenius und seinem Frankfurter Forschungsinstitut für Kulturmorphologie fällt Kerner unter anderem ein: „... wohl ist noch die verdorbenste Hafendirne ein ursauberer Charakter gegenüber einem bestimmten Typ deutscher Professoren". (1934, S. 169).

Professoren sind keineswegs eine bevorzugte Zielscheibe der Europäischen Hefte. Ihre Faschismusanalyse ist marxistisch,[1] ihre Prognose für Europa finster und leider richtig, ihre Kommentare ätzend. Weder Wien noch Berlin werden sie für ein harmloses Presseprodukt halten können.

Am 15.11.1934 erhält Hellpach das beantragte Frontkämpferkreuz (KA 1/318).

Am 12.12. schwört Hellpach den oben erwähnten Eid der Beamten auf den Führer des Reiches und Volkes (HD 1). Sein Status an der Universität, ordentlicher Honorarprofessor, ist unverändert.

Am 21.12. schickt der Politische Polizeikommandeur aus Berlin eine Anfrage an die Gestapo der Badischen Landeshauptstadt (vgl. KA 3).

Hellpach, gesehen als Emigrantensympatisant

Die Gestapo hat die Veröffentlichung in den Europäischen Heften nicht verschlafen. Einzelheiten sind mir nur soweit bekannt:
1) Im Nachlaß (KA 1/11) liegt ein Schreiben Hellpachs vor, datiert vom

18. Januar 1935, in dem er zur Person, zur Auskunft und zur Sache Stellung nimmt. Die Sache ist die Veröffentlichung in den Europäischen Heften.

2) Im GLA (KA 3) findet sich, bestimmt für den Herrn Minister des Kultus und Unterrichts, eine Durchschrift eines Schreibens des Geheimen Staatspolizeiamtes Karlsruhe an den Politischen Polizeikommandeur, Berlin, das über die nämliche Sache rapportiert.

Beide Schreiben sind umfangreich, hier sollen einige Passagen direkt wiedergegeben werden. Der Ton vertrüge die indirekte Rede nicht.

Heidelberg 18. Januar 1935.

Zur *Person:* Ich gehöre seit 1926 dem Lehrkörper der Univ. Heidelberg als ordentl. Honorar-Professor an. Ich vertrete auf grund amtlichen Lehrauftrages das Gebiet der Psychologie in der philosophischen Fakultät. Die *gegenwärtige* badische Unterrichtsverwaltung hat unterm 29. Nov. 1933 den Lehrauftrag, der bis dahin „für allgemeine und angewandte Seelenkunde" lautete, auf „sozial- und *Völkerpsychologie"* erweitert. Ich bin Mitglied des N.S.-Lehrerbundes und Inhaber des Ehrenkreuzes für Frontkämpfer. (Handschriftliche Ergänzung:) Ich habe vor dem Rektor den Eid auf den Führer geleistet.

Zur *Auskunft:* Ueber meine Person und mein Wirken werden Auskunft erteilen können: in Baden der Hochschulreferent im bad. Ministerium d. Kultus u. Unterrichts, Hr. Ministerialrat Dr. Fehrle, sowie der Dekan meiner Fakultät, Hr. Prof. Dr. Güntert; in Berlin der Rektor der Universität, Hr. Prof. Dr. Eugen Fischer, der Referent für das Hochschulfach in der Kulturabt. d. Auswärtigen Amtes, Hr. Geh. Leg. Rat Oster, endlich Hr. Reichsbankpräsident Dr. Schacht.

Zur *Sache:* Die Zeitschrift „Europäische Hefte" ist mir unbekannt. Ich habe keinerlei Beziehungen zu Emigrantenkreisen oder Einzelemigranten. Der in der obigen Zeitschrift abgedruckte Artikel (dessen Titel von der Redaktion herrühren muß) ist offenkundig ein Racheakt im Anschluß an den Frontalangriff, welchen Emigrantenkreise auf dem vorjährigen Internation. Philosophiekongreß zu Prag im Anschluß an meinen Vortrag über „Volk als Naturtatsache, geistige Gestalt und Willensschöpfung" gegen mich unternahmen. Die scharfe Abfuhr, die ich in meinem Schlußwort den Angreifern erteilte, hat schon damals zu offenen oder versteckten Machenschaften in einem Teil der Prager Tagespresse gegen mich geführt. Im Auftrage des damaligen Preußischen Kultusministeriums, jetzigen Reichserziehungsministeriums hat Hr. Prof. Dr. Rieffert (Berlin) über die Prager Vorgänge an dieses Ministerium berichtet. Er selber, und fast alle Mitglieder der deutschen Vertretung, vor allem die Herren Prof. Dr. Emge, der offizielle Führer der deutschen Vertretung, Herr Prof. Dr. Heyse, Rektor der Univ. Königsberg, u.-A. haben mich nach meinem Schlußwort aufs lebhafteste beglückwünscht. Nach der Heimkehr aus Prag hat mich der Ministerialrat im Reichserziehungsministerium, Hr. Dr. Kerkhof, ersucht, in den von ihm herausgegebenen „Forschungen und Fortschritten" einen Extrakt des Prager Vortrages zu veröffentlichen – diesen lege ich hier bei.

Schon in Prag machten die angreifenden Herren den Versuch, mich in Widerspruch zu verwickeln mit früheren Äußerungen zu den Fragen des Volkstums und der Rasse. Diesen Versuch habe ich schon dort scharf abgewiesen. Abgesehen davon, daß aus dem Zusammenhang gerissene Sätze, die vor einem Jahrzehnt gesagt oder geschrieben sind, ja ein bekannt wohlfeiles Mittel sind, um einem Autor „Sinnesänderung" vorzuhalten, habe ich schon in Prag mit aller Entschiedenheit festgestellt:

Im Jahre 1930 habe ich einen tiefen Lebenseinschnitt vollzogen, nämlich mein Reichstagsmandat niedergelegt, die deutsche demokratische Partei verlassen und in ausführlichen öffentlichen Begründungen, die ihren Weg durch die ganze Weltpresse gemacht haben, dies mit der Einsicht in das Unvermögen der formalen parlamentarischen Demokratie, unser deutsches Volksschicksal zu meistern, motiviert. Damals habe ich eine Totalrevision meiner theoretischen und praktischen Grundanschauungen vollzogen. Ich bin in den folgenden Jahren als einer der sachlich schärfsten Kritiker des demokratisch-parlamentarischen Systems in Deutschland bekannt gewesen. Dies hat sich in vollster Öffentlichkeit angespielt, und den Kreisen der „Europ. Hefte" sind diese Tatsachen natürlich wohlbekannt. Auch wer meine Auffassungen über Volkstum, Rasse, Stämme, Erbfragen usw. citiert, von dem darf ich erwarten, daß er sich an meine Arbeiten des letzten Jahrfünfts hält. Ich stehe auf dem Standpunkte, daß es gerade bei einem Gelehrten nicht ein Zeichen von Schwäche ist, wenn seine Auffassungen sich aus sachlicher Hinsicht heraus wandeln und fortentwickeln – sondern daß eher das Gegenteil ein Zeichen von Schwäche wäre. Ich habe es mit allen geistig verantwortungsbewußten Persönlichkeiten niemals abgelehnt, umzulernen und hinzuzulernen, wo die Erkenntnis dazu führte. Seit Jahren habe ich meine Auffassungen und Forschungsergebnisse auf diesem Fragengebiete vorgetragen und vielfältig veröffentlicht. Den Emigrantenkreisen (sic), denen jedes Mittel zur Diskreditierung der in Deutschland wirkenden Menschen recht ist, blieb es vorbehalten, von alledem keine Notiz zu nehmen. Wer meine heutigen, in Jahren organisch gewachsenen Anschauungen kennen lernen will, den verweise ich auf meine schon 1930 dem 7. deutschen Soziologentag vorgelegten Thesen zur Anthropologie der deutschen Stämme, sowie auf meinen Prager Vortrag. Von letzterem lege ich den Extrakt, der in den „Forschungen und Fortschritten" erschienen ist, bei; ebenso einen Abdruck der Thesen mit Begründung vom 1930er Soziologentage. Ich bemerke noch, daß der Wortlaut des Prager Vortrages im nächsten Heft der im Vorjahre begründeten Zeitschrift „Volksspiegel" abgedruckt wird; eine Arbeit aus meinem engeren Forschungsgebiete, der völkischen Gesichtskunde, wird das nächste Heft der Zeitschrift „Volkstum und Heimat" (Organ des Reichsamtes und Reichsbundes Volkstum und Heimat) bringen („Der völkische Aufbau des Antlitzes").

Dies ist es, was ich auf die schon in Prag versuchten und schon dort scharf abgewiesenen Ausgrabungsversuche der Emigrantenpresse festzustellen habe. (KA 1/11)

Darauf meldet die Gestapo nach Berlin:

GEHEIMES STAATSPOLIZEIAMT   Karlsruhe i. B., den 30. Januar 1935
                                  Karl-Friedrich-Straße 15
Nr. 1356
Auf Anfrage
V. 21. 12. 34 II 1 B 2475/34

I. An den Polit. Polizeikommandeur   Berlin S. W. II Prinz-Albrechtstr. 8

Beifolgend übersende ich zwei von Prof. Hellpach mit der Bitte um Rückgabe überlassene Durchschriften. Prof. Dr. Hellpach ist in Heidelberg, Landfriedstr. 14 wohnhaft. Als Vertrauensmann der demokratischen Partei war Hellpach mehrere Jahre badischer Minister des Kultus und Unterrichts. Auch hat er 1 Jahr lang das turnusmässig wechselnde Amt eines badischen Staatspräsidenten bekleidet. Nachdem er sich bei der ersten Reichspräsidentenwahl im Jahre 1925 ohne Erfolg um das Amt des Reichspräsidenten beworben hatte, erhielt er eine Honorar-Professur an der Universität Heidelberg, die er heute noch inne hat. Sein Verhalten hat bis jetzt zu keinen Beanstandungen geführt; er ist im Gegenteil dort sehr beliebt. Man ist der Überzeugung, dass Prof. Hellpach voll und ganz hinter der nationalsozialistischen Regierung steht. Hellpach hat seinen amtlichen Lehrauftrag bezüglich des Gebiets der Psychologie in der philosophischen Fakultät. Der Minister des Kultus und des Unterrichts hat diesen Lehrauftrag unterm 29.11. 33 auf das Gebiet der Sozial- und Völkerpsychologie erweitert. Hellpach gehört dem N.-S.Lehrerbund an und ist Inhaber des Ehrenkreuzes für Frontkämpfer.

Was die „Europäischen Hefte" angeht, so hat Hellpach angegeben, dass ihm diese Zeitschrift gänzlich unbekannt ist. Er bestreitet entschieden Beziehungen zu Emigrantenkreisen oder zu einzelnen Emigranten zu unterhalten. Den Abdruck des Artikels in den „Europäischen Heften" bezeichnet Hellpach als einen offenkundigen Racheakt aus Emigrantenkreisen aus Anlass eines von ihm auf dem Internationalen Philosophenkongress zu Prag im Jahre 1934 gehaltenen Vortrags über „Volk als Naturtatsache, geistige Gestalt und Willensschöpfung". Hellpach will damals von Emigranten und einem Teil der Prager Tagespresse scharf angegriffen worden sein. Prof. Dr. Rieffert soll dem damaligen Preussischen Kultusministerium ausführlich berichtet haben und ihn zusammen mit dem Führer der deutschen Delegation Prof. Dr. Emge und dem Rektor der Universität Königsberg, Prof. Dr. Heyse zu seinem Vortrag aufs lebhafteste beglückwünscht haben. Eine von Hellpach auf Veranlassung des Ministerialrats Dr. Kerkhof im Reichserziehungsministerium veranlasste Veröffentlichung über seinen Prager Vortrag in der Zeitschrift „Forschungen und Fortschritte" liegt bei... (Folgen weitere Ausführungen in Anlehnung an Hellpach)...

Die Erklärungen Hellpachs erscheinen glaubwürdig, so dass ich von weiteren Erhebungen abgesehen habe.

II. Ergebenst Nachricht hiervon:
I.V.
(unleserlich) ...erger (KA 3).

Die Gestapo macht sich an die Lektüre der Veröffentlichungen Hellpachs.

Unbill einer Systemgröße. Die Kürzung der Bezüge 2.

Hellpach macht sich daran, seinen Finanzen aufzuhelfen und die Entscheidung des Jahres 1933 über seine Bezüge anzufechten. Er schreibt am 2. April 1935 an den ihm aus DDP-Tagen bekannten Reichsbankdirektor Hjalmar Schacht und bittet, in Berlin nachzuforschen, ob dort, wie ihn Minister Köhler hatte wissen lassen, tatsächlich eine Anfrage aus Karlsruhe und ein Beschluß, seine Bezüge betreffend, vorliegen. Schacht mag dieser Brief und diese Bitte etwas lästig gewesen sein, er antwortet ein halbes Jahr später, am 6.11.1935, bedauert und teilt mit, einen Vorgang Hellpach habe er in Berlin nicht finden können (KA 1/6).

Am 30. April wird Hellpach unterrichtet, daß dem Badischen Rechnungshof die ihm gewährte Möglichkeit, seine Schulden in 1% Monatsraten abzustottern, ungerechtfertigt erscheint (KA 1/6).

Zum 20.9.1935 legt Hellpach dem badischen Finanz- und Wirtschaftsminister Köhler seine Vermögensverhältnisse dar. Danach stehen ihm pro Monat 785 RM zur Verfügung. Er addiert allerdings die Posten auf nur 685 RM und muß ein korrigierendes und entschuldigendes Schreiben nachreichen (KA 1/6).

Am selben Tag unterzeichnet Hellpach eine Notiz des Inhalts: Ich bin nicht Mitglied der NSDAP (HD 1).

Der Jurist Richard Thoma, Bonn, der von 1911 bis 1928 in Heidelberg lehrte, setzt unterdessen ein Rechtsgutachten auf über Hellpachs besoldungsmäßige Situation, das Ende September fertig gestellt ist.

Hellpach entwirft ein Gesuch an die Badische Staatsregierung, dessen Kern dies Gutachten bildet. Das Gesuch formuliert er auf vier Seiten, und schließlich gehört noch die ausführliche Darstellung seiner Einkommens- und Vermögensverhältnisse dazu.

Inoffiziell läßt er zunächst sein Gesuch von höherer Stelle der Universität beurteilen. Am 26.9. wird ihm von dort, verbunden mit dem Rat kleinerer Modifikationen, Einverständnis signalisiert (HD 1).

Am 30.9. reicht Hellpach sein Gesuch in aller Form bei der Badischen Staatsregierung ein. Es hebt an wie eine Enzyklika: „Angesichts der bedrohlichen Existenzlage..." Er bittet, die 1933 getroffene Entscheidung zu überprüfen. Das heißt, seine Emeritierungsbezüge von 390 RM wieder auf 720 RM anzuheben (wodurch sich ergo seine monatlichen Einkünfte um 330 RM von 785 RM auf 1115 RM erhöhen würden). Er hebt hervor, daß er als Minister zwar die Möglichkeit gehabt habe, sich seinen Karlsruher Professorenposten offenzuhalten, dies aber unterlassen und so nach Entlassung aus dem Ministeramte in der mißlichen Lage sich befunden habe, in Baden sich keinen Platz freigehalten zu haben, daß folglich die für ihn in Heidelberg konstruierte ordentliche Honorarprofessur mit Dauerlehrauftrag Ersatz für die verlorene Stelle in Karlsruhe sei und also seine Bezüge zwar als Ruhegelder bezeichnet werden, dem Geiste der Vereinbarungen nach jedoch als Beamtenbesoldung aufzufassen seien. Daß er tatsächlich als ein Beamter behandelt werde, unterstreicht er mit dem Hinweis, er habe den Beamteneid auf den Führer geleistet (KA 1/6).

Thoma legt ausführlich dar, weshalb Hellpach als Beamter anzusehen sei, ergo die Bezüge nicht als Ruhegelder nach dem Reichsbeamtengesetz anzusehen seien, ergo § 12 des Gesetzes zur Wiedereinführung... nicht anzuwenden, ergo die Maßnahme von 1933 rückgängig zu machen sei.

Hellpach erwähnt verständlicherweise weder, daß das Offenhalten seiner alten Karlsruher Professur kraft Ministeramtes pflichtwidrig gewesen wäre, noch daß die Neubesetzung mit Adolf Friedrich erst erfolgte, nachdem die badische Presse sich des Themas herzhaft angenommen hatte.

Für den heutigen Leser ist zu ergänzen, daß in jener Zeit Ministerpensionen für als Minister verbrachte Zeiten nicht existierten.

Die badische Staatsregierung läßt sich Zeit.

Am 9.10.1935 unterschreibt Hellpach den Vordruck: „Ich erkläre hiermit unter meinem Diensteid, daß ich der „Schlaraffia" als Mitglied nicht angehört habe." (HD 1)

Am 15.12. unterschreibt er den Vordruck: „Ich erkläre hiermit unter meinem Diensteid, daß ich einer Loge, logeähnlichen Organisation (auch Schlaraffia) oder der Ersatzorganisation einer solchen niemals angehört habe." (HD 1)

Allein der Diensteid und das Erklären helfen nicht. Am 5.2. 1936 schreibt Köhler abschließend an Hellpach. Er bedauert, jedoch sei die „Stellung eines ordentlichen Honorarprofessors an einer Hochschule keine beamtenrechtliche..." (KA 3 + KA 1/6).

Das Jahr 1936 bringt zudem eine Untersuchung der Abstammung Hellpachs – der (sprichwörtliche) Großvater mütterlicherseits erscheint verdächtig, jedoch gilt endlich der Nachweis arischer Abstammung als erbracht (KA 3).

Das psychologische Institut existiert unterdessen weiter, Institutsleiter ist weiterhin Prof. Dr. Stein, es laufen sogar 2 Dissertationen (HD 2). Mir ist nicht bekannt, ob oder wie Hellpach mitarbeitete.

Am 20. Januar 1938 teilt die Landeshauptkasse mit, die fälligen Rückzahlungen seien nun abgestottert.

Hellpach, gesehen als Rufer nach einer Diktatur

Mittlerweile hat sich wohl die Gestapo durch Hellpachs Veröffentlichungen durchgearbeitet. Die Reichsschrifttumskammer verfügt das Verbot zweier Bücher, der *Wesensgestalt der deutschen Schule* (1925) und der *Politischen Prognose für Deutschland* (1928). Kaum verwunderlich, denn die ersten vier Bögen der *Prognose* entsprechen weitgehend dem Aufsatz in der Neuen Rundschau (1926), den Schlamm 1934 ausgegraben und damit die Gestapo auf den Plan gebracht hatte. Die Liste 1 des schädlichen und unerwünschten Schrifttums (Reichsschrifttumskammer, 1936) adelt folgerichtig beide Titel mit einem Eintrag. Anderen Schriften widerfährt diese Ehrung nicht. Die nächste Liste (Reichsschrifttumskammer, 1939) wiederholt die beiden Einträge, nennt jedoch wie auch die Jahreslisten 1939, 1940, 1941 keine weiteren Hellpach. Die Reichsschrifttumskammer ist allerdings für wissenschaftliche Werke nicht direkt verantwortlich.

Wer glauben möchte, damit sei nun die *Prognose* ausgemerzt, der hätte sich den Glauben an die Ufa-Wochenschau bewahren müssen. Das Tohuwabohu des Dritten Reiches sorgt rasch für die Wiederkehr des Verdrängten. Einer der akademischen NS-Satrapen, Walter Frank vom Reichsinstitut für Geschichte des neuen Deutschlands, hielt es für nötig, unter dem Titel *Geist und Macht* (1938) seine Schriften aus der Kampfzeit neuerlich aufzutischen. Deren Meriten um die Geschichte des neuen Deutschlands hätten sonst all zu leicht übersehen werden können, denn verschlagenerweise hatte er sich vor der Ermächtigung etlicher Pseudonyme bedient. Nun gibt er sich als jener Häreticus

(1929) zu erkennen, der im Vorläufer der NS-Monatshefte, dem Akademischen Beobachter, zwischen J. Goebbels und B. v. Schirach die Hellpachsche *Prognose* entlarvte.

Hellpach, so Häreticus, wolle hinter der Fassade der demokratischen Ordnung eine Diktatur aufrichten. Jedoch eine, die sich auf den Protestantismus stütze und auch nicht davor zurückschrecke, mit Juden gemeinsame Sache zu machen. Wieder wird Hellpach weniger als Hellpach, denn als typischer Vertreter der heuchlerischen Politikerkaste (als ‚Augur') gesehen. *Geist und Macht* verkaufen oder verschenken sich so schnell, daß 1941 die zweite Auflage erscheint, für Schädliches und Unerwünschtes also erneut Propaganda gemacht wird. Der staunende Leser sieht weiterhin den Systemminister von einem Nazi der Absicht angeklagt, schon zur Systemzeit die Demokratie stürzen und eine Diktatur einrichten gewollt zu haben, nur darf der Leser sich dessen nicht selbst versichern, weil die Diktatur solcherlei Umtriebe auf den Index gesetzt hat.

Hellpach, gesehen im Aufwind

Krieg wird vom Zaun gebrochen, der Oberarzt der Landwehr Professor Dr. med. Willy Hellpach wird freigestellt. (HD 1)

Am 13. 11. 1941 richtet sich der Dekan Kienert mit einer Anfrage an den Rektor:

> Professor Dr. Hellpach vollendet am 26. 2. 42 sein 65. Lebensjahr. Ich bitte um Entscheidung, ob der Lehrauftrag H.s über diesen Termin hinaus verlängert werden wird oder ob H. für das S. S. 42 Vorlesungen und Übungen nicht mehr ankündigen soll.
> Bei der augenblicklichen Lage der Psychologie ist der Fakultät die Fortsetzung der bisherigen Lehrtätigkeit von Prof. Dr. Hellpach bis zu einer endgültigen Regelung der Frage der Errichtung eines ordentlichen psychologischen Lehrstuhls dringend erwünscht. (HD 1)

Die Frage wird am 24. 1. 1942 vom badischen Ministerium des Kultus und Unterrichts beantwortet:

> Der Herr Reichserziehungsminister hat mit Erlaß vom 14. 1. 1942 WP Hellpach c genehmigt, daß der Lehrauftrag des Honorarprofessors Dr. Hellpach auf die Dauer des Krieges verlängert wird. (HD 1)

Als im Jahre 1941 die Diplom-Prüfungsordnung eingeführt wurde, begann sich auch in Heidelberg wieder etwas zu regen. Man erinnert sich des Instituts, das aus Mannheim übernommen war, und erkundigt sich in der Psychiatrie. Carl Schneider teilt am 15. 4. 1942 dem Rektor mit:

> Für die Abgabe der Bücher und Apparate des ehemaligen psychologischen Instituts der Handelshochschule in Mannheim bestehen weniger grundsätzliche als praktische Bedenken ... (HD 2)

Der bisherige Leiter des Instituts, Johannes Stein, wechselt 1942 von Heidelberg nach Straßburg, und so kommt wohl wieder Hellpach ins Gespräch. Das allerdings kann den alten Kämpfern unter seinen Kollegen nicht gefallen. Der Rickert-Nachfolger Ernst Krieck, Herausgeber der linientreuen Zeitschrift ‚Volk im Werden' und sicher kein Feind der Psychologie, denn manchen Psychologen der Zeit zählt er zu seinen Autoren, wendet gegenüber dem Ministerialdirektor K. Gärtner im Unterrichtsministerium zu Karlsruhe am 28.4.1942 ein:

Sehr verehrter Parteigenosse Gärtner!
... Hellpach hat das 65. hinter sich. Ich hatte nie etwas dagegen, daß er blieb, wo und was er 1933 war, es sollte angesichts seiner politischen Vergangenheit dabei auch sein Bewenden haben. Ich denke noch weniger an seine komische Reichspräsidentenkandidatur von des Juden Georg Bernhard Gnaden, als an seine Mitgliedschaft in der Bad. Regierung zur Zeit des Separatismus 1924.
Ich weiß die damals ausgegebenen Losungen, und habe mich über die nationale Haltung jener Regierung einst mit dem unter dem Ausnahmezustand die Aufsicht führenden Wehrkreiskommandeur, General Reinhard, eindeutig verständigt. Die Notwendigkeit eines psychologischen Instituts für Hellpach sehe ich um so weniger ein, als nach meinen neuen Informationen die ganze Heerespsychologie stark im Umbau, vielleicht im Abbau sich befindet. Ich halte eine neue Haraustellung (sic) Hellpachs für einen schweren politischen Fehler. Er soll still seine Wege gehen. Er hat lange genug das große Wort geführt und nichts fertig gebracht. Heil Hitler! Mit herzlichen Grüßen, Ihr ... (KA 3)

Aber es war wohl sonst niemand zu finden, der die kriegsunwichtige Aufgabe übernehmen konnte, ein Institut recht geisterhafter Existenz zu leiten. Die Quellenlage ist dürftig, oder wichtige Stücke sind nicht dort abgeheftet, wo sie hingehörten. Die nächste vernehmliche Stimme ist die Hellpachs.

Im März 1943 klagt er beim Ministerium darüber, daß eine Erhöhung seiner Vergütungen immer noch nicht erfolgt sei, obwohl er doch das Institut übernommen habe (KA 3). Man zeigt sich nicht kleinlich. Aus der neuen Residenz Straßburg, wo Reichsstatthalter Wagner den Gau Oberrhein zu errichten sich müht, veranlaßt das Ministerium zu Führers Geburtstag, dem 20. April 1943:

Mit Wirkung von 1.10.1942 ab wird im Hinblick darauf, daß Honorarprofessor Dr. Hellpach mit Beginn des Wintersemesters 1942/43 die Leitung des Instituts für Psychologie übernommen hat, die Vergütung für den ihm mit Erl. vom 5.2.1926 A2304, bez. 29.11.1933 A29148 erteilten Lehrauftrag von 2400 RM jährlich auf 4800 RM – kürzungspflichtig – erhöht. (HD 1)

Von einer Institutsgründung im Kriege in Heidelberg kann, nebenbei, nicht die Rede sein. Wiederbelebung ist der Ausdruck, den der Dekan in einem Schreiben an den Rektor verwendet (HD 2).

Hellpach bekommt den von Krieck befürchteten Aufwind. Am 12. Mai 1943 hält er fest: „... Das wissenschaftliche Echo meines Buches ‚Deutsche

Physiognomik' hat meine eigenen Erwartungen weit übertroffen. Die wiss. Leitung der Heydrich-Stiftung in Prag trat mit dem Wunsche an mich heran, im Protektorat solche Studien durchzuführen". (HD 2). Weiteres über diesen Wunsch habe ich nicht erfahren.

Wiedergutmachung und Unbill 3.

Der Krieg geht zu Ende, das Reich kapituliert, der Führer hat per Suizid Millionen vom Eide befreit. Die US-amerikanische Militärregierung vergibt Hellpach ein „unconditionally accepted". Der alliierte Kontrollrat hebt mit seinem Gesetz Nr. 1 vom 20. September Nazi-Gesetze auf, so auch das Gesetz zur Wiederherstellung des Berufsbeamtentums vom 7. April 1933.

Im selben September noch macht Hellpach eine Eingabe um Wiedergutmachung beim Hochschulreferenten beim Präsidium Nordbaden und beim Dekan der philosophischen Fakultät, um die „im Juli/September 1933 durch den damaligen nationalsozialistischen badischen Finanzminister über mich verhängte Maßregelung" rückgängig machen zu lassen. Dem muß wegen des alliierten Kontrollratsgesetzes nachgegeben werden; aber Hellpach spielt auf sicher. Er hebt erstens hervor, Minister Köhler habe seine Maßnahme mit einer Entscheidung des Reichsministeriums der Finanzen begründet, was aber eine Unwahrheit sei, denn dort befänden sich nach Auskunft Hjalmar Schachts keinerlei Unterlagen zu diesem Punkte. Er beschränkt zweitens sein Gesuch auf die „Wiedereinsetzung in den alten Zustand" und verzichtet auf eine Erstattung sowohl der damaligen Rückzahlung wie auch der ihm in den zwölf Jahren entgangenen Gelder, was nach seiner Kalkulation eine Summe von ca. 50 000 RM bedeute. Schließlich fügt er noch eine Nachschrift des Thomaschen Rechtsgutachtens von 1935 bei, in der er den gegenstandslos gewordenen Verweis auf seinen Eid auf den Führer ausläßt (HD 1).

Die Wiedergutmachung erfolgt, aber die Eingabe läßt alsbaldige erneute Verwirrungen vorausahnen. Denn der Kontrollrat hatte zwar das Gesetz zur Wiederherstellung des Berufsbeamtentums annulliert und damit auch dessen § 12, der 1933 die Begründung für die Schmälerung der Bezüge hergab. Das Rechtsgutachten Thomas argumentiert aber dahin, daß diese Bezüge nicht als Bezüge eines gewesenen Landesministers anzusehen seien, sondern als die eines Beamten, auf den füglich der Paragraph 12 nicht anzuwenden sei. Bei solcher Lage der Dinge wäre fatalerweise nicht das Kontrollratsgesetz Nr. 1 heranzuziehen, sondern eine leider nicht erfolgte Verordnung der Alliierten, nach der Hellpach oder alle Honorarprofessoren schon immer Beamte gewesen wären. Aber Hellpach ahnt wohl nichts von dem, was noch kommen soll, als ihm mit dem 14. 1. 1946 die Landesdirektion der Finanzen mitteilt, er bekomme hinvor seine vollen Emeritierungsbezüge, da das Gesetz zur Wiederherstellung des Berufsbeamtentums aufgehoben sei (KA 1/7 a).

Am 3.5.1946 wird Walter Köhler in Straßburg von einem Militärgericht verurteilt und füsiliert (Haselier, 1972, S. 470).
Über Hellpach beschließt die Spruchkammer Heidelberg unter dem 27.9.1946:

> Auf Grund der Angaben in ihrem Meldebogen sind Sie von dem Gesetz zur Befreiung von Nationalsozialismus und Militarismus vom 5.3.1946 nicht betroffen. Der öffentliche Ankläger. (KA 3)

Hellpach beteiligt sich als Redner und Publizist an dem Versuch, den demokratischen Geist in Deutschland wieder zu erwecken. Pieck & Grotewohl übersenden am 10.12.1946 ein eigenhändig signiertes Exemplar des vom Parteivorstande der Sozialistischen Einheitspartei Deutschlands beschlossenen Entwurfes einer Verfassung für die Deutsche Demokratische Republik (KA 1). Ob er Hellpachs Beifall findet, weiß ich nicht.

Nicht immer mit Beifall zu rechnen haben jedoch Wiedergutmachungsforderungen. Die Stadt Mannheim fordert Rückgabe der 1933 ihr entzogenen Besitztümer der Handelshochschule, und das heißt für Hellpachs Institut der Bibliothek und der Apparate. Zumutungen dieser Art treffen auf entschiedenen Widerstand. Auf einen neuerlichen Vorstoß Mannheims kontert Hellpach:

> Die neue Anspruchsmeldung der *Stadt* Mannheim auf die Bücherei des *Psychologischen Institutes* der *Universität Heidelberg* muß aufs äußerste befremden, um keine stärkere Kennzeichnung zu gebrauchen... (HD 2)

Auf vier Seiten breitet Hellpach sein unkonditionelles Nein aus. Daß die Stadt Besitzerin der Handelshochschule und damit der Bücherei des Psychologischen Instituts sowie seiner Apparate gewesen war, findet dabei keine Berücksichtigung. Am 29.11.1947 telegraphieren Pieck & Grotewohl. Sie laden ein zur Teilnahme am deutschen Volkskongreß für Einheit und gerechten Frieden, 6. und 7. Dezember, Berlin, Admiralspalast (KA 1).

Der Konflikt zwischen Universität und Stadt wird erst im Jahre 1948 beigelegt, einige Kleinigkeiten gehen zurück in den Besitz der Stadt Mannheim; ob darunter Material aus Hellpachs Institut war, ist nicht überliefert (HD 2).

Die Ehrungen und Ernennungen, die Hellpach in der USBZ, in Bi- und Trizonesien, in der Bundesrepublik zuteil werden, sind stattlich; sie hier aufzuzählen, brächte vom Thema ab.

Der dritte und letzte Akt der Kürzung der Bezüge muß noch angeschnitten werden, weil er das Bild seines Lebens unter den Nazis komplementiert. Etwa 1950 nimmt sich die Finanzbehörde einmal mehr seiner Einkünfte an und stellt fest, daß er zuviel bekomme. Am 7.12.1950 legt Hellpach beim zuständigen Ministerialrat Protest ein, 1951 schärfsten Protest. Die neuerliche Kürzung der Bezüge fuße auf einer Entscheidung des NS-Finanzministers Köhler, die als Maßregelung gedacht und als politische Gehässigkeit ausgeführt worden sei. Mir ist diese Materie zu kompliziert – einer der Streitpunkte ist, daß man

jetzt die Lehrauftragsvergütungen von den Emeritierungsbezügen abzieht, und dahinter steht wieder die Frage nach der Natur dieser Emeritierungsbezüge. Am 27.10.1952 bittet Hellpach den Rektor, aus der lehrauftragsmäßigen Verwendung ausscheiden zu dürfen, die erwähnte Subtraktion hat damit zwar ein Ende, nicht aber der Rechtsstreit, der ohne Unterbrechung weiterläuft und auch den Landtag in Stuttgart ohne Ergebnis beschäftigt. Hellpachs letzter Brief in dieser Sache datiert vom 5. Juli 1955 (HD 1).
 Hellpach stirbt am 9. Juli 1955.

Hellpach, gesehen als der ewige Nazi

Auch im Grabe noch hält Hellpach für allgemeine Urteile her. Eschler von der Abteilung Marxismus-Leninismus der veterinär-medizinischen Fakultät der Karl-Marx-Universität, Hellpachs alter alma mater, analysiert die Situation der Gesellschaftswissenschaften unter der Herrschaft der Monopolbourgeoisie und sieht zum Beispiel

... bei Hellpach deutlich, daß er nicht nur zu den Wegbereitern der faschistischen Ideologie gehörte, sondern auch heute im Bonner Staat einer der Verteidiger des klerikal-militaristischen Systems war. (1962, S. 1027)

Welch einen Vorwurf gegen den eben verstorbenen Staatspräsidenten Wilhelm Pieck dies impliziert, mag dem Autor des Zitats nicht recht bewußt gewesen sein. Überhaupt stellt seine Feststellung eine Abkehr von der historischen Kontinuität der DDR dar. Die Listen der auszusondernden Literatur der Deutschen Verwaltung für, später des Ministeriums für Volksbildung (1946, 1947, 1948, 1953), eine Art Gegenprobe zur Liste des schädlichen und unerwünschten Schrifttums, führen nicht einen Titel Hellpachs.

Eine Frage und eine Antwort

Doch der Verweis auf Pieck und die Volksbildung allein beantwortet nicht die Frage, die Eschler anschneidet und die auch in anderen deutschen Universitäten gelegentlich gestellt wird, die Frage nämlich: War Hellpach braun oder hat er NS-affine Psychologie betrieben?
 Eschler versucht durchaus, seine These mit Zitaten zu belegen, und er hat keine Schwierigkeiten, verdächtig klingende zu finden, und je ferner Hellpachs Zeit dem Leser zurückliegt, desto einschlägiger klingt mancherlei aus seinen Schriften.
 Meine Antwort auf die Frage lautet, auch wenn ich die Forschung noch nicht für abgeschlossen halte: Nein.[2]
 Um diese Antwort zu untermauern, will ich hier des knappen Raumes hal-

ber nur die Rassengläubigkeit als einen Kern des wolkigen Gewächses der nationalsozialistischen Ideologie annehmen und Hellpachs Position dazu mit seiner Völkerpsychologie und seinen Aussagen zum Thema „Volk" veranschaulichen. Hellpach äußert sich dazu nach dem Krieg:

> ... die völkerpsychologischen Bemühungen, denen ich nicht aufgehört hatte mich zu widmen, seit ich im Spätherbst des Jahres 1897 hochklopfenden Herzens in der ersten Stunde der berühmtesten Vorlesung Wundts, seiner „Völkerpsychologie" gesessen. Als dieser fundamentale Gegenstand einer universalen Seelen- und Geisteskunde dem deutschen Interesse nahezu gleichgültig zu werden drohte, habe ich bereits im letzten Semester vor dem Ausbruch des ersten Weltkrieges eine eigene Vorlesung gleichen Themas gehalten – und seither unbeirrt in regelmäßigen Abständen wiederholt, auch mitten in der von Alfred Rosenberg offiziös verkündeten Verfemung dieser Disziplin, die einer „Rassenpsychologie" zu weichen habe, meine „Einführung in die Völkerpsychologie" herausgegeben, die bestrebt war, mein wiederholtes Postulat einer lebendigen Völkerpsychologie zu verwirklichen, nämlich einer solchen, welche die Schranken einer bloßen Völkerschaftsseelenkunde, ähnlich ihrer Halbschwester, der Ethnologie, endlich sprenge und das Volk, dieses menschheitliche Daseinsurphänomen, in seiner Totalität, auch als kultiviertes Großvolk und moderne Nation, psychologisch zu durchforschen sich anheischig mache. Ich habe dabei die Analyse auch ganz aktueller Völkerphänomene nicht gescheut: bewährt sich doch die Objektivität der Wissenschaft, das Verschworensein des Forschers nur an sein Richtigkeitsgewissen, gerade erst recht dort, wo er „delikate" Probleme anzugehen nicht ausweicht und an ihnen, vielleicht manchem zuleide, sicher aber keinem zuliebe, das unverrückbare Wahrheitsziel des Forschens im Auge behält. (1948, S. 373 f.)

Irritierenderweise zielt Hellpach am Kern des Problems vorbei. Was seine Psychologie hatte verdächtig machen können, ist weniger, daß er Völkerpsychologie betreibt statt Rosenbergscher Rassenpsychologie, sondern daß er ein dezidierter Milieutheoretiker ist, der der in der NS-Ideologie und -Psychologie so groß geschriebenen Vererbung nur eine bescheidene Rolle zuschreibt. Um vieles wichtiger erscheint ihm der Einfluß der Umwelt, und zwar der physischen nicht minder als der kulturellen. Diese Auffassung war aber bereits auf dem ersten Psychologenkongreß nach der Machtergreifung in Acht und Bann getan:

> Heute stehen wir am Ende der Epoche der Umweltgläubigkeit, die doch wohl stark politisch bestimmt war. Marxismus und demokratische Verfassungs- und Stimmzettelgläubigkeit wollten die Ungleichheit der Natur nicht gelten lassen.

So der sächsische Minister für Volksbildung Hartnacke am 16.10. 1933 (1934, S. 5).

Zu den großen Umweltfaktoren, die an der Prägung des Individuums beteiligt sind, gehört aber auch nach Hellpach das Volk, zu dem ein Individuum zählt. Das jeweilige Volk prägt Sprache, Mythos und Sitte eines Individuums, es prägt zudem seinen Habitus, und die Tatsache, daß es auf einem bestimmten Boden oder Territorium lebt, prägt seine Konstitution. Hellpach ergänzt damit die Wundtsche Völkerpsychologie. Zum Mythos (dem ideologischen

Überbau), zur Sitte (dem Vehikel der Sozialstruktur) bringt er noch die physische Umwelt, also die materielle Basis menschlichen Lebens ein. Daß er die materielle Basis nicht als unbeugsames Erbgut einbringt, sondern hauptsächlich als physische Umwelt, daß er die Auswirkungen des Erbguts als durch physische, soziale und ideologische Umwelt äußerst modifizierbar auffaßt, stellt seine Psychologie in Opposition zur NS-Ideologie. Allerdings benutzt er Wörter, von denen etliche auch Versatzstücke der rassistischen Doktrinen der Zeit sind. Er stellt sie allerdings in einen anderen Zusammenhang.

Und er drückt sich ab 1933 sehr, sehr vorsichtig aus. Doch halte ich es nicht für einen Taschenspielertrick nachzuweisen, daß er die Thesen von 1926, die Willi Schlamm unter Protest gegen die Prager Veranstaltung wieder abdruckte, nicht widerruft. Es bedarf dazu der Figur der Sklavensprache; die bedarf, wie bekannt, einer mikroskopischen Lebensweise. Ich werde daher noch einige Passagen ausführlich zitieren müssen, um ein Mindestmaß an Plausibilität für meine Behauptungen zu erreichen.

Man lese den nachstehenden Absatz der Prager Rede und beachte, wie der Begriff der Rasse zur Nebensächlichkeit gemacht wird:

> Denn das Volk ist die Ureinheit hominiden Gemeinschaftsdaseins. Man kann die Menschen einteilen in Rassen; man kann in ihr Familien unterscheiden, Sippen, Geschlechter, aber auch Stände, Schichten, Klassen; Menschen finden sich zusammen in Ehen, Liebschaften, Freundschaften, Vereinen, Bünden, Körperschaften: es bilden sich Gruppen, Klüngel, Orden, Schulen; und mit alledem hat selbstverständlich die Soziologie sich untersuchend zu befassen. Aber praktisch leben die Menschen stets als Völker zusammen, in der Gemeinschaftsform des Ethnos, wie immer wir diese Vokabel in unsere Muttersprache übersetzen mögen, also ins Deutsche beispielsweise mit Volk, Völkerschaft, Stamm. (1936, S. 252)

Man lese einen anderen Absatz der Prager Rede und achte auf die Zurückweisung eines Primats der Politik über Wissenschaft, hier die Soziologie:

> Darum ist die Achse aller Soziologie ebenfalls ethnisch, darum ihr unwandelbar zentraler Gegenstand, und damit ihre autonome Norm, das Volk. Und es heißt noch keineswegs die Soziologie einer heteronomen Normsetzung unterwerfen, wenn besonders in Zeiten, da das Volk praktisch in den Brennpunkt menschheitlichen Daseins tritt, also in politisch völkischen Zeiten, jene Achsenbesinnung sehr nachdrücklich ihr Recht fordert. Eine heteronome Norm setzt sich erst ein, wo etwa aus bestimmten politischen Volksidealen her der soziologischen Ergründung der Erscheinung Volk bestimmte Schranken gezogen oder gar bestimmte Ergebnisse vorgeschrieben werden. Selbst dann wäre, innerhalb gewisser Grenzen, wie jener anfangs betrachtete Fall aus der Naturforschung zeigt, durchaus noch soziologische Wissenschaft möglich. Aber die Tatsache an sich, daß Volk zentraler Gegenstand der Politik wird, braucht die autonome Normgebung, daß Volk immer zentraler Gegenstand der Soziologie ist, nicht durch Heteronomien zu stören, nur zu verstärken. Mit anderen Worten, die Tatsache, daß seit längerem und in immer noch zunehmendem Maße Volk zentraler Gegenstand der Politik ist, diese Tatsache unserer Tage ruft zwar der Soziologie besonders entschieden die andere Tatsache in Erinnerung, daß Volk auch zentraler Gegenstand der Soziologie ist, aber die Konsequenz der Soziologie hieraus kann durchaus eine autonome Wissenschaftlichkeit sein, mit der sie ihren zentralen Gegenstand erforscht. (1936, S. 253 f.)

Selbst das „Bastardisierungslager Deutschland" von 1926, das 1936 verboten wurde, taucht in der Prager Rede auf:

> Dagegen zeigt das ganze mittlere Europa zwischen dem 42. und 52. Breitengrade eine weitgehend vollzogene Mischung seines Rassengemenges. (a.a.O., S.255)

Man lese weiter und höre auf die Bemerkung über günstige Rassenvermischungen:

> Wir wissen aus der Tierzucht, daß es sehr günstige und sehr ungünstige Kreuzungen gibt, und es ist nicht Vorurteil, das für die Menschheit ebenfalls zu bejahen, sondern es ist Vorurteil, es für die Menschheit zu ignorieren. (a.a.O., S.255f.)

Und kurz danach steht zu lesen, daß die Rassenideologien der Zeit wissenschaftlich unhaltbar sind:

> Es stünde besser um diese Angelegenheiten, wenn die zünftige Wissenschaft vor einem reichlichen Menschenalter die Fragestellungen der politischen Anthropologie nicht so gut wie ausschließlich dem Dilettantismus überlassen hätte. Wenn heute gewaltige politische Umgestaltungsbewegungen in den abendländischen und morgenländischen Völkerkreisen aus der Teilfrage „Volk als Rassentatsache" nahezu den zentralen Gegenstand aller Soziologie zu machen begonnen haben, so rührt die damit verbundene Möglichkeit des Auftretens heteronomer Normen für die Forschung zuallermeist von einer zu langen Vernachlässigung der autonomen Norm, eben des zentralen Gegenstandes, durch die Wissenschaft selber her. Dann immer ist sie es, welche ihre eigene Objektivität zu verantworten hat, indem sie objektiv genug ist, rechtzeitig auch sehr unbequeme Problematiken zu sehen und zu ergreifen. (a.a.O., S.256)

Diese Aussage muß Hellpach so gefährlich vorgekommen sein, daß sie in dem Nachlaßmanuskript, das wegen des eingefügten Wortes ‚totalitär' als das vorgetragene Manuskript gelten kann, eingeklammert ist (KA 1/120, S.9). Ob sie vorgetragen wurde, wird sich nicht mehr feststellen lassen.

Und dann noch der Ausspruch mit dem Worte ‚totalitär':

> Aber in wirklich großen Kulturen, das heißt Geistordnungen, ist niemals „Staat" von „Geist", von Glaube, Kunst, Dichtung, Sitte geschieden, sondern alles dies sind Seiten einer Daseinsordnung, die letzten Endes um eine Achse kreist. In diesem Sinne ist jede echte Kultur intolerant. (1936, S.261)

So das Gedruckte, das Redemanuskript endet: „... totalitär und intolerant." (KA 1/120, S.14)

Wenn man unterstellen darf, daß Hellpach der Auffassung war, daß der neue nationale Staat sich vom Geist geschieden hatte, dann heißt dies, daß der neue Staat nicht auf dem Wege ist, eine wirklich große Kultur zu werden. Und zudem, Totalitarismus ist noch lange kein Markenzeichen für echte Kultur. Nur Totalitarismus im bezeichneten Sinne ist echte Kultur – was implizieren mag, daß echte Kultur in jedem anderen Sinn als dem genannten eben nicht totalitär ist.

Andere Fragen bleiben ganz gewiß bestehen. Zu allererst die Frage, weshalb Hellpach sich dieser ängstlichen, gekrümmten Sklavensprache bedient – immer vorausgesetzt, meine Leseweise ist die angemessene. Sklavensprache ist der Äußerungsmodus unter der Bedingung der sanktionsfähigen Zensur, der jederzeit lauernden Verfolgung, Verhaftung, Maßregelung, ja Liquidation. Sie ist die Tarnsprache, die listige Anpassung an Reden und Meinen der Herren, die eben durch Camouflage der Oberfläche die eigentliche Anpassung vermeiden will, sie reicht nur eingestreute Brosamen der eigenen, inopportunen Ansicht, sie forciert das Andeuten, das Zweideutige, das sapienti sat.

Welch elende Unterworfenheit brachte Hellpach dazu, sich dieser Sprache zu bedienen, und warum schwieg er nicht, wie Thomas Mann es für angebracht gehalten hatte? Warum hat er sich nach 1945 nicht darüber geäußert, hat er nicht, statt wenig veränderte Neuauflagen in alter Diktion verlegen zu lassen, sich einer anderen, offenen Sprache bedient?

Mir ist bewußt, daß meine These von der Sklavensprache Hellpachs gründlicher nachgewiesen werden muß. Aber dazu ist hier kein Platz. Ob die angeführten Einzelheiten aus seinem Leben unter der Herrschaft der NSDAP seine Vorsicht, ja wohl Hasenfüßigkeit verständlich machen, mag der Leser selber beurteilen.

Eine Rätselfrage noch zum Ende: Was mag Hellpach geritten haben, daß er davon ausging, das Publikum auf dem internationalen Philosophenkongreß im freien Prag verstünde seine Sprache?

Archivquellen und Quellenschlüssel

a) Archiv der Universität Heidelberg
   HD 1 – (Personalakte)   Hellpach
   HD 2 – B-6651/1   Psychol. Institut, Allgemeines
b) Badisches Generallandesarchiv Karlsruhe
   KA 1 – N Hellpach   Hellpach, Nachlaß
   KA 2 – 233 No. 29442   Staatsministerium, der ehemalige Staatspräsident Dr. Hellpach 1925–31
   KA 3 – 235 No. 6135   Ministerium des Kultus und des Unterrichts. Dr. Hellpach, Willy Hugo ev.
   KA 4 – 235 No. 30886   Staatl. Wirtschaftshochschule Mannheim. Die Vereinigung der Handelshochschule mit der Universität Heidelberg

Anmerkungen

1 Vgl. Willi Schlamm: „... der Nationalsozialismus ist nicht die Krankheit, sondern ihr Eiter, nicht das Verbrechen sondern eine seiner Erscheinungsformen" (1934, S. 287).
2 Heiber bescheinigt Hellpach eine wohlwollende Einstellung zu den Machtergreifern (1966, S. 69). Er stützt sich dabei auf Akten der Dienststelle Rosenberg, die in New York lagern, und die ich deshalb noch nicht habe einsehen können. Mir erscheinen allerdings die Akten einer einzigen Stelle eine magere Prämisse für einen so weitgehenden Schluß wie den Heiberschen zu sein.

Literatur

Deutsche Verwaltung für Volksbildung in der sowjetischen Besatzungszone. (1946) *Liste der auszusondernden Literatur. Vorläufige Ausgabe nach dem Stand vom 1. April 1946.* Berlin: Zentralverlag.
Deutsche Verwaltung für Volksbildung in der sowjetischen Besatzungszone. (1947) *Liste der auszusondernden Literatur. Erster Nachtrag nach dem Stand vom 1. Januar 1947.* Berlin: Zentralverlag
Deutsche Verwaltung für Volksbildung in der sowjetischen Besatzungszone. (1948) *Liste der auszusondernden Literatur. Zweiter Nachtrag nach dem Stand vom 1. September 1948.* Berlin: Deutscher Zentralverlag.
Eschler, E. (1962). Volkscharakter und -stereotyp. Zu einigen methodologischen Aspekten der imperialistischen westdeutschen Sozialpsychologie. *Wissenschaftliche Zeitschrift der Karl-Marx-Universität Leipzig, Gesellschafts- und sprachwissenschaftliche Reihe, 11,* 1027-1033.
F., P. (1925, Sonnabend 13. Juni) Unhaltbare Zustände in Baden. Der badische Kultusminister Hellpach eine Gefahr für die Hochschulen. *Deutsche Hochschulzeitung, 17,* 1.
Frank, W. (1938). Ein Augur lächelt. Zu Willy Hellpachs „Politischer Prognose für Deutschland". In *Geist und Macht* (S. 56-61). Hamburg: Hanseatische Verlagsanstalt.
Frank, W. (1941). Ein Augur lächelt. Zu Willy Hellpachs „Politischer Prognose für Deutschland". In *Geist und Macht* (2. Aufl.) (S. 56-61). Hamburg: Hanseatische Verlagsanstalt.
Grelling, K. (1934). Bericht über den 8. Internationalen Kongreß für Philosophie in Prag vom 2. bis 7. September 1934. *Erkenntnis, 4,* 310-314.
Hätericus (i. e. W. Frank), (1929, April und Mai) Ein Augur lächelt. *Akademischer Beobachter, das Blatt der neuen Front.* S. 68-70 u. 90-91.
Hancke, K. (1934). Die gegenwärtige Lage der Philosophie. *Geistige Arbeit, 1* (19), 8.
Hartnacke, W. (1934). (Ansprache). In Otto Klemm (Hrsg.), *Bericht über den XIII. Kongreß der Deutschen Gesellschaft für Psychologie in Leipzig 1933.* (S. 3-5). Jena: Fischer.
Haselier, G. (1971). Baden. In G. W. Sante (Hrsg.), *Geschichte der deutschen Länder,* Bd. 1 (S. 448-470). Würzburg: Ploetz.
Heiber, H. (1966), *Walter Frank und sein Reichsinstitut für Geschichte des neuen Deutschlands.* Stuttgart: Deutsche Verlags-Anstalt.
Hellpach, W. (1926). Rasse und Stämme im deutschen Volkstum. *Die Neue Rundschau,* 37, 113-138.
Hellpach, W. (1928). *Politische Prognose für Deutschland.* Berlin: S. Fischer

Hellpach, W. (1933, 2. April). Abschied von Weimar. *Neue Zürcher Zeitung, 154* (Erste Sonntagsausgabe No. 587), 1.
Hellpach, W. (1934, 18. November). Vernichtung der Rassentheorie (W. Schlamm, Hrsg.). *Europäische Monatshefte vereinigt mit Aufruf, 1* (No. 27), 441–443.
Hellpach, W. (1936). Zentraler Gegenstand der Soziologie: Volk als Naturtatsache, geistige Gestalt und Willensschöpfung. *Actes du huitième congrès international de philosophie à Prague.* (S. 249–265). Prague: Comité d'organisation du congrès.
Hellpach, W. (1944). *Géopsyche, l'âme humaine sous l'influence du temps, du climat, du sol et du paysage.* (Traduit d'après la 5. éd. allemande par F. Gidon.) Paris: Payot.
Hellpach, W. (1946). *Sinne und Seele, zwölf Gänge in ihrem Grenzdickicht.* Stuttgart: Enke.
Hellpach, W. (1947). *Gesinnung, Gewissen und Gesittung der Wissenschaftlichkeit als positive Werte im öffentlichen Leben.* Frankfurt: Schulte-Bulmke.
Hellpach, W. (1948). Logos und Pragma. In W. Hellpach, *Universitas Litterarum* (S. 367–375). Stuttgart: Enke.
Hellpach, W. (1954). *Der deutsche Charakter.* Bonn: Athenäum.
Hellpach, W. (1960). L'uomo della metropoli. (Tr. Gianni di Benedetto). Milano: Edizioni di Comunità.
Hellpach, W. (o. J.). 2. ms. des um 1950 entstandenen dritten Bandes der Lebenserinnerungen *Wirken in Wirren.* (Erscheint voraussichtlich 1984).
Heuss, Th. (1963). *Erinnerungen 1905–1933.* Tübingen: Wunderlich.
Kerner, R. (1934, 26. April) Geheimrat Leo Frobenius. *Europäische Hefte, 1,* 168–169.
Krampf, W. (1934). Der VIII. Internationale Kongreß für Philosophie in Prag. *Philosophisches Jahrbuch, 47,* 525–530.
Mann, Th. (1977). *Tagebücher 1933–1934.* Frankfurt: S. Fischer.
Mann, Th. (1978). *Briefe 1889–1936.* Frankfurt: S. Fischer.
Ministerium für Volksbildung der Deutschen Demokratischen Republik (1953). *Liste der auszusondernden Literatur. Dritter Nachtrag nach dem Stand vom 1. April 1952.* Berlin: VEB Deutscher Zentralverlag.
Pollatschek, S. (1934, 26. April). Lernverbot. *Europäische Hefte, 1,* 54–56.
Reichsschrifttumskammer (1936). *Liste 1 des schädlichen und unerwünschten Schrifttums, Stand vom Oktober 1935.* Berlin: Reichsdruckerei.
Reichsschrifttumskammer (1939, 1940, 1941). *Liste des schädlichen und unerwünschten Schrifttums, Stand vom 31. Dez. 1938. Jahresliste 1939. Jahresliste 1940. Jahresliste 1941.* Nachdruck 1979. Vaduz: Topos.
Schlamm, W. (1934, 13. September). Weltbild in schwarz-weiss. *Europäische Hefte, 1,* 285–288.

Erich Stern und die pädagogische Psychologie im Nationalsozialismus*

O. EWERT

Die älteste Form einer organisatorisch und institutionell geregelten Anwendung von Psychologie ist ihr Beitrag zur Lehrerbildung; und zwar insbesondere im Rahmen der Ausbildung des Volksschullehrers. Dabei ist freilich schon die Bezeichnung Volksschullehrer historisch ungenau, denn der „Volksschule" gehen „Armenschulen", „Industrieschulen", „Gemeine Schulen" u. a. voraus. „Erst das Erwachen der Nation zu politischer Selbständigkeit und darauf beruhendem Einheitsbewußtsein hat die „Volksschule", der Sache und dem Namen nach, hervorgebracht." (Spranger, 1949, S.33); und zwar im 19.Jahrhundert. Die Diskussionen um die Trägerschaft (Ablösung der Kirche durch den Staat), um die Inhalte (berufsvorbereitende vs. grundlegende Bildung), schließlich die Diskussionen um die Schülerschaft (Schule der Unterschicht vs. Pflichtschule für alle) lassen sich nicht immanent aus der Ideengeschichte der Pädagogik selbst verstehen, sondern verweisen auf politische Machtverhältnisse und soziale Strömungen, denen die Pädagogik bisweilen folgt, die sie aber bisweilen auch radikal in Frage stellt.

Aus einer Distanz betrachtet, die gemeinsame Züge hervorhebt und dabei Ungenauigkeiten im Detail in Kauf nimmt, ergibt sich für die Geschichte der Lehrerbildung und der pädagogischen Psychologie als einem Teilaspekt jener Lehrerbildung das Bild eines Aufschwungs unter dem Einfluß von Aufklärung und Merkantilismus, der sich bis in die Mitte des 19.Jahrhunderts fortsetzte. Die Schulpolitik der Reaktion nach 1848 strangulierte jene Erziehung zum aufgeklärten Menschen und gemeinnützigen Bürger mit Argumenten, die denen der NS-Volksschulpolitik frappierend ähnlich sind, und zwar so, daß wir behaupten, die Geschichte der Volksschullehrerbildung im NS-Staat ist in wesentlichen Zügen die verkürzte Wiederholung einer historischen Epoche der Schulgeschichte.

Mit den notwendigen Einschränkungen, denen alle pauschalen Aussagen im kulturgeschichtlichen Raum unterliegen, kann man die Behauptung auf-

---

* Bei der Abfassung dieser Arbeit habe ich durch Frau Dr. H.Stern, die Tochter von Prof. Erich Stern, durch die Witwe von Prof. E.Feldmann und durch Pädagogen aus dem Mainzer Raum, die bei Feldmann und Stern studiert hatten, wertvolle Hinweise und Unterlagen erhalten, für die ich herzlich danke.

stellen, daß die geordnete und wissenschaftlich überdachte Ausbildung des Volksschullehrers ein Kind der Aufklärung ist. Bis zum 18. Jahrhundert war die Ausbildung des Volksschullehrers vernachlässigt worden. Die Einführung der Kinder in die sog. Kulturtechniken wurde unter anderem von Handwerkern im Nebenberuf ausgeübt. Der Schulmeister leitete Menschen, die über geeignete Voraussetzungen verfügten, in der Schulstube an, wobei ihnen wie in einer handwerklichen Lehre der Aufstieg vom Schulhelfer zum Schullehrer offen stand. Erst im ausgehenden 18. Jahrhundert bewirkten die Ideen der Aufklärung eine seminaristisch organisierte Lehrerbildung, die über pragmatisches Einüben von Fertigkeiten die Erziehung zum mündigen Bürger im Sinne der Aufklärungsphilosophie vermittelte. Neben die sozialpflegerische Absicht, die Kinder der niederen Stände auf eine qualifizierte Berufstätigkeit vorzubereiten, tritt im 19. Jahrhundert zunehmend stärker das Bildungsziel einer allgemeinen Bildung, die nicht die unmittelbare Vorbereitung für eine bestimmte Berufsart bezweckt.

Es waren die fortschrittlich gesinnten Lehrer, die durch lebhafte Beeinflussung der Öffentlichkeit ihre aus der Aufklärung erwachsenen liberalen, demokratischen, schließlich auch sozialdemokratischen Forderungen zur Geltung brachten. So werden auch die führenden Köpfe für die Sache der Volksschule interessiert; sie erhielt „Publicität". (Spranger, 1949, S. 41)

Da in Deutschland jedes Parteiprogramm einen weltanschaulichen Hintergrund hatte, so entstand seit 1819, besonders aber seit 1840, ein weltanschauliches Ringen um die Volksschule. Für das Revolutionsjahr 1848 berichtet Paulsen (1921, S. 473), daß überall Lehrerversammlungen zusammentraten in der Absicht, „durch Beratung eine gemeinsame Ansicht über die beste Lehrverfassung zustande zu bringen." Die Gegenstände jener Beratung lassen sich in folgenden Punkten zusammenfassen:

1. Lösung von der geistlichen Schulaufsicht und Verstaatlichung der Schule mit der Diskussion um Konfessions-, Simultan- und „vernunftchristliche"-Schule;
2. Die „Einheitsschule" als „einheitlicher Organismus des nationalen Bildungswesens vom Kindergarten bis zur Hochschule". So richtete die Volksschullehrerschaft 1848 eine Petition an die Nationalversammlung, den Kindergarten als erste Stufe des Bildungswesens einzurichten;
3. Erhöhung der Selbständigkeit des Lehrers und Akademisierung der Lehrerbildung

Auf die Blütezeit einer liberalen und demokratischen Entwicklung der allgemeinen Volksbildung folgten, weitgehend durch Furcht vor sozialen Umwälzungen motiviert, einschränkende obrigkeitsstaatliche Reglementierungen. 1851 wurden die nach dem Vorbild von Fröbel errichteten Kindergärten verboten. Die politischen Unruhen von 1830 und 1848 führte man auf die „Überbildung" einfacher Volksschichten zurück und darauf, daß die Ideen der Aufklärung, die zuvor nur den Angehörigen der Bildungsschicht zugänglich waren, nun in vergröberter Form allgemein zugänglich waren. Schuld daran war die Volksschule, „das verhätschelte Kind des von der Kirche emanzipierten Zeitgeistes"; Aufgabe des Staates war es daher, „dem volksverderbenden Treiben eines räsonierenden, kosmopolitischen Schulmeistertums" entgegenzuwirken (Bindewald, 1860 zit. nach Paulsen, 1921, S. 493).

In den Stiehlschen Regulativen von 1854 wurde staatlicherseits der Versuch unternommen, liberale Tendenzen in der Lehrerschaft und die sich verbreitende Volksbildung nachhaltig einzudämmen; dies vor allem dadurch, daß die Lehrerbildung auf praktische Einübung in Übungsschulen und auf das Auswendiglernen eines enzyklopädischen Wissensstoffs beschränkt wurde. (Schon bei der Aufnahme in das Seminar mußten 18 Psalmen, 50 Kirchenlieder, der Katechismus u. a. m. beherrscht werden.) Die sogen. Realfächer wurden aufs äußerste reduziert und eine Einführung in das Dezimal-, Wurzel- und Verhältnisrechnen verboten (vgl. Reble, 1958). Auch die „klassische Literatur" wurde, sogar als Privatlektüre, aus den Seminaren verbannt. Eduard Spranger (1949) spricht von einem „dunklen Fleck in der Geschichte der Volksschule", einem Zeitabschnitt, der zu einer unglücklichen Spannung zwischen Staat und Lehrerschaft führte.

Daß die Psychologie als Teil der Philosophie in dieser Zeit ersatzlos gestrichen wurde, versteht sich von selbst. Dies aber nicht deshalb, weil sie für sich genommen besonders revolutionäre und staatsgefährdende Ideen verbreitet hätte, sondern weil sie Teil einer Lehrerbildung war, die man als ganze ablehnte. Erst mit der Aufhebung der Stiehlschen Regulative im Jahre 1872 waren Formen der Lehrerbildung, die diesen Namen verdienen, wieder möglich. Trotz aller Unterschiede in den deutschen Bundesländern hat sich der Typ einer 6jährigen Lehrerbildung durchgesetzt, die aus einer 3jährigen „Präparande" und einem 3jährigen Seminar bestand. Der Fächerkanon lehnte sich eng an den Stoff der Oberschule (ohne Latein) an. Als zusätzliche Fächer wurden Pädagogik, Psychologie und Kirchenmusik unterrichtet. Aus der stark praxisorientierten Lehrerbildung wurde die enge Anbindung der theoretischen Fächer an regelmäßige und ausgedehnte Unterrichtsversuche in der Seminarschule übernommen. In der Regel unterrichteten die Dozenten des Seminars gleichzeitig in der Seminarschule und führten die Studenten – als Ergänzung zur Theorie – in die Schulwirklichkeit ein. Diesem positiven Moment einer engen Verbindung von Studium und Praxis stand die auf rezeptives Lernen ausgerichtete theoretische Bildung gegenüber. Diese Kritik am Volksschullehrer, der in seiner Ausbildung nur eine Art von Leitfaden-Wissen erhält, und zwar so, daß in keinem Punkt eine wissenschaftliche Vertiefung auch nur versucht wird, wurde nicht zuletzt von den Lehrerverbänden selbst heftig kritisiert.

Die Neugestaltung der Lehrerbildung in der Weimarer Zeit

Die Notwendigkeit einer akademischen Lehrerbildung wurde 1919 in Art. 143 II der Reichsverfassung anerkannt. Die Realisierung des Verfassungsgebots nahm allerdings geraume Zeit in Anspruch und wurde niemals völlig durchgesetzt. Bayern und Württemberg blieben bei der alten seminaristischen Lösung. In den übrigen Ländern wurde eine Kontroverse darüber ausgetragen, in welcher Weise die Akademisierung der Lehrerbildung erfolgen solle. Dabei standen sich im wesentlichen zwei Modelle der Lehrerbildung gegenüber, und zwar a) die Universitätslösung und b) die (Fach-)Hochschullösung. Eingangsvoraussetzung war jeweils das Abitur oder ein vergleichbarer Schulabschluß, womit die alte Forderung der Volksschullehrerschaft nach einem gleichen Ausgangsniveau für Lehrer aller Schularten realisiert wurde.

Um Lehrer aller Schularten an der Universität ausbilden zu können, sollten Pädagogische Institute für die methodische und die schulpraktische Ausbildung an Universitäten und Technischen Hochschulen eingerichtet werden. Darüber hinaus sollte Vorsorge dafür getroffen werden, daß geeignete Veranstaltungen in allgemeiner Pädagogik, Psychologie, Soziologie, Philosophie und Theologie für die Lehrerstudenten eingerichtet würden. Zwar entsprach diese Lösung dem Wunsch der Lehrerschaft nach einer vollen akademischen Ausbildung aller Lehrer, doch wurde von den Gegnern dieser Lösung eingewendet, daß der für den Lehrer besonders wichtige Praxisbezug in den Hintergrund gedrängt würde. Da die Lehrerbildung bis dahin fast ausschließlich nach Geschlechtern getrennt an konfessionell ausgerichteten Seminaren erfolgte, bedeutete die Verlegung der Lehrerbildung an die Universitäten darüber hinaus eine erhebliche Veränderung, die bei vielen Zeitgenossen Zweifel an der Tauglichkeit einer solchen Lehrerbildung auslöste. Die (Fach-)Hochschullösung wurde von Preußen aus durch C. H. Becker unter der Beratung von Eduard Spranger vorangetrieben. Es entstand der neue Typus der Pädagogischen Akademie, die sich durch das enge Verhältnis von Theorie und Praxis auszeichnete. Diese Akademien wurden außerhalb der Universitäten eingerichtet und boten dem Lehrerstudenten eine vertiefte, aber ganz auf seinen zukünftigen Beruf abgestellte Bildung. Den positiven Zügen dieses Lehrerbildungsmodells standen im wesentlichen folgende Nachteile gegenüber: Die Dozenten der Akademie waren in der Regel keine habilitierten Hochschullehrer, bei den Studenten der Akademie handelte es sich um zukünftige Volksschullehrer, während die Gymnasiallehrer nach wie vor von Anfang an die Universität besuchten. Für den Studenten der Akademie gab es keine Möglichkeit, etwa im Wege eines Berufsfindungsprozesses, das Studienfach zu wechseln und sein Studium unter Anrechnung der bisher erbrachten Leistungen in einem verwandten Universitätsfach fortzusetzen.

Schon vor der endgültigen Formulierung der preußischen Vorschläge zur

Errichtung von Pädagogischen Akademien, mit denen der Verfassungsauftrag von 1919 erfüllt werden sollte, beschloß der Hessische Landtag am 21.4.1925 die Errichtung von Pädagogischen Instituten an der Technischen Hochschule Darmstadt und in Mainz, wobei das wissenschaftliche Studium schwerpunktmäßig an die Technische Hochschule Darmstadt gebunden wurde. Die Gründung des Pädagogischen Instituts in Mainz als Außenstelle der Technischen Hochschule Darmstadt ist durch ein Bündel unterschiedlichster Motive zustande gekommen und war, auch nach vollendeter Gründung, Gegenstand jahrelanger Kontroversen.

Aus der zeitgenössischen Diskussion greifen wir nur die u.E. wichtigsten Argumente Pro und Kontra heraus.

1. Die zu Hessen gehörige Provinz Rhein-Hessen hatte im Gegensatz zu den anderen Provinzen keine eigene Hochschule (Gießen, Marburg, Frankfurt und die TH Darmstadt versorgten die übrigen Landesteile).

Gegen die Errichtung von Hochschulinstituten in Mainz wurde eingewendet, daß es bereits eine ausgebaute Hochschullandschaft gäbe und es den rheinhessischen Studenten zugemutet werden könne, die nahe gelegene Universität in Frankfurt, die Technische Hochschule in Darmstadt oder auch die Universität Heidelberg zu besuchen.

2. In Mainz befand sich eine der ältesten Universitäten des Deutschen Reiches (Gründung 1477), die in der nachnapoleonischen Zeit geschlossen wurde. In der Mainzer Bürgerschaft gab es immer wieder einflußreiche Sprecher, die sich für ein Wiederaufleben der Universität einsetzten. Nach der Schließung der Universität war immerhin ein Priesterseminar erhalten geblieben und die Städtischen Kliniken setzten in gewisser Weise die Tradition der in der Aufklärung durch bedeutende Gelehrte vertretenen Medizinischen Fakultät fort. Die Neugründung eines Instituts wurde so als weiterer Schritt zum Aufbau einer Volluniversität gesehen, die der Lage und kulturhistorischen Bedeutung der Stadt Ausdruck verleihen würde. Die Gegner dieser Neugründungsidee polemisierten in Zeitungen und Flugschriften mit Sarkasmen wie „jedem Bürger seine eigene Universität". Ernsthafter Hintergrund dieser Argumentation war die Überzeugung, daß es bereits ein Überangebot an Universitäten gäbe.

3. Daß eine Universität neben ihrer intellektuellen Bedeutung zugleich einen Wirtschaftsfaktor darstellt, wird gleichfalls aus zeitgenössischen Diskussionen deutlich. Mainz war vorher als Bundesfestung eine Garnisonsstadt und verlor nach dem 1. Weltkrieg durch die französische Besetzung erheblich an wirtschaftlichen Beziehungen und Einfluß. So wurde der Wunsch nach Wiedererrichtung einer Universität bzw. nach vorbereitender Einrichtung von entsprechenden Instituten u.a. auch als Wiedergutmachungsleistung begründet, da die Provinz Rhein-Hessen wirtschaftlich stärker als andere deutsche Länder von den Folgen des verlorenen Krieges betroffen war.

Unter den kritischen Argumenten, die sich weniger gegen die Idee einer Universitätsneugründung richten, sondern ganz speziell gegen eine akademische Lehrerbildung, seien folgende aufgezählt:

1. Die Verfechter der Idee einer Pädagogischen Akademie wandten sich naturgemäß gegen die Idee einer Anbindung der Lehrerausbildung an die Universität.

2. Philologen und Universitätsprofessoren hatten Bedenken gegen die Öffnung der Universität für angehende Volksschullehrer. Der Landeslehrerverein schließlich befürchtete, daß durch die Errichtung eines Pädagogischen Instituts in Mainz zwar eine akademische Lehrerbildung gefördert, durch die exzentrische Lage des Instituts zur Technischen Hochschule Darmstadt aber die Idee einer simultanen Lehrerbildung unterlaufen würde; mit anderen Worten, es wurde befürchtet, bei der geplanten Neugründung handle es sich um die Keimzelle einer konfessionell katholischen Lehrerbildung. Diese Befürchtungen wurden durch den Umstand genährt, daß sich vor allem auch Landtagsabgeordnete des Zentrums für das Mainzer Institut engagierten und die Neugründungsbestrebungen als Zugeständnis der sozialdemokratisch geführten Landesregierung an das Zentrum interpretiert wurden.

Daß es trotz dieser vielfältigen Querelen schon bald nach dem Errichtungsbeschluß des Hessischen Landtags zur Gründung des Pädagogischen Instituts in Mainz kam, ist wohl nicht zuletzt der umsichtigen Vorarbeit und dem engagierten Wirken von Professor Feldmann zu verdanken, der am 1. Mai 1925 zum Direktor des neuen Instituts bestellt wurde. Aus bescheidenen Anfängen heraus stieg die Zahl der Studierenden im Laufe von 6 Jahren auf 265 Hauptfachstudenten für das Lehramt an Volksschulen und 54 Studenten, die das Lehramt an Hilfsschulen anstrebten. Die Dozenten wurden teils von dem Institut selbst bestellt, teils waren Professoren aus Darmstadt am Institut tätig (auf die akademischen Streitigkeiten, die z. B. aus dem Status eines Instituts mit selbständiger Verwaltung entstanden, sei hier nicht eingegangen).

Auf Betreiben von Feldmann wurde zum Ausbau des sich rasch entwickelnden Lehrbetriebs Dr. phil. et med. Erich Stern aus Gießen im Jahre 1929 mit dem Auftrag berufen, ein Institut für Psychologische Jugendkunde und Heilpädagogik einzurichten. Neben der Unterweisung in Psychologie für alle Lehramtskandidaten oblag es diesem Institut, Lehrkräfte von Hilfs- und Sonderschulen und von Heilerziehern auf ihren Beruf vorzubereiten. Für diese Studentengruppe gab es einen eigenen Lehrplan mit besonderer Prüfungsordnung.

Nach dem Urteil der Zeitgenossen zählt Erich Stern zu den „bedeutenden Vertretern der Psychologie jener Generation, welche der Pädagogik mit ihrer medizinischen und psychoanalytischen Richtung zur realistischen Wendung auf das praktische Leben in seinen natürlichen Entfaltungen und sozialen Regulierungen verholfen haben" (Erich Feldmann in Klassen, 1962, S.7). Erich Stern wurde 1889 in Berlin geboren und promovierte 1915 in Straßburg zum Doktor med. und 1916 in Gießen zum Doktor phil. Dort erhielt er am 30.7. 1920 die Venia für experimentelle Psychologie und Pädagogik. Nachdem er 1924 zum apl. Professor ernannt worden war, folgt er am 14.8. 1927 einer Berufung an das Pädagogische Institut Mainz bei der Technischen Hochschule Darmstadt. Er baute dort die Abteilung für Psychologie, Jugendkunde und Heilpädagogik auf und hatte sich zum Ziel gesetzt, zusammen mit den übrigen Kollegen des Instituts eine Lehrerbildung neuen Stils ins Leben zu rufen. Aus dem reichen Schrifttum von Erich Stern seien hier nur wenige charakteristische Veröffentlichungen genannt. Mit der *Einleitung in die Pädagogik* (1922) legt er ein umfassendes Werk vor, in dem er sich dem Wissenschaftscharakter der Pädagogik, der Problematik von Erziehung und Erzieher und Fragen von Bildung und Bildungswerten zuwendet. Neben einer gründlichen Kenntnis psychologischer Fragestellungen läßt die Arbeit den Einfluß von Dilthey und Spranger, also einer kulturphilosophischen, geisteswissenschaftlichen Richtung und den Einfluß des Soziologen Simmel erkennen. Bald danach legt er eine in mehreren Auflagen erschienene *Jugendpsychologie* (1923) vor. Neben theoretischen Auseinandersetzungen hatte sich Erich Stern schon früh, vor allem aber mit der Gründung des Mainzer Instituts mit praktischen Fragen der pädagogischen Psychologie und der Schuljugendberatung beschäftigt. Dies führte ihn zu einer intensiveren Beschäftigung mit *Verhaltens- und Charakterstörungen bei Kindern und Jugendlichen* (1953), so der Titel einer selbständigen Publikation, und zu diagnostischen Fragen, die er in der zweibändigen Arbeit *Die Tests in der Klinischen Psychologie* (1954/55) niederlegte. Schon in den 20er Jahren hat er der Überzeugung Ausdruck gegeben, daß psychoanalytische und individualpsychologische Ansätze im Rahmen eines übergreifenden Erziehungskonzeptes wertvolle Aspekte für eine praktische Pädagogik erschließen können.

Zur Charakterisierung seiner Vorstellungen über eine psychologische Ausbildung der Lehrer im Rahmen des Mainzer Pädagogischen Instituts stütze ich mich auf eine nachgelassene unveröffentlichte Arbeit von Erich Stern. Er geht davon aus, daß die Kritik an der älteren Form der Lehrerausbildung hervorgehoben habe, daß der Seminarist zwar die Unterrichtsmethode erlernt, aber in rein schulmäßiger Form nur wenige Kenntnisse pädagogischer Art vermittelt bekam.

Nun kann man einwenden, daß der Beruf des Volksschullehrers kein wissenschaftlicher Beruf sei, daß von dem Volksschullehrer das *Unterrichten* und nicht das *Forschen* verlangt werde. Aber ebenso ist auch der ärztliche Beruf kein wissenschaftlicher Beruf im eigentlichen Sinne, und doch wird niemand die *wissenschaftliche Ausbildung* des Arztes in Frage stellen wollen. Im ärztlichen Studium aber verbinden sich zwei Dinge eng miteinander: Der Arzt soll eine allgemeine wissenschaftliche Grundlage bekommen, wissenschaftlich denken lernen, so daß er die Fortschritte der Wissenschaft zu verfolgen mag, er soll kritisch urteilen lernen, und er soll auf der anderen Seite durch die Wissenschaft für die Praxis vorgebildet werden, den einzelnen Patienten richtig sehen und beurteilen lernen. Medizin lernt man nicht aus Büchern, sondern am Krankenbett. Aber die Bücher und Zeitschriften sind deshalb keineswegs überflüssig! (Stern, 1957/58)

Die Aufgabe der Psychologie in der Lehrerbildung sieht Stern analog. Er weist ihr eine doppelte Aufgabe zu, nämlich einmal die Anleitung zum wissenschaftlichen Denken, zum wissenschaftlichen Arbeiten, dazu, die Fortschritte der Wissenschaft selbständig und kritisch zu verfolgen. Zum anderen soll der künftige Lehrer die praktischen Kenntnisse erhalten, die er für die Ausübung seines Berufs notwendig braucht. Da der Lehrer in seiner Praxis in der Regel besser und früher Störungen der kindlichen Entwicklung zu erkennen in der Lage ist, als dies die Eltern sind, soll im Rahmen der Lehrerbildung die klinische Psychologie eine wichtige Rolle spielen. Das konkrete Ausbildungsprogramm, das Stern im wesentlichen auch ausweislich der uns vorliegenden Vorlesungsverzeichnisse aus den Jahren 1927 bis 1933 durchgehalten hat, gliedert sich in folgende Hauptpunkte:

Pflichtvorlesungen und Übungen

I. Die Hauptrichtung der Psychologie der Gegenwart (4stündig bzw. 3stündig)
In dieser Vorlesung soll ein Überblick über die experimentelle Psychologie mit verschiedenen Schwerpunkten gegeben werden. Daneben soll ein Überblick über die Geisteswissenschaftliche Psychologie und die Tiefenpsychologischen Schulen gegeben werden. Vorlesungsbegleitend wurden Übungen in experimenteller Psychologie angeboten, die wahrnehmungspsychologische Versuche, Versuche zur Untersuchung der Aufmerksamkeit, des Lernens, Arbeits- und Ermüdungsversuche umfaßt.

II. Entwicklungspsychologie
Thema dieser 3- bis 4stündigen Vorlesung ist die seelische Entwicklung im Kindes- und Jugendalter bis zum Abschluß der Reife. Dabei soll darauf geachtet werden, daß auch die Psychologie abweichenden Verhaltens angemessen berücksichtigt wird. Im Anschluß an die Vorlesung wurden Seminare angeboten, in denen in Referaten und Diskussionen einschlägige Literatur besprochen wurde. Stern legt großen Wert darauf, daß die Studenten gleichzeitig in Form einer Übung in die Schülerbeobachtung eingeführt werden; und zwar so, daß Lehrer aus verschiedenen Klassen die Studenten bei Schülerbeobachtungen betreuen.

III. Begabungs- und Testforschung
Im Vordergrund dieser Vorlesung steht die Intelligenzforschung, insbesondere die Theorie und Praxis der Intelligenztests. Ausdrücklich wird erwähnt, daß auf Fragen der Bewährungskontrolle von Tests eingegangen wird.

Übungen begleiten auch diese Vorlesung, etwa mit speziellen Themen zu Fragen der Schülerauslese und Berufsberatung im Rahmen einer Einführung in die Praxis von Testprüfungen.

IV. Verhaltens- und Charakterstörungen bei Kindern und Jugendlichen

Diese Vorlesung, die Stern für die wichtigste überhaupt hält, baut auf den vorangegangenen auf und widmet sich in erster Linie der Psychologie abweichenden Verhaltens bei Kindern und Jugendlichen. Als Übung zur Vorlesung wird eine Einführung in die Praxis der Erziehungsberatung angeboten. Die Studenten nehmen hier an der Arbeit der von Stern geleiteten Erziehungsberatungsstelle teil, sie besuchen Jugendgerichtssitzungen, lernen die Arbeit der Jugendfürsorge kennen und wirken bei Erhebungen mit.

Neben diesen Grundlehrveranstaltungen bot Stern fakultativ Vorlesungen und Übungen beispielsweise zur Sozialpsychologie, zur Berufspsychologie des Lehrers und zur Jugendverwahrlosung und Jugendkriminalität an. Die starke Ausrichtung seiner Arbeit auf eine theoriegeleitete Praxis, auf Zusammenarbeit mit Schulen, Jugendamt, Gesundheitsamt und Jugendrichtern, Fürsorgestellen usw. fand zwar bei den Studierenden großen Anklang, forderte aber auch die Vertreter einer philosophisch orientierten Psychologie zur Kritik heraus. Die Stadt Mainz unterstützte, wie aus vielen Quellen belegt, das neue Institut nach Kräften; dies nicht zuletzt deshalb, weil die neue Einrichtung von Semester zu Semester mehr Studenten anzog und insbesondere das Institut von Stern neben der eigentlichen Ausbildungsarbeit für Volksschullehrer die Ausbildung von Hilfsschullehrern und Sozialarbeitern in eigens dafür eingerichteten Kursen übernahm. Die in der Denkschrift zur Gründung des Instituts von 1925 (Feldman & Hoffmann) entwickelte Perspektive, „daß nämlich die moderne Psychologie eine Entwicklung genommen habe, die noch vor wenigen Jahrzehnten niemand ahnen konnte und daß sie gezeigt habe, daß wir die Schwachbefähigten nicht verkümmern lassen müssen" (S. 4), wurde in der praktischen Arbeit des Instituts exemplarisch realisiert. Umso befremdlicher ist es, daß das Mainzer Institut mit Anbruch der NS-Herrschaft im ersten Halbjahr 1933 seine Tore schließen mußte. Prof. Feldmann wurde nach tumultartigen Störungen seiner Vorlesung von SA-Leuten aus dem Hörsaal gedrängt und fand zuhause bereits eine telegraphische Verfügung vor, in der er mit Bezug auf die studentische Protestaktion beurlaubt wurde. Feldmann beantragte am gleichen Tag beim Rektor der Technischen Hochschule Darmstadt ein Disziplinarverfahren wegen gröblicher Störung der akademischen Ordnung und Disziplin. Am 15. Juni 1933 legt er dem Minister für Kultus- und Bildungswesen eine Denkschrift vor, in der er u. a. ausführt:

Die Staatsautorität wird um ihrer Grundsätze und ihres Ansehens willen nicht zulassen können, daß ihr von unverantwortlichen Elementen die Exekutive der Verwaltung aus der Hand genommen und diktiert werde, welche Maßnahmen sie gegen ihre Beamten zu treffen habe. Andererseits wird die Hochschule die Rechte der akademischen Lehrer schützen und gegen disziplinlose Studenten das Gesetz handhaben, die Würde und traditionelle Ordnung des deutschen Hochschullebens auch in diesen Zeiten aufrecht zu erhalten. Sie wird keinem Studenten die Berechtigung zugestehen, selbst mit dem Vorgeben höherer Interessen, ein Kolleg zu sprengen und dem Dozenten die Lehrkanzel zu verbieten, über die nur die Oberste Landesbehörde verfügt.

Selbstverständlich bekam Feldmann keine Antwort, weder auf den Antrag auf Einleitung eines Disziplinarverfahrens noch auf die eben zitierten Äußerungen seiner Denkschrift für den Minister. Sein Kollege Erich Stern wurde gleichfalls nach dem Gesetz zur Wiederherstellung des Berufsbeamtentums aus dem Dienst entlassen. Rückwirkend zum 1.4.1933 wurde er in den Zwangsruhestand versetzt und ging ab Januar 1934 seiner Pension verlustig, weil er Deutschland „ohne Genehmigung" verlassen hatte. Erich Stern emigrierte schon Anfang 1934 nach Paris, wo er an der Clinique de Neuro-Psychiatrie Infantile tätig war. Sein Tätigkeitsfeld war nun die Kinderpsychiatrie und klinische Psychologie. Wie durch ein Wunder entging er der Deportation in ein Vernichtungslager und wirkte nach Kriegsende in verschiedenen jüdischen Organisationen, die sich der Betreuung von Waisen angenommen hatten. Von 1950 bis 1956 war er Chargé de Recherches au Centre National de la Recherche Scientifique in Paris. Danach nahm er seinen Wohnsitz in Kilchberg/Zürich, wo er seinen Lebensabend verbrachte. Er war bis in die letzten Lebensjahre hinein wissenschaftlich tätig und hat eine große Zahl von Monographien und Beiträgen in Fachzeitschriften hinterlassen. Das Pädagogische Institut in Mainz wurde mit einem Federstrich aufgelöst und die Studenten an die neu gegründete Hochschule für Lehrerbildung in Friedberg/Oberhessen verwiesen (Gründung am 1.4.1934).

Die Frage nach der pädagogischen Psychologie im Nationalsozialismus soll aus Gründen, die bereits eingangs diskutiert worden sind, im Zusammenhang mit der Lehrerbildung betrachtet werden. Konkret: Was trat an die Stelle der zukunftsweisenden Ausrichtung der pädagogischen Psychologie in der Lehrerbildung, wie sie von Erich Stern theoretisch begründet und praktiziert wurde?

Die Lehrerbildung im Nationalsozialismus

Einige Grundzüge der „Neuordnung der Lehrerbildung" im Nationalsozialismus lassen sich am Schicksal des Mainzer Pädagogischen Instituts ablesen:

1. Mit dem Gesetz zur Wiederherstellung des Berufsbeamtentums war eine Handhabe gegeben, um mißliebige Personen auszuschalten. Dies traf nicht nur jüdische Mitbürger wie Erich Stern, sondern auch viele andere, wie beispielsweise Feldmann, der dem Zentrum nahe stand. Der Umstand, daß es ei-

ne größere Zahl von arbeitslosen Akademikern, darunter viele Lehrer gab, war vermutlich ein Hintergrundmotiv dafür, daß der Personalbestand der Pädagogischen Akademien und Hochschulinstitute unproportional stark politischen Säuberungsaktionen zum Opfer fiel. Nach Ottweiler (1979) wurden rund zwei Drittel der an Akademien lehrenden Professoren und Dozenten ausgeschaltet bzw. ausgewechselt.

2. Die Verlagerung des Instituts aus einer Stadt mit einer über 2000 Jahre alten Kulturgeschichte, mit ansehnlichen Bibliotheken und Bildungsstätten in ein oberhessisches Landstädtchen ist kein Einzelfall. Die Lehrerbildung wurde generell nach Möglichkeit aufs Land verlegt. Ob hier zur Karikatur verkommene Ideen der Jugendbewegung Pate gestanden haben, läßt sich nicht entscheiden. Offiziell wurde verlautbart, daß es darum ginge, den angehenden Volksbildner in engstem Kontakt mit den gesunden Traditionen des Landvolks zu bringen. (Auch die Stiehlschen Regulative hatten 1854 die ländliche Volksschule zur Normalform erklärt.)

3. Es fällt auf, daß neueingerichtete Stätten der Lehrerbildung mit Vorliebe ins Grenzland (Ost- und Westpreußen, Schlesien, aber auch an die Westgrenze) verlegt wurden. Daß hier imperiale Gesichtspunkte der Volk-ohne-Raum-Ideologie schon 1933/34 eine Rolle spielten, steht außer Zweifel und ist aktenkundig.

Die Hochschulen für Lehrerbildung (HfL)

Am 6. Mai 1933 wandelte der Reichsminister für Wissenschaft und Erziehung (RMWEV) Bernhard Rust die im Zuge der Beckerschen Reformen (Becker 1926) gegründeten Pädagogischen Akademien in Hochschulen für Lehrerbildung um. Er wurde dabei vom NSLB, dem nationalsozialistischen Lehrerbund unterstützt, der sich die alte Forderung nach einer vollakademischen Ausbildung auch des Volksschullehrers zu eigen gemacht hatte. Das Abitur galt als Eingangsbedingung für die Zulassung zur Hochschule, doch macht Rust in einer Eröffnungsrede deutlich, daß die neuen Hochschulen von einer akademischen Bildung weiter entfernt sind als je. Der neue Hochschultyp soll nämlich in erster Linie eine politische Führerschicht heranbilden. „Notwendig ist nicht allein, den Intellekt zu züchten, sondern auch den Charakter, mit dem die Führerpersönlichkeiten herangebildet werden" (Rust, Rede vom 6.5.1935; zit. nach Ottweiler, 1979). In den Richtlinien für die Lehrtätigkeit und das Studium an den HfL vom 18.3.1936 heißt es dementsprechend, es handle sich um Einrichtungen, „durch der der Nachwuchs eines politischen Standes im Geiste der Staatsführung erzogen wird. Die neuen Hochschulen haben also einen ursprünglich politischen Charakter" (Ottweiler, 1979, S. 210).

Mit der Maßgabe, daß der künftige Gymnasiallehrer zumindest einen Teil seiner Studienjahre gemeinsam mit dem angehenden Volksschullehrer zu verbringen habe, wird wiederum eine alte Forderung der Lehrerschaft aufgegriffen, freilich unter völlig veränderten Vorzeichen. Das erste Studienjahr sollen Lehrer aller Schulstufen gemeinsam verbringen, „zunächst ihre Aufgabe als Lehrer sehen, und erst dann Sprachen oder Geschichte, Mathematik oder Naturwissenschaften studieren" (zit. nach Ottweiler, 1979, S. 216). Vor allem wohl aber deshalb, um sie einer gründlichen Indoktrination zu unterziehen:

> Fast allen Erziehungsgruppen gemeinsam ist es, daß der Beginn ihrer Ausbildung auf der „Hochschule für Lehrerbildung" liegt oder liegen kann, der damit die bedeutungsvolle Aufgabe zufällt, das Gefühl der durch den gemeinsamen Erziehungsauftrag bedingten Zusammengehörigkeit der gesamten deutschen Erzieherschaft und ihre Gleichstrebigkeit zu stärken, ein Ziel, das aus der nationalsozialistischen Lebenshaltung erwächst und dessen Erreichung sich auch der Nationalsozialistische Lehrerbund als seine Hauptarbeit gesetzt hat ... (R. Benze, 1940, zit. nach Gamm, 1964, S. 131)

Exkurs: Die Kompetenz des Reichsministers und die „Führergewalt"

Es wäre ein großer Irrtum anzunehmen, daß mit der Errichtung von HfL durch den Reichsminister Rust, der in seiner Konzeption wesentliche Forderungen des NSLB realisierte, die Lehrerbildung eine einheitliche Ausrichtung gefunden hätte, wie man dies für einen totalitären Staat erwarten könnte. Aber nicht nur im Bereich der Schule, wenn auch dort besonders deutlich, läßt sich erkennen, daß von einem klaren politischen Gestaltungswillen oder gar von einer logisch stringenten politischen Theorie zur Gestaltung von Bildung und Erziehung nicht die Rede sein kann. Statt dessen treffen wir auf rivalisierende Gruppen von „Stammesherzögen" (den Gauleitern), auf Parteiführer und Organisationen, die sich mehr oder weniger offen gegenseitig bekämpfen und um Einfluß bei Hitler ringen. Das zuständige Ministerium übt in diesem Zusammenhang mit seinen Gesetzen und Richtlinien nur einen geduldeten Einfluß aus. Da es sich nolens volens an bestehende Gesetze halten muß, gerät es gelegentlich sogar in Konflikt mit Parteiinteressen. Für Hitlers Führungsstil war charakteristisch, daß er auf vielen Gebieten nicht „führte", sondern den Vertretern rivalisierender Interessen so lange ihren Lauf ließ, bis sich herauskristallisierte, auf welcher Seite die im Moment mächtigsten Einflußgruppen standen. Schien ihm die Sache wichtig genug, so ließ er durch Führerbefehl, meist über seinen „Sekretär", den Reichsleiter Bormann, bekanntmachen, wie künftig zu verfahren sei. Rechtliche Bedenken oder die Herleitung von einer bei Festreden beschworenen, aber nie ernsthaft ausformulierten nationalsozialistischen Weltanschauung spielten dabei keine Rolle, sie waren verfassungsrechtlich im übrigen unerheblich.

Hitler führte seit dem 2. August 1934 den Titel „Führer und Reichskanzler". „Die Souveränität war also vom Staat auf die Person Hitlers übergegangen. Er ließ die staatliche Gesetzgebung und Verwaltung fortbestehen und bediente sich ihrer für die Erledigung aller normalen Aufgaben des Staates, die nicht von besonderer politischer Bedeutung waren" (Buchheim, 1983). Diese Gesetzgebung konnte aber jederzeit durch „Führerbefehl" durchbrochen werden. „Die Führergewalt ist nicht durch Sicherungen und Kontrollen, durch autonome Schutzbereiche und wohl erworbene Einzelrechte gehemmt, sondern sie ist frei und unabhängig, ausschließlich und unbeschränkt" heißt es in einer zeitgenössischen Interpretation, dem *Verfassungsrecht des Großdeutschen Reiches* von E. R. Huber (2. Auflage 1939, S. 230; zit. nach Buchheim, 1983). Auf dem Gebiet des Schul- und Bildungswesens fehlt es nicht an Beispielen dafür, daß Hitler mit Führerbefehlen eingriff bzw. dafür, daß bestimmte Parteigrößen den Führerwillen nach ihrer Interessenlage interpretierten und Rust als Vertreter des Staates desavouierten. Während der NS-Zeit spottete man, sein Ministerium trüge im Dienstsiegel ein Wappen mit zwei sich durchkreuzenden Erlassen. Den Kampf um die Zuständigkeit seines Hauses für die von rivalisierenden Gruppen eingerichteten Eliteschulen NAPOLA (Nationalpolitische Erziehungsanstalten), Adolf Hitler-Schulen, die „Deutschen Heimschulen" und andere mehr hatte er verloren (s. Brief von Ley an Rust). Rust galt, obwohl er „Alter Kämpfer" war, als schwacher Mann, der bei der Parteispitze keinen Rückhalt hatte (Seraphim, 1964, S. 115). Spätestens 1940 war er völlig kaltgestellt und mußte u. a. durch Führerbefehl die Erstellung bzw. Zulassung von Schulbüchern an rivalisierende Parteistellen abtreten.

An den
Reichserziehungsminister
Pg. Bernhard Rust
Berlin W 8
Unter den Linden 4

                                          Berlin, W 57, den 22. Jan. 1937
                                          Potsdamer Straße 75

                                          Dr. L/Schoe.

Lieber Parteigenosse Rust!

Es sollte eine nationalsozialistische Lebensweisheit sein, sich Beleidigungen und „Meinungen" niemals schriftlich mitzuteilen, sondern sich dieselben, wenn man es für nötig hält, mündlich zu sagen. Ferner sollte man Auseinandersetzungen zwischen Nationalsozialisten bezw. Parteigenossen niemals vor Nichtnationalsozialisten austragen. Deshalb werde ich Dir, lieber Pg. Rust, kurz und rein sachlich auf Dein gestriges Schreiben antworten und die Abschrift dieses Briefes dem Führer zustellen.
1. Deine Aufgabe als Reichserziehungsminister erstreckt sich niemals auf Parteischulen, deshalb gehen Dich die Adolf-Hitler-Schulen genau wie die nationalsozialistischen Ordensburgen gar nichts an. Daher ist auch Dein Vorwurf der Illoyalität völlig unbegründet, und ich verlange, daß Du denselben zurücknimmst.
2. Dem Führer hat die Denkschrift über die Adolf-Hitler-Schulen vorgelegen. Erst nach deren Durchsicht hat der Führer die Verfügung erlassen und sie damit gebilligt. Die Punkte des gemeinsamen Aufrufes des Jugendführers des Deutschen Reiches und mir

sind in dieser vom Führer gebilligten Denkschrift genau enthalten. Deshalb ist Dein schwerster Vorwurf, wir, der Jugendführer des Deutschen Reiches und ich, trieben mit dem Willen des Führers einen unverantwortlichen Mißbrauch, ebenso völlig unbegründet, und ich verlange, daß Du diesen Vorwurf ebenfalls in aller Form zurücknimmst.

3. In Deinem Brief vom 28. September 1936 bewilligst Du als Reichserziehungsminister, daß die NSDAP Schulträger sein kann. In meiner Antwort bestätige ich diese an sich völlig selbstverständliche Tatsache. Inwiefern ich nun durch die Veröffentlichung über die Adolf-Hitler-Schulen mein Wort gebrochen haben soll, ist mir völlig unerklärlich, zumal in dieser Veröffentlichung auch nicht ein einziges Wort über die staatliche Schulaufsicht gesagt ist.

Zusammenfassend stelle ich fest, daß Dein Brief – abgesehen von den strotzenden Beleidigungen – auch sachlich völlig unverständlich ist, da Dich die ganze, völlig parteieigene Angelegenheit als Reichserziehungsminister absolut nichts angeht.

Heil Hitler!
Dr. R. Ley

(Aktenstück aus der Adjutantur des Führers, Inst. f. Zeitgesch. München 1886/56 ED 9 Blatt 85–87.)

Von der Hochschule für Lehrerbildung (HfL) zur Lehrerbildungsanstalt (LBA)

Der erste Protest gegen die Errichtung von HfL kam vom Finanzministerium. Man befürchtete, daß die Professoren und Dozenten der neu errichteten Hochschulen eine Höhergruppierung in Anlehnung an die Besoldung der Hochschullehrer verlangen würden. Analoge Proteste trug der Deutsche Gemeindetag vor. Dort argwöhnte man, daß die akademisch vorgebildeten Volksschullehrer gegenüber anderen Beamten der gleichen Besoldungsstufe ohne Hochschulabschluß eine Höhergruppierung durchsetzen könnten oder daß die mittleren kommunalen Beamten eine gleichwertige Ausbildung nebst Höhergruppierung fordern könnten. Die Deutsche Rektorenkonferenz protestierte, weil das Hauptfachstudium um ein Viertel reduziert wurde und den Universitäten jeweils ein Jahrgang entzogen wurde. Die Verbände der Höheren Schule schließlich argwöhnten, daß in den HfL insbesondere für den Beruf des Volksschullehrers geworben würde. Auf die Lehrerarbeitslosigkeit war ein von Jahr zu Jahr stärker fühlbarer Lehrermangel eingetreten. (Eine zusammenfassende Dokumentation bringt Ottweiler, 1979.)

Größere Bedeutung als solche Proteste dürfte dem Umstand zukommen, daß weite Kreise der Partei mehr an Propaganda und keinesfalls an einer Hebung der Volksbildung interessiert waren. Obwohl Rust und sein Ministerium nicht müde wurden, von einer Lehrerbildung im nationalsozialistischen Geist zu reden, wurden Bildungsfragen nicht, oder doch nicht im Sinne seines Ministeriums, ernst genommen. Insbesondere die Führung der Hitlerjugend (HJ) bediente sich des Stereotyps vom Pauker, dessen Einfluß die Jugend der neuen

Zeit entzogen werden müsse. Der Reichsjugendführer B. v. Schirach äußerte sich in seinem Buch *Revolution der Erziehung* (München, 1938, S. 104) so: „Die Öffentlichkeit karikiert den Lehrer als pedantischen, trottelhaften Schulmeister, an dem eine strahlende, einsatzbereite Jugend vorbei und ohne ihn einer neuen Zukunft entgegenzieht." Die Hitlerjugend bemühte sich nach Kräften, sich als entscheidende Erziehungsmacht neben Elternhaus und Schule zu etablieren und versuchte in dieser Absicht, den schulischen Einfluß zurückzudrängen. Schüler, die HJ-Führer waren, wurden ermutigt, die Autorität der Lehrer zurückzuweisen, ebenso wie traditionelle Curricula und Lehrmethoden. Solche Überreste „bürgerlicher" Erziehung wurden in einem nationalsozialistischen Staat als irrelevant denunziert. Oft standen in dieser Kampagne „diejenigen Elemente in der HJ im Vordergrund, die aus der Arbeiterklasse kamen ... (sie) übertrugen zeitweise eine kennzeichnende Anti-Oberschule-Mentalität in ihre Aktivität auf erzieherischem Gebiet, was ihrer Konfrontation mit dem System der weiterführenden Schulen eine besonders bösartige Spitze gab" (Stachura, 1980, S. 103). (Die 1926 gegründete HJ gab sich betont proletarisch und nannte sich Bund deutscher Arbeiterjugend. Daneben gab es mit Blick auf die gehobenen Schichten den „Nationalsozialistischen Schülerbund" (Quellen bei Gamm, 1964; Brandenburg, 1982).

Die entschiedenste Gegnerschaft entstand der HfL jedoch aus den höchsten Spitzen des NS-Systems selbst. Schon früh hatten sich Hess, Goebbels, Göring, Bormann und andere gegen eine akademische Lehrerbildung gewendet. Die Reichsleitung des NSLB wendete sich in einer 1938 verfaßten Denkschrift gegen die Fronde innerhalb der NSDAP, welche die Abschaffung der akademischen Lehrerbildung betrieb und sprach von „reaktionären Kräften", die alles daran setzten, den Lehrer auf den Stand der Halbbildung zurückzuwerfen. Unbeschadet der Tatsache, daß von 1933 an mit dem Versprechen einer Hochschulbildung für Lehrer aller Schularten geworben wurde und vermutlich mancher Volksschullehrer für die Partei gewonnen worden war, setzten sich der Minister und der NSLB nicht durch. Selbst die SS, die sich in diesem Fall auf die Seite Rusts geschlagen hatte, blieb erfolglos. Die Parteikanzlei warnte den Hauptschriftleiter des *Schwarzen Korps* davor, „die Bestrebungen der Lehrerschaft, ihr Scheinakademikertum zu erhalten, zu unterstützen." (Schreiben des Min. Dir. Sommer v. d. Parteikanzlei an d'Alquen v. 2.2. 1939, zit. nach Ottweiler, 1979, S. 216)

Ein ab 1938 deutlich fühlbarer Lehrermangel wurde von den Gegnern der HfL als Versagen dieser Form von Lehrerbildung angeprangert. Der Volksschullehrer sei ausbildungsmäßig überqualifiziert, verlöre dadurch den Kontakt zur einfachen Bevölkerung und sei mit den konkreten Berufsaufgaben, insbesondere auf dem Lande, unzufrieden. In der Parteikanzlei, insbesondere durch Bormann, wurden Sofortmaßnahmen erwogen, die vor allem das Abitur als Voraussetzung für den Lehrerberuf streichen wollten. Jeder solle Lehrer werden können, der durch die Volksschule gegangen ist. Der Dissens zwischen Minister und Partei wurde 1941 auf probate Weise, nämlich durch Führerbefehl, aufgehoben. Die HfL wurde mit einem Federstrich kassiert und an ihre Stelle Lehrerbildungsanstalten mit Erlaß vom 8.2. 1941 eingerichtet. Als Zugang genügte das Abgangszeugnis der Volksschule, an die sich ein fünfjähriger Lehrgang anschloß. Abiturienten konnten schon nach einjährigem Besuch der LBA diesen „Bildungsgang" abschließen. Über das angestrebte Niveau unterrichtet am besten ein Schreiben der Reichskanzlei vom 16.1. 1941 (zit. nach Ottweiler, 1979, S.249): „Schließlich und vor allem wünscht der Führer die Unterbringung vieler tausender von früheren Unteroffizieren in Lehrstellen". Nach Auffassung des Führers sei der Bildungsstand der Unteroffiziere „heute derart, daß es durchaus möglich ist, sie in verhältnismäßig kurzer Zeit zu Lehrern auszubilden, die von unnötigem Wissen frei, über ein Wissen und Können verfügen, das für die Ausbildung von Kindern vonnöten ist." Wie Eilers (1963) aus einschlägigen Quellen belegen kann, sank der schulische Leistungsstand, auch für die neuen Machthaber erkennbar, deutlich unter den von vor 1933, wobei allerdings auch die außerschulische Belastung von Lehrern und Schülern im Rahmen der Kriegsfolgen eine große Rolle spielte.

Die pädagogische Psychologie in der Lehrerbildung des Nationalsozialismus

Die intellektuelle Dürftigkeit der sog. nationalsozialistischen Weltanschauung, besonders ihr antirationalistischer Affekt und das Unverständnis für Bildungsaufgaben geben keinen Anlaß zu der Vermutung, daß man auf die pädagogische Psychologie wesentliche Hoffnungen bei der Neugestaltung des Bildungswesens gesetzt hätte. Die Lehrerbildung verzichtete, insbesondere in den ersten Jahren nach der Machtergreifung, auf alle differenzierteren wissenschaftlichen Überlegungen und griff auf die massenwirksamen Methoden eines Neo-Barbarentums zurück. Dafür einige Beispiele: „Überblicken wir zum Schluß die Gesamtheit der erzieherischen Möglichkeiten, die in dem Sozialgebilde ‚marschierende Kolonne' beschlossen liegen, so dürfen wir behaupten, daß wir hier einem Erziehungsmittel gegenüber stehen, das in hervorragendem Maß geeignet ist, an dem großen Erziehungswerk der Gegenwart mitzuwirken" (Knauer, 1935, S.87). Die Gelegenheit, dieses Erziehungswerk an sich selbst zu erproben, wurde den Lehrern während der Schulferien in Schulungslagern geboten, denn „Nationalsozialist wird man nur im Lager und in der Kolonne" (Rust am 8.6. 1934 anläßlich einer Rede in München). Die Teilnahme an Schulungskursen und Kundgebungen war Pflicht, lediglich die schon überzeugten Alt-Parteimitglieder konnten Dispens erhalten. Die Themen dieser Schulungskurse waren der Indoktrination in die neue Weltanschauung gewidmet. Das Thema Gemeinschaft (Erziehung durch und für die Gemeinschaft;

Formen der Gemeinschaftserziehung: Familie, Schule, Hitlerjugend; das Volk als Gemeinschaft usw.) stand im Vordergrund.

Dafür daß sich der Lehrer nicht aus dieser Gemeinschaft ausschloß, indem er beispielsweise nicht die angeordneten NS-Schulfeiern mit Rundfunkempfang von Reden Hitlers und seiner Paladine organisierte, sorgte ein weit verzweigtes Spitzelsystem, bei dem auch Schüler und Eltern mitwirkten.

Von dem sonst propagierten Führer-Gefolgschaftssystem hört man im schulischen Rahmen relativ wenig. Die Hitlerjugend machte, als neue Erziehungsmacht, von Anfang an der Schule Konkurrenz und sprach dem Lehrer Führungskompetenz ab; „Lehren und Führen sind zwei grundverschiedene Dinge" (v. Schirach, 1934, S. 170). Lediglich im Innenverhältnis von Schulleiter und Kollegium galt das Führerprinzip; und zwar so, daß Beschlüsse von Lehrerkonferenzen nicht mehr akzeptiert wurden und Elternbeiräte keine gestaltende Funktion hatten.

Gegenüber den Massenbeeinflussungsmitteln von marschierenden Kolonnen oder dem Gemeinschaftserleben im Schulungslager hatte die zeitgenössische pädagogische Psychologie nichts „Gleichwertiges" anzubieten, auch wenn sie von Parteigängern des neuen Systems angepriesen wurde. Ein militanter Gegner jedes Versuchs, Menschen durch eine theoriegeleitete Praxis zu bilden und zu erziehen, war der 1935 von der NSDAP zum Preisträger der Wissenschaft gekürte Germanist (!) Hans F. K. Günther. Der nationalsozialistische thüringische Volksbildungsminister Frick (nach 1933 Reichsminister des Innern) berief ihn 1930 an das Seminar für Sozialanthropologie der Universität Jena. Ab 1935 war er dann Direktor der Anstalt für Rassenkunde, Völkerbiologie und ländliche Soziologie der Universität Berlin. „Rassenpapst" Günther polemisierte 1936:

> Verbreitet sich eine solche Einsicht in die Gesetze der Vererbung, so wird hoffentlich der Glaube schwinden an den Wert vermehrter wissenschaftlicher, vor allem psychologische Ausbildung für die künftigen Lehrer, vor allem die künftigen Volksschullehrer, denn zum Erziehen muß man viel mehr „geboren" sein als ausgebildet. Mit pädagogischen Akademien mehrt man nicht die Zahl der „geborenen" Erzieher. Ich möchte fast den Satz wagen, daß akademische Bildung für keinen Beruf gefährlicher werden kann als für den des Erziehers. (Günther, 1936, zit. nach Gamm, 1964, S. 88 f.)

Rust und sein Ministerium wehrten sich zwar gegen diesen Einwurf und setzten sich zunächst auch aufgrund des internen Machtpluralismus im NS-System durch – bis zum o. e. Führerbefehl.

Über Stellenwert und inhaltliche Schwerpunktbildung der pädagogischen Psychologie geben am ehesten die Richtlinien für die Lehrtätigkeit und das Studium an den Hochschulen für Lehrerbildung vom 18. März 1936 Auskunft. Darin heißt es unter anderem, daß das Fachgebiet Charakterkunde und Jugendkunde an jeder Hochschule vertreten sein müsse. Der Dozent habe in diesem Fach „die gelegentlichen und planmäßigen Beobachtungen der Studenten an Menschen und besonders an Kindern und Jugendlichen zu fördern und ihren Blick für Ausdruck und Verhalten der Menschen zu schulen." Dies sollte aber nur propädeutischen Charakter haben, die „an den Universitäten betriebene Psychologie" dürfe daher nicht herangezogen werden, weil sie „von der Unmittelbarkeit der Betrachtung ablenke."

Der Unterricht erstreckte sich über 8 Semesterwochenstunden und war in folgende Stoffgebiete eingeteilt: Kindheit und Jugend in der völkischen Gemeinschaft, Typenforschung und Charakterologie als Grundformen einer pädagogischen Menschenkunde. Am Ende des Studiums sollte der Student in der Lage sein, „Menschen, insbesondere Jugendliche und Kinder zu beobachten und zu beurteilen, aus ihrem Verhalten und ihren Äußerungen auf ihr Wesen und ihren Charakter zu schließen und diese Einsichten in eine Lehre vom menschlichen Charakter einzufügen" (Richtlinien vom 18.3.1936).

Die Themenstellung der Richtlinien spiegelt die Arbeitsschwerpunkte von zwei damals prominenten Psychologen, deren Weg sie aus der Schularbeit und der Lehrerbildung heraus zur Universität geführt hatte.

Oswald Kroh war durch typenkundliche Untersuchungen hervorgetreten, die seit seiner Berufung nach Tübingen (1923) teilweise auch durch die Kooperation mit Ernst Kretschmer angeregt worden waren. Seit 1929 war er Herausgeber der *Experimentellen Beiträge zur Typenkunde*. Noch bekannter war er als Autor entwicklungspsychologischer Monographien. Seine *Entwicklungspsychologie des Grundschulkindes,* in erster Auflage 1928 in der Württembergischen Schulwarte erschienen, hatte bis 1935 zwölf Auflagen erreicht (ein Neudruck des Jahres 1958 erreichte 1967 die 19. Auflage). Oswald Kroh, zur Zeit der Machtübernahme 46 Jahre alt, hatte längst vorher Karriere gemacht. Er stand aber der Partei schon früh nahe, und als 1933 William Stern kommentarlos aus dem Herausgeberkreis der *Zeitschrift für Pädagogische Psychologie und Jugendpsychologie* gestrichen wurde, tauchte sein Name als Ersatzmann auf. Die Taktik des stillschweigenden Wechsels von Herausgebern und das Einbringen von systemkonformen neuen Herausgebern läßt sich im übrigen bei fast allen pädagogischen Zeitschriften in dieser Zeit beobachten. Der Grund für dieses Vorgehen war u.a. der Wunsch, den Leserstamm der Zeitschrift zu erhalten.

Der um sechs Jahre jüngere Gerhard Pfahler war zum Zeitpunkt der Machtübernahme Professor der Pädagogik und Psychologie an der Pädagogischen Akademie in Altona und wirkte zuvor in Württemberg, Mecklenburg und Schleswig-Holstein in der Lehrerbildung. Sein *„System der Typenlehren – Grundlegung einer pädagogischen Typenlehre"* (1929) und vor allem *Vererbung als Schicksal. Eine Charakterkunde* (1932) hatten ihn bekanntgemacht. Rufe an Universitäten erreichten ihn allerdings erst nach 1933 (1934 Gießen, 1938 Tübingen). Auch er war Parteimitglied und stand dem System von Anfang an nahe. Dies hinderte nicht, daß „Rassenpapst" Günther gegen ihn polemisierte.

Pfahlers Veröffentlichung aus 1932 greift den Rassegedanken nicht auf und beschränkt die Möglichkeit der Vererbung seelischer Eigenschaften auf sog. Grundfunktionen. Die erbmäßige Bindung des Zugangs zu geistigen Gehalten läßt er grundsätzlich nicht gelten. Sein Buch *Warum Erziehung trotz Vererbung?* (1936) ist u. a. eine Antwort an Günther. In gewisser Weise hat Pfahler zunächst etwas von einem Nonkonformisten innerhalb des Systems. Ähnlich wie der pädagogische Chefideologe des NS-Systems Ernst Krieck hält er sich von dem pseudobiologischen Rassismus des vom Germanisten zum Anthropologen konvertierten Günther fern, doch zeigen seine späteren Arbeiten ein Einschwenken auf die Parteilinie, der er bis zum Zusammenbruch demonstrativ treu blieb.

Unser Vorgehen, nämlich aus den Richtlinien auf die Wissenschaftler zu schließen, die für jene Inhalte stehen, könnte als subjektive Zuordnung kritisiert werden. In Meyers Lexikon von 1940 (dem sog. Nazi-Meyer) finden sich aber unter dem Stichwort „Pädagogische Psychologie" als Hauptvertreter – und sicher nicht ohne Zutun der Genannten – Kroh, Pfahler und H. Volkelt. Im Gegensatz zu den an erster Stelle genannten hat Volkelt weder vor noch nach 1933 Bücher vorgelegt, weder solche, die das Interesse von Pädagogen geweckt hätten, noch andere. Seine Untersuchungen zur genetischen Ganzheitspsychologie galten in erster Linie der frühen Kindheit bis zum Kindergartenalter, so daß eine direkte Umsetzung auf die Psychologie des Schulkindes ohnehin nur in Grenzen gegeben war. Sein Einfluß auf die inhaltliche Gestaltung der pädagogischen Psychologie dürfte gegenüber seinem organisatorischen Einfluß, so z. B. durch seine anonyme Gutachtertätigkeit bei Lehrstuhlbesetzungen für das Amt Rosenberg, gering gewesen sein (vgl. Geuter, 1984). Das noch zu Zeiten von Meumann gegründete Institut für Experimentelle Pädagogik und Psychologie des Leipziger Lehrervereins wurde 1933 zwangsweise aufgelöst und als Pädagogisch-Psychologisches Institut Leipzig des NSLB (Fachschaft Volksschule) unter Volkelts Leitung gestellt. Dieses Institut erarbeitete u. a. umfangreiche Beobachtungsbögen „unter persönlichkeitspsychologischen und rassebiologischen Gesichtspunkten", die dem Lehrer eine Hilfe bei der Gestaltung von Eignungsgutachten geben sollten. Objektive Verfahren zur Intelligenz- und Leistungsmessung wurden dagegen abgelehnt. „Die Test-Psychologie ist nicht nur etwas dem deutschen Wesen Fremdartiges, sondern auch eine einseitige Betrachtung und Erfassung der mehr intellektuellen Fähigkeiten des Zöglings, ohne den Gesamtanlagen des Einzelschülers gerecht zu werden", heißt es im Gutachten des Leiters der NSLB-Reichsfachschaft IV (Volksschulen), Bargheer, vom 22.9.1936; zit. nach Ottweiler, 1976, S.119).

Wir sind von der These ausgegangen, daß sich die Entwicklung der pädagogischen Psychologie am besten am Schicksal der Lehrerbildung ablesen läßt. Die Parallelen sind in der Tat auffallend. So wie Rust mit der Gründung der HfL auf alte Wünsche der Lehrerschaft zurückgreift (Akademisierung, gemeinsame Ausbildung von Volks- und Gymnasiallehrern in den erziehungswissenschaftlichen Grundfächern), um sie in einen neuen ideologischen Rahmen zu stellen, greift die offiziell zugelassene pädagogische Psychologie zu Konzepten, die lange vor der Machtergreifung veröffentlicht waren und weite Verbreitung sowie fachliche Anerkennung gefunden hatten (soweit es um Kroh und Pfahler geht). Zwar haben sich beide Autoren früh dem Nationalsozialismus angeschlossen und sich bereitwillig dem System angepaßt, doch haben sie nicht *die* pädagogische Psychologie des NS-Systems entwickelt. Sie waren als „alte Kämpfer" linientreue Parteigänger, die ihr Fachwissen zur Verfügung stellten, neue Inhalte und modische Schlagworte assimilierten und in der Grundrichtung ihres Denkens mit der herrschenden Ideologie übereinstimmten. Einen Bedarf an pädagogischer Psychologie von seiten des Systems gab es aber erkennbar nicht: Techniken der nationalsozialistischen Massenerregung, Lagererlebnis, marschierende Kolonne, eindringliche Anschaubarkeit des Symbols (alles Termini von E. Krieck), übersteigerte Emotionalisierung und Antirationalismus waren, wie der Erfolg zeigte, die weitaus wirksameren Führungsmittel. Die vielfältig überlieferten Äußerungen Hitlers, in denen er seine Geringschätzung gegenüber Lehrern, Schule, schulischem Wissen und Lernen Ausdruck gibt, sind gleichfalls nicht geeignet, ein gesteigertes Interesse an pädagogischer Psychologie oder an Lehrerbildung überhaupt wahrscheinlich zu machen.

Die NS-Ideologie kommt zwar in Krohs oder Pfahlers pädagogischer Psychologie zum Ausdruck, aber mehr noch darin, daß andere Ausrichtungen und Interessenschwerpunkte des Faches nicht mehr zu Wort kommen. Erich und William Stern, Peters und viele andere waren zur Emigration gezwungen oder aus dem Amt entfernt worden, bedeutende Arbeitsstätten der pädagogischen Psychologie in Berlin, Hamburg und Leipzig waren aufgelöst oder umfunktioniert worden. Traditionelle Forschungsrichtungen, wie z. B. die Unterrichts- und Lehrplanforschung mit ihrer schulkritischen Komponente, verschwanden völlig, vor allem aber das älteste und bedeutendste Anliegen der pädagogischen Psychologie, zu dem bereits seit der Jahrhundertwende theoretisch wie praktisch bedeutsame Beiträge vorlagen, nämlich die Arbeiten zur Förderung begabter und zur Hilfe für lernbehinderte Schüler. Die neue Praxis der unverhüllten Zurückweisung von Kindern mit Lernschwächen geht aus dem Rust-Erlaß (s. Auszug auf S. 217) und den Vorschlägen zur Auslese von Sonderschulkindern mit brutaler Deutlichkeit hervor.

Trotz aller Anpassungsversuche teilte die pädagogische Psychologie letztlich das Schicksal der HfL. Nach kurzer Blütezeit wird die Lehrerbildung auf ein Niveau heruntergeschraubt, das eine Beschäftigung mit Psychologie als Überforderung und Zeitverschwendung erscheinen läßt. Im gleichen Zusammenhang wird der NSLB mit seinen von der Entwicklung getäuschten und

Die Schülerauslese an den höheren Schulen.

Reichserziehungsminister Rust hat folgenden Erlaß herausgegeben:
Bei der Auslese an den höheren Schulen hat die liberalistische Grundhaltung der vergangenen Zeit zu einer einseitigen Bevorzugung der rein verstandesmäßigen Anlagen geführt und die für die volksführenden Berufe nicht minder wichtigen körperlichen und charakterlichen Kräfte sowie die rassischen Werte vernachlässigt. Durch diese Art der Auslese wurde der einseitig intellektuelle und frühreife Schüler im Übermaß gefördert, während rassenbiologisch wertvollere und volksgebundenere Teile der Jugend oft zurückblieben. Der Führer und Reichskanzler hat demgegenüber immer wieder eine Auslese gleichmäßig nach körperlichen, charakterlichen und geistigen Gesichtspunkten gefordert. Diesem Ziel tragen die vom Reichserziehungsminister Rust geschaffenen grundlegenden Bestimmungen über die Schülerauslese an den höheren Schulen Rechnung, die wir nachstehend veröffentlichen:

Die Aufgabe der höheren Schule ist es, den körperlich, charakterlich und geistig besonders gut veranlagten Teil der deutschen Jugend so zu erziehen, daß er fähig wird, später in gehobenen oder führenden Stellen unser politisches, kulturliches und wirtschaftliches Volksleben maßgebend mitzugestalten.

Die höhere Schule hat daher die Pflicht, unter den zu ihr kommenden Jugendlichen (die männlichen Bezeichnungen gelten überall auch für die Schülerinnen usw.) eine Auslese zu treffen, welche die Ungeeigneten und Unwürdigen ausscheidet, um die Geeigneten und Würdigen um so mehr fördern zu können. Die ständige Prüfung muß sich auf die körperliche, charakterliche, geistige und völkische Gesamteignung erstrecken.

Körperliche Auslese.

1. Jugendliche mit schweren Leiden, durch die die Lebenskraft stark herabgesetzt ist und deren Behebung nicht zu erwarten ist, sowie Träger von Erbkrankheiten sind nicht geeignet und werden daher nicht in die höhere Schule aufgenommen. In Zweifelsfällen ist ein amtsärztliches Gutachten zu verlangen.
2. Jugendliche, die eine dauernde Scheu vor Körperpflege zeigen und dieses Verhalten trotz aller Erziehungsversuche nicht ablegen, werden von der höheren Schule verwiesen.
3. Ebenso führt ein dauerndes Versagen bei den Leibesübungen, das sich vor allem in Mangel an Willen zu körperlicher Härte und Einsatzbereitschaft äußert, zur Verweisung, wenn nicht Amtsarzt und Sportlehrer ein Verbleiben befürworten.

Charakterliche Auslese.

1. Wer durch sein allgemeines Verhalten in und außer der Schule gröblich gegen Anstand und Sitte verstößt, ist von der Schule zu verweisen.
2. Fortgesetzte Verstöße gegen Kameradschaftlichkeit und Gemeinschaftssinn ziehen nach vergeblichen Besserungsversuchen die Verweisung von der Schule nach sich.
3. Dasselbe geschieht bei dauernden Verstößen gegen Zucht und Ordnung und gegen Ehrlichkeit, die auf einen grundsätzlichen Mangel an Einfügungs- und Ordnungssinn und anderseits an Offenheit deuten.

Geistige Auslese.

1. Die geistige Auslese erfolgt auf der Grundlage der für die einzelnen Klassen und Stufen in den Lehrplänen geforderten Denkfähigkeit, geistigen Reife und Kenntnisse.
2. Entscheidend ist hier nicht die Summe angelernten Wissensstoffes, sondern die geistige Gesamtreife.
3. Grundsätzlich gilt ein Schüler als versetzungsreif, wenn er in allen Geistesfächern das Klassenziel erreicht hat. Wertvoller als ein allgemeines Genügen ist jedoch, daß wenigstens auf einzelnen Gebieten Höherleistungen vorhanden sind. Um deretwillen kann dann über Minderleistungen in anderen Einzelfächern hinweggesehen werden, vorausgesetzt, daß diese Minderleistungen nicht auf einem allgemeinen Mangel an Denkfähigkeit und geistiger Reife beruhen.

Völkische Auslese.

1. Arische Schüler dürfen hinter nichtarischen nicht zurückgesetzt werden. Es ist daher nicht angängig, an Nichtarier (im Sinne des Reichsgesetzes zur Wiederherstellung des Berufsbeamtentums vom 7. April 1933 und seiner Nachträge) irgendwelche Vergünstigungen zu geben (Schulgelderlaß, freie Lehrmittel, Erziehungsbeihilfen und dergleichen), solange sie arischen Schülern versagt werden.
2. Schüler, die durch ihr Verhalten in und außer der Schule die Volksgemeinschaft oder den Staat wiederholt schädigen, sind von der Schule zu verweisen.

(Reichsministerialamtsblatt Deutsche Wissenschaft, Erziehung und Volksbildung, 1935, S. 125 ff.)

enttäuschten Mitgliedern aufgelöst. Eine letzte Parallele zu den obrigkeitsstaatlichen Maßnahmen im Zuge der Reaktion nach 1848 sei angemerkt: Im Gegensatz zur Volksschullehrerbildung blieben Gymnasien und Gymnasiallehrerbildung damals und in der NS-Zeit relativ ungeschoren. Zwar gab es massiven politischen Druck, aufdringliche Indoktrination, doch keine antiintellektuelle Reduktion des Studiengangs für das höhere Lehramt, nicht einmal eine Vereinheitlichung der verschiedenen Oberschulformen, die schon in der Weimarer Zeit zur Diskussion stand. (Bei den nationalpolitischen Erziehungsanstalten gab es z. B. als Schulform die deutsche Oberschule, das Reformrealgymnasium, die Oberrealschule und das humanistische Gymnasium.) Das ungeklärte Nebeneinander von pädagogischen Intentionen in Volks- und Oberschule, die Zwistigkeiten zwischen Parteistellen und Kultusminister, die bis nach 1940 ungeklärte Frage von einheitlichen Schulbüchern und anderem mehr machen es wahrscheinlich, daß Schulpädagogik ein Experimentierfeld war, das an Wichtigkeit gegenüber Aufrüstung und Notwendigkeiten der Kriegsführung zunehmend mehr in den Hintergrund trat. Man kann nur darüber spekulieren, ob es unter anderen Gegebenheiten zu einer „Stabilisierung" der Schule analog der entsprechenden Phase ab 1931/32 im sowjetischen Schulsystem gekommen wäre, und welches die pädagogische Psychologie jener Schule geworden wäre. Real gab es nur eine pädagogische Psychologie, die, mehr geduldet als gefordert, schulische Veränderungen begleitend rechtfertigte, statt sie zu gestalten.

Literatur

Becker, C. H. (1926). *Die Pädagogische Akademie im Aufbau unseres nationalen Bildungswesens*. Leipzig.
Benze, R. (Hrsg.) (1940). *Deutsche Schulerziehung*. Jahrbuch des Deutschen Zentralinstituts für Erziehung und Unterricht 1940. Bericht über die Entwicklung der deutschen Schule 1933-1939. Berlin.
Bindewald (Original anonym) (1860). *Der Staatsminister v. Raumer und seine Verwaltung des Ministeriums*. Berlin.
Brandenburg, H. C. (1982). Die Geschichte der HJ. Köln: Wissenschaft und Politik.
Buchheim, H. (1983). *Die totalitäre Bedrohung des Menschen*. Eine Besinnung im Rückblick auf das Jahr 1933. Ungedr. Ms.
Eilers, R. (1963). *Die nationalsozialistische Schulpolitik*. Eine Studie zur Funktion der Erziehung im totalitären Staat. Köln, Opladen: Westdeutscher Verlag.
Feldmann, E. (o. J.) *Vorläufige Denkschrift über Verwaltung und Lehrtätigkeit am P. I. Mainz 1925-1933*. Ungedr. Ms.
Feldmann, E. (1975). In L. Pongratz (Hrsg.), *Pädagogik in Selbstdarstellungen*. Hamburg: Meiner.
Feldmann, E. & Hoffmann, H. (1925). *Das Pädagogische Institut Mainz*. Denkschrift zur Neugestaltung der Lehrerbildung in Hessen. Karlsruhe: Braun.
Gamm, H. J. (1964). *Führung und Verführung*. Pädagogik des Nationalsozialismus. München: List.

Geuter, U. (1984). *Die Professionalisierung der deutschen Psychologie im Nationalsozialismus*. (Unveröff. Phil. Dissertation, Freie Universität, Berlin). (im Druck, Frankfurt 1984).

Günther, H. F. K. (1936). *Führeradel durch Sippenpflege*. München: Lehmann.

Klassen, F. J. (1962). *Die Pädagogik Erich Sterns in ihrer anthropologischen und psychologischen Begründung*. (Pädagogik d. Gegenwart, Bd. 5) Mühlheim: Seitzkorn-Scheifhacken.

Knauer, A. (1935). Die marschierende Kolonne. *Z. f. Pädagogische Psychologie und Jugendkunde, 36,* 59–87.

Kroh, O. (1944) *Entwicklungspsychologie des Grundschulkindes*. (13.–19. Aufl.). Langensalza: Beyer.

Kroh, O. (1944). *Psychologie der Oberstufe*. (7.–10. Aufl.). Langensalza: Beyer.

Ottweiler, O. (1979) *Die Volksschule im Nationalsozialismus*. Weinheim, Basel: Beltz.

Paulsen, F. (1921). *Geschichte des gelehrten Unterrichts*. (3. Aufl.). Berlin, Leipzig: de Gruyter.

Pfahler, G. (1929). System der Typenlehren. *Zeitschrift für Psychologie, Ergänzungsbd. 15.*

Pfahler, G. (1932). *Vererbung als Schicksal. Eine Charakterkunde*. Leipzig: Barth.

Pfahler, G. (1936). *Warum Erziehung trotz Vererbung?* Leipzig: Teubner.

Reble, A. (1958). *Lehrerbildung in Deutschland*. Ratingen.

v. Schirach, B. (1934). *Die Hitler-Jugend. Idee und Gestalt*. Berlin: Zeitgeschichte.

v. Schirach, B. (1938) *Revolution der Erziehung*. München: Zentralverlag der NSDAP.

Seraphim, H. G. (Hrsg.) (1964). *Das politische Tagebuch Alfred Rosenbergs 1934/35 und 1939/40*. München.

Spranger, E. (1949). *Zur Geschichte der deutschen Volksschule*. Heidelberg: Quelle & Meyer.

Stachura, P. D. (1980). Das Dritte Reich und Jugenderziehung: Die Rolle der Hitlerjugend 1933–1939. In M. Heinemann (Hrsg.), *Erziehung und Schulung im Dritten Reich: Teil 1* (S. 90–112). Stuttgart: Klett-Cotta.

Stern, E. (1922). *Einleitung in die Pädagogik*. Halle: Niemeyer.

Stern, E. (1923). *Jugendpsychologie*. Berlin.

Stern, E. (1953). *Über Verhaltens- und Charakterstörungen bei Kindern und Jugendlichen*. Zürich: Rascher.

Stern, E. (1954/55). *Die Tests in der Klinischen Psychologie. Bd. 1 u. 2.* Zürich: Rascher.

Stern, E. (1957/58). *Die psychologische Ausbildung der Lehrer im Rahmen des früheren Mainzer Pädagogischen Instituts*. Ungedr. Ms.

Stiehl, F. (1854). *Die drei preußischen Regulative vom 1., 2. und 3. Oktober 1854 über Einrichtung des evangelischen Seminar-, Präparanden- und Elementarschul-Unterrichts.* Berlin: Hertz.

Die angewandte Psychologie vor und nach 1933 in Deutschland*

A. MÉTRAUX

Einleitung

Die angewandten Wissenschaften sind alles in allem nur selten Gegenstand wissenschaftshistoriographischer Untersuchungen. Dies hängt maßgeblich zusammen mit den Auswirkungen der heutigen sozialen Repräsentation der Wissenschaft auf den Wissenschaftshistoriker und damit auf die von ihm getroffene Wahl des Untersuchungsobjekts einerseits und der sowohl ideen- wie personenzentrierten Vorgehensweise andererseits, derer sich die Wissenschaftshistoriker zumeist bedienen.

Erfolgreiche Theorien, ganz gleich in welcher Disziplin sie entwickelt wurden, werden ihrer sozialen Sichtbarkeit wegen (zu diesem Ausdruck vgl. Merton, 1973, S. 448–449 und 458) allgemein als wertvoller und als für den Fortschritt des Wissens bedeutsamer beurteilt als die aus der Theoriebildung sich ergebenden Möglichkeiten der praktischen Umsetzung und Nutzung. Die Sichtbarkeit der Theorien erweist sich bei genauerem Hinsehen als Ergebnis eines bislang im Detail nur partiell untersuchten Prozesses von Auswirkungen, die die soziale Repräsentation der Wissenschaft auf Personen ausübt. In diesem Zusammenhang kann unter ‚sozialer Repräsentation der Wissenschaft' ein handlungs- und urteilsleitendes Bündel mehr oder weniger expliziter Vorstellungen über die Rolle des Forschers, über die Persönlichkeit des Berufswissenschaftlers, des akademischen Lehrers, über die Bedeutsamkeit wissenschaftlicher Erkenntnisse für das Alltagsleben usw. verstanden werden.

Nun ist an dieser sozialen Repräsentation ein Element sicherlich vertretbar, an sich jedoch trivial: die Idee, daß die Theoriebildung der praktischen Nutzung von Erkenntnissen zeitlich voraufliegt. Die soziale Repräsentation der Wissenschaft ist aber spätestens dann verfänglich, wenn sie über den historischen Zusammenhang, in dem Theorie *und* Praxis stehen, hinwegtäuscht und zum Trugbild der Theorie als der alleinigen Triebfeder der wissenschaftlichen Entwicklung wird. Dies führt nicht zuletzt dazu, daß Ereignisse im Bereich der

---

* Für Anregungen und Hilfe danke ich Isis Ksiensik (Mannheim), Wolf-Dieter Batz (Heidelberg) und Ulf Geuter (Berlin).

Grundlagenforschung überbewertet und solche im Bereich der Anwendung, also des zweckrationalen Handelns, dessen Rolle als Steuerungsfaktor in der Evolution der Wissenschaften durch empirische Studien immer wieder belegt wird, unterbewertet werden.

Daß die soziale Repräsentation der Wissenschaft übrigens nicht immer und nicht in jeder Situation zum Tragen kommt, zeigt sich etwa an jenen Kontroversen, bei denen es um die Relevanz einzelner Disziplinen (z. B. der klassischen Archäologie oder der Indologie), Hypothesen oder Fragestellungen geht und bei denen reine Nützlichkeitserwägungen oft genug den alleinigen Ausschlag zu geben scheinen.

Statt anhand der Formulierung anspruchsvoller Fragestellungen, die durch bereits vorliegende Untersuchungen vorgezeichnet werden, und anhand selbst vorläufiger Problemlösungen einen Beitrag zur Beförderung des Wissens über die unterschiedlichen Triebkräfte der Wissenschaftsgeschichte zu leisten, läßt sich die Mehrheit der Wissenschaftshistoriker von der genannten Repräsentation (ver-)leiten. Damit trägt sie, entgegen ihrer Absicht, direkt oder indirekt dazu bei, die soziale Repräsentation der Wissenschaft noch mehr zu verfestigen.

Was den wissenschaftshistoriographischen Zugang zum Untersuchungsobjekt angeht, so zeigt sich,[1] daß die ideengeschichtliche und die biographische Perspektive wiederholten Einwänden zum Trotz bevorzugt werden. In der ersten werden Entstehung, Verbreitung und erfolgreiche Etablierung, kurzum: wird die Dynamik der Theorieentwicklung auf innerwissenschaftliche, rationale (vgl. Hesse, 1980, S. 29) Faktoren bezogen, in der zweiten auf einzelne Personen und deren Anhänger, Schüler, Nachfolger als auf autonome, von sozialen, politischen, ökonomischen und anderen Bedingungen abgehobene ‚Denkinstanzen'. In beiden Fällen wird versucht, die Wissenschaftsentwicklung aus diesem Bezug heraus verständlich zu machen. Oder anders: den Vertretern der ideengeschichtlichen und der biographischen Konzeption der Wissenschaftsgeschichte erscheint der Bezug zur Logik, Methodologie und Erkenntnistheorie bzw. zu einer schöpferischen Persönlichkeit und deren Anhängerschaft als notwendig *und* zureichend für die Rekonstruktion der Evolution der Wissenschaft(en).

Im Ergebnis führt die ideengeschichtliche Konzeption zu einer Chronologie, auf der die Zusammenhänge von Einfall, Entdeckung, Hypothesengenerierung, Bestätigungsbemühung durch Erfahrung, Fixierung in Gestalt von Lehrbuchwissen usw. abstrakt abgebildet werden. Und die biographische Konzeption bringt es mit sich, daß die Wissenschaftsgeschichte auf (gelegentlich mystifizierende) Erzählungen über Wirken und Werk prometheischer Gestalten reduziert wird, deren Schultern breit genug sind, um ganze Generationen von Nachfolgern und Epigonen zu tragen.

An kritischen Äußerungen zu diesem Verständnis der Wissenschaftsgeschichtsschreibung und an Versuchen, alternative Möglichkeiten zu rechtfertigen, fehlt es allerdings nicht. So hielt Joseph Needham in Anschluß an Boris Gessen[2] Anfang der vierziger Jahre fest:

> In sum, we cannot dissociate scientific advances from the technical needs and processes of the time, and the economic structure in which we are all embedded ... The history of science is not a mere succession of inexplicable geniuses, direct Promethean ambassadors to man from heaven. Whether a given fact would have got itself discovered by some other person than the historical discoverer had he not lived it is certainly profitless and meaningless to enquire. But scientific men ... do not live in a vacuum; on the contrary, the directions of their interests are ever conditioned by the structure of the world they live in. (Needham, 1943, S. 144–145)

Was Gessen am Beispiel Newtons, Needham selbst an dem der Embryologie und später der Wissenschaften in China, Bernal und Crowther an dem der Wissenschaften im allgemeinen vorbildlich ausführten, nämlich eine sozialgeschichtliche Konzeption ohne Verzicht auf Berücksichtigung der internen Faktoren zu verwirklichen, wurde für jüngere Historikergenerationen zum Ausgangspunkt ähnlich angelegter Untersuchungen und für methodologisch interessierte Autoren zum Anlaß, die Bedingungen wissenschaftshistoriographischer Rekonstruktionen zu explizieren (vgl. z. B. Barnes, 1974; Mikulinskij, 1977; speziell für die Psychologie vgl. z. B. Ash, 1983; Graumann, 1983; Geuter, 1983a; Métraux, im Druck).

Geht es, wie im vorliegenden Beitrag, um die Geschichte der angewandten Wissenschaften oder um eine Episode aus diesem oder jenem Anwendungsbereich, kommt nur ein Vorgehen in Betracht, bei dem interne und externe Entwicklungsfaktoren gleichermaßen eine Rolle spielen. Und dies aus naheliegenden Gründen: die angewandte Forschung und die Anwendung von Forschungsergebnissen sind – zumindest seit dem letzten Jahrhundert (vgl. z. B. Schroeder-Gudehus, 1977, S. 473–477) – dazu da, Herrschaftswissen zu vermitteln bzw. durch Hinzuziehung von Experten die Erreichung von Zielen zu vereinfachen. Der Vermittlungsprozeß ist gerade im Falle der angewandten Wissenschaften ungleich komplexer als in demjenigen der Grundlagenforschung. Zudem ist die Arbeit des angewandten Forschers weitgehend anonymisiert, wenn sie sich nicht in Publikationen niederschlägt; indes ist für die Erklärung der Entwicklungsdynamik im Bereich der angewandten Wissenschaften die Rollendefinition des Forschers bzw. Anwenders ungleich wichtiger als die Biographie von Bahnbrechern oder der chronologische Zusammenhang von Hypothesengenerierung und erfolgreicher Bestätigung. Ferner wird die angewandte Forschung in akademischen genau so wie in nicht-akademischen Institutionen, d. h. unter institutionell unterschiedlichen Bedingungen betrieben; und die Anwendung selbst erfolgt zumeist durch gesellschaftliche Agenten, deren Bindung an die Universität (d. h. an die universitäre Forschung) nicht sehr eng ist – was freilich für die Frage der Rückkoppelung der Anwendung an die Forschung von Belang ist, da man es dann *nicht* mit *einer* wissenschaftlichen Gemeinschaft zu tun hat, oder jedenfalls nicht mit einer homogenen Gemeinschaft, wie dies die Diskussion um diesen Begriff im Anschluß an Thomas Kuhn suggeriert. Mit anderen Worten: man hat es hier mit Ereignissen und Entwicklungen zu tun, die weitgehend entpersonalisiert sind und zu deren Rekonstruktion ideengeschichtliche und biographische Methoden denkbar wenig beizutragen vermögen.

Im Falle der angewandten Psychologie in Deutschland vor und nach 1933 wird die Ausgangslage dadurch noch um eine gewisse Vieldeutigkeit ergänzt, daß der Großteil der angewandten Psychologen ihr Expertenwissen nebenberuflich erwarben und einsetzten. In einem Studien- und Berufsführer, den er eigens für angehende Studenten verfaßt hatte, bemerkte Giese (1922, S.2) zur angewandten Psychologie oder Psychotechnik (vgl. dazu weiter unten):

> Psychologie wird dem medizinischen, pädagogischen oder technischen Studium irgendwie angegliedert. Und abgesehen davon hat die praktische Psychologie vielfach die Gestalt der Saisonarbeit. Daher wird Psychotechnik als Lebensberuf seltener für den einzelnen möglich, wird vielmehr zu gegebener Zeit vom Ingenieur oder Volkswirt nebenher erledigt.

An dieser Feststellung und warnenden Vorhersage hat sich in dem hier zu betrachtenden Zeitraum kaum etwas geändert. So könnte man die Geschichte der angewandten Psychologie genau so gut – und hauptsächlich dann, wenn es um die beruflichen und institutionellen Aspekte dieses Faches geht – von der Geschichte der Volkswirtschaftslehre, der Betriebswirtschaftslehre, der Medizin oder einer anderen irgendwie mit psychologischen Problemen befaßten Disziplin her angehen – ‚irgendwie angegliedert' (siehe oben) ist ja ein relationaler Term ...

Über einige Definitionsschwierigkeiten

Nach den keineswegs einheitlichen Verwendungsregeln diente der Ausdruck ‚angewandte Psychologie' in der Zeit zwischen 1918/19 und 1945 im deutschsprachigen Raum zur Bezeichnung unterschiedlicher Bereiche der universitären und außeruniversitären Forschung und der beruflichen Praxis. Für die einen waren die Bezeichnungen ‚angewandte Psychologie' und ‚Psychotechnik' gleichbedeutend, während für andere nur eine, sich aus dem Bestimmungsversuch Münsterbergs ableitbare Definition der angewandten Psychologie als einer Hilfswissenschaft der Psychologie zum Zwecke der Erklärung von Kulturvorgängen annehmbar war.

Hugo Münsterberg, um Klarheit bemüht, hatte in der Frühphase der angewandten Psychologie in Deutschland zu bedenken gegeben:

> Was wir fordern ... ist die Einsicht, daß es sich [bei den Anwendungsmöglichkeiten

der Psychologie] ... um zwei ganz verschiedene Arten der Anwendung handelt ... Im ersten Falle wird die Psychologie angewandt, um die Aufgabe des Lehrers oder Arztes oder Richters in Wirklichkeit umzusetzen. Im anderen Fall dient sie [sc. die Psychologie] als Hilfsmittel der Erklärung; sie soll nicht erst neuen Zwecken dienstbar gemacht werden, sondern sie soll in zurückliegende Geschehnisse Licht bringen. (Münsterberg, 1922, S. 16)

Dem Definitionsvorschlag von Münsterberg entgegengesetzt und somit die dem Terminus ‚Anwendung' eignende Bedeutungsvielfalt ignorierend ist der Vorschlag von Weber, der in seiner auf dem Buchdeckel als „erste systematische und kritische Zusammenfassung des gesamten Gebietes der Wirtschafts-Psychotechnik" bezeichneten Monographie ausführt:

Unterwerfen wir die seelischen Tatsachen nicht mehr einer rückwärtsblickenden, sondern einer vorwärtsblickenden Betrachtung und stellen wir Untersuchungen an, um mit ihren Ergebnissen ein bestimmtes Ziel zu erreichen ... so haben wir die Psychologie in den Dienst einer *praktischen* Aufgabe gestellt. Diese Anwendung der Psychologie, sowohl wertvolle Zwecke durch geeignete Handlungsweisen zu fördern, als auch persönliche Werte für bestimmte Zwecke zu beurteilen, findet ihren Ausdruck in dem in letzter Zeit viel mißbrauchten Wort „Psychotechnik". „Psychotechnik" ist somit nur ein anderer Ausdruck für „angewandte, praktische Psychologie". (Weber, 1927, S. 6-7)

Und bei Moede (1930a, S. 1) ist nachzulesen, daß die Psychotechnik „... die praktisch-wissenschaftliche Anwendung der Psychologie, ihrer Erkenntnisse und Methoden [umfaßt]. Je nach dem Anwendungsgebiet scheiden wir die industrielle von der kaufmännischen, pädagogischen, juristischen, medizinischen, militärischen, geisteswissenschaftlichen ..."

Betrachtet man indes nicht die diversen Definitionen der angewandten Psychologie (und die mitunter ausgetragenen Kontroversen über die richtige Definition; vgl. hierzu Erdély, 1933), sondern die in diesem Falle ausschlaggebenden sozialen Indikatoren (Professionalisierung, Institutionalisierung, berufliche Arbeit und deren ökonomischen und rechtlichen Bedingungen), die Rückschlüsse über das Ausmaß der Anwendung der Psychologie in bestimmten Lebensbereichen zu ziehen erlauben, erweisen sich zwei von Moede genannte Anwendungsgebiete für den hier zu untersuchenden Zeitraum als relevant: die Industriepsychologie (oder industrielle Psychotechnik) einerseits und die Militärpsychologie (oder Wehrmachtspsychologie) andererseits. Die anderen Gebiete (z. B. pädagogische, klinische, forensische und Reklamepsychologie) fallen dagegen kaum ins Gewicht.[3]

Die Entwicklung der Militärpsychologie in großem Umfang setzte erst *nach* 1933 ein (vgl. Geuter, 1982, Kap. VI[4]). Am 26. Februar 1935 wurde durch einen Erlaß Hitlers die Luftwaffe – des Versailler Vertrags wegen bis dahin verdeckt aufgebaut – gleichsam offizialisiert und als gleichberechtigter Teil der Wehrmacht neben Reichsheer und Reichsmarine gestellt. Am 21. Mai desselben Jahres wurde durch ein neues Wehrgesetz die allgemeine Wehrpflicht wiedereingeführt, wodurch übrigens 1 Million Männer aus dem Arbeitsmarkt gezogen wurden, was sich auf die immer noch ansehnliche Zahl der Arbeitslosen (1,7 Millionen = Stand von 1934) deutlich auswirkte. Am 22. Mai 1935 verkündete die Regierung eine Verordnung über das Erfassungswesen, die die Wehrerfassung und Musterung regelte wie auch eine neue Wehrbezirkseinteilung festlegte. Jedem der neun Wehrkreise war eine psychologische Prüfstelle beigeordnet. Am 1. Januar 1936 wurde ein zehnter Wehrkreis geschaffen; am 1. April 1936 wurde die entmilitarisierte Zone der Wehrerfassung unterworfen; ferner wurden am 10. Oktober 1936 der elfte und zwölfte Wehrkreis und am 12. Oktober 1937 der dreizehnte Wehrkreis geschaffen.

Durch diese und ähnliche Maßnahmen stieg die Nachfrage nach psychologischen Fachkräften, die vor allem bei der Eignungsauslese mitwirkten. Zuverlässiger Indikator der Nachfrage ist die Anzahl der Planstellen (die folgenden Angaben beziehen sich auf Heer und Marine):

Tabelle 1. Planstellen in Heer und Marine

Datum		Anzahl der Planstellen	Zunahme in %	Index 1935 = 100
1. Juli	1935	69		100
1. April	1937	127	84,1	184
1. Juli	1937	143	12,6	207
1. September	1938	170	18,9	246

(teilweise nach Geuter, 1982, S. 278)

Daß die Entwicklung der Heerespsychologie in großem Umfange in der Tat erst *nach* 1933 einsetzte, belegen auch die Angaben über die psychologischen Spezialuntersuchungen des Heeres zwischen 1928 und 1941.

Dagegen fand ein erster Wachstumsschub der Industriepsychologie (‚Betriebspsychologie‘, ‚Arbeitspsychologie‘, ‚industrielle Psychotechnik‘ sind *grosso modo* Ausdrücke mit gleicher Bedeutung wie ‚Industriepsychologie‘) bereits Mitte der zwanziger Jahre statt. Die Nachfrage nach psychologisch geschulten Experten ging von der Industrie wie auch von einigen staatlichen Großbetrieben (Reichsbahn, Reichspost) aus und hing eng mit der nach der Inflationskrise angestrebten Sanierung der Wirtschaft durch Rationalisierung zusammen. Die akademische Psychologie spielte in dieser Entwicklung lediglich eine Außenseiterrolle. Sie beteiligte sich zwar an der Ausbildung der Experten, nahm Teil an der Ausarbeitung von Prüfverfahren und engagierte sich gelegentlich in sozialpolitischen Debatten über die Funktion der industriellen Psychotechnik oder über deren Auswirkungen auf die gesellschaftliche Situation. Doch waren vom quantitativen Gesichtspunkt aus betrachtet für die Prägung des Be-

Tabelle 2. Spezialuntersuchungen des Heeres

Jahr	Anzahl der Untersuchungen	Zunahme in %	Index 1928 = 100
1928	1 487		100
1929	2 489	67,4	167
1930	2 506	0,7	168
1931	2 697	7,6	181
1932	2 980	10,5	201
1933	1 748	−41,3	117
1934	6 565	275,5	441
1935	6 790	3,4	457
1936	12 750	87,8	857
1937	15 525	21,8	1 044
1938	41 551	167,7	2 794
1939	66 633	60,3	4 481
1940	136 691	105,1	9 192
1941	199 743	46,1	13 432

(teilweise nach Geuter, 1982, S. 277)

rufsbildes des praktischen Psychologen außeruniversitäre gesellschaftliche Instanzen ungleich einflußreicher als die Universitäten und Technischen Hochschulen (mit Ausnahme derjenigen Berlins und Stuttgarts) selbst.

Daß mit dem Ausdruck ‚angewandte Psychologie' – zumal bis zur Einführung der Diplomprüfungsordnung für Psychologie am 16. Juni 1941 – zwei unterschiedliche Rollen bezeichnet werden (hier des an angewandter Psychologie interessierten akademischen Psychologen, dort des Diplomkaufmanns oder Diplomingenieurs, der nebenamtlich psychotechnische Untersuchungen durchführt), läßt sich wiederum durch einige Zahlen untermauern. Für die Rollendifferenzierung sind dabei die institutionellen Bedingungen, der Arbeitsbereich und die vom jeweiligen Rolleninhaber zu lösenden Aufgaben zu berücksichtigen.

Im Jahre 1932 wurde die angewandte Psychologie oder Psychotechnik als Subdisziplin der Psychologie an 23 Universitäten, 9 Technischen Hochschulen und an der Handelhochschule Mannheim gelesen. Keinen speziell für Psychologie zuständigen Lehrstuhl hatten damals die Universitäten Breslau, Erlangen, Freiburg i. Br., Köln und Münster (vgl. Geuter, a.a.O., S.157). Von den 33 Universitäten und Hochschulen beteiligten sich im Jahre 1930 gemäß einer in der Zeitschrift *Industrielle Psychotechnik* veröffentlichten Erhebung (vgl. Anon., 1930a, S.349–350) 21 an der Durchführung psychotechnischer Arbeiten, und zwar die Universitäten Berlin, Bonn, Göttingen, Halle a.d.S., Hamburg, Jena, Leipzig, Marburg, Münster, Rostock und Würzburg, die Technischen Hochschulen Aachen, Berlin, Braunschweig, Danzig, Darmstadt, Dresden, Karlsruhe und Stuttgart sowie die Handelshochschule Mannheim über die jeweiligen Psychologischen Institute, Laboratorien oder Sammlungen (zusätzlich beteiligten sich an der Durchführung derartiger Untersuchungen auch die Universitäts-Nervenkliniken oder deren psychologische Laboratorien von Breslau, Gießen und Marburg). Die Zahl der untersuchten Probanden für das Jahr 1930 schwankt zwischen 40 und 800; da genaue Angaben fehlen, lassen sich Mittelwerte überhaupt nicht angeben.

Im Jahre 1926 hatten dagegen bereits 106 industrielle Betriebe psychotechnische Stellen eingerichtet. Diese Stellen – glaubt man der 1926 publizierten Erhebung der *Industriellen Psychotechnik* (vgl. Anon., 1926, S. 246–253) – untersuchten im Schnitt jährlich gegen 13 000 Personen. Lediglich 18 Unternehmen (= 17%) beauftragten Technische Hochschulen (Berlin, Stuttgart und Darmstadt) mit der Durchführung von psychotechnischen Untersuchungen. Zu den außeruniversitären Stellen sind zudem die Prüfstellen der Reichsbahn, der Reichspost, der Reichswehr, der Reichsanstalt für Arbeitsvermittlung und Arbeitslosenversicherung sowie 7 Ländereinrichtungen, 3 Provinzialeinrichtungen und 25 Kommunaleinrichtungen zu zählen. Von diesen beschäftigte die Reichsbahn im Jahre 1930 39 beamtete und nichtbeamtete Psychotechniker (teils haupt-, teils nebenamtlich) und untersuchte 17 120 Probanden; die Reichspost unterhielt insgesamt 71 Prüfstellen und untersuchte im genannten Jahr 3103 Probanden. Der Reichsanstalt für Arbeitsvermittlung und Arbeitslosenversicherung waren mehrere Landesarbeitsämter beigeordnet, die jeweils mehrere Fachpsychologen beschäftigten. (vgl. Anon., 1930a, S. 346–356).

Aus diesen Angaben geht hervor, daß trotz gelegentlicher institutionalisierter Zusammenarbeit zwischen administrativen und universitären Stellen der Großteil der psychotechnischen Arbeit außerhalb der Universitäten und Hochschulen ausgeführt wurde. Und daß Industrie und Verwaltung keineswegs nur Rezipienten der in den Universitäten und Hochschulen entwickelten Verfahren waren, sondern zum Teil selbständig Tests konstruierten und vorgegebene Prüfverfahren für besondere Belange modifizierten, geht aus verschiedenen Untersuchungsberichten hervor.[5] Bezeichnend für die unterschiedlichen Rollen der angewandten Psychologen ist schließlich auch die Tatsache, daß sich die Zeitschrift *Industrielle Psychotechnik* vornehmlich an Leser in Betrieb und Verwaltung richtete, während etwa die *Zeitschrift für angewandte Psychologie* mit einer vermutlich nicht sehr starken Auflage für akademische Leser bestimmt war.

Da es in diesem Beitrag primär um die Unterschiede und gemeinsamen Momente der angewandten Psychologie oder Psychotechnik vor und nach 1933 geht und zu diesem Behuf eine differentielle Analyse vorgenommen werden muß, fällt die Militärpsychologie außer Betracht. Dagegen wird die je nach beruflicher Situation variierende Definition des angewandten Psychologen in der historiographischen Untersuchung einer Episode der deutschen Psychologie mehr berücksichtigt werden müssen, als dies bislang getan wurde.

Weil die Professionalisierung und Institutionalisierung der angewandten Psychologie insgesamt bereits dargestellt worden sind (vgl. Wies, 1979; Geuter, 1982), der ideologische Aspekt dagegen einer kritischen Betrachtung noch nicht unterzogen wurde, wird im vorliegenden Beitrag die industrielle Psychotechnik als dasjenige Anwendungsgebiet der Psychologie untersucht, das seiner gesellschaftlichen Funktion wegen umstritten und sozialen Spannungen ausgesetzt war. Die Kernfrage betrifft folglich die Reaktionen der Psychotechniker und der akademischen Psychologen, die sich speziell mit Problemen der angewandten Psychologie beschäftigten, auf die sozialen und politischen Herausforderungen, die zu dem führten, was die Beteiligten der Zeit als ‚Krise der Psychotechnik' zu bezeichnen pflegten.

Ich gehe im folgenden von einigen historiographisch bereits gesicherten Erkenntnissen aus:

(1) Die politischen Ereignisse von 1933 und danach hatten in Deutschland und in den benachbarten Ländern[6] keinen radikalen Einschnitt im Bereich der psychologischen Theoriebildung zur Folge. Jedenfalls ist nichts eruierbar, was in seinen Auswirkungen mit der 1923/24 einsetzenden Revolutionierung der Psychologie, Physiologie, Pädagogik usw. in der UdSSR gleichgesetzt werden könnte.[7]

(2) Die nach 1945 gelegentlich vertretene Auffassung, daß die Psychologie in Deutschland durch den Nationalsozialismus zerstört, weil ‚von oben gleichgeschaltet' worden sei (vgl. Geuter, 1983 b), ist in doppelter Hinsicht anfechtbar:

– Sowohl die ökonomischen wie auch die politischen Bedingungen waren der Professionalisierung und Institutionalisierung (oder genauer: der Festigung der institutionellen Verankerung) der Psychologie als einer akademischen Disziplin und als eines mehr oder weniger wohldefinierten Berufsfeldes eher förderlich.

– Vor 1933 wie nach 1945 rivalisierten diverse Grundrichtungen der Psychologie miteinander; diese Wissenschaft zeichnete sich zudem durch eine – wie immer zu bewertende – Methodenvielfalt aus, angesichts derer es kaum angeht, von einer der Physik oder der Chemie vergleichbaren homogenen Disziplin zu sprechen. Indes, wenn nach 1933 die Ganzheitspsychologie und ihre Spielarten das Feld zu dominieren scheinen, so ist diese Vorherrschaft *nicht* aus einem plötzlichen Wechsel der Paradigmen heraus erklärlich zu machen. Die Ganzheitspsychologie war *bereits vor* 1933 durch eine ansehnliche Zahl akademischer Psychologen vertreten – und sie blieb *nach* 1945 für einige Jahre noch das beherrschende theoretische Bezugssystem (vgl. hierzu Maikowski, Mattes & Rott, 1976, S. 30–38). Anders gewendet: den politischen, ökonomischen, sozialen und kriegerischen Ereignissen zum Trotz ist eine gewisse Kontinuität der psychologischen Auffassungen in Deutschland über vierzig Jahre hin zu beobachten.

(3) Auswirkungen auf die wissenschaftliche Produktion hatte der Nationalsozialismus vor allem über seine rabiate Personalpolitik. Durch das am 7. April 1933 erlassene Gesetz zur Wiederherstellung des Berufsbeamtentums – und allein schon durch die von der Anwendung dieses Gesetzes ausgehende Bedrohung für einzelne Personen – erreichten die Nationalsozialisten, daß die Psychologie mehr als 30% ihrer Ordinarien verlor (vgl. Geuter, 1982, S. 125[8]). Daß durch diesen wie durch ähnliche Vorgänge einzelne Richtungen oder Schulen (z. B. die Berliner Schule) hart getroffen wurden, liegt auf der Hand. Daraus auf eine grundsätzliche Inkompatibilität zwischen der nationalsozialistischen Weltanschauung und dem Inhalt damals vertretener psychologischer Theorien Rückschlüsse zu ziehen, wäre historiographisch jedoch nicht zulässig.[9]

Die Krise der Psychotechnik und ihre Rekonstruktion

Unter dem Stichwort ‚Krise der Psychotechnik' wurden vom letzten Drittel der zwanziger Jahre an unterschiedliche Sachverhalte zur Sprache gebracht und mitunter kontrovers diskutiert:

(1) Die Psychotechnik wurde in Ergänzung zur Krisendiskussion der theoretischen Psychologie thematisiert, und zwar nach dem Grundsatz, daß, wenn die Psychologie insgesamt in der Krise sei, die Anwendung psychologischen Wissens nicht weniger krisenanfällig sein könne.

(2) Die Krise der Psychotechnik wurde in Zusammenhang gebracht mit dem Problem eines Zielkonflikts der psychotechnischen Praxis, d.h. mit der Frage, wessen Interessen die Psychotechniker vertreten (sollten).

(3) Schließlich wurde die Krise der Psychotechnik im Anschluß an die sozialpolitische Debatte über die Rationalisierung und deren Folgen besonders während der Wirtschaftskrise zu einem Streitpunkt gemacht.

Versucht man nun, den historiographisch interessanten, jedoch gelegentlich überaus diffusen ideologischen Aspekt der Psychotechnik über die Krisendiskussion und deren Rekonstruktion in den Griff zu bekommen, empfiehlt es sich, die an dieser Diskussion teilnehmenden Gruppen (akademische Psychologen, Psychotechniker, Arbeitnehmer, Arbeitgeber) analytisch auseinanderzuhalten und deren Standpunkte so weit wie möglich getrennt zu behandeln. Ein solches, allein durch methodenpragmatische Überlegungen geleitetes Vorgehen erlaubt es, die für die einzelnen Gruppen typischen Argumente, Interessen, Verzerrungen, Rationalisierungen usw. nachzuzeichnen und auf Gemeinsamkeiten und Unterschiede hin aufeinander zu beziehen. Es zeigt sich dann etwa, daß die Psychologen (ob Vertreter der angewandten Psychologie in den akademischen Institutionen oder Berufspsychotechniker im oben angegebenen Sinne) vor wie nach 1933 auf die Krise der Psychotechnik auf eine Weise reflektieren, die sich von derjenigen der Arbeitnehmer oder des Kapitals unterscheidet.

Ausgangspunkt der Rekonstruktion der Krise der Psychotechnik ist ein kurzer Beitrag aus der *Zeitschrift für angewandte Psychologie.* Dieses Organ, bis 1933 von William Stern und Otto Lipmann herausgegeben, ist repräsentativ für die Belange der akademischen Psychologie. Es vertritt die Interessen der Grundlagenforschung, die im Hinblick auf mögliche oder in Aussicht gestellte Anwendung betrieben wird. Im Gegensatz dazu ist die Zeitschrift *Industrielle Psychotechnik,* unter der Schriftleitung von Walther Moede publiziert, eher repräsentativ für Belange der Berufspraxis im industriellen Bereich (vgl. hierzu den Anhang, S. 254–259). So ist es nicht verwunderlich, daß das Themenspektrum der *Zeitschrift für angewandte Psychologie* viel breiter ist als dasjenige des zweitgenannten Organs: Neben Abhandlungen über Grundsatzfragen der angewandten Psychologie finden sich Beiträge über forensische und pädagogische Psychologie, über Theorien des Denkens, der Intelligenz und des Lernens, über individuelle Erlebnisverläufe u. dgl. Der Anteil der Beiträge über tatsächliche Applikationen psychologischen Wissens zur Lösung gegebener Probleme in Wirtschaft und Staat ist dabei verhältnismäßig bescheiden.

Mit Band 33 ergreift die *Zeitschrift für angewandte Psychologie* im Jahre 1929 erstmals zum Thema der Krise der Psychotechnik das Wort. Sie tut dies mit Hilfe eines Beitrages von einem Doktor Andor Juhász aus Budapest, Autor einer in magyarischer Sprache verfaßten *Biologie der Weltliteratur,* 1927 erschienen (genauere bibliographische Angaben konnten bis zum jetzigen Zeitpunkt nicht aufgetrieben werden).

Juhász bringt das Kunststück fertig, auf ganzen neun Druckseiten sowohl eine weltgeschichtliche Betrachtung, ein wissenschaftshistorisches Intermezzo, eine Krisenbeschreibung und nicht zuletzt auch Vorschläge zur Überwindung der Krise der Psychotechnik miteinander zu verflechten und sich dabei arg zu widersprechen. Da es sich bei diesem Elaborat um einen bereits verlesenen Kongreßbeitrag handelt, über den in den Akten der 5. Internationalen Konferenz für Psychotechnik in Utrecht (1928) berichtet wurde; da eine wohlwollende Erwähnung des Sternschen Personalismus vermutlich nicht ausreichte, um die Aufnahme des Textes durch die Schriftleitung der Zeitschrift zu erklären, ist die Annahme berechtigt, daß der Abdruck des Beitrags von Juhász (1929) wohl deswegen erfolgte, weil er in die Debatte über die Psychotechnik paßte und als für die Krisendiskussion symptomatisch betrachtet wurde.

Den Stein des Anstoßes bildet für Juhász die 1927 erschienene Monographie von Karl Bühler zum Thema der Krise der Psychologie (vgl. Bühler, 1927). Statt aber Bühlers Gedanken zum Anlaß zu nehmen, um ein Problem der angewandten Psychologie oder der Psychotechnik zu formulieren, werden diese vom Budapester Doktor von vornherein als Bestätigung einer von ihm längst vertretenen Meinung interpretiert, daß nämlich die „Wendung vom Mechanismus zur Teleologie, von den Teilen zum Ganzen, vom Sinnlosen zum Sinnhaften keineswegs ein isoliertes Problem der Psychologie ist, son-

dern ein Merkmal des gesamten Weltbildes der Nachkriegszeit" (Juhász, a. a. O., S. 456).
Die Anknüpfung an Bühler erfolgt so gut wie sicher in der Absicht, dem von einem Außenseiter verfaßten Beitrag den Anstrich der psychologischen Relevanz zu geben. Das macht sich daran bemerkbar, daß Juhász völlig unvermittelt die genannte Wendung weltgeschichtlich als Rückkehr der Moderne zu einer durch Renaissance und Aufklärung zerstörten hellenistischen Auffassungsweise deutet, die, weil hellenistisch, auch empfehlenswert ist und sich als eine „Total-bedingte, eine Ganzheits-bezogene" (a. a. O., S. 456) erweist. Als Kronzeuge der Wendung wird – wieder ohne weitere Begründung – Einstein herbeizitiert, in dessen Kosmologie die Welt nicht mehr, wie noch bei Spinoza, mit einem unendlichen (also unverstehbaren) Gott gleichgesetzt, sondern als „wenn auch unbegrenzt, so doch endlich" (a. a. O., S. 457) konzipiert wird. Über einen billigen Syllogismus kommt der Autor zum Schluß: „Damit haben wir nun wieder, was die Renaissance uns raubte, die Ganzheit, die Totalität" (a. a. O., S. 457).

Es mag dahingestellt bleiben, ob der Autor in seiner Beschwörung des hellenistischen Weltbildes oder in der Passage über Einsteins Kosmologie sich bloß als getreuer Souffleur des Zeitgeists betätigt – die *Topoi,* derer er sich neun Druckseiten lang im Überfluß bedient, sind jedenfalls alles andere als ausgefallen, zumal wenn man diesen Text vor dem Hintergrund zeitgenössischer Veröffentlichungen ungleich namhafterer Autoren (z. B. Sprangers oder Schelers) liest.

So ist es denn nicht verwunderlich, daß die Ereignisse auf dem Feld der Psychologie und Psychotechnik mit ähnlichen Mitteln charakterisiert werden wie die der Weltgeschichte. Was sich in der Psychologie abspielt, wird mit Ausdrücken wie „Erdbeben" und „Weltkatastrophe" (a. a. O., S. 458) belegt – wobei es da lediglich um die Denunziation des Machschen Assoziationismus oder des Elementarismus eines Ebbinghaus oder eines G. E. Müllers geht, in deren Gefolge die mechanistisch-reflexologische Lesart der Psychotechnik entstand. Das Wesen dieser mechanistisch-reflexologischen Psychotechnik bestehe darin, „daß in verschiedenen Situationen verschiedene einfache Reaktionen hervorgerufen und diese automatische [sic] Funktionen an verschiedenen Meßapparaten irgendwie verzeichnet werden können. Ihre [sc. der mechanistischen Psychotechnik] Ideale sind Instrumente und zahlenmäßige Formeln, ihr endgültiges Ziel ist das Messen, das Streben, die Leistungen in mathematischen Werten auszudrücken" (a. a. O., S. 458). Dieser messenden und auf technisches Wissen angelegten Form von Psychotechnik setzt Juhász eine andere entgegen, die „die Totalität der Psyche in den Vordergrund" rückt, die „Totalität des Individuums" bewertet, was natürlich zu einem „Sieg der Teleologie in der Psychotechnik gegenüber dem kausalen Gesichtspunkt" (a. a. O., S. 460) führen werde. Das vorläufige Fazit des Autors lautet denn auch: „Die alte [mechanistische] Psychotechnik kann nicht mehr dem Angriff der neuen Ideen standhalten, ihre Voraussetzungen, Ziele und Ideale wurden vom Sturm der psychologischen Entwicklung fortgerissen" (a. a. O., S. 460).

Dank der simplen Zweischnittklassifikation kann der Autor im Schnellverfahren schlechte und gute psychotechnische Ansätze identifizieren und im Namen der richtigen Partei zugleich als Advokat und Richter sich betätigen. Daß sich eine Debatte über die Psychotechnik freilich unter Verwendung von Begriffen wie ‚Teleologie', ‚Mechanizismus', ‚Element', ‚Ganzheit', ‚Sinn', ‚Totalität der Psyche' und dergleichen anfachen, nicht aber führen läßt, zeigt sich spätestens bei jenen Abschnitten, in denen es um die neue Psychotechnik und deren Zukunftschancen geht. Diese Abschnitte nehmen sich übrigens wie eine Antiklimax des Vorhergehenden aus. Da steht etwa zu lesen: „Und die neue Psychotechnik? Wir müssen erst abwarten, wie sie sich bewähren wird. Vorläufig steht die Sache noch so, daß, wenn diese neue Richtung ganz konsequent sein will, man noch nicht einmal ans Werk gehen darf, da uns zuzeit doch gar keine Methoden zur Verfügung stehen, mit denen wir das Individuum in seiner vollen Ganzheit, in seiner vollkommenen Totalität erfassen können" (a.a.O., S.460–461). Und weiter: „Die neue Psychotechnik hat die Methode der alten zerstört, ohne dafür eine neue zu geben ... Von wo kann ... die neue Psychotechnik ihre neue Methode gewinnen? Die Antwort lautet etwas paradox, ich glaube aber behaupten zu dürfen, daß sie der Wahrheit am nächsten kommt: *aus der Methodik der alten Psychotechnik*. Wir müssen immer und immer wieder darauf aufmerksam machen, daß eigentlich nicht zwei Psychotechniken nebeneinander oder besser gesagt gegeneinander stehen, sondern bloß zwei Aspekte. Wir müssen uns darüber im klaren sein, daß Mechanismus und Teleologie, Kausalität und Zweckmäßigkeit, Sinnloses und Sinnhaftes, Teile und Ganzes in Wirklichkeit keine Gegensätze sind, sondern zwei verschiedene Gesichtspunkte einundderselben [sic] Sache" (a.a.O., S.461–462). So daß sich der Antagonismus zwischen alter und neuer Psychotechnik auf eine Frage lediglich des Gesichtspunktes oder nur der Betrachtungsweise zurückführen läßt – bloß daß die ganzheitsbezogene Betrachtungsweise bei Juhász undefiniert bleibt. Bei ihm heißt es einfach: „Die Person ist ein Ganzes, sie ist nicht die Summation der Teilfunktionen und Teildispositionen. Wenn wir aber die Funktionen und Dispositionen ganzheitsbezogen betrachten, so erhalten sie eine ungeheure Bedeutung, von der in der mechanistischen und undsummenhaften Anschauung nicht einmal geträumt werden konnte" (a.a.O., S.462). Woraus zu folgern ist, daß „die Testmethode nicht in die Rumpelkammer geworfen werden muß, sondern es fällt ihr im Gegenteil in der neuen Ideologie eine gesteigerte Rolle zu ... Wir müssen mit der Testmethode nur insofern brechen, als diese die Gesamtheit der Persönlichkeit mit der Gefahr der Zerstückelung bedroht. Betrachten wir aber die Fähigkeiten nicht gesondert für sich, sondern immer personbedingt, ganzheitsbezogen, so haben wir mit der Testmethode eine Macht in Händen, mittels derer wir der Gesamtbefähigung des Individuums Herr werden können" (a.a.O., S.463).

So viel zur gerafften Darstellung des Elaborats von Juhász. Als Psychologiehistoriker könnte man sich die Mühe einer Untersuchung dieses Beitrags ohne Not ersparen, ginge es dabei nur um den beispielhaften Fall einer fehlenden Argumentationsstringenz oder um die fahrlässige Handhabung der Begrifflichkeit – ginge es also bloß um ein geschichtliches Randphänomen –, gibt es doch ein gutes Dutzend Beiträge anderer Autoren zum selben Thema, die gedanklich mehr zu bieten haben. Weil hier jedoch nicht ein begriffs- und theoriegeschichtlicher Zusammenhang aufgedeckt wird, sondern die – wie auch immer getönten – Reaktionen von Psychologen auf ein gesellschaftliches Phänomen, an dessen Zustandekommen sie nicht unbeteiligt waren, analysiert werden sollen, sind die Ausführungen von Juhász nicht belanglos. Im Gegenteil, sie sind umso weniger belanglos, als an ihnen eine nicht ausschließlich für diesen Autor charakteristische Hilflosigkeit gegenüber einem sozialen Phänomen exemplarisch vorgeführt zu werden vermag.

An einer Stelle seines Aufsatzes läßt Juhász die – übrigens zutreffende – Bemerkung fallen: „Erstens bringen die Testmethoden nicht den gewünschten Erfolg, zweitens geraten sie in immer breiteren und breiteren Schichten in Mißkredit" (Juhász, a.a.O., S.459). Diese Bemerkung ist ein Beleg dafür, daß (1) die Krise der Psychotechnik binnenpsychologisch als ein Methodenproblem aufgefaßt, (2) die Krise der Psychotechnik sozial als ein auf der Basis eines nicht gelösten Zielkonflikts entstandenes Legitimationsproblem gesehen, und (3) von den meisten an der Krisendiskussion beteiligten Personen ein Konnex zwischen (1) und (2) angenommen wurde.

Angetreten waren die Psychotechniker in den frühen zwanziger Jahren mit einem anspruchsvollen Programm, das sich auf das Schlagwort der „Rationalisierung der menschlichen Tätigkeit auf allen Gebieten des Wirtschaftslebens" (Moede, 1924a, S.1) bringen läßt und das sich aus vier Hauptpunkten zusammensetzte:

(a) Rationalisierung der Arbeitszuteilung aufgrund von Eignungsfeststellung;
(b) Rationalisierung der Anlernung durch planmäßige Schulung auf der Grundlage einer zweckmäßigen Arbeitstechnik;
(c) Rationalisierung der Arbeitsverfahren, d.h. zweckmäßige Einrichtung und Gestaltung der Arbeitsplätze, Werkzeuge usw.;
(d) Rationalisierung der Absatzverfahren (vgl. Moede, 1924a, S.1)

Die Durchsicht der Fachzeitschriften und Lehrbücher der Zeit gibt freilich zu erkennen, daß Rationalisierungsverfahren zwar entwickelt und von Psychologen (besonders im Bereich der Eignungsdiagnostik) auch zur Anwendung gebracht wurden, daß aber bald der ursprüngliche Optimismus der Psychotechniker gedämpft wurde. Denn es wurde nicht nur die Validität der psychotechnischen Verfahren aufgrund der Heterogenität der Methoden und der teilweise divergierenden Grundannahmen in Zweifel gezogen, sondern die Zweckbestimmung der Psychotechnik insgesamt in Frage gestellt. Symptomatisch dafür ist die Tatsache, daß sich Stern in einem der vielen Versuche, die von akademischen Psychologen zur Legitimierung der angewandten Psychologie unternommen wurden, vor dem 11. Kongreß der Deutschen Gesellschaft für Psychologie 1929 in Wien für die Integration der unterschiedlichen theoretischen Rechnungen aussprach (Stern, 1930, S.XII–XIII). Gleichzeitig plädierte er für eine Symbiose von Forschung und Praxis, die er angesichts der Tatsache für vertretbar hielt, daß die industrielle Psychotechnik bereits eine „Psychologisierung der Betriebe" durchgesetzt habe und in „Hauptgebiete des deutschen Wirtschaftslebens, die Leistung fördernd und veredelnd, eingedrungen sei" (Bühler, Stern, Ach, Katz, Lindworski, Poppelreuter & Volkelt 1930, S.IX). Zwei Jahre später äußerte sich Bühler vor dem 12. Kongreß der Deutschen Gesellschaft für Psychologie in Hamburg mit offener Skepsis. Besorgt stellte er fest: „Die Psychologie ist in Bedrängnis geraten von außen her ... Die äußere Lage ist ernst; ohne ausreichende Fürsorge der staatlichen Faktoren und außerhalb der Universität müßte die Psychologie in Deutschland ... in Rückstand geraten und verkümmern" (Bühler, 1932, S.4). Und Franziska Baumgarten formulierte die ihr äußerst dringlich erscheinende Grundsatzfrage, „was für Interessen und wessen Interessen" die Psychotechnik vertrete; sie stellte zugleich die Forderung auf, daß diese Disziplin „im jetzigen frühen Stadium ihrer Entwicklung nicht sofort *wertend,* sondern zuerst *forschend* vorgehen" solle – erst später käme der Zeitpunkt, da eine „sozialethische Stellung" eingenommen werden könnte (Baumgarten, 1932, S. 290).

Für den Historiker ist die Tatsache aufschlußreich, daß Franziska Baumgarten im selben Jahr, da der Hamburger Kongreß stattfand, in einem nicht für Psychologen bestimmten Organ, der Zeitschrift *Soziale Praxis,* einen Aufsatz veröffentlichte, in dem sie sich allerdings *für* die Klärung der sozialethischen Stellung der Psychotechnik stark machte. In diesem Text beklagt sie die Kurzsichtigkeit der Psychotechniker gegenüber den gesellschaftlichen Auswirkungen der psychotechnischen Praxis und fordert, daß man „sich und anderen klar... [macht], mit welchen *sozialen Veränderungen* sie [sc. die Psychotechnik] einhergehen muß, damit die jetzt bestehenden Widerstände ... ihr nicht hemmend entgegenwirken." (Baumgarten, 1931, S. 17). Diese Widerstände führt die Autorin auf folgendes zurück:

(a) Die im psychotechnischen Programm enthaltene Leitidee, nach der die Menschenauslese auf *alle* Berufe und Schichten sich erstrecken müsse, werde in Wirklichkeit mißachtet, da „die Prüfungen auf die *unteren* Angestellten beschränkt" (Baumgarten, a.a.O., S. 7) bleibe;

(b) die Nichtbefolgung des Gleichheitsprinzips der Menschenauslese, das besagt, daß man für „jede Tätigkeit den Bestgeeigneten auszulesen" (a.a.O., S. 11) habe, fördere soziale Ungerechtigkeit; deshalb sei die „Angleichung der Berufe im psychologischen Sinne, die man der sozialen Bewertung der Berufe entgegenstellen wollte" (a.a.O., S. 11) vorderhand ein bloßer Wunschtraum;

(c) durch die Einseitigkeit der psychotechnischen Forschung, die sich vornehmlich mit den Anforderungen hochroutinisierter Berufe auseinandersetze, werde eine kontraproduktive Verelendung der psychischen Fähigkeiten der Arbeitnehmer in unverantwortlicher Weise in Kauf genommen (vgl. a.a.O., S. 9–10).

Baumgarten zieht aus dieser Diagnose den Schluß: „*Im modernen Wirtschaftsleben wirken also der Psychotechnik Kräfte entgegen, die die Realisierung ihrer Grundanforderungen unmöglich machen*" (a.a.O., S. 10).

Der Lösungsvorschlag Baumgartens nimmt sich indes eher resignativ aus. So lehnt sie die Einführung eines Obligatoriums der psychotechnischen Eignungsprüfung für alle ab, weil dieses sich negativ auf die Psychotechnik selbst auswirken würde[10] und weil die Schulung der Psychologen durch die Hochschulen „gar nicht Hand in Hand mit dem Bedürfnis nach Ausübung der psychotechnischen Praxis" (a.a.O., S. 14) geht. Dennoch vertritt sie die Überzeugung, daß man in „den psychotechnischen Prüfungen ... ein wertvolles wissenschaftliches Mittel [besitzt] (wenn es auch heute noch nicht ganz auf der gewünschten Höhe steht), sowohl beim Individuum wie bei ganzen Gruppen von Menschen ihre psychophysische Befähigung festzustellen, um die Kräfte des einzelnen wie auch ganzer Gruppen im Wirtschaftsleben richtig verwenden zu können" (a. a. O., S. 17).

An dieser Stelle drängt sich die Frage auf, wie sich die psychotechnischen Rationalisierungsverfahren auf die Arbeit selbst auswirkten und wie diese Auswirkungen in Äußerungen von Betroffenen zum Ausdruck kamen. Erst mit der Beantwortung dieser Frage erhält das, was unter den Ausdruck ‚Krise der Psychotechnik' subsumiert wird, etwas schärfere Konturen.

Nun zeigt sich, daß genaue Angaben über die Folgen der Psychotechnik heute kaum noch gemacht werden können. Das gilt sowohl für die Objekt(s)psychotechnik (Rationalisierung der Arbeitsverfahren) wie für die Subjekt(s)psychotechnik (Eignungsdiagnostik, Menschenauslese, Schulung usw.). Nicht nur fehlen einschlägige Untersuchungen zu diesem Thema, die es erlauben würden, den Anteil der Psychotechnik an der allgemeinen betriebswirtschaftlichen Rationalisierung zu ermitteln; vielmehr wird auch die Aussicht, die Folgen der Psychotechnik quantitativ und qualitativ zu erfassen, dadurch zunichte gemacht, daß unter ‚Rationalisierung' im Diskurs der Psychologen etwas anderes verstanden wurde als im Diskurs der Ökonomen, und daß sich beide Diskurse in einem Punkt radikal unterschieden: Im ersteren wird in apologetischer Weise von der überragenden Rolle der Psychotechnik für die Rationalisierung gesprochen (wenn auch Fehlschläge, Irrtümer, methodische Schwierigkeiten und dergleichen eingestanden werden), während im zweiten die Psychotechnik wenn überhaupt, so nur beiläufig erwähnt wird.

Als Beleg hierfür sei der vom Kieler Ökonomieprofessor Bernhard Harms (1928) geleitete Lehrgang *Strukturwandlungen der Deutschen Volkswirtschaft* genannt, der vom 28. August bis zum 20. September 1927 in Bad Homburg unter Beteiligung namhafter Hochschullehrer wie Lederer, Salin, Schumpeter, Eulenburg stattfand. In mindestens sieben Vorträgen, in denen es über Rationalisierung, Organisation des Arbeitsmarktes und über die Lage der Arbeiterschaft und der Gewerkschaften nach dem Ersten Weltkrieg ging, wurden Themen behandelt, zu denen sich Psychotechniker zur selben Zeit bereits ausführlich geäußert hatten; doch in keinem dieser Vorträge wurde die Psychotechnik oder die angewandte Psychologie mit einem Wort erwähnt, obgleich psychologische Probleme zur Sprache gebracht wurden – etwa das Problem der „Entseelung der Arbeit" durch mechanisierte Bureauarbeit (Kalvermann, 1928, S. 271) oder dasjenige der Monotonie und der Entgeistigung der Arbeit (vgl. Heyde, 1928, S. 282-283). Aus sozialökonomischer Sicht wurde der Rationalisierung durch Organisation der Arbeit und durch Normung weit mehr Gewicht beigemessen als etwa der Rationalisierung durch Auslese und durch andere psychotechnische Maßnahmen (vgl. hierzu Meyenberg, 1928, S. 229-242).

Um dennoch über die Auswirkungen der Rationalisierung eine gewisse Vorstellung zu vermitteln, seien einige Daten mitgeteilt, die weder von Arbeitgeber- noch von Arbeitnehmerseite angezweifelt wurden.

In den Plessaer Braunkohlebergwerken stieg im Zeitraum zwischen März 1924 und März 1925 infolge der Rationalisierung die monatliche Förderung von Braunkohle von 78 649 m^3 auf 96 545 m^3. Die Kopfzahl der Belegschaften sank im gleichen Zeitraum von 102 auf 24; zugleich nahmen die verfahrenen Lohnschichten von 2499 auf 600 im Monat ab. Die monatliche Durchschnittsleistung eines Arbeiters nahm dagegen von 31,4 m^3 auf 161 m^3 zu. Die Lohnkosten pro m^3 Braunkohle sanken von 13,3 Pfennig auf 2,9 Pfennig, die übrigen Kosten von 10,0 Pfennig auf 6,3 Pfennig je m^3 Braunkohle. In Gesamtkosten ausgedrückt kostete im März 1924 ein Kubikmeter Braunkohle also 23,3 Pfennig, ein Jahr später lediglich 9,2 Pfennig (nach Hinrichs, 1981, S. 142).

Derart umfassende Angaben über die betriebswirtschaftlichen Veränderungen durch Rationalisierung sind freilich nur von wenigen Betrieben bekannt. Man weiß jedoch, daß die Kopfleistung zwischen 1925 und 1928 in der Kohleindustrie um 26%, in der Braunkohleindustrie um 34%, in der Kaliindustrie um 29%, in der Zementfabrikation um 41% und im Maschinenbau um 25% anstieg – zum größten Teil infolge der Rationalisierungsmaßnahmen. Dadurch konnten gelegentlich bis zu 25% der Arbeitskräfte eingespart werden (diese letzte Angabe bezieht sich auf etwas mehr als 1000 Betriebe der Metallindustrie mit einer Belegschaft von jeweils mehr als 100 Arbeitern).

Weitere Angaben über Rationalisierungserfolge finden sich bei Hirsch (1928, S. 208-209), der u. a. ausführt: „Es lieferten z. B. vor der Umstellung [sc. vor der Einführung von Rationalisierungsverfahren] bei der Motorenfabrik Deutz 650 Mann Belegschaft bei einem Motorgewicht von 45 kg 900 t Fertigerzeugnisse. Nach der Umstellung lieferten 343 Mann bei 24,5 kg Motorgewicht 950 t. Durch die Fließarbeit wurde hier 40% an Löhnen gespart, obwohl eine Erhöhung des Stundenlohns um 28% eintrat ... Die Tagesleistung je Arbeiter in der Eisenindustrie stieg, wenn man die Arbeitsleistung im Januar 1925 als 100 ansetzt, i. J. 1926 auf 120,8% und im Mai 1927 auf 140,6%. Selbst im Verkehrswesen bei der Reichsbahn stieg die Arbeitsleistung, wenn man 1925 gleich 100 setzt, i. J. 1927 auf 118,5."

Die deutsche Industrie erreichte durch Rationalisierung mithin eine Kapitalakkumulation ungeahnten Ausmaßes. Doch besagt letztere nichts über die negativen Auswirkungen der Rationalisierung auf die Arbeiter. In der Tat sank der Beschäftigungsindex allein zwischen 1927 und 1929 von 91,4% auf 86,8% (bei steigender Arbeitsproduktivität), und der durchschnittliche Nettowochenlohn des Arbeiters betrug im Jahre 1924 26,50 Mark (bei einem Existenzminimum von 41,20 Mark) und im Jahre 1928 42,70 Mark (bei einem Existenzminimum von 49,00 Mark) (vgl. Hinrichs, 1981, S. 137). Was Wunder, daß die Arbeiterschaft über den Rationalisierungstaumel nicht sonderlich begeistert war ...

Es ist anzunehmen, daß die Psychotechnik an der Entstehung dieser Situation verhältnismäßig wenig beteiligt war – aber sie *war* beteiligt. Und es ist ferner anzunehmen, daß gerade die Psychotechnik, weil sie bei der Menschenauslese und der Menschenführung im Betrieb dem Kapital hilfreich zur Seite stand und deshalb für den angehenden Lehrling, den Arbeiter und den Angstellten direkt sichtbar wurde, zum Katalysator mehr oder weniger klar artikulierter Reaktionen wurde.

Von den in einer breiten Öffentlichkeit ausgetragenen Kontroversen über die Rolle der Psychotechnik ist der Fall Moede ohne Zweifel der bekannteste, aber nicht der einzige (wie die wenigen Bemerkungen im psychologiehistoriographischen Schrifttum über diesen Fall vermuten lassen).

In Heft 4, Jahrgang 1930 der Zeitschrift *Industrielle Psychotechnik* veröffentlichte Moede einen Aufsatz über die Vorgesetztenpsychologie – einen, wie der Autor sagte, in der Psychotechnik bis dahin wenig bearbeiteten Problembereich. In diesem Aufsatz war u. a. von intriganten Vorgesetzten die Rede, d. h. von Maßnahmen, „die auf Grund eingehender Beobachtung und unter Anpassung an die jeweilige Beschaffenheit der Betriebsverhältnisse erfolgreich von der Betriebsleitung zur Entfernung oder Kaltstellung mißliebiger oder ungeeigneter Betriebsangehöriger benutzt werden. Gewiß ist die Entfernung mitunter bei geeigneten Verträgen reibungslos und schnell durchzuführen. Mitunter freilich soll gerade eine äußere Vertragslösung vermieden oder der Betriebsangehörige zu eigener Einsicht der Unzweckmäßigkeit des weiteren Verbleibens im Betriebe geführt werden, so daß er es selbst vorzieht, zu gehen, auch unter der Voraussicht erheblicher persönlicher und wirtschaftlicher Schäden" (Moede 1930b, S. 12-13). Zu den von Moede beschriebenen Maßnahmen gehören die Veränderung der Arbeitsbedingungen während der ferienbedingten Abwesenheit eines Betriebsangehörigen, die Stellung unerfüllbarer Aufgaben, die Reizung eines Angestellten, um dessen Versagen objektiv belegen zu können, und so fort. Zwar mögen sich diese Maßnahmen unter gewissen Umständen nach dem „Gesetz der Anderswirkung" (a.a.O., S. 16) gegen denjenigen wenden, der sie zur Stärkung seiner Position einsetzt; indes, an keiner Stelle streift Moede auch nur mit einem Wort die Frage des Anstands. Vielmehr beschließt er seinen Aufsatz mit folgenden Worten: „Wie auch immer die Menschenführung im Betriebe beschaffen ist, stets sollte es begrüßt werden, wenn bewährte Anweisungen zur Technik der Menschenführung systematisch gesammelt und bekannt würden, um über die Geschicklichkeit und die Begabung der leitenden Köpfe hinaus Gewähr für eine gewisse, gleichbleibende, wenn möglich gute Menschenbehandlung zu bekommen, für ein harmonisches Zusammenspiel der Vorgesetzten, der Unterstellten und der Kollegen" (a.a.O., S. 17).

Der Aufsatz muß einem Journalisten aufgefallen sein, der über seine Agentur eine, wie Moede im nachhinein behauptete, „einseitige Darstellung" (a.a.O., S. 4) der Presse zuspielte. Etwa vierzig Zeitungen nahmen sich des Falles an, allen voran die sozialdemokratische und Gewerkschaftspresse, und attackierten die Ideen Moedes. Dieser wehrte sich mit Gegendarstellungen, die – wieder seine Behauptung – „in der Presse verstümmelt und mit einseitigen Kommentaren wiedergegeben" (a.a.O., S. 5) wurden. Besonders betrübt zeigte sich der Urheber des Streits darüber, daß „bei Abdruck meiner Erwiderung in der Presse der Hinweis auf meine Grundeinstellung über die soziale Bedeutung der Psychotechnik, wie ich sie in meinem Lehrbuch gegeben habe, das vor Erscheinen der Aufsätze im Buchhandel vorlag, meistens weggeblieben ist" (a.a.O., S. 5). Doch er verschweigt in der Einleitung zum zweiten Abdruck seines Aufsatzes, daß seine Ideen nicht nur, wie zu erwarten war, in Arbeitnehmerkreisen, sondern auch bei Arbeitgebern und bei seinen psychotechnischen Kollegen auf keinerlei Gegenliebe stießen.

Wie aus der Darstellung dieses Falles durch Lipmann (1930) hervorgeht, wurden in der Presse Ausdrücke wie ‚teuflische Sophisterei', ‚Sadismus', ‚Psycho-Schuftik', ‚wissenschaftliche Niedertracht', ‚Betriebsschikane als Wissenschaft', ‚Dressur zum Spitzeltum' zur Charakterisierung der Psychotechnik für Vorgesetzte verwendet. Von Arbeitnehmerseite wurde Moede der Liebedienerei vor dem Unternehmertum bezichtigt; die Arbeitgeberseite protestierte gegen die Ansicht, daß derartige Maßnahmen der Menschenführung als bewährt angesehen würden.

In der *Weltbühne* äußerte sich Zadeck (1930) mit einem dreiseitigen Kommentar, in dem zu lesen steht: „Er [sc. der Aufsatz Moedes] ist das tiefste Vakuum an Gesinnung, dem ich je begegnet bin." (Zadeck, a. a. O., S. 128) Für den Mitarbeiter der *Weltbühne* hat der Aufsatz Moedes drei grundsätzliche Fragen akut werden lassen: „Die eine ist die der Kündigungsform. Sie muß jetzt diskutiert werden. Die zweite richtet sich gegen die Wissenschaft des Professors selbst, gegen die Psychotechnik. Sie steckt mitten in der Krise, weil man mit ihr den wildesten Unfug getrieben hat. Dieser Artikel ist ja nur ein Beispiel dafür. Die dritte Frage aber geht uns am meisten an – es ist die nach einer Verbesserung der Beziehungen zwischen Arbeitgebern und Arbeitnehmern, die nach einer neuen Betriebsmoral" (a. a. O., S. 130).[11]

Unter dem Titel „Betriebspolitik jenseits von Gut und Böse" erschien eine von Arbeitgeberseite inspirierte Stellungnahme von Landmann, in der nach ausführlichen Zitaten aus Moedes Elaborat drei entrüstete Richtigstellungen erfolgen. Erstens, es sei nicht wahr, daß die geschilderten Methoden in der Industrie üblich seien (vgl. Landmann, 1930, S. 396). Zweitens sei es nicht wahr, daß die geschilderten Methoden von der Industrie als geeignet oder bewährt beurteilt würden (a. a. O., S. 396). Drittens sei es nicht wahr, „daß man – auch als Wissenschaftler – Probleme der Menschenbehandlung von einem Standpunkt jenseits von Gut und Böse, von einem Standpunkt völliger moralischer Neutralität aus behandeln könne. Mag der wirtschaftende Kaufmann zu einer gewissen, meist nur in Gedanken vollzogenen ‚Versachlichung' der in seinem Werk arbeitenden Menschen durch die Notwendigkeit des wirtschaftlichen Kalkulierens gezwungen sein, vor allem insoweit es sich handelt um Gehalt und Lohn als Unkosten- und Preiselemente und um Menschenkräfte als Produktivkräfte, auf jeden Fall hat diese Versachlichung ihre Grenze da, wo das Problem der *Menschenführung* und der *Menschenbehandlung* bewußt zur Diskussion gestellt wird. Diese Grenze hat auch die Wissenschaft zu achten, vor allem eine so eminente *praktische* Wissenschaft wie die Betriebswirtschaftslehre ... Und gerade deshalb, weil ein Wissenschaftler so hohen Ranges wie Professor Moede ... glaubt, in der Rationalisierung und Versachlichung des ‚Faktors Mensch' so weit gehen zu dürfen, wie er es in seinem Aufsatz tut... sei dieser Zwischenfall zur Gelegenheit genommen, auch von dieser Stelle aus warnend auf die Grenzen einer jeden ‚Rationalisierung des Menschen' hinzuweisen" (a. a. O., S. 397).

Ferner meldeten sich Psychologen mit Protesten zu Wort, die einerseits die von Moede beschriebenen Methoden kritisierten, andererseits die mißverständliche, der Psychotechnik insgesamt schadende Wortwahl ihres Kollegen beklagten (vgl. die Erklärung der Gesellschaft zur Förderung der praktischen Psychologie e. V., Sitz Hamburg, von Carlberg, Harbeck, Huth & Stern, 1930).

Etwa zur gleichen Zeit wurde die Diskussion über die Rolle der Psychotechnik auch von einem 1929 in der *Frankfurter Zeitung* in Fortsetzung erschienenen Feuilleton von Siegfried Kracauer (1971 [1930]) belebt, das ein Jahr später (1930) in Buchform zum zweiten Mal publiziert wurde.

In seiner kenntnisreichen Schilderung des Angestelltendaseins geht Kracauer unter anderem auch auf die Psychotechnik ein, deren Doppelmoral er aufs Korn nimmt. Diese Disziplin habe es ihrem Grundanliegen nach auf die Wohlfahrt des Einzelnen abgesehen gehabt, sich inzwischen jedoch ganz in den Dienst der Rationalisierung gestellt. Auch erweise sich das Reden über den Wert der Persönlichkeit als hohl und trügerisch: „Ganze Persönlichkeit, richtiger Mensch und richtige Stelle: die aus dem Diktionär der verblichenen idealistischen Philosophie geschöpften Worte erwecken den Anschein, als handle es sich bei ... [den] inzwischen durchgeführten Prüfungsverfahren um eine wirkliche Auslese von Menschen ... [Indes,] Stellen sind eben nicht Berufe, die auf sogenannte Persönlichkeiten zugeschnitten wären, sondern Stellen im Betrieb, die je nach den Notwendigkeiten des Produktions- und Verteilungsprozesses geschaffen werden. Erst in den oberen Schichten der sozialen Hierarchie fängt die echte Persönlichkeit an, die freilich dem Prüfungszwang nicht mehr unterliegt. Eignungsprüfungen können also höchstens ermitteln, ob Angestellte auf bestimmten Posten besonders anstellig sind. Telephonistin oder Stenotypistin, das ist die Frage. Eine nicht unwesentliche Klärung, denn sie besagt, daß solche im Betrieb vorgenommenen Prüfungen mehr dem Betriebsinteresse als dem richtigen Menschen dienen." (Kracauer, 1971, S. 219) Doch hält Kracauer den Psychotechnikern auch vor, die Unvereinbarkeit der ihnen gestellten – oder von ihnen gewählten – Aufgaben mit einer verharmlosenden Rhetorik zu übertünchen und so zu tun, als ob die Beschleunigung der Rationalisierung zum Wohl des Einzelnen führen würde. „Was soll aber das Gerede von der Persönlichkeit, wenn die Arbeit mehr und mehr zur Teilfunktion wird? Berufsfreude zu pflegen ist unter diesen Umständen schwer. Ein Artikel der Zeitschrift des Gewerkschaftsbundes der Angestellten dekretiert zwar mit beneidenswertem Optimismus: ‚Die Wissenschaft von der Psychologie der Arbeit und den Arbeitern wird Wege zur Arbeitsfreude suchen und finden müssen' – ein Dienstmädchen für alles indessen kann man aus der Wissenschaft schließlich auch nicht machen. Einmal soll sie die Betriebe rationalisieren und das andere Mal die heitere Stimmung schaffen, die sie wegrationalisiert hat: das ist entschieden zuviel verlangt" (a. a. O., S. 230).

Betrachtet man Kracauers Bericht, dessen Ergebnisse mit den in Feldstudien verwendeten Methoden der Beobachtung und systematischen Befragung erzielt wurden, vor dem Hintergrund der Ausführungen von Psychotechnikern über die Lage von Arbeitern und Angestellten, so zeigt sich, daß gerade von psychotechnischer Seite Ähnliches nicht einmal versucht wurde. Dies nährt die Vermutung, daß bei den Fachexperten während der ganzen hier untersuchten Zeitspanne eine Wahrnehmungsverzerrung vorlag, die den schon von Kracauer formulierten Ideologieverdacht nur zu bestärken vermag.

Es lassen sich drei Typen von Antworten auf die in einer breiteren Öffentlichkeit geäußerten Kritik der Psychotechnik auseinanderhalten, nämlich die von betriebswirtschaftlichen Überlegungen geleitete, die vom Personalismus inspirierte und die ganzheitstheoretisch orientierte Antwort.

Für viele Psychotechniker, die in ihrer Wissenschaft ein betriebswirtschaftlich effizientes Instrument erblickten,[12] gehörte es zum guten Ton, den gesellschaftlichen Nutzen der Psychotechnik durch Hinweise auf bereits erzielte gesamtwirtschaftliche Verbesserungen und auf das gestiegene Wohl von Arbeitern und Angestellten zu rechtfertigen – etwa nach dem Motto, daß die wirtschaftliche Situation ohne die Durchsetzung der Rationalisierungsmaßnahmen für alle viel düsterer wäre. Mit anderen Worten, die Reaktion der betriebswirtschaftlich denkenden Psychotechniker – und das waren allein schon der beruflichen Stellung wegen die meisten – ging vom Glaubenssatz aus, daß sich in einem Staat mit leistungsfähiger Wirtschaft die soziale Wohlfahrt automatisch ergeben müßte. Dies macht verständlich, warum die Krisendiskussion gerade für diese Gruppe von Psychotechnikern als lästiger Störfaktor empfunden und warum in der Zuweisung der Schuld am mißlichen öffentlichen Bild der Psychotechnik auf linke Journalistengesellen, Gewerkschaftsfunktionäre oder auf anscheinend von sozialen Skrupeln geplagte Kollegen in den Universitäten gezeigt wurde. In diesem Sinne machte Hahn (1932) in einem Beitrag über Psychotechnik und Sozialpolitik darauf aufmerksam, daß sich der 10. Deutsche Gewerkschafts-Kongreß vom Sommer 1919 zwar *für* die Psychotechnik ausgesprochen habe, daß aber die Arbeitnehmer dieser Disziplin seitdem nicht mehr jene Bedeutung beimessen würden, die sie ihr früher gegeben hätten. Hahn mahnte im Schlußabsatz seines Texts:

> daß alle die berechtigten oder nur scheinbar berechtigten Vorwürfe gegen die Mängel der heutigen Methodik der Psychotechnik am besten und raschesten dadurch entkräftet werden können, wenn der exakten psychotechnischen Forschung, der theoretischen wie der praktischen, eine möglichst umfassende und großzügige Förderung zuteil wird; denn die wissenschaftliche Psychotechnik weiß sich mit allen Sozial-Politikern einig in dem Hauptziel, allen arbeitenden Menschen die Arbeit nach jeder Richtung hin zu erleichtern... (Hahn, a.a.O., S.64).

Ähnlich klingt es bei Tramm (1932), der feststellte:

> Was zunächst die Methoden der Eignungsfeststellung betrifft, so hat die Oeffentlichkeit noch wie bisher [und trotz der in der Presse und anderwo erschienenen Angriffe] völliges Vertrauen zu der wissenschaftlichen Gründlichkeit der psychotechnischen Methodik. Nur den Fachleuten ist es, wie immer, vorbehalten geblieben, sich selbst und die Methoden anzugreifen. Es erscheint mir recht unzweckmäßig, diese Meinungsverschiedenheiten, Mißverständnisse und Konflikte zu unrecht in aller Oeffentlichkeit auszutragen, wodurch unnötig der gute Ruf objektiver wissenschaftlicher Arbeit gefährdet werden kann und der Sache selten gedient wird. (S.92)

Solche, von beinahe blindem Optimismus getragene Äußerungen finden sich in der Literatur haufenweise, obgleich seit der Mitte der zwanziger Jahre nicht einmal die Psychotechniker darüber einigen konnten, welchen Grad der Beglückung das psychotechnisch behandelte Menschenmaterial eigentlich erreicht hatte: Moede (1924b, S.7-8) behauptete, daß die Arbeitnehmer nichts gegen die Durchführung von Eignungsprüfungen einwandten, während bei Krauss (1922) vordem das Gegenteil gesagt worden war (vgl. hierzu auch Weber, 1927, S.392-393).

Die zweite, personalistisch inspirierte Reaktion auf die Kritik der Psychotechnik stammte aus der akademischen Psychologie und stand unter dem Einfluß von William Stern. Auf der Moskauer Konferenz für Psychotechnik hielt dieser in einem Kongreßbeitrag, der als Ergänzung zu einem früher publizierten Text (vgl. Stern, 1929) gedacht war, fest, daß die Psychotechnik ihren Zweck nicht aus sich heraus bestimmt, sondern von außen her erhalten habe: „... diese ihre äußere Zweckbestimmung gibt ihrer wissenschaftlichen Arbeit in stärkstem Maße das Gepräge" (Stern, 1933, S.53). Bestimmend sei indes auch „die *Gesamtstruktur der wirtschaftlichen und sozialen Verhältnisse,* innerhalb deren die Arbeit [der Psychotechnik] zu leisten ist" (a.a.O., S.53). Daraus leitete Stern die Situationsgebundenheit oder -abhängigkeit psychotechnisch begründeter Handlungsregeln ab und rechnete diese Disziplin den Kulturwissenschaften zu. Aus diesem Grunde lehnte er eine rein betriebswirtschaftliche, an Sachen ausgerichtete Psychotechnik ab, die ihrem Status nach z. B. der naturwissenschaftlich fundierten Maschinen- oder Werkstofftechnik gleichgesetzt werden könnte, denn „der Psychotechniker arbeitet nicht an Maschinen ... sondern an *Menschen* – Menschen aber sind und *bleiben* unter allen Umständen Zentren eines eigenen Sinns und einer eigenen Werthaltigkeit, also ‚Personen‘, auch dann, wenn sie unter dem Gesichtspunkt eines transpersonalen Zieles erforscht und behandelt werden" (a. a. O., S. 54).

In gleichem Zusammenhang ging Stern auch auf die Krise der Psychotechnik ein und sagte:

> Denn wenn heut[e] das Wort „Psychotechnik" von weiten Kreisen mit einem abwertigen Akzent gebraucht wird, so liegt dem der geheime oder offen ausgesprochene Vorwurf zugrunde, daß sie sich nicht nur Eingriffe, sondern auch Übergriffe in die Wesens- und Anspruchssphäre der von ihr behandelten Individuen gestatte, daß sie den Menschen zum „Mittel" für transpersonale Ziele degradiere. Nun wird auf diesen Vorwurf von seiten der Psychotechnik mit einem Argument erwidert, das ich das „*Harmonie-Argument*" nennen möchte: die psychotechnische Prüfung komme, indem sie anderen Zielen diene, von selbst auch denen zugute, an denen sie vorgenommen werde. Denn erstens individuell: sie setze jeden Menschen an diejenige Stelle, die seiner Leistungsfähigkeit angemessen sei; zweitens generell: sie schaffe die Überzeugung, daß die Auslese nicht nach Belieben und Willkür, sondern aus Gründen objektiver Gerechtigkeit erfolge. (a. a. O., S. 55)

Im Versuch, den Konflikt zwischen transpersonalen (etwa sozialpolitischen oder betriebswirtschaftlichen) und personalen Zielen zu entschärfen, schlug Stern eine stärkere Berücksichtigung der „starke[n] personale[n] Verankerung der menschlichen Arbeitsfähigkeit" (a. a. O., S. 57) vor, d. h. „die Interessen der transpersonalen Faktoren mit denen der Persönlichkeit bestmöglich in Einklang zu bringen ..." (a. a. O., S. 57) Allerdings macht sich an diesem Versuch auch bemerkbar, daß zur Überwindung der Krise der Psychotechnik, also zur Moderierung der Folgen einer als notwendig oder als wünschenswert erachteten Psychotechnik für den einzelnen Menschen, auf eine mit den Methoden der Psychologie (oder irgendeiner anderen Wissenschaft) nicht mehr objektivierbare Entität rekurriert wird – auf die Person mit ihren „Schichten des Trieb-, Willens-, Interessenlebens" (a. a. O., S. 57). Diesem Rekurs liegt nun keine analytische Einstellung mehr zugrunde, die es auf die Entdeckung des Verhältnisses des Menschen zur Natur und zur Gesellschaft und insbesondere auf das durch die Arbeit geschaffene Verhältnis des Menschen zur sozialen Umwelt abgesehen hätte, sondern eine metaphysische, gegen die keine noch so gewiefte Hypothese etwas anhaben kann.

Versuchten Stern und andere, dem Personalismus verpflichtete Psychologen (z. B. Wladimir Eliasberg[13]) die Auswirkungen der Psychotechnik wenigstens durch eine Aufwertung der Einzelperson um dieser selbst willen aufzufangen, ohne dabei die Möglichkeit der Veränderung der äußeren Arbeitsbedingungen als solche in Betracht zu ziehen, so haben die Vertreter der ganzheitlichen Sichtweise in ihrer Reaktion auf die Kritik der Psychotechnik nur noch Scheinlösungen anzubieten. Verdeckt oder offen tragen die Vertreter der ganzheitlichen Sichtweise eine Vision vor, die bestehende, seien es soziale, seien es ökonomische, seien es Gruppengegensätze durch das Suggerieren einer unauflöslichen Seins- und Wertverbundenheit verschleiert, und dies in einer Sprache, deren Bombastik in umgekehrtem Verhältnis zur Vermittlung konsensfähiger und nach minimalen prozeduralen Kriterien überprüfbarer Information steht. Erkennungs- und Markenzeichen dieser Vision ist der Ausdruck ‚Ganzheit' mit seinen organismischen, teleologischen, emotionalen, später auch unleugbar rassischen und völkischen Konnotationen (vgl. hierzu Geuter, 1982, S. 210 ff.)

Eins der frühen Zeugnisse dieser Ganzheitsanschauung, aus der Zeit *vor* der Krise der Psychotechnik stammend, ist in Fritz Gieses *Theorie der Psychotechnik* von 1925 zu finden. Dort wird die Psychotechnik einerseits durch einen nicht sehr ausgearbeiteten Katalog methodischer Regeln, andererseits durch Rekurs auf eine sozusagen transzendente Instanz legitimiert. Zum ersten Legitimationspunkt führt Giese das Argument an, daß jede praktische Psychologie

> in ihrem Verfahren als Endziel stets die Wissenschaft der Praxis, nicht den praktischen Handel oder den Gesichtspunkt des Stegreifs in ihren Lösungen zu erstreben hat. Praktische Psychologie ist nicht Handwerk, sondern Wissenschaft. Schafft sie unwissenschaftlich, wird sie Kurpfuscherei ... Sofern überhaupt mit allgemeinen wissenschaftlichen Gesichtspunkten nach Grundsätzen und mit Hilfe von festen Begriffen gearbeitet wird und solange das, was man erarbeitet, der Kritik der Öffentlichkeit, der kollegialen Wissenschaft, jederzeit unterbreitet wird, nicht Faustregeln zu geheimen Methoden führen, solange ist die Psychotechnik wissenschaftlich gerichtet. (1925, S. 57)

Doch scheinen die formalen Minimalkriterien der Wissenschaftlichkeit für Giese nicht zureichend gewesen zu sein. Deshalb versucht er, auf verschlungenen argumentativen Pfaden auch eine zureichende Begründung der Psychotechnik sich auszudenken. Zuerst unterscheidet er zwischen theoretischer und praktischer Psychologie, wobei sich erstere aus den Interessen des Einzelwissenschaftlers heraus konstituiert, letztere dagegen aus den Interessen des Lebens heraus. Da nun persönliche Interessen mehr oder weniger zufällig sind, oder anders: da diese Interessen unter Umständen mit praktischen Problemen (des Lebens!) nichts zu tun haben, kann sich die praktische Psychologie inhaltlich nicht auf die theoretische zurückführen lassen. Sie lehnt es also ab, zufälliges „Abfallprodukt der theoretischen Seelenkunde" zu sein, und muß „den Aufbau ihrer eigenen Theorien vor Augen haben" (Giese, a. a. O., S. 58). Und weil eine Begründung der praktischen Psychologie durch die theoretische mangels Interessenparallelität entfällt, beruft sich Giese zur Legitimierung der von ihm vertretenen Disziplin auf das teleologisch begriffene Leben selbst:

Teleologisch ist das Lebendige, ist Bios, oberste Richtschnur der Psychotechnik! In der theoretischen Psychologie findet man denselben Standpunkt nicht. Solange die theoretische Psychologie den gleichen Leitgedanken nicht befolgt, werden wir in dieser Beziehung zweierlei psychologische Sprachen vernehmen ... Es liegt Tragik darin, daß letzten Endes nur historische Gründe schuld sind, wenn theoretische Psychologie noch nicht zu jener Lebensnähe gediehen ist, welche die Psychotechnik nötig hat, um berechtigt zu sein. (a. a. O., S. 58–59)

In seiner 1932 erschienenen *Philosophie der Arbeit* treibt Giese die Rechtfertigung der Psychotechnik lebensphilosophisch-ganzheitlich auf die Spitze. Unter Berufung auf die biologische Ganzheitsidee hält er den Praktikern der Psychologie – ausgenommen sich selbst – vor, „vulgär-elementar" (Giese, 1932, S. 102) zu denken und die Frage „nach der letzten Sinngebung" (a. a. O., S. 102) nicht einmal zu streifen. Freilich wäre zur Beantwortung dieser Frage ausschließlich eine ganzheitliche Faktorenanalyse und -synthese notwendig: „Immer ist eine Ganzheit grundlegende Voraussetzung und heuristisches Ziel. Niemals *kann* ein Einzelelement als solches maßgebende Erkenntnisse verheißen oder irgendeine praktische Regulierung allein erwirken" (a. a. O., S. 101).

Nun werden die Ausdrücke ‚Ganzheit' und ‚letzte Sinngebung' polemisch einerseits gegen die Befürworter einer bloßen Analytik des Arbeitsprozesses, der Eignungsfaktoren einer Person usw. verwendet, und andererseits als Mahnung gegen die Versuchung verstanden, psychotechnische Probleme auf einen bestimmten Standpunkt zu beziehen (den politischen, den ökonomischen, den psychologischen usw.). Positiv gewendet steht das Wort ‚Ganzheit' für eine lebensphilosophisch untermauerte Kulturlehre, die sämtliche Aspekte des arbeitenden Menschen zu integrieren versucht, also nicht nur einzelne Sozialtugenden und arbeitsethische Maximen abzuleiten erlaubt, sondern auch ein Programm des harmonisierenden Ausgleichs gesellschaftlicher Gegensätze umreißt, mit dessen Hilfe die Krise gemeistert werden soll. Für dieses Programm prägt Giese den Namen ‚romantisierender Pragmatismus'; für dessen Zielrichtung hat der Autor einige wohlklingende Floskeln parat:

Dieser romantisierende Pragmatismus will nicht theoretisierend abstrakte, sondern angewandte Philosophie betreiben. Er wandelt die Zusammenhänge um. Er sieht Probleme, analysierend, einfühlend, die der nüchterne Alltag zu Boden trat. Er bemüht sich, eben diese Problematik durch eine humane oder idealisierende Verfahrensweise real zu überbrücken. (a. a. O., S. 265)

Und das heißt auch:

Nicht Staatsumsturz, nicht Kollektivierung, nicht Beseitigung des Bürgertums ist das Mittel, sondern eine praktische Philosophie. Diese muß sich zuwenden der Realität, also nützliche Wirkung üben und so pragmatisch sein. Aber sie ist dabei nicht materialistisch, nicht plump realistisch, sondern bewegt sich zu einer harmonisierenden Romantik hin. (a. a. O., S. 265)

Wie unverbindlich und selbst bei offener Sympathie für Faschismus und

Nationalsozialismus und deren Unterordnung der Wirtschaft unter die Dyade von Staat und Stammesschicksal diese romantisierende Vision bleibt, belegt einmal mehr der Verweis auf die blinde Teleologie des Lebens. Die Argumentationsfigur der Teleologie des Lebens scheint übrigens (und nicht nur bei Giese) auch eine exkulpatorische Funktion zu besitzen: man kann sie gegen jeden analytisch vorgehenden Standpunkt ins Feld führen, da Standpunkte notwendig einseitig, also elementar, nicht-ganzheitlich sind, und man kann sie zugleich vorsorglich zum Schutz gegen kritische Einwände gebrauchen, nämlich unter Verweis auf die Imperative des Lebens. In diesem Sinne führt Giese aus: „Und so bleibt nichts anderes, als bewußt für die Arbeit selbst eine autonome Richtschnur zu suchen: unabhängig von spezifischen, insbesondere politischen oder rein religiösen Lösungen. Wir benötigen mithin einer [sic] Teleologie der Arbeit; das will aber zugleich sagen, einer [sic] Teleologie der Kultur" (a.a.O., S. 273).

Die Psychotechnik in den ersten Jahren des Nationalsozialismus

Unmittelbar nach der Machtübergabe an Hitler am 30. Januar 1933 sind Veränderungen des psychotechnischen Programms, der Methoden, Lehrmeinungen und Legitimierungen der Psychotechnik (und allgemeiner der angewandten Psychologie insgesamt) gegenüber der Zeit vor 1933 im Schrifttum kaum zu verzeichnen. Aus Gründen, die unmittelbar einsichtig sind, war mit einer gewissen Verzögerung der Anpassung an die neuen Machtverhältnisse zu rechnen. Erst im Juni-Heft der *Industriellen Psychotechnik* veröffentlichen Moede, Couvé und Tramm (1933) einen Aufruf an alle „auf dem Gebiete der angewandten Psychologie und Psychotechnik tätigen Praktiker und Wissenschaftler, die den neuen Staat bejahen" zur Sammlung aller Kräfte und zur Mitarbeit an der Lösung der neuartigen Aufgaben. Und was die *Zeitschrift für angewandte Psychologie* betrifft, so begann nach dem Tode Lipmanns und dem Weggang Sterns erst mit der neuen Schriftleitung[14] zu Beginn des Jahres 1934 eine Umgewichtung der Themen (Zunahme charakterologisch-typologischer Themen, verstärkte Propagierung der Ganzheitstheorie), später auch eine ‚Militarisierung' durch Einbeziehung wehrmachtspsychologischer (vor allem eignungsdiagnostischer) Themen sichtbar zu werden (vgl. Anhang, S. 254–259).

Für die Problematik der Ideologie der Psychotechnik sind indes einmal mehr externe, wirtschaftspolitische und -rechtliche Vorgänge entscheidend.

In den Jahren 1933 und 1934 erließ das nationalsozialistische Regime mehrere Gesetze zur Neustrukturierung der deutschen Wirtschaft. Das Gesetz über den vorläufigen Aufbau des Handwerks vom 29. November 1933 bildete die Grundlage für die Einführung der Pflichtinnungen und des Führerprinzips im Handwerk; am 20. Januar 1934 wurde das Gesetz zur Ordnung der nationalen

Arbeit verkündet, das die Neuregelung der innerbetrieblichen Verhältnisse zum Gegenstand hatte (Ersetzung der Betriebsräte durch Vertrauensräte und Einführung der Funktion von Betriebsführern); am 27. Februar 1934 wurde das Gesetz zur Vorbereitung des organischen Aufbaus der deutschen Wirtschaft in Kraft gesetzt, das zur Grundlage des sogenannten „Führerprinzips" in der gesamten Wirtschaft wurde und eine enge Verbindung von Staat und Wirtschaft schuf (sämtliche Unternehmen waren von nun an in eine zentralisierte Befehlshierarchie eingebunden) (vgl. hierzu auch Henning, 1974, S. 149-170). Durch sozial- und wirtschaftspolitische wie auch durch polizeiliche Maßnahmen, die von der Ersetzung der Gewerkschaften und Arbeitgeberverbände durch die Deutsche Arbeitsfront (DAF) bis zur Verfolgung von Sozialdemokraten und Kommunisten reichten, wurde die Arbeiterfrage, zu der – wie gezeigt wurde – die Psychotechniker und akademischen Psychologen weder weitreichende Analysen noch konkrete Lösungsvorschläge vorzutragen imstande waren, in kurzer Zeit und von oben gelöst.

Nur taten akademische Psychologen und Psychotechniker in dieser neuen Situation das Ihrige, um mögliche Widerstände gegen die Neue Bewegung entweder abzubauen oder durch rhetorisches Zauberwerk zu vernebeln. Vor der Verkündung der wichtigsten Wirtschaftsgesetze sprach Klemm frohlockend vom richtigen Gebrauch der Psychotechnik im Dienste der Nation. Die neue Lage, in der sich die Psychotechnik nunmehr befinde, charakterisierte er folgendermaßen:

Die Verwirtschaftlichung der Technik hatte das Unternehmertum und die Arbeiterschaft auseinandergerissen: leuchtend sind jetzt diese Gegensätze überwölbt von der Majestät einer überindividuellen lebenden Ganzheit – des Volkes. (Klemm, 1934, S. 74; vgl. auch Zillig, 1933, S. 324)

Mit derartigen Bemerkungen bestätigt Klemm *post festum,* daß in der Zeit *vor* 1933 die Konflikte zwischen Arbeitgebern und Arbeitnehmern für die von ihm als richtig beurteilte Verwendung psychotechnischer Verfahren tatsächlich eine Hürde bildeten, daß letztere aber nicht durch die Psychologen abgebaut wurde.

In der durch die Neue Bewegung herbeigeführten Situation wurden viele Psychologen von frischem Optimismus ergriffen, und einzelne führende Psychotechniker konnten sich nunmehr ungehindert ihrer ganzheitlichen Vision hingeben. In einem Grundsatzbeitrag über die Aufgabe der pädagogischen Psychologie ließ Kroh (1933) durchblicken, wie die Ganzheit verstanden werden müsse. Er unterschied zwischen der mathematisch fundierten Naturwissenschaft als Prototyp einer Form von Wissenschaft, die mit der „Idee einer übernationalen Forschungsgemeinschaft" korreliert, und der geschichts- und kulturphilosophisch fundierten Geisteswissenschaft als Prototyp einer standortbedingten Form von Wissenschaft, die die „Bedeutung der Wert- und Willensentscheidungen für Problemsicht, Weise des methodischen Vorgehens und

Ausdeutung der Ergebnisse im Gebiete der wissenschaftlichen Forschung" (Kroh, a. a. O., S. 306) für sich entdeckt habe und die mit einer nationalen Forschungsgemeinschaft korreliert. Die Abkehr vom Modell rational-kausaler Wirklichkeitserkenntnis (vgl. Kroh, a. a. O., S. 305) mit universellem Geltungsanspruch zu einem Modell mit bloß völkischem Geltungsanspruch dient der Neubegründung der angewandten Psychologie als einer Wissenschaft, die sich volksgebunden gibt und sich „in volkseigener Art widerspiegelt" (a. a. O., S. 306):

> Aber über die Selbstverständlichkeit [sic] hinaus, daß die biologisch-seelisch-geistige Eigenart eines volksgebundenen Menschen und die geschichtlich-kulturelle Sonderlage volksbestimmter Wissenschaft innerhalb jeden Fachgebietes in die Erscheinung treten müsse, bedeutet die neue These auch eine Forderung. Sie will, daß die organische Funktion, die der Wissenschaft im Ganzen des Volkslebens zukommt, unverhüllt und unverkürzt in Erscheinung trete. (a. a. O., S. 306)

Daß Kroh nicht Repräsentant einer kleinen Minderheit war, die mit solchen Ansichten vor die Öffentlichkeit trat, braucht eigens nicht nachgewiesen zu werden: Der Leser möge sich durch Stichproben in der Literatur nach 1933 vergewissern, daß die Verkündung derartiger und ähnlicher Ideen auf der Tagesordnung stand. Diese Ideen scheinen aber nach wie vor kaum geeignet gewesen zu sein, zwischen divergierenden Richtungen innerhalb der angewandten Psychologie einen für alle tragbaren Schlichtungsvorschlag zu stützen, geschweige denn die Problematik der psychotechnischen Praxis unter den veränderten wirtschaftspolitischen Bedingungen zu entschärfen[15]. Dies ist wohl Ursache dafür, daß bis in die vierziger Jahre hinein von der Krise der Psychologie und der Psychotechnik die Rede ist (vgl. z. B. Hofstätter, 1941). Man kann aus diesen Tatsachen folgern, daß die Ganzheitsideologie doch nicht ganz so wirkungsvoll war, wie man sich erhofft hatte. Ab 1935/36 ist infolge der oben (vgl. S. 225 f.) erwähnten Militarisierung der Psychologie durch die zunehmende Bedeutsamkeit der Wehrmachtspsychologie für Theorie und Praxis sogar eine gewisse Vereinheitlichung der psychologischen Berufstätigkeit festzustellen; letztere kam aber nicht durch die Wirkung der Ganzheitstheorie zustande, sondern durch den von außen gesetzten Erfolgszwang. Das Bild, das die angewandten Psychologen von ihrer Disziplin nach außen kehrten, war deshalb auf eigenartige Weise ein Doppelbild: Einmal ist es das eines leistungsstarken und erfolgsorientierten Faches, dann wieder das eines mit dem Willen von Führer, Volk und Staat sich einig wissenden, ganzheitlichen Ideengebäudes.

Für die eine Hälfte dieses Doppelbildes mag der bereits erwähnte Kroh zitiert werden, der in seiner Eigenschaft als Präsident der Deutschen Gesellschaft für Psychologie 1941 feststellte, daß die drängende Unruhe der angewandten Psychologie in zweifacher Weise überwunden worden sei:

> ... einmal in der psychologischen Forschung selbst, insofern sie zunehmend auch die Grundanschauungen erkennbar werden ließ, in denen sich alle Schulen und Richtungen begegneten: ganzheits-, struktur-, gemeinschafts- und entwicklungspsychologischer

Aspekt sind hier vor allem zu nennen. Zum anderen war es von hoher Bedeutung, daß dem Vielerlei der Forschungsrichtungen ein Bereich psychologischer Gemeinschaftsarbeit entgegengestellt wurde, innerhalb dessen die Brauchbarkeit aller auf Menschenerkenntnis und Menschenbeurteilung gerichteten Arbeitsweisen immer aufs neue gewissenhaft geprüft werden konnte. Diese Aufgabe hat, das ist ihr heute schon feststehendes geschichtliches Verdienst, die deutsche Wehrmachtspsychologie geleistet. (Kroh, 1941, S. 5)

Und für die andere Hälfte des Doppelbildes möge Hische mit einem ominösen Kongreßbeitrag als Zeuge angeführt werden. Auf dem 15. Kongreß der Deutschen Gesellschaft für Psychologie, der 1936 in Jena stattfand, gab Hische einen Überblick über die Psychotechnik unter den neuen Verhältnissen. Dabei sprach er von einer – inzwischen bereits kleiner gewordenen – Kluft zwischen theoretischer und praktischer Psychologie, und fügte dann bei, daß diese Kluft überbrückbar sei, wenn nur die Psychologie – „ihrem Wesen nach Ganzheit" – als eine Lebenswissenschaft verstanden werde, d. h. als eine Wissenschaft, die sich ihrem „ganzheitlichen Aufgabensteller", nämlich Volk und Leben, auch tatsächlich stelle.

Er [sc. der Aufgabensteller] kann, da *alle* von Volk und Leben gestellten Aufgaben in *jeder* anderen Beziehung den Charakter der Totalität oder Ganzheit tragen, nicht differenzierender Natur sein und demgemäß der Psychologie keine Aufgabe stellen, die die Ganzheit ihrer Aufgabe und ihrer Forschung aufzuheben, zu stören und in eine größere oder geringere Anzahl voneinander unabhängiger Teilgebiete aufzuspalten drohen. Letztlich sind alle psychologischen Bedürfnisbereiche in Volk und Leben durch einen *gleichen Gegenstand* geeint, den *Menschen* ... *Die Orientierung der gesamten Psychologie, der theoretischen* und *der praktischen*, erfolgt an einer einzigen Aufgabe, *nämlich der Aufgabe, wie Volk und Leben sie in allen ihren psychologischen* Bedürfnisbereichen tatsächlich stellen. (Hische, 1937, S. 250–251)

Den Ausführungen Hisches zufolge erscheint der Topos der Ganzheit als ideologischer Kern der Psychotechnik, und zwar in dreierlei Hinsicht: Der Gegenstand der Psychologie ist ganzheitlich (folglich auch der Gegenstand der Psychotechnik), nur daß sich mit der Ganzheitlichkeit des Gegenstandes auch dessen Bewertung ergibt; die Psychologie ist ganzheitlich, folglich soll es keine divergierenden Schulen und Richtungen geben; der Auftraggeber der Psychologie ist ganzheitlich, nämlich *ein* Volk und *ein* Leben – womit der Kreis der Ganzheiten geschlossen ist ... Eine beileibe schaurige Vision!

Schluß: Ideologiekritische Bemerkungen

Abschließend sei auf eine Frage eingegangen, auf die hin die Krise der Psychotechnik vor und nach 1933 in Grundzügen nachgezeichnet und zum Zwecke der Untersuchung in einzelne Bestandteile (Stellungnahmen von Psychologen und Nicht-Psychologen zur angewandten Psychologie usw.) zerlegt wurde – nämlich auf die Frage, welche Ideologie(n) Psychologen vertreten haben und welche Funktion die ideologische Komponente in deren Äußerungen hatte.

Es wurde bislang zumeist angenommen, daß die Zeit des Nationalsozialismus eine mehr oder weniger scharfe Zäsur in der Geschichte der deutschen Psychologie darstellt. Daß diese Annahme weder theoriengeschichtlich noch wissenschaftssoziologisch haltbar ist, wurde oben (S. 229f.) unter Berücksichtigung sich gegenseitig bestätigender Studien festgestellt.

Die im vorliegenden Beitrag genannten Beiträge zur Methode, Theorie und Zweckbestimmung der angewandten Psychologie (oder Psychotechnik) deuten ebenfalls darauf hin, daß der Nationalsozialismus auch in ideologischer Hinsicht keinen Einschnitt markiert: Bestimmte Denk- und Argumentationsmuster im Diskurs über die Psychotechnik lassen sich vor wie nach 1933 ohne weiteres nachweisen und inhaltlich zur Deckung bringen. Allein, den Diskurs über eine Disziplin und deren Zweckbestimmung – auch wenn er mit schwammigen Termini wie ‚Person‘, ‚Ganzheit‘, ‚Leben‘, ‚romantisierende Harmonie‘ usw. operiert – schlicht mit Ideologie gleichzusetzen und zudem über Analogieschlüsse Parallelen zur NS-Ideologie herzustellen (als ob letztere nur in einer einzigen Lesart vertreten wurde), verbaut die Möglichkeit einer präzisen Erkenntnis der Ideologiekomponente im Diskurs der Psychologen über ihre Wissenschaft. Mit globalen Aussagen z.B. über die Verwandtschaft zwischen der Ganzheitspsychologie (oder Ganzheitstheorie) und der NS-Ideologie wird der Erkenntnisgewinn des Historikers jedenfalls nicht vergrößert.

Mit dem Ideologiebegriff, der in einzelnen sozialpsychologischen Theorien gebraucht wird, läßt sich in diesem Zusammenhang wenig anfangen. So ist die Definition der Ideologie als einer Menge mehr oder weniger institutionalisierter, mehr oder weniger extremer oder dogmatisierter Glaubensinhalte *(beliefs)*, die Rokeach (1960) einmal vorgeschlagen hat, für unsere Belange genau so ungeeignet (weil unterbestimmt) wie der Bestimmungsversuch von Billig (1982), der in einer Kombination von empirisch-psychologischer Ideenlehre, Mythenrekonstruktion und anderen partiellen Bestimmungsstücken einen Ausweg aus der vertrackten begrifflichen Lage zu finden sucht. Denn im einen wie im anderen Falle führt die Tendenz zur Psychologisierung des Ideologiebegriffs zu einer Verkennung der Funktionalität der Ideologie. Da hilft die Definition z.B. von Kinloch (1981, S.165-166) schon weiter, nach der die Ideologie mit einer reduzierenden Abstraktion im Dienste der Legitimierung von Gruppeninteressen gleichgesetzt wird und die das Moment der Funktionalität herausstreicht. Speziell für die Analyse der Wissenschaften hat Barnes (1974, S.127ff.) vorgeschlagen, den Ideologiebegriff auf Aussagen mit wissenschaftlichem Anspruch dann anzuwenden, wenn diese Aussagen falsch, unvollständig, unzureichend begründet und/oder wertend sind, eine gesellschaftliche Funktion besitzen und im Interesse einer sozialen Gruppe vertreten werden, und wenn zudem die so entstandene Verzerrung durch gesellschaftliche Faktoren bedingt wird. Der Vorschlag Barnes' kommt der klassischen Definition der Ideologie als Produktion von Ideen und Vorstellungen, die mit den materiellen Lebensbedingungen verflochten ist und im Interesse einer Gruppe, Klasse, Schicht usw. die tatsächlichen Verhältnisse auf den Kopf stellt, also Umdrehungen vollzieht und die Wirklichkeit verzerrt, am nächsten (vgl. Marx & Engels, 1958, S.26).

Eine adäquate Untersuchung des Verhältnisses von Psychotechnik und Ideologie, oder genauer: der ideologischen Komponente im psychotechnischen Diskurs, ist bei gegebenem Stand der Psychologiehistoriographie noch nicht durchführbar. Es fehlen hierzu die notwendigen soziologischen Untersuchungen über die Rolle des akademischen Psychologen in und außerhalb von Lehre und Forschung, über die Rolle des praktischen Psychotechnikers, über das sozio-ökonomische Profil des Psychologen im allgemeinen während der Weimarer Republik und des Dritten Reiches. Dagegen ist es unbedenklich, zum jetzigen Zeitpunkt bereits einige Feststellungen über die ideologische Komponente im psychologischen Diskurs selbst und ungeachtet der soziologischen Hintergründe der Diskursproduzenten zu treffen.

(1) Es hat sich gezeigt, daß im psychologischen Diskurs in subjekt- wie in objektpsychotechnischer Hinsicht von den Arbeitsbedingungen die Rede ist. Doch wird auf diese Bedingungen, wie überhaupt auf die Lebensverhältnisse von Arbeitern und Angestellten, aus einer – wie man heute sagen könnte – technokratischen Perspektive heraus reflektiert. Der Erkenntnisdrang der Psychologen erstreckt sich jedenfalls nicht auf die Phänomene der Entfremdung, der sozio-psychischen Auswirkungen der Arbeitsteilung u. dgl. (auf diese Phänomene gingen Nicht-Psychologen gelegentlich sehr genau ein). Und wenn von diesen Phänomenen überhaupt gesprochen wird, dann in abstrakter Weise oder aus der Sicht von Forschern, die die Schwelle der Betroffenheit möglichst hoch ansetzen. Daß die Äußerungen von Psychotechnikern im Vergleich zu denjenigen von interessierten Beobachtern und direkt Betroffenen *inhaltlich* derart unspezifisch sind, ist ein Beleg dafür, daß die angewandten Psychologen ihre Aussagen nur zum Teil zu untermauern imstande oder gewillt waren.

(2) Zur Milderung der Folgen der Rationalisierung auf das „Seelenleben" der Arbeitnehmer, und so auch zur Überwindung der Entfremdung und der Arbeitsteilung [„travail en miettes" ist der von Friedmann (1956) zur Charakterisierung dieses Zustandes gebrauchte, treffende Ausdruck] werden entweder betriebswirtschaftliche oder unverhohlen weltanschaulich/metaphysische Rezepte entwickelt. Näher besehen erweisen sich beide Typen von Lösungsvorschlägen als Reduktionen: Im ersten Fall wird die Verbesserung der wirtschaftlichen Verhältnisse durch die Rationalisierung als ein gesetzmäßiger ökonomischer Mechanismus verstanden, was auf die Verdinglichung des Sozialen hinausläuft, und im zweiten Fall wird die beschädigte Identität des einzelnen Arbeiters und Angestellten durch eine (nicht aus der Arbeitswelt selbst herleitbare) Identität mit Volksgenossen, dem Staat, der Inkarnation desselben im Führer, der Rasse, dem kulturellen Schicksal usw. zu kurieren versucht. Im ersten Fall dient die Effizienz, im zweiten die Symbolik als Antriebskraft psychotechnischer Anstrengungen und als Legitimationsmotiv. Daß beide Motive über mindestens drei Jahrzehnte hinweg sogar miteinander verträglich waren, hängt so gut wie sicher damit zusammen, daß sie den Anschauungen des

Bourgeois nicht widersprachen, auf die des Arbeiters aber nicht zugeschnitten waren.[16]

(3) Die insbesondere nach 1933 festzustellende, häufige Berufung auf das Völkische und die Dyade von Wille und Gefühl einerseits, und die damit einhergehende Verwerfung des Internationalen (oder Universellen) und des Rationalen andererseits, sind zumindest als Billigung von Wertungen in einem *ex definitione* deskriptiven Zusammenhang zu sehen. Oder anders: eine Denkfigur, die es auf Parteilichkeit und auf die Provinzialisierung eines Faches (die Psychologie soll deutsch sein – nicht jüdisch, nicht angelsächsisch, nicht marxistisch und am allerwenigsten universell) abgesehen hat, kann sich ohne weiteres damit abfinden, das schlechte theoretische Gewissen – sofern ein solches ausgebildet ist – durch Rekurs auf Wille und Gefühl kompensieren zu lassen.

Die unter dem Stichwort ‚Ganzheit' stehende Verschmelzung deskriptiver und wertender Momente paßt jedenfalls in das von Sontheimer (1983, S. 41–63) gezeichnete Bild des antidemokratischen Denkens in der Weimarer Republik und im Nationalsozialismus (Anti-Intellektualismus, Anti-Rationalismus und Suche nach kulturell, wertmäßig oder völkisch verankerter Gewißheit).

Eine ideologische Komponente ist, geht man vom Definitionsvorschlag von Barnes (s. o.) aus, im psychologischen Diskurs der damaligen Zeit unzweifelhaft vorhanden. Indes, vergleicht man diesen Diskurs mit der von Jean Pierre Faye (1972) vorgenommenen Rekonstruktion der antidemokratischen Ideologie im Spannungsfeld zwischen Jungkonservatismus, Nationalbolschewismus (oder nationalrevolutionärer Bewegung), deutsch-völkischer Freiheitsbewegung und bündischer Jugend – also mit einem keineswegs monolithischen, dafür aber mitunter sehr deutlichen Diskurs –, dann fällt die Vagheit und sprachliche Profillosigkeit des ersteren allerdings auf. Wo andere von der nationalen Revolution, der Neuordnung der deutschen Wirtschaft jenseits von Kapitalismus und Kommunismus, von der nationalen Einheit, dem totalen Staat und anderem sprachen, setzen die Psychologen, gerade auch in gesellschaftspolitisch relevanten Stellungnahmen zur Psychotechnik, stattdessen Ausdrücke wie ‚Leben', ‚Ganzheit', ‚Leistung' und ‚Harmonie'. So hätte eine umfassende ideologiekritische Untersuchung auch die (bei einzelnen Personen zwar unterschiedlich ausgeprägte) Distanz zum Politischen in Rechnung zu stellen und einer Erklärung zuzuführen.

Es drängt sich eine Analogie zu einer Stelle des *Passagenwerkes* von Benjamin auf. Dort steht in einer Notiz über Ornamentik, Stil und Interieur zu lesen: „Das Verhältnis des Jugendstilinterieurs zu dem ihm vorangehenden besteht darin, daß der Bourgeois sein Alibi in der Geschichte mit dem noch entlegeneren in der Naturgeschichte (besonders dem Pflanzenreiche) vertuscht." (Benjamin, 1982, S. 298) Wie das Ornament in der Innenausstattung des Jugendstilhauses, so scheint der Ausdruck ‚Ganzheit' mit seinen Anklängen an das

Organische und seinen mythischen Konnotationen im psychologischen Diskurs Platzhalter für das Alibi des bürgerlichen Psychologen in der Geschichte zu sein.

Anmerkungen

1 Die Aussage stützt sich auf die Durchsicht der jährlich in der Zeitschrift *Isis* erscheinenden Bibliographie des wissenschafts-historiographischen Schrifttums.
2 Der Name dieses sowjetischen Wissenschaftshistorikers wird hier nach den Regeln der sog. wissenschaftlichen Transkription – und nicht nach der in der westeuropäischen Literatur üblichen Weise – transkribiert.
3 In einem Beitrag speziell über die Rolle des forensischen Psychologen beklagt Weber (1933, S. 86) den Umstand, daß Richter, im Vertrauen auf ihre eigenen psychologischen Kenntnisse, nicht auf den Gedanken kommen, sich auch auf psychologischem Gebiete eines Experten zu bedienen: „Damit ist gerade für die Betätigung von fachlich anerkannten Psychologen als Sachverständige eine sehr enge Grenze gesetzt: Während der Richter, bei technischen Fragen, z. B. über die sachgemäße Anfertigung eines einfachen Motors, meist einen Sachverständigen hinzuzieht, wird er bei psychologischen Fragen erst aus seiner eigenen Lebenserfahrung den Tatbestand zu klären versuchen und nur in schwierigen Fällen an die Zuziehung eines Sachverständigen denken können. Ich sage: können; denn vielfach wird er auch bei schwierigen psychologischen Fragen nicht auf den Gedanken kommen, sich eines Sachverständigen zu bedienen, falls ihn niemand darauf aufmerksam macht ..."
Zum Thema des Verhältnisses zwischen angewandter Psychologie und Rechtspflege vgl. auch Weber, 1931.
4 Zitiert wird die Dissertation Geuters in diesem Aufsatz nach der 1982 entstandenen Manuskriptfassung; eine Buchveröffentlichung des überarbeiteten Texts ist in Vorbereitung.
5 Von den unzähligen Prüfstellenberichten seien hier lediglich jene von Couvé (1925) über die Psychotechnik in der Deutschen Reichsbahn und von Immig (1932) und Matejka (1933) über psychotechnische Arbeiten im industriellen Sektor (Carl Zeiss, Jena, bzw. Eisenwerk Witkowitz) genannt.
6 Zur Lage der Psychotechnik in der Schweiz vgl. z. B. Spreng, 1934 und Spreng, 1935.
7 Zur Psychologie der Arbeit (psichologija truda) in der UdSSR aus historiographischer Perspektive vgl. Zinčenko, Munipov & Noskova, 1983; speziell zur Fliegerpsychologie (aviatsionnaja psichologija) und deren Geschichte vgl. Platonov, 1981.
8 Zu dieser Angabe muß bemerkt werden, daß eine exakte quantitative Erfassung des Weggangs von Psychologen in den ersten Jahren des nationalsozialistischen Regimes derzeit nicht durchführbar ist. Zum einen bestehen Schwierigkeiten in der Zuschreibung des Terminus ‚Psychologe' auf bestimmte Personen (soll man z. B. Kurt Goldstein, der Angehöriger einer medizinischen Fakultät war, aber mit einem Psychologen – nämlich Adhémar Gelb – Arbeiten auf dem Gebiet der psychologischen Auswirkungen von Hirntraumen verfaßte und herausgab, auch zu den Psychologen zählen?); zum anderen sind die bislang durchgeführten Erhebungen zu diesem Punkt alles andere als eindeutig.
1933 gab es an den Universitäten, Technischen Hochschulen und Handelshochschulen Deutschlands zwei Lehrstühle, die ausdrücklich für Psychologie – und nur für dieses Fach – zuständig waren. Auf Lehrstühlen waren insgesamt jedoch 21 Ordinarien tätig, die man als Psychologen bezeichnen kann. Davon wurden 9 durch Anwendung des Gesetzes zur Wiederherstellung des Berufsbeamtentums betroffen;

sechs emigrierten. Betrachtet man allein diese Daten, dann wurden rund 43% der vornehmlich in der Psychologie tätigen Ordinarien durch die nationalsozialistische Personalpolitik betroffen. Diese Angabe stimmt mit der bei Plessner (1956, S. 146) zu findenden Schätzung, nach der die Geisteswissenschaften über 43% des Lehrkörpers verloren, gut überein.

Indes, diese Daten sind einer Relativierung zu unterwerfen. Im Jahre 1936 veröffentlichte die Notgemeinschaft deutscher Wissenschaftler im Ausland eine Liste der ihr bekannten 1617 Emigranten; darunter befanden sich 26 (1,6%) Psychologen. Nach einer im selben Jahr vorgenommenen Schätzung von Hartshorne (1936, S. 98) wurden bis April 1936 51 Psychologen aus dem Hochschuldienst entlassen, das entspricht 3,03%. Und von den 1932 in deutschsprachigen Ländern lebenden oder an deutschsprachigen Universitäten lehrenden 308 Mitgliedern der Deutschen Gesellschaft für Psychologie sind bis jetzt 45 als Emigranten bekannt, also 14,6%. Vgl. zu diesem Fragenkomplex auch die Ausführungen von Ash (im Druck).

9 Über das äußerst komplexe Verhältnis zwischen jüdischer Psychoanalyse, psychoanalytisch beeinflußter Psychotherapie und nationalsozialistischer Ideologie vgl. z. B. Cocks, 1975.

10 Die Frage des Obligatoriums psychotechnischer Prüfungen war bis 1933 akut und zudem ein beliebter Streitgegenstand. Das Obligatorium hätte die Ungleichbehandlung abgeschafft, wäre aber wohl nur auf gesetzlicher Grundlage durchführbar gewesen. Gegen gesetzliche Bestimmungen setzten sich indes die Arbeitgeber zur Wehr. Zudem wäre ein personeller Engpaß entstanden, der durch Heranziehung von Laienpsychotechnikern hätte überbrückt werden können; die Widerstände der führenden Psychotechniker gegen die Laienpraxis und der Arbeitgeber gegen noch weniger effiziente Menschenbehandlung waren damit schon stark genug, um den Gesetzgeber von neuen Schritten abzuhalten.

11 Nach den Richtigstellungen Moedes erschien in der *Weltbühne* unter der Rubrik „Antworten" eine nicht signierte hämische Notiz zu diesem Fall: „*Professor Möde* [sic], *Berlin*. Ihre menschenfreundlichen Betriebsvorschläge ... haben einen solchen Entrüstungssturm hervorgerufen, daß Sie es vorziehen, von ihnen abzurücken. Jeder unbefangene Leser mußte Ihrer damaligen Veröffentlichung entnehmen, daß Sie diese Methoden empfehlen. Das wollen Sie auf einmal nicht wahrhaben. Sie lassen Berichtigungen los, in denen es heißt, Sie hätten nur über Erfahrungen in gewissen Betrieben ‚referiert'. Ihren Dementis ist man in den Redaktionen mit unverhohlener Skepsis begegnet. Was tun Sie nun? Sie lassen eine kleine Broschüre erscheinen, in der Sie Ihren Vorschlägen auf einmal die Überschrift geben: ‚Von intriganten Vorgesetzten und Kollegen und ihren Gepflogenheiten.' Ihre Hilflosigkeit konkreten Vorwürfen gegenüber nimmt geradezu groteske Formen an. Sie sollten sich nicht wundern, wenn Ihnen keiner mehr etwas glaubt." (Anon., 1930b)

12 Freilich regten sich unter Psychologen Widerstände gegen eine rein betriebswirtschaftliche Konzeption der Psychotechnik: man fürchtete um die Eigenständigkeit des Faches ...

13 Vgl. z. B. Eliasberg, 1932, wo die Werte humanistischer Bildung für den einzelnen Arbeiter als Remedur gegen Entfremdung reaktualisiert werden.

14 Ab 1934 (Band 46) wurde die *Zeitschrift für angewandte Psychologie* von Otto Klemm und Philipp Lersch redigiert.

15 Romantisierend und verniedlichend ging es auch dann zu, wenn das Verhältnis des Menschen zur Maschine betrachtet wurde: „Wir dürfen darum die Maschine nicht bekämpfen, sondern müssen ihre Einführung in möglichst weite Gebiete mit aller Kraft fördern. Die Maschine ist nicht Feindin, sondern Helferin und Freundin der Menschen" (Wiesenthal, 1934, S. 252).

16 Vgl. hierzu z. B. die nicht sonderlich scharfe Kontroverse über die Begründung der Psychologie und Psychotechnik, die zwischen Busemann (1933) und Bobertag (1934) stattfand: Ersterer wollte die Psychologie auf die deutsche Mystik und den Sturm und Drang, i. e. auf sozusagen nationale psychische Ur-Erlebnisse zurückführen, während letzterer dagegen die Meinung vertrat, wissenschaftliche Sauberkeit und praktische Effizienz allein könnten die Psychologie begründen.

Anhang: Bibliometrische Analyse

In diesem Anhang werden die zwei Zeitschriften *Industrielle Psychotechnik* und *Zeitschrift für angewandte Psychologie* bibliometrisch analysiert, d. h. mit Hilfe statistischer Verfahren untersucht. Bei der Bibliometrie handelt es sich um eine in unterschiedlichen Problembereichen der Wissenschaftshistoriographie und -soziologie bereits mehrfach wohlprobte und erfolgreiche quantitative Analyse von Daten, die in irgendeiner Weise mit Veröffentlichungen zu tun haben (z. B. Häufigkeiten von Publikationen zu einer bestimmten Hypothese; Häufigkeit und Verteilung von Zitationen, und so fort).

Die nachstehende Analyse bearbeitet nur *eine* Frage: Ist die nach 1933 in beiden oben genannten Zeitschriften zu beobachtende Zunahme von Beiträgen über charakterologische, typologische und ganzheitlich-persönlichkeitspsychologische Themen auch statistisch signifikant? Für den Zweck der Analyse wird dabei angenommen, daß die Veränderung der politischen Machtverhältnisse im Jahre 1933 sich über eine gewisse Zeit hinweg in der von den Herausgebern der beiden Zeitschriften befolgten Politik (Auswahl der Themen, Förderung bestimmter psychologischer Richtungen usw.) widerspiegelt. Mit anderen Worten: durch historiographische Untersuchungen wird ein Zusammenhang zwischen politischen Ereignissen und Ereignissen, die von den Schriftleitungen ausgehen und sich in der Thematik von veröffentlichten Beiträgen konkretisieren, nahegelegt und dann mittels geeigneter Verfahren auf seine Haltbarkeit hin geprüft. Es versteht sich von selbst, daß solche Verfahren über die Kausalfrage als solche nichts auszusagen vermögen.

Datenbasis der bibliometrischen Analyse ist die absolute und relative Häufigkeitsverteilung von Items (hier: von individuellen Texten unabhängig von deren Umfang), die nach bestimmten Kriterien bestimmten Kategorien (hier: bestimmten Themen-Definitionen) zugeordnet werden. Da absolute und relative Häufigkeit von Items auf die Zeit bezogen werden müssen (handelt es sich doch darum, die Folgen eines bestimmten Ereignisses sozusagen als Folgen einer Intervention zu erfassen), geht es in der folgenden bibliometrischen Analyse um eine *abhängige* Messung, für die sich die Methode der Zeitreihenanalyse anbietet.

Die beiden folgenden Tabellen wurden auf folgende Art erstellt: Die Kategorien für die Klassifikation der Items (vgl. oben) beider Zeitschriften sind der im 11. Jahrgang erschienenen Inhaltsangabe der Beiträge (mit Ausnahme der Buchbesprechungen) der Bände 1 bis 10 der Zeitschrift *Industrielle Psychotechnik* (Anon., 1934) entnommen. Auch wurde die Klassifikation der Items der ersten zehn Jahrgänge aus der genannten Liste ohne Änderung übernommen. So ist der plötzliche Anstieg der Items von Kategorie E (vgl. unten) im Jahre 1933 in der Klassifikation von 1934 selbst verzeichnet. Die übrigen Beiträge der beiden Zeitschriften wurden vom Verfasser des vorliegenden Aufsatzes klassifiziert, und zwar so, daß die Klassifikation der Items so weit wie möglich derjenigen der Liste von 1934 angepaßt wurde.

Die Erstellung einer Datenbasis im Hinblick auf die bibliometrische Bearbeitung stellt einige methodische Probleme, auf die kurz einzugehen ist, da sich sonst Fehldeutungen allzu leicht einschleichen könnten.

Tabelle 3. Klassifikation der Beiträge der Zeitschrift *Industrielle Psychotechnik* (1924–1939)

A	B	C	D	E	F	G	H	I	J	K	L	M	N
1924	1	5	4	1	3	8	0	0	4	3	7	3	38
1925	2	3	4	2	3	6	2	2	2	14	9	3	50
1926	3	3	1	4	6	8	4	4	5	11	2	5	53
1927	4	4	6	3	1	6	4	1	0	4	6	2	37
1928	5	4	2	4	1	9	1	4	0	6	6	4	41
1929	6	8	3	2	2	3	3	3	2	8	7	1	42
1930	7	6	4	9	4	6	1	2	3	12	14	2	63
1931	8	0	5	5	2	9	2	2	1	10	7	4	47
1932	9	4	3	7	4	4	4	0	7	10	7	3	53
1933	10	7	5	25	5	7	5	1	7	14	8	5	89
1934	11	10	6	19	3	5	1	0	5	8	15	1	73
1935	12	2	1	14	5	2	3	2	3	1	6	1	40
1936	13	3	1	24	4	1	6	2	2	5	4	0	52
1937	14	2	2	14	6	1	2	3	3	4	3	0	40
1938	15	7	0	13	5	3	1	2	2	2	2	1	38
1939	16	2	1	10	3	1	2	1	1	1	3	1	26

A = Jahr; B = Nummer des Bandes; C = Allgemeines (z. B. Grundsatzreferate; Begriffsklärung; Berichte über Kongresse; wissenschaftspolitische Stellungnahmen; Aufrufe usw.); D = Berufskunde (Berufsberatung; Eignungsfeststellung); E = Charakterologie/Typologie/Persönlichkeitsforschung; F = Prüfstellenberichte (Berichte über institutionalisierte Praxis in Wirtschaft und Staat in Deutschland und in anderen Ländern); G = Berufsbilder und Berufsprüfverfahren (Untersuchungen über die Eignungsvoraussetzungen z. B. des Ingenieur-, Glasbläser-, Buchdruckerberufs); H = Eignungsproben (Handgeschicklichkeit; Intelligenz; Aufmerksamkeit usw.); I = Anlernung und Schulung; J = Unfall und Schäden; K = Arbeitsfunktionen (Reaktionsverhalten; Arbeitsgeschwindigkeit; Ermüdung; Monotonie usw.); L = arbeitstechnische Untersuchungen (z. B. über Fließarbeit, Bedienungseinrichtungen, Werkzeuge usw.); M = Reklame und Verkauf; N = $\sum$ der Beiträge je Band.

Ein erstes methodisches Problem betrifft die Klassifikation der Items. Die Beiträge der beiden Zeitschriften sind von mindestens zwei Ratern zu unterschiedlichen Zeitpunkten klassifiziert worden; über die Übereinstimmung der gleichläufigen Verwendung der Klassifikationskriterien sind Feststellungen schlechterdings nicht mehr zu treffen. Zudem sind die Items nicht immer eindeutig klassifizierbar. Das heißt nun, daß sich die Verteilung der Items auf die verschiedenen Kategorien bereits bei leicht modifizierter Kategorisierung der verhältnismäßig geringen Anzahl von Items wegen in den Werten überdeutlich manifestieren würde (die Frage, ob die Fehlervarianz durch ein Expertenrating gegebenenfalls geringer ausfallen könnte, muß in diesem Zusammenhang offen bleiben). Aus diesem Grunde sind Aussagen über die Korrelation des Häufigkeitsverlaufs mehrerer Kategorien lediglich mit Einschränkungen treffbar.

Ein zweites methodisches Problem betrifft die Vergleichbarkeit der beiden Zeitschriften. Es ist nämlich nicht *a priori* erwiesen, daß die Kategorisierung aus dem Jahre 1934 auch für die *Zeitschrift für angewandte Psychologie* angemessen ist.

Tabelle 4. Klassifikation der Beiträge der *Zeitschrift für angewandte Psychologie* (1920–1939)

A	B	C	D	E	F	G	H	I	J	K	L	M	N
1920	16	8	6	0	1	2	2	0	0	1	1	0	21
1920	17	5	0	4	0	2	1	0	0	1	1	1	15
1921	18	16	0	1	2	2	1	1	0	3	1	1	28
1921	19	10	2	2	1	3	0	0	0	5	0	0	23
1922	20	9	2	3	5	1	3	0	0	1	0	0	24
1923	21	10	1	1	1	2	0	0	0	3	0	0	18
1923	22	7	0	1	1	0	0	1	0	2	1	0	13
1924	23	4	3	2	0	2	2	0	0	1	2	0	16
1924	24	7	1	2	3	0	0	0	0	1	2	0	16
1926*	26	11	3	0	2	0	0	0	0	3	2	0	21
1926	27	9	5	3	1	1	3	0	0	1	0	0	23
1927	28	7	3	1	1	0	2	0	0	2	0	1	17
1928	29	15	1	4	2	0	0	1	0	3	2	0	28
1928	30	14	1	4	1	0	1	0	0	1	0	0	22
1928	31	11	1	3	3	1	1	0	0	0	1	0	21
1929	32	6	2	5	1	0	1	0	0	2	0	0	17
1929	33	16	3	4	2	2	3	0	0	1	0	0	31
1930	34	11	2	6	0	0	2	0	0	1	0	0	22
1930	35	5	3	4	4	2	3	0	0	0	0	0	21
1930	36	10	4	4	3	2	2	0	0	2	0	0	27
1930	37	10	3	5	1	0	2	0	0	0	1	1	23
1931	38	5	4	3	1	1	1	0	0	0	1	0	16
1931	39	8	1	2	3	0	2	0	0	2	1	0	19
1931	40	7	2	4	2	0	1	0	0	1	1	1	19
1932	41	12	2	3	1	2	0	1	0	0	0	0	21
1932	42	7	2	3	2	1	1	0	0	1	0	0	17
1932	43	3	0	5	1	1	0	2	0	2	0	1	15
1933	44	5	2	7	0	0	0	0	0	0	0	1	15
1933	45	6	2	2	2	0	2	0	0	0	2	0	16
1934	46	6	1	5	1	0	1	1	0	0	0	0	15
1934	47	1	0	5	0	0	2	0	0	1	0	0	9
1935	48	2	0	7	0	0	1	0	0	1	0	0	11
1935	49	4	1	7	0	0	0	0	0	1	0	0	13
1936	50	2	0	5	1	0	0	0	0	1	0	0	9
1936	51	2	1	6	0	0	1	0	0	0	0	0	10
1937	52	1	0	8	0	0	0	0	0	0	1	0	10
1937	53	2	0	6	0	2	1	0	0	0	0	0	11
1938	54	3	1	5	1	0	1	0	0	2	0	0	13
1938	55	2	2	8	0	0	0	0	0	0	1	0	13
1939	56	1	0	6	2	0	0	0	0	1	0	0	10
1939	57	2	0	4	1	0	0	1	0	0	0	0	88
1939	58	0	1	8	0	0	2	0	0	0	0	0	11

* Band 25 wurde nicht berücksichtigt, da es sich um einen Registerband handelt.
Abkürzungen s. Tabelle 3, S. 255

Beide Probleme lassen sich bis zu einem gewissen Grad entschärfen. Eine ganze Reihe von Items ist eindeutig klassifizierbar (dazu gehören die Beiträge über Prüfstellen, über Unfallverhütung, ferner Beiträge, die unter die Rubrik ‚Allgemeines' zu subsumieren sind, oder die es mit Werbung zu tun haben). Von den Kategorien C bis M sind die Kategorien C, F, J und M unproblematisch, weil sich Items ihnen eindeutig zuordnen lassen; nicht so unproblematisch sind die Kategorien E und L; dagegen bleiben die übrigen Kategorien D, G, H, I und K aus den oben genannten Gründen problematisch.

Da die oben formulierte Frage über den Zusammenhang zwischen den politischen Ereignissen von 1933 an und der Zunahme der Beiträge zur Charakterologie und Typologie die Kategorie E betrifft, die als verhältnismäßig unproblematisch erachtet wird, und da sich selbst bei modifizierter Kategorisierung der Items an der relativen Häufigkeit der Items von Kategorie E wenig bis gar nichts ändern würde, läßt sich eine bibliometrische Analyse des Häufigkeitsverlaufs in Kategorie E bedenkenlos durchführen.

Ein Zusammenhang zwischen Zu- bzw. Abnahme der Beiträge der Kategorien C, E und F über die Zeit hinweg ist nur partiell offenbar. In der Tat, werden die zu den genannten Kategorien gehörenden Rohdaten (Items der Kategorien C, E und F) nach den für Zeitreihenstudien indizierten univariaten Arima-Modellen (vgl. hierzu Box & Jenkins, 1976; Box & Tino, 1975) aufgearbeitet, dann ergeben sich folgende Korrelationswerte:

Industrielle Psychotechnik
für $\alpha = 5\%$ bei $r_{min} = .50$
bei absoluter Häufigkeit:
  Korrelation zwischen C und E: $r = +.23$
  Korrelation zwischen C und F: $r = -.05$
  Korrelation zwischen E und F: $r = +.48$
bei relativer Häufigkeit:
  Korrelation zwischen C und E: $r = -.14$
  Korrelation zwischen C und F: $r = +.07$
  Korrelation zwischen E und F: $r = +.55*$

Zeitschrift für angewandte Psychologie
für $\alpha = 5\%$ bei $r_{min} = .31$
bei absoluter Häufigkeit:
  Korrelation zwischen C und E: $r = -.55*$
  Korrelation zwischen C und F: $r = +.44*$
  Korrelation zwischen E und F: $r = -.46*$
bei relativer Häufigkeit:
  Korrelation zwischen C und E: $r = -.82*$
  Korrelation zwischen C und F: $r = +.23$
  Korrelation zwischen E und F: $= -.42*$

Betrachtet man nun die Veränderung der politischen Verhältnisse nach 1933 als Intervention, dann drängt sich eine Uminterpretierung der gegebenen Signifikanzwerte auf. Die Intervention wird hierbei als Variable mit den Werten 0 (für die Zeit vor der Intervention) und 1 (für die Zeit nach der Intervention) aufgefaßt. Im Falle der *Industriellen Psychotechnik* wird die Intervention im Jahre 1933 ($A = 1933$; $B = 10$), im Falle der *Zeitschrift für angewandte Psychologie* im Jahre 1934 ($B = 46$) angenommen. Nun zeigt sich, daß die Intervention auf Kategorie E einen stärkeren Ausprägungsgrad aufweist als auf die übrigen Kategorien. Die nachstehend angegebenen Werte deuten zudem darauf hin, daß sich die Ergebnisse bezüglich absoluter und relativer Häufigkeit (in Klammern) gegenseitig stützen:

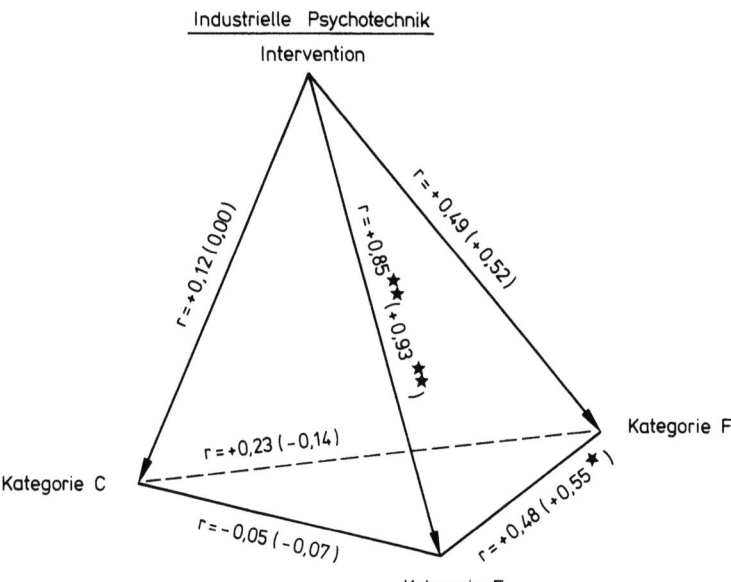

Abb. 1

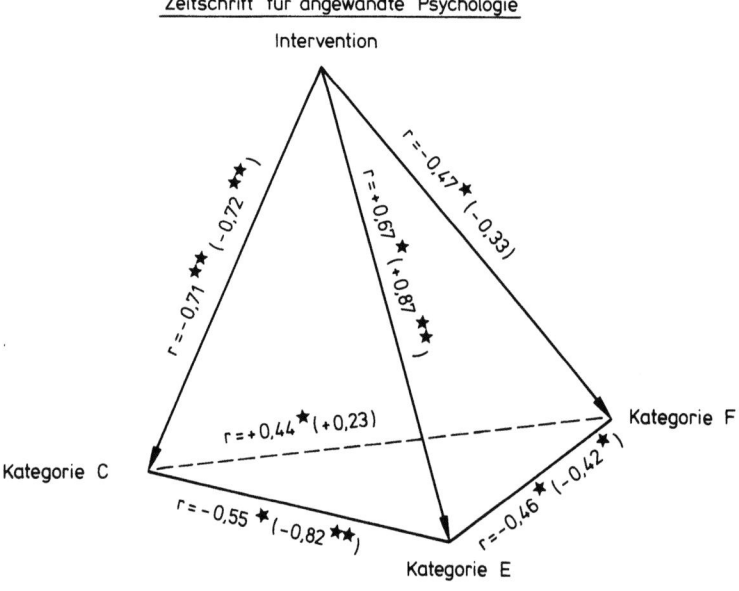

Abb. 2

Der Vergleich zwischen beiden Zeitschriften deutet ferner darauf hin, daß der Anstieg der Häufigkeit von Items der Kategorie E in der *Industriellen Psychotechnik* statistisch markanter ist als in der *Zeitschrift für angewandte Psychologie,* was den Schluß erlaubt, daß im zweitgenannten Organ schon vor 1934 eine gewisse Öffnung auf ganzheitstheoretisch orientierte Beiträge zu Fragen der Charakterologie und Typologie stattgefunden hatte – was sich mit der oben (S.228) getroffenen Feststellung, daß die *Zeitschrift für angewandte Psychologie* eher die Belange der akademischen Psychologie vertrat, durchaus vereinbaren läßt.

Ein weiterer Vergleich – nunmehr aber auf die Datenbasis selbst bezogen – dient als zusätzlicher Beleg für die soeben in Erinnerung gerufene These. In der Tat finden sich in der *Zeitschrift für angewandte Psychologie* keine Beiträge zur Unfallforschung (Kategorie J), verhältnismäßig wenige Beiträge über Arbeitsfunktionen und Reklame (Kategorien K und M), dagegen verhältnismäßig viele Beiträge zu allgemeinen Problemen (Kategorie C).

Als Ergebnis der bibliometrischen Analyse ist festzuhalten: Es besteht ein statistisch signifikanter Zusammenhang zwischen der Veränderung der Machtverhältnisse nach dem 30. Januar 1933 und der in beiden hier untersuchten Zeitschriften befolgten Herausgeberpolitik, wobei die Ausprägung dieses Zusammenhanges im Falle der *Industriellen Psychotechnik* stärker in Erscheinung tritt als im Falle der *Zeitschrift für angewandte Psychologie.*

Bibliographie

Anon. (1926). Industrie-Prüfstellen in Deutschland. *Industrielle Psychotechnik, 3,* 246–252.
Anon. (1930a). Die behördlichen psychotechnischen Einrichtungen in Deutschland. *Industrielle Psychotechnik, 7,* 339–352.
Anon. (1930b). Professor Moede, Berlin. *Die Weltbühne, 24,* 2. Halbband, 290.
Anon. (1934). 10 Jahre „Industrielle Psychotechnik. Inhaltsverzeichnis 1924–1933. *Industrielle Psychotechnik, 11,* 30–32.
Arnhold, K. (1938). Arbeitspsychologische Aufgaben und Probleme im Amt für Berufserziehung und Betriebsführung der DAF. *Zeitschrift für Arbeitspsychologie und praktische Psychologie im allgemeinen, 11,* 33–38.
Ash, M.G. (1983). The self-representation of a discipline: History of psychology in the United States between pedagogy and scholarship. In L.Graham, W.Lepenies & P.Weingart (Eds), *Functions and uses of disciplinary histories* (Vol.7, pp.143–189). Dordrecht, Boston: Reidel.
Ash, M.G. (im Druck). *Disziplinentwicklung und Wissenschaftstransfer – deutschsprachige Psychologen in der Emigration.* Berichte zur Wissenschaftsgeschichte.
Barnes, B. (1974). *Scientific knowledge and sociological theory.* London: Routledge & Kegan Paul.
Baumgarten, F. (1931). Die soziale Seite der Psychotechnik. *Soziale Praxis, Sonderdrukke, 2.* Berlin: o.V.
Baumgarten, F. (1932). Die Krise der Psychotechnik. In G.Kafka (Hrsg.) *Bericht über den XII. Kongress der Deutschen Gesellschaft für Psychologie in Hamburg vom 12.–16.April 1931* (S.289–290). Jena: Gustav Fischer.
Benjamin, W. (1982). Das Passagenwerk. In *Gesammelte Schriften,* Bd.5. Frankfurt/Main: Suhrkamp.
Billig, M. (1982). *Ideology and social psychology: Extremism, moderation and contradiction.* Oxford: Basil Blackwell.

Bobertag, O. (1934). Zum Kampf für und gegen die Psychologie. *Zeitschrift für Kinderforschung, 42,* 190-199.
Box, G. E. P. & Jenkins, G. M. (1976). *Time Series Analysis, Forecasting and Control.* San Francisco: Holden-Day.
Box, G. E. P. & Tino, G. C. (1975). Intervention analysis with application to economic and environmental problems. *Journal of the American Statistical Association, 70,* 70-79.
Bühler, K. (1927). *Die Krise der Psychologie.* Jena: Gustav Fischer.
Bühler, K. (1932). [Ansprache zur] Eröffnung des XII. Kongresses der Deutschen Gesellschaft für Psychologie in Hamburg am 13. April 1931. In G. Kafka (Hrsg.) *Bericht über den XII. Kongreß der Deutschen Gesellschaft für Psychologie in Hamburg vom 12.-16. April 1931* (S. 3-61). Jena: Gustav Fischer.
Bühler, K., Stern, W., Ach, Katz, Lindworski, Poppelreuter & Volkelt. (1930). Über die Pflege der Psychologie an den deutschen Hochschulen. In H. Volkelt (Hrsg.) *Bericht über den XI. Kongreß für experimentelle Psychologie in Wien vom 9.-13. April 1929* (S. VII-X). Jena: Gustav Fischer.
Busemann, A. (1933). Die Psychologie inmitten der neuen Bewegung. *Zeitschrift für pädagogische Psychologie und Jugendkunde, 34,* 193-199.
Carlberg, C., Harbeck, Huth & Stern. (1930). Erklärung. *Zeitschrift für angewandte Psychologie, 37,* 192.
Cocks, G. C. (1975). *Psyche and Swastika: „Neue deutsche Seelenheilkunde" 1933-1945.* Dissertation, University of California, Los Angeles.
Couvé, R. (1925). *Die Psychotechnik im Dienste der Deutschen Reichsbahn.* Berlin: VDI-Verlag.
Eliasberg, W. (1932). *Von der Vernunft bis zur Rationalisierung.* Leipzig: J. A. Barth.
Erdély, M. (1933). Der Begriff „Psychotechnik". *Zeitschrift für angewandte Psychologie, 44,* 2-30.
Faye, J.-P. (1972). *Langages totalitaires.* Paris: Hermann.
Friedmann, G. (1956). *Le travail en miettes.* Paris: Gallimard.
Geuter, U. (1982). *Die Professionalisierung der deutschen Psychologie im Nationalsozialismus.* Dissertation, FU Berlin.
Geuter, U. (1983a). The use of history for the shaping of a field: Observations on German psychology (1). In L. Graham, W. Lepenies & P. Weingart (Eds.), *Functions and uses of disciplinary histories* (Vol. 8., pp. 191-228). Dordrecht, Boston: Reidel.
Geuter, U. (1983b) *„Gleichschaltung" von oben? Universitätspolitische Strategien und Verhaltensweisen der Psychologie während des Nationalsozialismus.* Heidelberg: Bericht aus dem Archiv für Geschichte der Psychologie, Psychologisches Institut, Historische Reihe Nr. 11.
Giese, F. (1922). *Psychologie und Psychotechnik.* Dessau: Dünnhaupt.
Giese, F. (1925). *Theorie der Psychotechnik.* Braunschweig: Vieweg.
Giese, F. (1932). *Philosophie der Arbeit.* Halle a. d. S.: Marhold.
Graumann, C. F. (1983). Theorie und Geschichte. In G. Lüer (Hrsg.) *Bericht über den 33. Kongreß der Deutschen Gesellschaft für Psychologie in Mainz 1982* (Bd. 1, S. 64-75). Göttingen: Hogrefe.
Hahn, H. (1932). Psychotechnik und Sozialpolitik. *Industrielle Psychotechnik, 9,* 60-64.
Harms, B. (Hrsg.) (1928). *Strukturwandlungen der Deutschen Volkswirtschaft* (Bd. 1). Berlin: Hobbing.
Hartshorne, E. Y. (1936). *The German universities and National Socialism.* Cambridge, Mass.: Harvard University Press.
Henning, F.-W. (1974). *Das industrialisierte Deutschland 1914 bis 1972.* Paderborn: Schöningh.

Hesse, Mary B. (1980). *Revolutions and reconstructions in the philosophy of science.* Brighton: The Harvester Press.
Heyde, L. (1928) Rationalisierung und Arbeiterschaft. In: Harms 1928, 278–294.
Hinrichs, P. (1981). *Um die Seele des Arbeiters. Arbeitspsychologie, Industrie- und Betriebssoziologie in Deutschland 1871–1945.* Köln: Pahl Rugenstein.
Hirsch, J. (1928). Wandlungen im Aufbau der deutschen Industrie. In: Harms 1928, 187–221.
Hische, W. (1937). Theoretische und praktische Psychologie – eine Einheit. Eine wissenschaftspraktische Untersuchung. In O. Klemm, (Hrsg.): *Gefühl und Wille. Bericht über den XV. Kongreß der Deutschen Gesellschaft für Psychologie in Jena vom 5.–8. Juli 1936.* (S. 247–254). Jena: Gustav Fischer
Hofstätter, P. K. (1941). Die Krise der Psychologie. Betrachtungen über den Standort einer Wissenschaft im Volksganzen. *Deutschlands Erneuerung, 25,* 561–578.
Immig, G. (1932). 14 Jahre Eignungsprüfungen bei der Firma Carl Zeiss, Jena. *Industrielle Psychotechnik, 9,* 161–171.
Juhász, A. (1929). Die „Krise" der Psychotechnik. *Zeitschrift für angewandte Psychologie, 33,* 456–464.
Kalvermann, W. (1928). Rationalisierung der kaufmännischen Betriebsorganisation. In: Harms 1928, 243–277.
Kinloch, G. C. (1981). *Ideology and contemporary sociological theory.* Englewoods Cliffs, N.J.: Prentice Hall.
Klemm, O. (1934). Die psychologischen Grundfragen der Technik. In O. Klemm (Hrsg.): *Bericht über den XIII. Kongreß der Deutschen Gesellschaft für Psychologie in Leipzig vom 16.–19. Oktober 1933* (S. 63–74). Jena: Gustav Fischer
Kracauer, S. (1971). Die Angestellten. In *Schriften,* Bd. 1 (S. 205–304). Frankfurt: Suhrkamp.
Krauss, H. (Hrsg.) (1922). *Betriebsrat und Arbeitswissenschaft.* Berlin: Verlag der Neuen Gesellschaft.
Kroh, O. (1933). Die Aufgabe der pädagogischen Psychologie und ihre Stellung in der Gegenwart. *Zeitschrift für pädagogische Psychologie und Jugendkunde, 34,* 305–327.
Kroh, O. (1941). Ein bedeutsamer Fortschritt in der deutschen Psychologie. Werden und Absicht der neuen Prüfungsordnung. *Zeitschrift für Psychologie, 151,* 1–32.
Landmann [o. Vornamen] (1930). Betriebspolitik jenseits von Gut und Böse. *Der Arbeitgeber – Zeitschrift der Vereinigung der Deutschen Arbeitgeberverbände, 20,* 395–397.
Lipmann, O. (1930). Mehr Psychotechnik in der Psychotechnik! *Zeitschrift für angewandte Psychologie, 37,* 188–191.
Maikowski, R., Mattes, P. & Rott, G. (1976). *Psychologie und ihre Praxis. Materialien zur Geschichte und Funktion einer Einzelwissenschaft in der Bundesrepublik.* Frankfurt: Fischer.
Marx, K. & Engels, F. (1958). Die deutsche Ideologie. In *Werke,* Bd. 3 (S. 9–530). Berlin: Dietz.
Matejka, F. (1933). Organisation und Wirtschaftlichkeit der Psychotechnik im Eisenwerk Witkowitz. *Industrielle Psychotechnik, 10,* 1–10.
Merton, R. K. (1937). *The sociology of science: Theoretical and empirical investigations.* Chicago: The University of Chicago Press.
Métraux, A. (im Druck). On the relevance of metaphors and models in the historiography of psychology. Festschrift J. Brožek. *Revista de Historia de la Psicologia.*
Meyenberg, F. (1928). Rationalisierung der technischen Betriebsorganisation. In: Harms 1928, 222–242.
Mikulinskij, S. R. (1977). *Kontraverza: internalizm/èksternalizm – mnimaja problema.* Moskva: Izdatel'stvo „Nauka".

Moede, W. (1924a). Zum Geleit. *Industrielle Psychotechnik, 1,* 1-2.
Moede, W. (1924b). Die Eignungsprüfung im Dienste der Rationalisierung. *Industrielle Psychotechnik, 1,* 3-16.
Moede, W. (1930a). *Lehrbuch der Psychotechnik.* Berlin: Springer.
Moede, W. (1930b). *Zur Methodik der Menschenbehandlung. Vom Vorgesetzten, seiner Psychologie und seinen Maßnahmen.* Berlin: Buchholz & Weisswange.
Moede, W., Couvé, R. & Tramm, K. A. (1933). Aufruf der Gesellschaft für Psychotechnik e. V. *Industrielle Psychotechnik, 10,* 161.
Münsterberg, H. (1922). *Grundzüge der Psychotechnik.* Leipzig: Barth.
Needham, J. (1943). *Time: The refreshing river.* London: Allen & Unwin.
Platonov, K. K. (Hrsg.) (1981). *K istorii otčestvennoj aviatsionnoj psichologii. Dokumenty i materialy.* Moskva: Izdatel'stvo „Nauka".
Plessner, H. (Hg.) (1956). *Untersuchungen zur Lage der deutschen Hochschullehrer,* Bd. 2. Göttingen: Vandenhoek & Ruprecht.
Rokeach, M. (1960). *The open and the closed mind.* New York: Basic Books.
Schroeder-Gudehus, B. (1977). Science, technology and foreign policy. In I. Spiegel-Rösing & Price, D. de Solla (Eds.), *Science, technology and society: A cross-disciplinary perspective* (S. 473-506). London, Beverly Hills: Sage Publications.
Spreng, H. (1934). *Praktische Anwendung und Bewährung der Psychotechnik.* Berlin, Leipzig: Haupt.
Spreng, H. (Hrsg.) (1935). *Psychotechnik. Angewandte Psychologie.* Zürich, Leipzig: Niehans.
Stern, W. (1929). Persönlichkeitsforschung und Testmethode. *Jahrbuch der Charakterologie, 6,* 63-72.
Stern, W. (1930). [Ansprache zur] Eröffnung des XI. Kongresses für experimentelle Psychologie in Wien am 10. April 1929. In H. Volkelt (Hrsg.), *Bericht über den XI. Kongreß für experimentelle Psychologie in Wien vom 9.-13. April 1929* (S. XI-XIII). Jena: Fischer.
Stern, W. (1933). Der personale Faktor in Psychotechnik und praktischer Psychologie. *Zeitschrift für angewandte Psychologie, 44,* 55-63.
Tramm, K. A. (1932). Angriffe gegen psychologische und psychotechnische Untersuchungsverfahren. *Industrielle Psychotechnik, 9,* 92-94.
Weber, W. (1927). *Die praktische Psychologie im Wirtschaftsleben.* Leipzig: Barth.
Weber, W. (1931). Wissenschaftliche Psychologie im Rechtsleben. In: *7ème Conférence Internationale de Psychotechnique, résumés des rapports, fasc. III* (p. 31-34). Moskva/Leningrad: Edition d'Etat de la littérature économique-sociale.
Weber, W. (1933). Der psychologische Sachverständige. *Industrielle Psychotechnik, 10,* 85-89.
Wies, B. (1979). *Zur Entstehung von Berufsfeldern praktisch-orientierter Psychologen besonders im industriellen Bereich.* Diplomarbeit, Psychologisches Institut Heidelberg.
Wiesenthal, P. (1934). Mensch und Maschine. *Industrielle Psychotechnik, 11,* 250-252.
Zadeck, W. (1930). Professor Moedes Betriebsmoral. *Die Weltbühne, 24,* 128-130.
Zinčenko, V. P., Munipov, V. M. & Noskova, O. G. (Hrsg.) (1983). *Istorija sovetskoj psichologii truda. Teksty (20-30e gody XX veka).* Moskva: Izdatel'stvo Moskovskogo universiteta.
Zillig, M. (1933). Gesamtbericht über den 13. Kongreß der Deutschen Gesellschaft für Psychologie. *Industrielle Psychotechnik, 10,* 321-325.

NSDAP-Mitgliedschaft und Universitätskarriere in der Psychologie

M. G. Ash und U. Geuter

In den letzten Jahren bemühen sich Historiker, Wissenschaftshistoriker und Vertreter einzelner Disziplinen zunehmend um eine genauere Bestimmung des Standortes und der Funktion der Wissenschaften im NS-Regime (vgl. Mehrtens, 1980). Gegenstand empirischer Untersuchungen wurde dabei in jüngerer Zeit auch die sozialgeschichtlich interessante Frage, wie das politische Verhalten der Hochschullehrer zur Frage der Mitgliedschaft in der NSDAP und in den ihr angeschlossenen Verbänden zu ihrem sozialen Aufstieg an den Hochschulen in Beziehung steht. Anhand von Daten zu Partei- oder Verbandseintritten wurde versucht, das schon früher oft behandelte Problem des politischen Verhaltens von Hochschullehrern im Nationalsozialismus einer differenzierteren Klärung zuzuführen. In der entsprechenden Literatur finden wir drei Thesen zum Zusammenhang von Parteimitgliedschaft und Karriere:

(1) Zneimer (1978) stellte in seiner Untersuchung über den Lehrkörper der Universität Frankfurt fest, daß es in den ersten Jahren des NS-Regimes zwar zu einer Reihe von schnellen Beförderungen aufgrund einer Parteimitgliedschaft kam; für die nach 1933 Habilitierten fand er aber keinen Zusammenhang zwischen Parteiaktivität und professioneller Mobilität. Nach 1936 habe die NSDAP aufgehört, „a vehicle for upward professional mobility" für Wissenschaftler zu sein (a.a.O., S.155). Dieses Ergebnis wird gerne zitiert (vgl. Mehrtens, 1980, S.48). Es paßt gut zu der in der neueren Forschung immer mehr vertretenen These, daß der nach dem Vierjahresplan von 1936 zunehmende Bedarf an qualifizierten Experten für die Kriegsvorbereitungen dazu führte, daß in der Berufungspolitik praktische Gesichtspunkte wichtiger wurden als ideologische (vgl. Beyerchen, 1977; Geuter, 1984; Kelly, 1973). Es widerspricht jedoch der von Adam (1977, S.207) in seiner Untersuchung zur Universität Tübingen aufgestellten These, ab 1938 seien Berufungen primär unter dem formalen Gesichtspunkt der Parteimitgliedschaft entschieden worden.

(2) Nach Kater (1981, S.55) geht aus der bis heute vorliegenden Literatur zum Thema Universität und Nationalsozialismus hervor, daß zwischen Alter, Rang und NS-spezifischem Verhalten deutscher Wissenschaftler ein Zusammenhang besteht. Die älteren Professoren, vor allem diejenigen, die schon vor 1933 Ordinarius waren, sollen sich von der Partei weitgehend ferngehalten haben,

während die jüngeren sich ihr in größerem Umfang zuwandten, teils aus Opportunismus, teils aus Begeisterung. Kater relativiert diesen Eindruck durch seinen Verweis auf Professoren wie den Marburger Psychologen Erich Rudolf Jaensch, die, obwohl seit Jahrzehnten Ordinarius, im Frühjahr 1933 voll und ganz auf die neue Linie einschwenkten. Jaenschs Verhalten nennt er „paradigmatisch" für den Typ des „Überläufers" (a.a.O., S.61).[1] Ferner betont er, daß ein empirischer Zusammenhang zwischen Alter und Parteizugehörigkeit, auch wenn er im Detail erwiesen würde, noch wenig über das Verhältnis von Parteimitgliedschaft und späterem beruflichen Aufstieg aussagen würde. In seiner neuesten Veröffentlichung zur Sozialstruktur der NSDAP meint Kater, daß in der Gruppe der „career scholars", die er von der der offenen Befürworter des NS-Regimes unter bekannten Professoren unterscheidet, ein Zusammenhang zwischen Alter und NSDAP-Mitgliedschaft wahrscheinlich sei: „The younger the person and the more apparent his willingness to join the party, the better were his chances for academic promotion or professorial tenure" (Kater, 1983a, S.110).

(3) In seiner Untersuchung der Unterschriften zum „Bekenntnis der Professoren an den deutschen Universitäten und Hochschulen zu Adolf Hitler und dem nationalsozialistischen Staat" stellt Kater (1981, S.70ff.) eine über universitäts- und wissenschaftspolitische Faktoren hinausgreifende These auf; die Parteimitgliedschaft von Wissenschaftlern sei auch von allgemeineren sozialhistorischen Faktoren abhängig gewesen. Er sieht z.B. in dem sehr hohen Anteil von Professoren aus kleineren Universitätsstädten unter den Unterzeichnern eine Auswirkung der stärkeren sozialen Kontrolle, die von Parteiinstanzen in den Kleinstädten im Unterschied zu den Großstädten ausgeübt werden konnte.

Soziale Mobilität, Karrieren in der Wissenschaft hängen nun nicht nur von allgemein-gesellschaftlichen Bedingungen und inneren Mechanismen der sozialen Institution Universität ab; sie ereignen sich in dem die einzelne Universität und die Klein- oder Großstadt übergreifenden Rahmen einer „scientific community". Bezugseinheit einer wissenschaftlichen Karriere ist die wissenschaftliche Einzeldisziplin. Daher erscheint es sinnvoll, die Frage nach dem Zusammenhang von Karriere und parteipolitischem Engagement in der NS-Zeit einmal an einer Disziplin und der Berufspolitik in dieser Disziplin an allen Universitäten zu untersuchen. Eine entsprechende Untersuchung wurde bislang für keine Disziplin vorgelegt. Wir haben die relevanten Daten für die Psychologie erhoben, deren Auswertung wir hier auf die beiden ersten Thesen beziehen möchten.

Parteimitgliedschaft in der Psychologie

Die Daten entstammen größtenteils einer gezielten Recherche im Berlin Document Center. Dort lagern die Mitgliedskarten von etwa 80% der NSDAP-Mitglieder. Eine Liste von 117 Namen nicht-emigrierter Psychologen aus dem Bereich der Hochschule, der Wehrmachtspsychologie und anderen Anwendungsfeldern der Psychologie wurde überprüft. Dabei konnte für insgesamt 64 Psychologen eine Mitgliedschaft in der NSDAP und/oder dem Nationalsozialistischen Deutschen Dozentenbund bzw. dem NS-Lehrerbund, in dem vor Gründung des NSD 1935 eine „Reichsfachschaft Hochschullehrer und Wissenschaftler" bestand, festgestellt und Mitgliedsnummern und Eintrittsdaten notiert werden. Dieses Material wurde dann durch Daten aus anderen Quellen, wie z. B. Materialien aus verschiedenen Universitätsarchiven, soweit ergänzt, daß Daten zur Mitgliedschaft in der NSDAP und in den ihr angeschlossenen Verbänden für insgesamt 69 Psychologen vorlagen. Nach den einzelnen Organisationen unterteilt, waren darunter 64 Mitglieder der NSDAP, 37 des NSD bzw. des NSLB, 13 der SA und ein vorübergehendes Mitglied der SS. 27 Psychologen waren Mitglieder der Partei, aber nicht des NSD, 4 gehörten nur dem NSD an. Die Angaben über die Mitgliedschaft in den Gliederungen und angeschlossenen Verbänden der NSDAP schienen zu lückenhaft, als daß sie in die weitere Untersuchung eingeschlossen werden konnten. Die Parteimitgliedschaft ließ sich dagegen ziemlich genau erheben; wegen der Unvollständigkeit der Mitgliederkartei kann aber nicht ausgeschlossen werden, daß hier Psychologen als Nicht-Mitglieder gezählt wurden, die doch Mitglieder waren. Bei der kleinen Zahl von Psychologen im Hochschulbereich würde schon eine Verschiebung um $N=1$ erhebliche Änderungen in Prozentangaben nach sich ziehen. Wegen dieser Unsicherheiten beschränken wir uns auch auf eine direkte Interpretation der Rohdaten ohne Berechnung statistischer Signifikanzen und sehen unsere Schlußfolgerungen als vorläufig an.

Für die gesamte untersuchte Gruppe zeigen die Eintrittsdaten das folgende Bild: (s. Tabelle 1, S. 266)

Der Schwerpunkt der Parteieintritte im Jahre 1933 entspricht der Tatsache, daß gerade die höheren Beamten 1933 in die Partei einströmten (Kater, 1983a, S. 106). Wegen der Aufnahmesperre nach dem Ansturm der „Märzgefallenen" (vgl. Broszat, 1969, S. 252ff.) liegt der nächste Schwerpunkt 1937. Die Massierung von Eintritten im Jahre 1940 dürfte wohl darauf zurückgehen, daß in dieser Zeit in der Wehrmachtpsychologie Druck ausgeübt wurde, in die Partei einzutreten (Geuter, 1984).

In die Untersuchung des Zusammenhangs von Parteimitgliedschaft und Universitätskarriere wurden alle Psychologen einbezogen, die während der NS-Zeit Ordinarien oder planmäßige außerordentliche Professoren (Extraordinarien) an einer Universität oder Technischen Hochschule des Deutschen

Tabelle 1. Eintrittsdaten in die NSDAP und den NS-Dozentenbund für 67 Psychologen[a]

Jahr	NSDAP	NSD/NSLB	Jahr	NSDAP	NSD/NSLB
1931	4	–	1937	15	2
1932	5	3	1938	2	1
1933	21	19	1939	–	–
1934	–	11	1940	11	–
1935	1	–	1941	–	–
1936	–	1	1942	2	–
			Summe	61[a]	37[a]
Abzüglich 3 Austritte aus dem NSD (1935) und 1 Ausschluß aus der NSDAP (1937), bleiben 1942			Summe	60	34

[a] Bei drei weiteren Psychologen wurde die Tatsache der Mitgliedschaft, aber nicht das Eintrittsdatum bekannt. Doppelmitgliedschaft bei 33 Psychologen; vgl. Erläuterungen im Text.

Reiches in den Grenzen von 1919 sowie in der Freien Stadt Danzig waren. Ferner wurde versucht, alle nicht-planmäßigen Professoren zu erfassen: bei diesen erheben wir jedoch keinen Anspruch auf Vollständigkeit.[2] Als Psychologe wurde gezählt, wer in Forschung und Lehre nachweisbar auf dem Gebiet der Psychologie tätig war und/oder dessen Lehrauftrag die Psychologie einschloß.[3] Nicht gezählt wurden Professoren, die während der NS-Zeit die oft vakanten Lehrstühle der Psychologie nur vertraten oder kommissarisch die Leitung von Instituten innehatten, ohne ihren Schwerpunkt in Psychologie zu besitzen.[4] Nicht mitgezählt wurden auch die Professoren, die infolge des Beamtengesetzes von 1933 oder der Nürnberger Rassengesetze von 1935 entlassen oder beurlaubt wurden oder aus Protest ihr Amt niederlegten.[5] Die nach der neuen Reichshabilitationsordnung von 1939 persönlich verbeamteten Dozenten, die nicht alle erfaßt werden konnten, wurden in einer eigenen Kategorie gezählt. Nach dieser Ordnung war mit der Verleihung der Lehrbefugnis die Ernennung zum außerplanmäßigen beamteten Dozenten verbunden. Die Dozenten konnten nach Bewährung zu außerplanmäßigen Professoren ernannt werden.[6] Danach ergaben sich Daten zu 20 Ordinarien, 13 Extraordinarien (pl. ao. Prof.), 12 nicht beamteten Professoren und sechs weiteren Dozenten und Professoren anderer beamtenrechtlicher Stellung.

In Tabelle 2a (S.267) sind die Daten zur Mitgliedschaft dieser Hochschulpsychologen in der NSDAP, dem NSD und der SA zusammengestellt. Dabei wurde von der jeweils letzten erreichten Position ausgegangen, so daß jeder Hochschulpsychologe nur einmal gezählt ist. In den Untergruppen wurde unterschieden, ob der jeweilige Rang vor oder nach dem 30.1.1933 erreicht wurde. Als erstes fällt der hohe Anteil der Parteimitglieder an den Psychologie-Professoren auf. Die Zahl von 68,7%, die sich bei Abzug der drei Dozenten neuer Ordnung ergibt, liegt höher als bislang verfügbare Vergleichszahlen. Für die Universität Heidelberg etwa ermittelte Carmon (1978) eine Gesamtzahl von 20,6% Parteimitgliedern am gesamten Lehrkörper zwischen 1929 und 1941; an der Universität Frankfurt waren 1939 die vor 1933 berufenen Professoren zu 26,6% organisiert und der Rest des Lehrkörpers zu 49% (Zneimer, 1978, S.153).

Tabelle 2a

Status/Ernennungs-zeitpunkt	N	NSDAP	NSD[a]	SA[a]
o. Prof.	20	13	12	3
davon vor 1933	9	5		
ab 1933	11	8		
pl. ao. Prof.	13	11	9	2
davon vor 1933	3	3		
ab 1933	10	8		
a pl. ao. Prof.[a]	12	7	4	2
davon vor 1933	7	4		
ab 1933	5	3		
pers. o. Prof. (ab 1933)	1	1	1	1
o. Hon. Prof. (vor 1933)	2	1		
Doz. neuer Ordnung[a] (ab 1939)	3	3		1
Summe	*51* (100)	*36* (70,6%)	*26* (60%)	*9* (17,6%)

[a] Angaben nicht vollständig

Als zweites fallen bei den Angaben zur Parteimitgliedschaft Unterschiede zwischen den verschiedenen Professoren-Gruppen auf. Während von den 20 Ordinarien 13 Parteimitglieder wurden, das sind 65%, und von den 12 n. pl. Professoren 7, das sind 58%, waren es unter den beamteten außerordentlichen Professoren 11 von 13 oder 85%. Noch wichtiger scheint der Unterschied zwischen den Ordinarien, die vor, und denjenigen, die nach dem 30.1.1933 Professoren wurden. Während von den 9 Professoren, die schon 1933 im Amt waren und nicht entlassen wurden oder zurücktraten, nur 5 in die Partei eintraten (56%), davon 4 im Frühjahr 1933, waren es 8 (73%) von den 11, die nach 1933 zum Ordinarius ernannt wurden. Dies scheint auf einen Zusammenhang zwischen Parteimitgliedschaft und Karriere hinzudeuten. Von den Aspiranten für Ordinariate, den planmäßigen Extraordinarien und den n. pl. Professoren, organisierten sich die Extraordinarien in einer größeren Zahl. Von den 4, die am 30. 1. 1933 in Deutschland eine solche Stelle hatten,[7] war einer bereits vorher Parteimitglied und zwei traten sogleich im Frühjahr ein. Von den 7 erfaßten n. pl. Professoren, die 1933 in dieser Position waren, taten dies dagegen nur 4. Sprechen daher die Daten für die These, daß die 1933 als Ordinarien im Amt befindlichen Professoren eher einer Parteimitgliedschaft abgeneigt waren, so sprechen sie gegen die Behauptung, daß gerade die in der Rangordnung weiter unten befindlichen sich organisierten. Bei den Professoren, die nach 1933 in ihre Ämter kamen, traten 8 von 11 Ordinarien in die Partei ein (73%), 8 von 10 Extraordinarien (80%) und 3 von 5 n. pl. Professoren (60%). Vergleichen wir die verschiedenen Rangstufen nach dem Zeitpunkt des Eintritts in die Partei (Tabelle 2b), so fällt am meisten die relativ höhere Zahl der „alten Kämpfer", das heißt derjenigen, die schon vor 1933 der NSDAP beitraten, unter den planmäßigen und nicht-planmäßigen außerordentlichen Professoren im Verhältnis zu den Ordinarien auf.

Tabelle 2b. Eintrittsdaten in die NSDAP – Akademische Psychologen (in Klammern Angaben derjenigen, die schon vor dem 30. 1. 1933 die entsprechende Stufe erreicht hatten)

	vor 1933	1933	1937	nach 1937	Summe
o. Prof.	1	5 (4)	4 (1)	3	13 (5)
pl. ao. Prof.	2 (1)	4 (1)	2	3 (1)	11 (3)
apl. ao. Prof.	2 (1)	2 (1)	1	2 (2)	7 (4)
Summe	5 (2)	11 (6)	7 (1)	8 (3)	31 (12)

Parteieintritt und Hochschulkarriere

Läßt sich nun aus den Daten ablesen, daß eine Berufung für ein Parteimitglied wahrscheinlicher war als für ein Nicht-Mitglied? Weisen die Daten also auf einen Zusammenhang zwischen Parteimitgliedschaft und Hochschulkarriere? Dazu verglichen wir die Aufstiegschancen beider Gruppen. Aus Tabelle 3a ist zu entnehmen, in welcher beruflichen Stellung die späteren Ordinarien, Extra-Ordinarien oder n. pl. Professoren in die Partei eintraten bzw. in welcher Stellung die Nicht-Mitglieder 1933 waren; Tabelle 3b gibt die Mitgliedschaft zum Zeitpunkt des Aufstiegs an. Bei dieser Analyse wurden die restlichen Kategorien der akademischen Karrierestufen ausgelassen (vgl. Tabelle 2a). Bei den „Dozenten neuer Ordnung", die nicht über diese Stufe hinausgelangten, ist zu unklar, ob wir sie auch nur annähernd vollständig erfassen konnten, was wir bei den n. pl. Professoren hingegen annehmen. Bei den ordentlichen Honorarprofessoren gab es nur zwei, die beide schon vor 1933 im Amt waren. Bei dem einzigen Psychologen, der während der NS-Zeit zum persönlichen Ordinarius ernannt wurde, ohne je eine Planstelle einzunehmen, handelt es sich schließlich um den einzigen Fall eines Abstiegs; es war dies Johann Baptist Rieffert, der 1937 aus der Partei ausgeschlossen wurde und seine Professur verlor (vgl. Ash, in diesem Band; Geuter, 1983).

Tabelle 3a. Aufstieg von Parteimitgliedern und Nicht-Parteimitgliedern im Vergleich

Stellung			
o. Prof. (N = 20)	o. Prof.	pl. ao. Prof.	< pl. ao. Prof. o. prakt. Ps.
Stellung der Parteimitglieder z. Z. d. Eintritts	7	1	5
Stellung der Nicht-Parteimitglieder 1933	4	–	3
pl. ao. Prof. (N = 13)	pl. ao. Prof.	nb. ao. Prof.	< nb. ao. Prof. o. prakt. Ps.
Stellung der Parteimitglieder z. Z. d. Eintritts	4	3	4
Stellung der Nicht-Parteimitglieder 1933	–	–	2
npl. ao. Prof. (N = 12)[a]	npl. ao. Prof.	Privatdozent	< Privatdozent o. prakt. Ps.
Stellung der Parteimitglieder z. Z. d. Eintritts	5	1	1
Stellung der Nicht-Parteimitglieder 1933	4	1	
Summen Pgs	16 (52%)	5 (16%)	10 (32%)	= 31 (= 100%)
Nicht-Pgs	8 (57%)	1 (7%)	5 (36%)	= 14 (= 100%)
	24 (53%)	6 (13%)	15 (33%)	= 45 (= 100%)
	Kein Aufstieg	Aufstieg um eine Rangstufe	Aufstieg um mehr als eine Rangstufe	

[a] Angaben nicht vollständig

Tabelle 3b. Parteizugehörigkeit der nach 1933 aufgestiegenen Psychologen zum Zeitpunkt des Aufstiegs (in Klammern Aufstiegsquotient)

Höchste Stellung	Parteimitglied	Nicht-Parteimitglied
o. Prof. (N = 11)	6 (55%)	5 (45%)
pl. ao. Prof. (N = 10)	7 (70%)	3 (30%)
nb. ao. Prof. (N = 5)[a]	2 (40%)	3 (60%)
	15 (58%)	11 (42%)

[a] Angaben nicht vollständig

16 der 31 Parteimitglieder, das sind 52%, stiegen nach dem Eintritt in die NSDAP nicht mehr auf, da sie entweder zum Zeitpunkt ihres Eintrittes schon Ordinarien waren oder in ihrer Position als pl. oder n. pl. a. o. Professor blieben. Für 15 Mitglieder, das sind 48%, gab es dagegen nach dem Eintritt einen Aufstieg, für 10 (32%) sogar um mehr als eine Stufe, z. B. vom Privatdozenten zum Ordinarius oder vom Heerespsychologen oder Forschungsassistenten zum planmäßigen außerordentlichen Professor. Aufsteigen konnten aber auch 6 der 14 Nicht-Mitglieder (43%), davon 5 sogar um mehr als eine Stufe (36%). Eine große Differenz zwischen Parteimitgliedern und Nicht-Mitgliedern ist also zunächst nicht erkennbar. Wir bezogen daher die Frage des Aufstiegs auf den Zeitpunkt des Parteieintritts. Unter den Ordinarien waren beispielsweise 6 der 13 Parteimitglieder zum Zeitpunkt ihres Eintritts noch nicht zum Ordinarius avanciert; ihre Beförderung mag also diesem Schritt zum Teil zu verdanken sein. Zwei weitere wurden aber erst Mitglied, als sie schon Ordinarius geworden waren. Diese beiden und die drei Aufsteiger zum Ordinarius aus dem Kreis der Nicht-Mitglieder, insgesamt also 5 der 11 neu als Ordinarien Berufenen, das sind 45%, konnten diese Stufe als Nicht-Mitglieder erreichen. Wiederum liegen die Verhältnisse bei den planmäßigen außerordentlichen Professoren etwas anders. 7 von 11 Parteimitgliedern, das sind 64%, traten vor ihrer Beförderung ein; doch auch hier war es in drei anderen Fällen möglich, von denen einer nachher in die Partei eintrat, ohne Mitgliedschaft so weit zu gelangen. Bei den nicht-planmäßigen Professoren waren von den 12 erfaßten 7 bereits 1933 in dieser Stellung. Von den restlichen 5 stiegen 3 in diese Position auf, ohne Mitglied zu sein; einer von ihnen wurde es später. Von den 26 ermittelten Aufsteigern unter den nicht-planmäßigen und planmäßigen Professoren waren also 15 (=57,7%) zum Zeitpunkt ihres Aufstiegs schon in der Partei. Das ist weniger als der Gesamtprozentsatz an Parteimitgliedern von 71% (= 32 von 45) in dieser Gruppe. Dieser Vergleich läßt also nicht den Schluß zu, daß ein Aufstieg in der akademischen Psychologie für Parteigenossen in jedem Fall eher möglich war als für Nicht-Mitglieder.

Gegen diese Annahme sprechen auch die Karrieren der 5 Professoren (vgl. Tabelle 2b), die vor dem 30.1.1933 bereits Mitglieder der NSDAP waren. Von ihnen wurde einer gleich zum Dozenten an einer Pädagogischen Akademie zum Ordinarius befördert, einer vom Privatdozenten zum nicht-beamteten und schließlich zum beamteten Professor, einer brachte es dagegen trotz vieler Versuche in der gesamten NS-Zeit vom Privatdozenten nicht weiter als bis zum nb.a.o. Professor und zwei blieben in ihrer Stellung als nicht beamteter bzw. planmäßiger a.o. Professor, ohne aufzusteigen. Auch ein Vergleich des Aufstiegstempos zwischen Mitgliedern und Nicht-Mitgliedern zeigt, daß die genannte Annahme auf der statistischen Ebene nicht zutrifft. Hierzu wurde für die Ordinarien und für die planmäßigen außerordentlichen Professoren die durchschnittliche Anzahl der Jahre bestimmt, die zwischen der als letzte erreichten Karrierestufe und der jeweiligen Stufe davor lagen.[8] Bei den Ordinarien beträgt dieser Durchschnitt für die Parteimitglieder 3,83 Jahre, für die Nicht-Mitglieder 3,25 Jahre, bei den Extraordinarien sind es 8,42 im Verhältnis zu 3,0 Jahren. Hier avancierten die 3 Nicht-Mitglieder im Schnitt also deutlich schneller; es kann aber auch nicht ausgeschlossen werden, daß bei einigen langjährigen nicht-planmäßigen Professoren, die für dieses hohe Durchschnittsalter verantwortlich sind, ihre Mitgliedschaft zu ihrer Beförderung beitrug und sie in der Gruppe der nicht-planmäßigen Professoren verblieben wären, wenn sie sich nicht der Partei angeschlossen hätten. Daher ist auf jeden Fall der umgekehrte Schluß, eine Parteimitgliedschaft habe in der Gruppe der Extraordinarien den Aufstieg verlangsamt, ebenso unzulässig wie die These der Beschleunigung.

Gab es einen Wechsel in der Berufspolitik?

Die Daten geben also ein reichlich differenziertes Bild und lassen schnelle Schlußfolgerungen oder eine pauschale Unterstützung einer der eingangs genannten Thesen nicht zu. Allerdings sprechen einige Daten für die als erste genannte These von Zneimer, die wir vielleicht als „Professionalisierungs-" oder „Modernisierungsthese" bezeichnen können. Sie impliziert die beiden Aussagen, daß (a) der Karriereaufstieg, hier die Berufung zum ordentlichen oder außerordentlichen Professor, bis 1936 weitgehend von der Parteizugehörigkeit abhing und daß (b) der Aufstieg ab 1936 weitgehend unabhängig davon aufgrund fachlicher Qualifikation erfolgte. Unsere Daten (vgl. Tabelle 4) unterstützen die erste Aussage. Bei den wenigen Berufungen, die es in der Psychologie 1933 bis 1935 gab, scheint in der Tat die Parteizugehörigkeit ein wesentlicher, wenn nicht der ausschlaggebende Faktor gewesen zu sein. 80% der bis einschließlich 1935 Berufenen waren in der Partei, danach dagegen 56%. Einer der frühen Fälle des Aufstiegs aus politischen Gründen, Gerhard Pfahlers Berufung nach Giessen, ist bereits dokumentiert worden (Chroust,

1979). Allerdings ließ sich ebenfalls zeigen, daß eine Reihe politisch intendierter Berufungen in diesen Jahren nicht zustande kamen (Geuter, 1984). Rasche Schlußfolgerungen auf der Basis von Prozentangaben sind bei einer derart kleinen Grundgesamtheit problematisch. Eine einzige, vielleicht lokale Besonderheit kann die Statistik ändern. Würden wir etwa den Schnitt nur um ein Jahr später legen als Zneimer, auf das Ende von 1936, dem Jahr des Vierjahresplanes, so würden sich – bei nur einer Berufung eines Nicht-Mitgliedes im Jahre 1936 – die Prozentzahlen auf 67% vs. 60% Anteil an Parteimitgliedern unter den Berufenen verschieben.

Tabelle 4. Berufungszeitpunkt und Parteimitgliedschaft der nach 1933 in eine höhere Position als Ordinarius oder Extraordinarius berufenen Psychologen (jede Person wird nur bei ihrer ersten derartigen Berufung in der NS-Zeit gezählt)

Zeitpunkt	Anzahl der Berufenen	davon Parteimitglieder
1933–1935	5	4 (=80%)
1936–1945	16	9 (=56%)
Zum Vergleich mit anderem zeitlichem Schnitt:		
1933–1936	6	4 (67%)
1937–1945	15	9 (60%)

Die meisten Berufungen in der Psychologie fanden ohnehin erst nach 1936 statt. Diese Tatsache allein mag als Beleg der Professionalisierungs- oder Modernisierungsthese gelten. Der Aufschwung der Wehrmachtpsychologie in der Zeit der Kriegsvorbereitung bewegte Universitäten und Ministerien, neue Psychologie-Professuren zu schaffen und vakante zu besetzen, ob mit oder ohne Parteimitglieder. Unter diesen Umständen war es dann möglich, daß ein aus der Wehrmachtpsychologie kommender, fachlich ausgewiesener Psychologe wie Philipp Lersch, der nur Mitglied des NSD, aber nicht der NSDAP war, als Ordinarius nach Breslau, Leipzig und München berufen wurde. Zugleich entsprach die Betonung fachlicher Gesichtspunkte einer allgemeinen Tendenz der Berufungspolitik im Nationalsozialismus. Kelly (1973, S. 374f.) berichtet, daß von allen 1937–1939 in Deutschland berufenen Professoren 46% Parteimitglieder waren. Das entspricht in etwa der Zahl bei den Psychologen. In diesen drei Jahren ergingen in der Psychologie 8 Rufe, davon 2 an eine Person. Von diesen 8 Rufen gingen 3 an Parteimitglieder (37,5%). Im Jahr 1940 waren es 2 von 4 und im Jahr 1941 – unter Einschluß der okkupierten Universität Straßburg – 1 von 2. Die Aussage, daß der Aufstieg an den Hochschulen nach 1936 weitgehend unabhängig von der Parteimitgliedschaft erfolgte, findet also durch die Daten zu den Psychologen eher eine Unterstützung als die Gegenthese, daß in den späteren Jahren der NS-Herrschaft bei Berufungen allein nach politischen Gesichtspunkten entschieden wurde. Gegen ihre starke Auslegung spricht aber die Tatsache, daß auch ein hoher Anteil der nach 1936 Berufenen Parteimitglied war.

An diesem Punkt kommt man ohne qualitative Untersuchungen nicht weiter. Lassen die quantitativen Daten zwar den generellen Schluß zu, daß politische Kriterien in ihrer Bedeutung abnahmen, und wird dieser Trend auch durch einzelne Fälle wie den von Lersch bestätigt, so gibt es auf der anderen Seite Fälle, die auch nach 1936 auf politische Karrieren in der Psychologie hindeuten. Vielleicht das spektakulärste, zumindest das am meisten bekannte Beispiel ist die Karriere von Konrad Lorenz. Lorenz stieg sicher auch wegen seines raschen Eintritts in die NSDAP nach der Besetzung Österreichs und wegen seiner im Sinne der NS-Ideologie verfaßten Darstellungen seiner Ideen vom Privatdozenten für „Zoologie mit besonderer Berücksichtigung der vergleichenden Anatomie und Tierpsychologie" über eine Ernennung vom 19.6. 1940 zum Dozent neuer Ordnung für „Zoologie" in kurzer Zeit – zum 1.1. 1941 – zum Professor für Psychologie und Leiter des Instituts für vergleichende Psychologie in Königsberg auf (Kalikow, 1980).

Aufstieg und Alter

Nach der zweiten der eingangs genannten Thesen hielten sich die dienstälteren Professoren, zumal die vor 1933 ernannten Ordinarien, eher von der Partei zurück, während sich jüngere Wissenschaftler aus Karrieregründen oder aus Überzeugung ihr zuwandten. Für die Zurückhaltung der dienstälteren Ordinarien spricht in der Psychologie der kleinere Anteil an Parteimitgliedern unter den Ordinarien des Jahres 1933. Dagegen stehen die Fälle bedeutender Ordinarien, die sich von Anfang an für den neuen Staat öffentlich einsetzten. Erich Jaensch ist in der Psychologie das berüchtigtste Beispiel. Ein anderer Fall ist Erich Rothacker, der sich mit einem Plan zur Volkserziehung an das Reichsministerium des Inneren wandte, noch 1933 als Leiter der Abteilung Volksbildung an Goebbels' Propagandaministerium berufen wurde, sich aber bald vom NS-Regime abwandte.[9] Was die Aussage zu den jüngeren Wissenschaftlern anbelangt, erlauben unsere Daten keinen allgemeinen statistischen Schluß auf einen Zusammenhang zwischen Alter, Parteimitgliedschaft und Aufstieg (vgl. Tabelle 5). Das Durchschnittsalter der Parteimitglieder und der Nicht-Mitglieder bei der Ernennung zum Ordinarius oder zum planmäßigen außerordentlichen Professor differiert nur unwesentlich, bei jeweils leichtem Vorteil für die Parteimitglieder bei den Ordinarien und für die Nicht-Mitglieder bei den Extraordinarien.

Tabelle 5. Durchschnittsalter von Parteimitgliedern und Nicht-Parteimitgliedern bei Ernennung zum Ordinarius oder pl. a. o. Professor

	Pgs	NPgs
Ordinarius	39,7	43,6
pl. a. o. Prof.	42,7	38,7

Interessant ist aber auch hier eine qualitative Analyse einzelner Fälle. Das hohe Durchschnittsalter der Parteimitglieder bei den Extraordinarien wird durch Personen wie Georg Anschütz herbeigeführt, der es als Gaudozentenbundführer des NSD (vgl. Giles, 1978, S. 219) im Alter von 55 Jahren schließlich doch noch zum planmäßigen Professor brachte. Bei den Ordinarien wiederum trifft das gleiche Berufungsalter auf das Nicht-Mitglied Johannes von Allesch zu. Diesen Fällen gegenüber stehen die steilen Karrieren einiger für die damaligen Verhältnisse sehr junger Wissenschaftler, Karrieren, bei denen sicher politische Gründe im Spiel waren. Der Fall von Kurt Wilde sei hier herausgehoben, da er unter allen auf eine planmäßige Professur berufenen Psychologen in der NS-Zeit der jüngste war. Wilde wurde im Alter von 31 Jahren zum 1. 12. 1942 der Hallenser Lehrstuhl übertragen, da es seine erste Berufung war aber nur im Status eines außerordentlichen Professors. Er hatte 1934 promoviert, von 1936–1939 in der erbpsychologischen Abteilung des Kaiser-Wilhelm-Instituts in Berlin gearbeitet und sich im Juli 1939 habilitiert. Am 23. 10. 1939 wurde er zum Dozenten für Psychologie, insbesondere Erbpsychologie, in Halle ernannt – nur drei Jahre darauf erhielt er den Lehrstuhl. Wildes Berufung war von der Partei massiv unterstützt worden[10]; denn er arbeitete nicht nur an der von Alfred Rosenberg besonders geförderten Hallenser Hochschule über die Erbpsychologie der Bevölkerung des Gaues Halle-Merseburg, sondern schrieb auch Gutachten über andere Psychologen für das Amt Rosenberg und war seit dem 1. 6. 1933 in der SA, seit dem 1. 5. 1937 in der NSDAP und im Jahre 1941 stellvertretender Gaudozentenbundführer des NSD in Halle.[11] Wie Wilde nur 31 Jahre, aber ein halbes Jahr älter bei seiner Berufung war auch Gert Heinz Fischer, der vom jungen Dozenten gleich zum Nachfolger Jaenschs nach Marburg berufen wurde und dort von Jaensch schon vorher protegiert worden war.

Vorläufige Schlußfolgerungen

Eine solche Betrachtung von Einzelfällen läßt es fragwürdig erscheinen, das Problem des Zusammenhangs von Parteimitgliedschaft und Universitätskarriere allein auf statistischem Wege lösen zu wollen. Eine NSDAP-Mitgliedschaft kann durchaus gesucht worden sein, um die wissenschaftliche Arbeit politisch abzusichern (Kater, 1983a, S. 132). Rein materielle Not bewegte schließlich die Frau des später als Mitglied der „Weißen Rose" hingerichteten Psychologie-Professors Kurt Huber dazu, ihren Mann im April 1940 bei der Partei anzumelden (Petry, 1968, S. 47). Bei den Berufungen macht es einen Unterschied aus, ob jemand nur Mitglied war oder ob er gerade deswegen berufen wurde. Die Analyse der Daten müßte daher durch qualitative Analysen der Berufungspolitik und der Motivationen politischen Verhaltens bei den einzelnen Wissenschaftlern ergänzt werden. Beide Aufgaben lassen sich anhand von Aktenmaterial angehen (vgl. Geuter, 1984, Kap. 2 u. 7). Um das Problem der Motive weiter klären zu können, wäre eine eingehendere Befragung der Wissenschaftler eine wesentliche Hilfe; von dem hier behandelten Personenkreis leben aber nur noch drei ehemalige Professoren.

Ein anderer Weg, die Aussagekraft der Daten zu erhöhen, wäre der des Vergleiches. Grenzt man die Frage des Aufstiegs auf die Disziplin ein, kann kaum eine Vergleichsgruppe bestimmt werden. Denn man müßte ja alle diejenigen erfassen, die von ihrer wissenschaftlichen Qualifikation her als Dozenten oder künftige Professoren in Frage gekommen wären, aber durch politische Umstände an dieser Karriere gehindert wurden. Außer in den Fällen der politisch bedingten Beendigung begonnener Karrieren, wie etwa bei Karl Duncker, ist diese Gruppe kaum zu bestimmen. Ein sinnvoller und möglicher Vergleich wäre der mit anderen akademischen Disziplinen und dem dort typischen Verhalten. An Vergleichsdaten liegt aber bislang nur eine Untersuchung vor, in der die Professoren allgemein als Bestandteil der höheren Mittelschicht und hierin der höheren Beamten gezählt wurden. In dieser Untersuchung von Michael Kater (1983a) ergab sich, daß die Mitglieder dieser Schicht in konjunkturellen Wellen eintraten; für eine Einzelanalyse der Professoren sah Kater (a.a.O., S. 338, Anm. 156) seine Datenmenge jedoch als zu gering an. An anderer Stelle schrieb er, daß für den Parteieintritt der oberen Mittelschicht, der Gebildeten und Wohlhabenden, stärker als bei irgendeiner anderen Berufs- oder Sozialgruppe der Opportunismus als Motivkraft in Frage kam. Im opportunistischen Verhalten der höheren Mittelschicht zeige sich deren kalkulierendes Verhältnis zu den Herrschenden (Kater, 1983b, S. 46).

Kater zeigte auch, wie sich das Verhalten eines Teils der Elite, der Ärzteschaft, zur Frage der Mitgliedschaft in der Partei vom Rest dieser Schicht unterschied. Die Ärzte waren wohl die Berufsgruppe mit dem höchsten Organisierungsgrad (45%). Kater meint, daß sich daraus Schlußfolgerungen auf die Bereitschaft dieser Gruppe, an NS-Greueltaten teilzunehmen, ziehen lassen (1983a, S. 112, 134ff., 357, Anm. 82). Die Zahl von 45% wird von den Psychologie-Professoren weit übertroffen, doch wäre ein Vergleich voreilig. Wir wissen nicht die Zahlen der Universitätsmediziner und müssen den Unterschied zwischen einer freien Berufsgruppe und universitären Staatsdienern beachten;

schließlich war der Anteil der Parteimitglieder unter den Beamten im Vergleich zu Arbeitern, Bauern, Angestellten und Selbständigen 1935 insgesamt am höchsten (Parteistatistik..., 1935, S. 53). Für den ganzen Stand der Psychologen können wir keine Daten angeben, die sich zu der für die Mediziner genannten Zahl in Beziehung setzen ließen. Für die Wehrmachtspsychologie, in der die meisten Psychologen beruflich arbeiteten, wurde zum 1.9. 1939 mitgeteilt, daß von 170 erfaßten Psychologen 77 (45,3%) Mitglieder der Partei waren und 9 weitere Mitglieder von Parteiorganisationen.[12] Dies entspräche der Zahl bei den Ärzten.

Für die akademische Psychologie läßt sich jedenfalls erkennen, daß der Weg in die Partei, aus welchen Gründen auch immer, durchaus gesucht wurde. Aber die Tatsache der Parteimitgliedschaft allein erwies sich nicht als ein genereller Faktor der Beschleunigung einer Universitätskarriere. Einzelne Wissenschaftler kamen sicher über die Partei voran; doch vor allem ab etwa 1936 war eine Karriere als Wissenschaftler auch ohne Parteiabzeichen möglich, wenn auch sicher nicht leichter als mit ihm.

Anmerkungen

1 Kater weist darauf hin, daß sich unter den Unterzeichnern des „Bekenntnisses der Professoren an den deutschen Universitäten und Hochschulen zu Adolf Hitler und dem nationalsozialistischen Staat" von 1933 weit mehr Ordinarien und beamtete außerordentliche Professoren als nicht-beamtete Dozenten finden. Dieses Ergebnis, das auf den ersten Blick der These von der größeren NS-Anfälligkeit jüngerer Hochschullehrer widerspreche, könne vielleicht so interpretiert werden, daß die Unterschriftensammlung eine Schutzaktion für die Professoren war, die sich nicht durch Parteigenossenschaft ausweisen konnten (1981, S. 70).
2 Ein Professor der Kategorie „nicht-planmäßige Professoren" stand nicht auf der von uns im Berlin Document Center überprüften Liste und wird daher hier als Nicht-Mitglied gezählt. Vor Abschluß des Manuskriptes konnte diese Datenlücke nicht mehr geschlossen werden.
3 Vgl. zu der entsprechenden Schwierigkeit, den Bereich der Hochschulpsychologen definitorisch abzugrenzen, Ash, 1980 und Geuter, 1984.
4 Dazu zählen etwa der Frankfurter Professor Madelung, der Freiburger Philosoph und Erziehungswissenschaftler Professor Stieler, der dortige Philosoph Martin Honecker, der Erlanger Philosoph Professor Leser oder die Lehrstuhlvertreter Georg Burckardt in München (1937/8), Rudolf Schaal (WS 1941/2) und Richard Kienzle (SS 1943) in Tübingen. Bei einer etwas weiteren Fassung unseres Kriteriums könnten noch einbezogen werden der Hamburger Pädagoge Gustaf Deuchler, der Bonner Ordinarius für Pädagogik und Philosophie Siegfried Behn und der Berliner Ordinarius für Soziologie und Philosophie Walter Malmsten Schering.
5 Entlassen wurden als Ordinarien A. Gelb, A. Fischer, D. Katz, W. Peters, O. Selz, W. Stern, M. Wertheimer. Der in Darmstadt vorübergehend entlassene Ordinarius M. Meier wurde wieder eingestellt und daher hier mitgezählt. Von n. b. a. o. Professoren wurden entlassen W. Blumenfeld, C. Bondy, J. Cohn, R. H. Goldschmidt, E. von Hornbostel, T. K. Österreich, E. Stern und H. Werner; diese Liste könnte unvollstän-

dig sein. G. Kafka und W. Köhler traten von ihren Ordinariaten und K. Lewin von seiner Professur zurück. Genauere Daten siehe bei Geuter, 1984.

6 Infolge dieser neuen Reichshabilitationsordnung konnten auch nicht beamtete außerordentliche Professoren zu beamteten außenplanmäßigen Professoren ernannt werden; die Bezeichnung außerordentlicher Professor sah die RHabilO nicht mehr vor. Der einzige Fall, bei dem unseren Unterlagen nach eine Verbeamtung eines a.o. Professors in Psychologie nach 1939 erfolgte, ist der von W. Moede. Laut telefonischer Auskunft des Archivs der Technischen Universität Berlin wurde er zum *beamteten außerordentlichen* Professor ernannt und nach dem Krieg als Extraordinarius geführt. Moede wird hier zur Gruppe der zum planmäßigen Extraordinarius Aufgestiegenen gerechnet.

7 Bei dieser Aussage zählen wir F. Sander mit, der Anfang 1933 in Giessen pl. a. o. Professor war und zum 1.10. 1933 in Jena Professor wurde. In der Statistik rangiert er wegen dieses Aufstiegs unter den Ordinarien.

8 Bei diesem Vergleich wurde C. Jesinghaus nicht einbezogen; er wurde zwar in Deutschland 1935 erstmals Ordinarius, hatte aber vorher ein Ordinariat in Buenos Aires und war aus politischen Gründen nach Deutschland zurückgekommen.

9 Kelly, 1973, S. 69 und 462; Meldung in der *Westdeutschen Akademischen Rundschau*, 1933, *3*, Nr. 6 (April).

10 Zu dem gesamten Berufungsvorgang und den Interventionen von Parteistellen vgl. Geuter, 1984.

11 Die Informationen aus dem Berlin Document Center wurden hier ergänzt durch: Universitätsarchiv Halle, PA 17058; Bundesarchiv Koblenz, NS 15/242, f. 24.

12 Übersicht über Konfession, Zugehörigkeit zur Partei einschl. ihrer Gliederungen und militärische Ausbildung der Wehrmachtpsychologen. Stand vom 1. Sept. 1939. Zusammengestellt von G. Zielasko. *Wehrpsychologische Mitteilungen*, 1939, *1* (H. 9), S. 56.

Literatur

Adam, U. D. (1977). *Hochschule und Nationalsozialismus. Die Universität Tübingen im Dritten Reich*. Tübingen: Mohr.

Ash, M. G. (1980). Academic politics in the history of science: Experimental psychology in Germany, 1879–1941. *Central European History, 13*, 255–286.

Beyerchen, A. D. (1977). *Scientists under Hitler. Politics and the physics community in the Third Reich*. New Haven, London: Yale University Press (dt.: Wissenschaft unter Hitler. Physiker im Dritten Reich. Köln: Kiepenheuer & Witsch, 1980).

Broszat, M. (1969). *Der Staat Hitlers*. München: Deutscher Taschenbuch Verlag.

Carmon, A. (1978). The diverse and changing fortunes of the University of Heidelberg under national socialism. *Minerva, 16*, 516–544.

Chroust, P. (1979). Gleichschaltung der Psyche. Zur Faschisierung der deutschen Psychologie am Beispiel Gerhard Pfahlers. *Psychologie- und Gesellschaftskritik, 3 (H. 4)*, 29–40.

Geuter, U. (1983). „Gleichschaltung" von oben? Universitätspolitische Strategien und Verhaltensweisen in der Psychologie während des Nationalsozialismus. *Bericht aus dem Archiv für Geschichte der Psychologie. Psychologisches Institut der Universität Heidelberg, Historische Reihe, Nr. 11* (Überarbeitete Fassung in: *Psychologische Rundschau*, 1984, *35*, 198–213).

Geuter, U. (1984). *Die Professionalisierung der deutschen Psychologie im Nationalsozialismus*. Frankfurt: Suhrkamp (1984).

Giles, G. (1978). University Government in Nazi Germany: Hamburg. *Minerva, 16,* 196-221.

Kalikow, T.J. (1980). Die ethologische Theorie von Konrad Lorenz: Erklärung und Ideologie, 1938-1943. In H. Mehrtens S. Richter (Hrsg.), *Naturwissenschaft, Technik und NS-Ideologie. Beiträge zur Wissenschaftsgeschichte des Dritten Reiches* (S. 189-214). Frankfurt: Suhrkamp.

Kater, M. (1981). Die nationalsozialistische Machtergreifung an den deutschen Hochschulen. Zum politischen Verhalten akademischer Lehrer bis 1939. In H.J. Vogel, H. Simon & A. Podleck (Hsrg.), *Die Freiheit des Anderen. Festschrift für Martin Hirsch* (S. 49-75). Baden-Baden: Nomos.

Kater, M. (1983a). *The Nazi party. A social profile of members and leaders 1919-1945.* Oxford: Basil Blackwell.

Kater, M. (1983b). Sozialer Wandel in der NSDAP im Zuge der nationalsozialistischen Machtergreifung. In W. Schieder (Hrsg.), *Faschismus als soziale Bewegung.* Göttingen: Vandenhoeck & Ruprecht, 1983² (b), 25-67 (erstmals: Hamburg: Hoffmann und Campe, 1976).

Kelly, R.C. *National socialism and German university teachers. The NSDAP's Efforts to Create a National Socialist Professoriate and Scholarship.* Ph. D. Diss., University of Washington, 1973, unpubl.

Mehrtens, H. (1980). Das Dritte Reich in der Naturwissenschaftsgeschichte: Literaturbericht und Problemskizze. In Mehrtens, H. & Richter, S. (Hrsg.), *Naturwissenschaft, Technik und NS-Ideologie. Beiträge zur Wissenschaftsgeschichte des Dritten Reiches.* Frankfurt/M.: Suhrkamp, 15-87.

Partei-Statistik. (1935). Hgb. v. Reichsorganisationsleiter der NSDAP. Stand 1. Januar 1935, Band I, Parteimitglieder. o.O. o.J.

Petry, C. (1968). *Studenten aufs Schafott. Die Weiße Rose und ihr Scheitern.* München: Piper.

Zneimer, R. (1978). The Nazis and the Professors: Social Origin, Professional Mobility, and Political Involvement of the Frankfurt Faculty, 1933-1939. *Journal of Social History, 12,* 147-158.

Wurden die Juden im Dritten Reich Opfer der Vorurteile „autoritärer Persönlichkeiten"?

H. FEGER

Die Antwort in der „authoritarian personality"[1]

Wer einen Sozialwissenschaftler fragt, was man denn – über politische, historische, gesellschaftliche mögliche Verursachungen hinaus – empirisch gesichert über die Ursachen des Faschismus und seiner Folgen wisse, wird vermutlich auf die monumentale und sehr einflußreiche Monographie *The authoritarian personality* (Adorno, Frenkel-Brunswick, Levinson & Sanford, 1950) verwiesen werden. Und wahrscheinlich wird im nächsten Satz auch schon die umfassende Kritik an dieser Arbeit angedeutet werden, die bis heute anhält. Vielleicht wird auf die Relevanz verwiesen, die neuere Ansätze haben könnten, z. B. auf die Studien Milgrams über Gehorsam, der schweren Schaden für andere zur Folge hat.[2] Weitere Ansätze, beispielsweise aus der Aggressionsforschung, ließen sich nennen; aber es bleibt festzuhalten, daß eine über punktuelle Verweise hinausgehende Beschäftigung mit der Thematik, die von der Gründlichkeit her der „authoritarian personality" vergleichbar wäre, nicht mehr gewagt wurde.

Es soll im folgenden, mit einer Ausnahme, nicht in erster Linie auf methodische Einwände ankommen, die sich gegen Datenerhebung und Auswertung in der „authoritarian personality" richten lassen (eine knappe und ausgewogene Darstellung findet sich z.B. in Schäfer & Six, 1978, S. 169 ff.). Vielmehr möchten wir uns mit den Grundannahmen auseinandersetzen, die Antisemitismus und letztendes die Judenverfolgung in ihren vielfältigen Formen erklären sollen. Gemeint sind die Positionen, an denen auch die Frankfurter Schule ausdrücklich festgehalten hat,[3] und die relativ spezifisch sind für die Erklärung der Verfolgung. Gehorsam ist, wie Milgram selbst betont, in allen politischen Systemen anzutreffen, und – das ist an seinen Befunden wesentlich – kann sich von der Orientierung an bestimmten Werten lösen. Man kann die experimentelle Kleingruppenforschung heranziehen, um zu erklären, warum das System der Blockwarte bisweilen funktionierte, und weitere isolierte Erklärungen einzelner Erscheinungen sind möglich. Aber über solche punktuellen Erklärungen hinaus wagten Adorno und seine Kollegen eine umfassende Erklärung und bezogen zugleich die Position, für die Verfolgungen im Dritten Reich sei eine spezifische Erklärung erforderlich.

Den Erklärungsansatz der „authoritarian personality" möchte ich in folgenden Aussagen zusammenfassen:

(1) Die aktive Verfolgung der Juden und anderer Minderheiten im NS-Staat, und die Duldung dieser Verfolgung war möglich, weil Personen mit antisemitischen Vorurteilen einflußreich wurden, und weil solche Vorurteile verbreitet waren.

(2) Solche Vorurteile richteten sich nicht nur gegen Juden; die Vorurteilsträger diskriminierten Minderheiten generell.

(3) Dies liegt an ihrer Persönlichkeitsstruktur, die als faschistisch oder antidemokratisch beschrieben werden kann.

(4) Zu dieser Art von Persönlichkeit kommt es aufgrund von bestimmten Erziehungspraktiken in Deutschland.

Zunächst zur These über die *Verbreitung* der Vorurteile und die *Mitverursachung der Verfolgung durch Vorurteile:*

Zweifellos bestanden in der NS-Zeit antisemitische Vorurteile. Aber die Evidenz über deren Verbreitung und Stärke ist methodisch betrachtet unzureichend. Die Hetze, etwa im „Stürmer", ist ein Beleg für den Meinungsdruck, aber die Wirkung ist nicht genau bekannt. Hinzu kommt, daß in der gefährlichen Situation, in die sich jeder begab, der in der NS-Zeit eine nichtkonforme Meinung äußerte, vermutlich direkte Einstellungsmessungen mit Eigenschaftslisten oder Fragebögen wenig sinnvoll waren. Da auch in den USA, und auch zur Zeit der Untersuchungen zur „authoritarian personality", diese Bereiche tabuiert waren, wären vermutlich indirekte Verfahren angebracht gewesen, wie sie heute in den USA zur Erforschung von Vorurteilen über Neger verwendet werden (Crosby, Bromley & Saxe, 1980). Es ist nicht auszuschließen, daß der Antisemitismus für damals überschätzt und für heute unterschätzt wird.

Kritik an der Erklärung der Judenverfolgung aufgrund von Vorurteilen

Ob das antisemitische Vorurteil mitursächlich für die Verfolgung war und ob Ethnozentrismus durchgängig ist, sind m. E. zwei Fragen, die eng zusammenhängen. Die empirischen Nachprüfungen haben kein einheitliches Bild zur Generalität von Vorurteilen erbracht (s. Schäfer & Six, 1978, S. 58 ff.), allerdings glaube ich, daß das Generalitätsproblem bisher theoretisch unangemessen untersucht wurde. Es handelt sich um den Grad der intraindividuellen Verallgemeinerung eines (negativen) Affektes über mehrere Einstellungsobjekte. Um dies zu prüfen, muß für jedes Individuum seine Ähnlichkeitsstruktur in diesem und weiteren Einstellungsbereichen erfaßt und mit dem Affekt nach Stärke und Richtung in Beziehung gesetzt werden. Solche Studien sind mir nicht bekannt – daß aggregierende Studien zu uneinheitlichen Aussagen führen, ist naheliegend.

Hinzu kommt, wie Erhebungen zur Stereotypforschung mit dem Verfahren der Eigenschaftslisten nahelegen, daß Menschen über Bündel von Merkmalen verfügen, die sie alle zusammen auf das gleiche Objekt beziehen, wenn sie die Voraussetzungen dafür als erfüllt ansehen. Die Leichtigkeit, mit der von heutigen Rechtsextremisten die Türken oder Ausländer insgesamt zum Vorurteilobjekt gemacht werden, legt die Vorstellung nahe, Vorurteile würden die Richtung des Hasses und der Verfolgung lenken (und auch Rechtfertigungen anbieten), daß jedoch der spezifische Inhalt eines Stereotypes nur eine geringe Rolle bei der Verursachung spielt: Die Objekte scheinen in gewissen historisch und gesellschaftlich bestimmten Grenzen austauschbar; die Inhalte der Attribution liegen als relativ unspezifische Merkmalsbündel bereit. Generelle Vorurteile gegenüber Minderheiten können also bestehen, weil jede Minderheit für sich den Effekt auslöst, obwohl zwischen den Minderheiten deutlich differenziert wird, oder weil ein oder mehrere Merkmale („fremd", „bedrohlich") ausreichen, einen festen Satz stereotyper Reaktionen zu aktivieren.

Die Notwendigkeit, auf eine Persönlichkeitsstruktur als den Vorurteilen zugrundeliegend zurückzuschließen, wird in der „authoritarian personality" zum einen mit der Generalität, zum anderen mit der geringen Veränderbarkeit über die Zeit begründet. Beide Gründe erscheinen nicht zwingend. Ferner hat schon Christie (1954) darauf hingewiesen, daß die Persönlichkeitsmerkmale, die Adorno und Mitarbeiter erfaßten, nicht solche wie Intelligenz, Neurotizismus etc. sind, die Items der F-Skala sich vielmehr auf soziales Verhalten, Normen und Werte beziehen. Der nachgewiesene Zusammenhang scheint eher der zwischen relativ spezifischen und mehr generellen Einstellungen oder Werten und nicht Persönlichkeitsmerkmalen i. e. S.[4] zu sein – wenn man von konkurrierenden, eher methodischen Erklärungen einmal absieht (wie Reaktionstendenzen, Transparenz u. ä.).

Eine Anmerkung zur Datenanalyse

Da die ersten drei Annahmen als teils nicht angemessen untersucht, teils nicht durchgängig empirisch bestätigt gelten müssen, verwundert nicht, daß auch zur vierten Annahme keine schlüssige empirische Evidenz vorliegt. Abschließend sei noch auf einige methodische Probleme hingewiesen, die in der Literatur bisher zu wenig berücksichtigt wurden, die jedoch für weitere Arbeiten m. E. zu beachten wären. Dies soll anhand fiktiver Daten (Tabelle 1) geschehen, die der Anwendung mehrerer Likert-Skalen entsprechen, dem Vorgehen also, das Adorno und Mitarbeiter wählten. In Tabelle 1 finden sich Reaktionen auf 3 Gruppen von Items, +3 sei starke Zustimmung zu einem Antiminderheiten-Item.

Zunächst sei geklärt, wie Adorno et al. solche Daten analysiert haben. Sie bildeten die Summen (in den $\sum$-Spalten) oder entsprechende Mittelwerte und

Tabelle 1. Hypothetische Daten zur Verdeutlichung verschiedener Fragestellungen in der Vorurteilsforschung

	a				b				c			
	A	B	C	∑	D	E	F	∑	G	H	I	∑
Vp 1	−3	−2	+2	−3	+2	−3	−2	−3	−2	+2	−3	−3
2	−1	0	+1	0	+1	−1	0	0	0	+1	−1	0
3	−1	+1	+3	+3	+3	−1	+1	+3	+1	+3	−1	+3

Reaktionen auf drei Vorurteilsobjekte:
a = Items zum Antisemitismus
b = Items gegen Neger
c = Items gegen Katholiken

Zu jedem Objekt werden drei Bewertungshinsichten erfragt:
Item A, D, G   bestreitet die Eignung für hohe Staatsämter;
Item B, E, H   sagt, daß man einen Angehörigen dieser Gruppe nicht heiraten würde;
Item C, F, I   behauptet, Angehörige dieser Gruppe gefährdeten den eigenen Arbeitsplatz.

korrelierten diese über die Vpn. In den hypothetischen Daten wären alle diese (Produkt-Moment-)Korrelationen = +1. Adorno et al. erhalten ebenfalls hohe Korrelationen dieser Art und schließen daraus auf Generalität von Vorurteilen.

Ferner berechnen Adorno et al. die gleiche Art von Korrelationen zwischen ihren Vorurteilsskalen und den „Persönlichkeitsmerkmalen", die ja ebenfalls mit Likert-Skalen erfaßt wurden. Aus den positiven und substantiellen Korrelationen schließen sie auf eine Fundierung der Vorurteile durch Persönlichkeitszüge.

Was genau haben Adorno und Mitarbeiter gezeigt? Sie haben eine Schichtenstruktur in der von ihnen untersuchten Personenmenge nachgewiesen: Es gibt eine Gruppe von Personen, die zu durchweg hohen Summen, unabhängig von Gegenstand der Likert-Skala, kommt; eine weitere Personengruppe mit durchgängig mittelhohen Summen, und eine weitere Gruppe mit durchgängig niedrigen Summen (die Anzahl der Gruppen ist beliebig, bis auf ihren Zusammenhang mit der Reliabilität der Instrumente). Es wurde also eine eher soziologische als psychologische Erscheinung – ein interindividuelles Verteilungsphänomen und nicht ein intraindividueller Zusammenhang – festgestellt (vgl. Feger & Faltin, 1975). Warum diese Regelmäßigkeit in der Verteilung auftritt, ist dann eine zweite, eigens zu prüfende Frage.

Die fiktiven Daten zeigen, daß perfekte Korrelationen über die Vpn vorliegen können, auch wenn innerhalb einer Person zwischen den Variablen keine ausgeprägten Zusammenhänge bestehen. Wir müßten nun präzisieren, können dies jedoch nicht so, wie es der Position von Adorno und Mitarbeiter entspricht, da diese Position nicht hinreichend präzise ist. Außerdem müssen wir, wenn wir intraindividuelle Strukturen prüfen wollen, diese selbst zunächst differenzierter beschreiben, beispielsweise, indem wir außer den Vorurteilsgegenständen auch noch inhaltlich verschiedene Bereiche oder unterschiedliche Situationen einführen, in denen sich das Vorurteil äußern kann.

In den fiktiven Daten besteht kein intraindividueller Zusammenhang zwischen den Vorurteilsgegenständen (korreliert über die Bereiche), und auch kein Zusammenhang zwischen den Bereichen (korreliert über die Gegenstände). Vp 1 beispielsweise zeigt folgende Daten:

	Gegenstand		
	a	b	c
Bereich: Staatsamt	−3	+2	−2
Heirat	−2	−3	+2
Arbeit	+2	−2	−3

Man sieht sogleich, daß die Korrelationen gering und die Regressionen nicht einmal durchweg linear sind. Wie übrigens aus Tabelle 1 hervorgeht, sind die Likert-Skalen sehr homogen (definiert als Korrelation zwischen den Items über die Vpn); für den Bereich *a* beispielsweise

	a		
	A	B	C
Vp 1	−3	−2	+2
2	−1	0	+1
3	−1	+1	+3

zeigen sich die in dieser Forschung üblichen mittelhohen Korrelationen, daran können also die geringen intraindividuellen Zusammenhänge nicht liegen.

Wenn man, wie Adorno, interindividuelle Korrelationen über den Zusammenhang von Vorurteil und Persönlichkeit entscheiden läßt, muß man interindividuelle Vergleichbarkeit von Skaleneinheit und Skalenursprung fordern – also die gleichen kognitiven Repräsentationen der bei Likert verwendeten Ratingskalen bei allen Personen. Ferner, und unabhängig von dieser unrealistischen Annahme, muß man zulassen, daß die Frage, ob eine Vp ein starkes, mittleres oder schwach ausgeprägtes Vorurteil hat, von den Ausprägungen der Vorurteile der übrigen Stichprobenmitglieder entschieden wird. Mir erscheint fraglich, ob das mit Adornos theoretischer Position vereinbar ist.

Es ist möglich, jedoch nicht notwendig, diese Überlegungen zu vertiefen, um zu der Schlußfolgerung zu kommen, die Vorstellung über den Zusammenhang von Vorurteil und Persönlichkeitsmerkmalen sei zu präzisieren, wenn man sie empirisch prüfen will. Auch wenn, wie im folgenden Teil dieses Referats befürwortet, andere Variablen erfaßt werden sollen, wäre vorab theoretisch zu klären, innerhalb welcher Analyseeinheit und über welche Replikationen Zusammenhänge zu bestimmen wären.

Verfolgung und unterlassene Hilfe: Informiertheit und Wertestruktur als steuernde Variablen

Irle (1975, S. 394, gesamte Passage gesperrt) faßt den gegenwärtigen Stand der Vorurteilsforschung m. E. zutreffend zusammen:

Die physischen Kennzeichen rassischer oder ethnischer Differenzen sind stereotypisierende Informationen, welche einer negativ vorurteiligen Person anzeigen, daß die andere Person zu einer Klasse von Personen zählt, deren Werthaltungen und andere Eigenschaften divergent sind zu denen der vorurteiligen Person. Das Vorurteil selbst ist nicht in dieser Divergenz an sich, im „Wir und die Anderen" begründet, sondern darin, ob diese Divergenz oder dieser Antagonismus geeignet ist, zentrale Werte dieser negativ vorurteiligen Person oder deren Realisierung infrage zu stellen.

Daß Andere anders sind, ist also so lange irrelevant, wie sie unsere Werte nicht bedrohen. Verhetzung besteht darin, aus Annahmen über Andersartigkeit Bedrohungsvorstellungen zu erzeugen. Dafür muß es gelingen, zentrale Werte anzusprechen. Zu der Lenkungsfunktion jener Vorurteile, die in einer bestimmten historischen Lage bestehen, muß – damit Verfolgungen stattfinden können – bei hinreichend vielen und einflußreichen Menschen eine Wertstruktur kommen, die dieser Verknüpfung von Andersartigkeit und Bedrohung nicht widersteht. Damit Vorurteil, Angst und Haß zu destruktivem Verhalten werden, müssen weitere Bedingungen erfüllt sein; der Bezug zum unter kontrollierten Gegebenheiten beobachtetem Verhalten wird in der „authoritarian personality" nicht hergestellt.

Auch wenn es angemessen und hinreichend sein sollte, das Verhalten etwa eines Kapos mit psychopathologischen Begriffen zu beschreiben, für die Mehrzahl der Verfolger und Mitläufer und derer, die Bescheid wußten und nichts unternahmen, dürften diese Kategorien irrelevant sein. Allgemein, und besonders in einer nicht „offenen" Gesellschaft wird man zwei nicht unabhängige Variablenbündel betrachten müssen, die Informiertheit des Einzelnen und seine Wertestruktur. Im folgenden sei versucht, dies näher zu begründen.

Es brächte alle Vorteile einer einheitlichen, geschlossenen Theorie mit sich, wenn man wie Adorno und Mitarbeiter so verschiedene Rollen und Verhaltensweisen wie die des Schreibtischtäters, des Lagerkommandanten, des Wachmanns, des Spitzels, des Parteigenossen, des Bonzen, des Mitläufers[5] oder des Hitlerjungen mithilfe weniger Konzepte erklären könnte. Der heutige Stand der Vorurteilsforschung und die soeben skizzierte Kritik an der „authoritarian personality" veranlassen mich zu dem Vorschlag, die beiden folgenden Konzepte als zentrale anzusetzen:

Informiertheit. Wahrscheinlich hat es nicht einen einzigen Erwachsenen gegeben, der damals wirklich gar nichts über die Judenverfolgung wußte, insbesondere auch nach Kriegsbeginn nicht. Sicher hat es große qualitative und quantitative Unterschiede gegeben, wieviel wann bekannt war, Unterschiede auch darin, was geglaubt wurde, und Unterschiede, wie stark man Hinweisen nachging, nachgehen wollte und konnte. Damit ist der zweite Punkt angesprochen.

Wertstruktur. Die Entwicklung verlief für viele möglicherweise und über Jahre hin zunächst ganz undramatisch: Den einen berührt „Politik" grundsätzlich nicht, und alles, was die Nazis taten, war für ihn „Politik"; der andere konnte es nicht glauben, die Quellen waren ihm parteiisch und suspekt, noch ein anderer glaubte zwar das Schlimmste, aber die Sicherheit der eigenen Familie ging ihm vor, oder er sah andere Werte, seine Selbstauffassung bedroht, wenn er seine Befürchtungen über die Judenverfolgung ernst nähme.

Je nachdem, welche Werte dominierten, welche durch wen als bedroht erlebt wurden, kam es zur Informiertheit, kam es zum Wertekonflikt, und schließlich zu mehr als Gleichgültigkeit und Angst. Unsere Ausgangsthese ist also: Wer die verschiedenen Verhaltensweisen von Deutschen gegenüber Juden und anderen Verfolgten im Nationalsozialismus verstehen will, muß wissen, wie diese Bürger informiert waren, wie sie diese Informationen verarbeiteten, besonders, was ihre Kenntnisse und Vermutungen für die Verwirklichung oder Bedrohung ihrer Werte bedeutete. Waren überhaupt Werte bedroht, und wer bedrohte sie? Hier, erst hier, wirkt sich die steuernde Rolle von Vorurteilen aus.

Wenn man betont, es sei wichtig, die Werte der Deutschen in der nationalsozialistischen Zeit in die Analyse einzubeziehen, und sich fragt, warum dies bisher m.W. nicht in mehr als feuilletonistischer Weise geschehen sei, wird man auf die allgemeine Schwierigkeit stoßen, Werte zu messen – eine Schwierigkeit, für die weniger methodische Gründe verantwortlich sind als vielmehr die unzureichende theoretische Analyse des Konzeptes Wert (vgl. dazu Graumann & Willig, 1983). Aber möglicherweise führt gerade die scheinbare Komplikation, daß heute die Werte der Menschen in der Zeit vom Beginn bis zur Mitte dieses Jahrhunderts nicht mehr direkt zu messen sind, dazu, daß sich Oberflächlichkeiten und Beliebigkeiten der gängigen Fragebogen- und Kärtchensortiermethoden der Werterfassung vermeiden lassen.

Was an Material noch erreichbar ist, sind retrospektive Interviews, Autobiografien u.ä. (z.B. Steinbach, 1983) und damalige Publikationen aller Art, Flugblätter, Tagebücher, Zeitungen, Todesanzeigen, Vernehmungsprotokolle,

Reden, Gesetzestexte usw. Inhaltsanalytische Verfahren dürften sich besonders anbieten, in denen dann – damit Werte analysiert werden – die Bestimmung der zu beachtenden Texteinheiten und die theoretisch geleitete Entwicklung des Kategoriensystems Validität ermöglichen. Über die üblichen methodischen Erwägungen hinaus wäre bei diesen Inhaltsanalysen zu beachten, daß vermutlich deutlich in allen einer Öffentlichkeit zugänglichen Texten der Konformitätsdruck einer totalitären Gesellschaft die uns vertraute Spielbreite der Wertäußerungen einschränkt, und daß es in der Zeit einer „Bewegung" nicht immer leicht sein dürfte festzustellen, ob einer Wertäußerung eine Wertrealisation entspricht.

Andererseits hat spätestens in der zweiten Hälfte der nationalsozialistischen Zeit für viele Menschen die Notwendigkeit bestanden, sich in der doppelten Weise zu Werten zu verhalten, die charakteristisch ist für die Orientierung an Werten: Sie mußten sich mit ihren eigenen Werten und denen anderer auseinandersetzen, und sie wurden in Konflikt- und Grenzsituationen geführt, in denen ihr Verhalten sich relativ bewußt als Verwirklichung von Werten, auch einiger eigener Werte zulasten anderer Werte darstellte (s. z. B. Thomae, 1960, insbesondere S. 34f., 36f., 50f., 60, 102ff., 161, 231). Es müßte also in den Textmaterialien, aber auch in den Explorationen relativ häufig Situationen der Auseinandersetzung mit Werten geben, und in den rückschauenden Stellungnahmen Hinweise in Form von Distanzierungen, Relativierungen und Inkonsistenzen.

Wenn *Wert* zum zentralen Konzept der Analyse wird – und vielleicht meinten Adorno und Mitarbeiter das eigentlich – ergeben sich für manche Erscheinungen im Dritten Reich Erklärungsmöglichkeiten, die von den Konzepten Vorurteil und Erziehungsstil nur unzureichend erfaßt werden. Man kann erklären, warum bestimmte Gruppen wie die Kommunisten, Sozialdemokraten, Christen beider Konfessionen – sofern sie „überzeugt" waren – Gegner des Regimes waren oder bald wurden. Es erklärt, warum bestimmte, von ihrer Wertsozialisation her definierte Gruppen eher anfällig für die nationalsozialistische Ideologie wurden, und erklärt, wer zu welchem Zeitpunkt sich nicht mehr mit den Nazis identifizieren konnte. Ferner macht es die Resistenz einiger Nationalsozialisten gegen ein Aufgeben ihrer Überzeugungen verstehbar – auch die Morde beim Röhmputsch ließen diejenigen kaum zweifeln, die bis zur „Machtergreifung" selbst verfolgt oder diskriminiert worden waren. Schließlich ist die Informiertheit nicht ohne Bezug auf die Werte zu erklären.

Die Informiertheit stellt weniger die Frage danach, wer was – wie konkret und detailliert – wußte, als vielmehr: Wer hielt welche Information für zutreffend, besonders über das Ausmaß, die Brutalität und die Gründe für die Morde. Und wie wurde dieses Wissen durch seinen Träger formuliert: als „Abrechnen der Nazis mit den Bolschewisten", als „Ausmerzen der Schädlinge des deutschen Volkes", als Einführen von „Zucht und Ordnung bei arbeitsscheuem Gesindel" und wie diese immer wieder als Selbstschutzhilfen angebotenen Formeln auch lauten mochten. Wichtig ist auch, ob und wie weit, warum und warum nicht, Zusammenhänge zwischen Teilinformationen der Medien, eigenen Erfahrungen und Gerüchten hergestellt wurden, ob beispielsweise die Beobachtung, daß ein Jude aus der Nachbarschaft von der SS abgeholt wurde, und die Nachricht verbunden wurden, eine Munitionsfabrik sei explodiert, deren Arbeiter hauptsächlich „Volksfeinde" gewesen seien.

Es wäre sicherlich zu idealistisch anzunehmen, im oder spätestens nach dem Dritten Reich sei jeder Deutsche in einen Wertkonflikt, etwa in eine „echte Entscheidung" i.S. von Thomae (1960) gekommen. Für einige stand die Gegnerschaft schon zu Beginn der zwanziger Jahre fest; für andere – vermutlich viele – kam es nicht zum Konflikt, weil zwischen Wirtschaftskrise und Zweitem Weltkrieg zu mehr als zur Existenzsicherung kaum Zeit blieb. Nicht alle sind in der gleichen Weise darauf vorbereitet, Verstöße gegen ihre eigenen Werte durch Institutionen zu erkennen und sich damit auseinanderzusetzen – hier liegt möglicherweise der Ansatzpunkt für Reformen der Erziehung; antiautoritär ist nur ein Aspekt, ein anderer wäre Wertsensibilität. Ferner gibt es vermutlich einige Möglichkeiten, die eigene Wertstruktur zu „exhaurieren", neu zu interpretieren, bevor man sie ändert oder den Glauben daran aufgibt, bestimmte Personen oder Dinge repräsentierten die eigenen Werte.

Schließlich muß man berücksichtigen, daß auch umfassende Informiertheit und Wertopposition nicht unbedingt zum Engagement führen, wenn man keine Möglichkeit zum Handeln sieht. (Wir wissen, daß in der Dritten Welt jeden Tag Kinder verhungern. Keiner kann das rechtfertigen. Zu mehr als Spenden und Patenschaften kommt es bei den meisten doch nicht.)

Nach meiner Einschätzung ist die Zeit für einen neuen Versuch reif, einen psychologischen Beitrag zur Erklärung der Verfolgungen zu leisten. Dazu gehört weit intensivere theoretische und methodische Vorarbeit als hier angedeutet wurde, die auch ein Einzelner nicht allein bewältigen kann. Die politische und gesellschaftliche Realität in der Bundesrepublik ist für einen solchen Versuch jedoch nicht günstig – jedenfalls gibt es bis heute kein Forschungsinstitut, das sich aus sozialwissenschaftlicher und psychologischer Sicht mit der Thematik dieses Referates befaßt.

Wenn man auf die zentralen Aussagen des Arbeitskreises um Adorno noch einmal zurückblickt, könnte man sie neu formulieren und dabei die Akzente verschieben:

(1) Die Nationalsozialisten konnten an bestehende und von ihnen vertiefte Vorurteile gegen Juden und andere Gruppen anknüpfen, als sie deren Verfolgung begannen, verschärften und dies rechtfertigten. Die Vorurteile bestimmten wesentlich mit, wer zum Opfer wurde.

(2) Daß Vorurteile steuernd wirksam werden konnten, lag daran, daß wesentliche Werte als bedroht dargestellt wurden, daß in den Wertstrukturen

zahlreicher Bürger Prioritäten vorhanden waren, die Widerstand und angemessene Informiertheit verhinderten.

(3) Wenn auch nicht wie in der „authoritarian personality" Persönlichkeitszüge, sondern Wertstrukturen das Fundierende sein könnten, so bleibt doch die Berechtigung, auf die Rolle der Sozialisation hinzuweisen. Vermutlich wäre es jedoch zu einseitig, dabei ausschließlich antidemokratische Inhalte als Defizite auszuweisen.

Anmerkungen

1 Ursprünglich hatte ich einen Beitrag zur Frage leisten wollen, wie die vom Nationalsozialismus verfolgten (Sozial-)Psychologen als Wissenschaftler auf den Nationalsozialismus reagierten. Einige der im Exil entstandenen sozialpsychologisch relevanten Arbeiten verstehen sich selbst ausdrücklich als Auseinandersetzung mit dem Faschismus. Die Grundthese meines Beitrages hätte gelautet: Die wissenschaftliche Reaktion auf den Nationalsozialismus hat für die Sozialwissenschaften spezifisch Neues in theoretischer und methodischer Hinsicht und an empirischen Befunden erbracht. Aus heutiger Sicht müßte jedoch festgestellt werden, daß die dann folgende Weiterentwicklung der Sozialwissenschaften nicht systematisch und umfassend eingesetzt wurde, um sich mit Faschismus, Rassismus und Völkermord dem gegenwärtigen theoretischen Stand entsprechend auseinanderzusetzen. Ein entsprechendes Forschungsinstitut gibt es bis heute nicht. – Leider zeigte sich bald, daß die mir zur Verfügung stehende Zeit nicht ausreichte, mich in die Literatur einzuarbeiten und der These im Detail nachzugehen. Als ich andererseits mit dem Versuch begann und – vielleicht verständlicherweise – bei Adorno und seinen Mitarbeitern einsetzte, wurde mir mehr und mehr deutlich, daß diese vermutlich allgemein bekannteste sozialwissenschaftliche Antwort auf die Frage nach den Ursachen der Massenmorde zu kurz greift, daß ein neuer Versuch unserer Fächer geboten erscheint. Mein Beitrag soll dazu Vorarbeiten beisteuern, wobei es mir mehr auf die Betonung einer Perspektive und weniger auf eine Integration des ohnehin spärlichen (über „Gelegenheits"-Beobachtung hinausgehenden) Wissens ankommt.
2 Angeregt u. a. durch Adornos Studien stellt Milgram sogleich in der Einleitung seines berühmten Artikels (1963) den Bezug zu den Konzentrationslagern und Gaskammern her:
These inhumane policies may have originated in the mind of a single person, but they could only be carried out on a massive scale if a very large number of persons obeyed orders. – Obedience is the psychological mechanism that links individual action to political purpose. (p. 371)
Auch in seiner Zusammenfassung der ersten Serie von Experimenten (Milgram, 1975) betont er die Vergleichbarkeit:
The differences in the two situations [Nazi-Epoche gegenüber Experiment] are, of course, enormous, yet the difference in scale, number, and political context may turn out to be relatively unimportant as long as essential features are retained. The essence of obedience consists in the fact that a person comes to view himself as the instrument for carrying out another person's wishes, and he therefore no longer regards himself as responsible for his actions. (p. XII)

3 Adorno (1962/1978, S. 226): „Selbstverständlich darf man in keiner Sekunde die enge Verkoppelung des antisemitischen Vorurteils mit autoritätsgebundener Charakterstruktur und mit autoritären Mächten überhaupt verleugnen."
4 Adorno et al. sprechen bisweilen auch (z. B. S. 2) vom Zusammenhang zwischen „ideology" und „needs"; es bleibt wohl nur die Betrachtung ihrer Erhebungsmethoden, um ihre Ergebnisse zu verstehen.
5 Für die positiv bewerteten Rollen hält hier die Sprache keine prägnanten Etiketten bereit.

Literatur

Adorno, T. W. (1978). Zur Bekämpfung des Antisemitismus heute. In A. Karsten, A. (Hrsg.), *Vorurteil* (S. 222–246). Darmstadt: Wissenschaftliche Buchgesellschaft. (Original 1962).
Adorno, T. W., Frenkel-Brunswik, E., Levinson, D. J. & Sanford, R. N. (1950). *The authoritarian personality*. New York: Harper.
Christie, R. (1954) Authoritarianism – re-examined. In R. Christie & M. Jahoda (eds), *Studies in the scope and method of „The authoritarian personality"* (pp. 123–196). Glencoe, Ill.: The Free Press.
Crosby, F., Bromley, S. & Saxe, L. (1980). Recent unobtrusive studies of black and white discrimination and prejudice: A literature review. *Psychological Bulletin, 87,* 546–563.
Feger, H. & Faltin, G. (1975). Die Einstellungsstruktur von Gruppen: Anmerkungen zur Arbeit von Hartmann & Wakenhut. *Zeitschrift für Sozialpsychologie, 6,* 160–163.
Graumann, C. F. & Willig, R. (1983). Wert, Wertung, Werthaltung. In H. Thomae (Hrsg.), *Enzyklopädie der Psychologie: Serie IV, Bd. 1. Theorien und Formen der Motivation* (S. 312–396). Göttingen: Hogrefe.
Irle, M. (1975). *Lehrbuch der Sozialpsychologie*. Göttingen: Hogrefe.
Milgram, S. (1963). Behavioral study of obedience. *Journal of Abnormal and Social Psychology, 67,* 371–378.
Milgram, S. (1975). *Obedience to authority. An experimental view*. New York: Harper & Row.
Schäfer, B. & Six, B. (1978). *Sozialpsychologie des Vorurteils*. Stuttgart: Kohlhammer.
Steinbach, L. (1983). *Ein Volk, ein Reich, ein Glaube? Ehemalige Nationalsozialisten und Zeitzeugen berichten über ihr Leben im Dritten Reich*. Berlin: Dietz.
Thomae, H. (1960). *Der Mensch in der Entscheidung*. München: Barth.

Anhang: Dokumentation

Anmerkungen s. S. 310

Die auf den nachfolgenden Seiten abgedruckten Texte sollen einen Eindruck davon vermitteln, wie Psychologen – Professoren wie Studenten – auf die „Machtübernahme" durch die Nationalsozialisten reagierten, welche Erwartungen – Hoffnungen wie Befürchtungen – laut wurden. Es lag in der Natur des neuen Systems, daß zustimmende Äußerungen eher Platz und öffentliche Verbreitung fanden als kritische, die schließlich ganz erstarben. Insofern ist die folgende Auslese systembedingt einseitig.

Der Herausgeber

Die Lage der Seelenwissenschaft in der deutschen Gegenwart

Von FELIX KRUEGER

Für die Wissenschaften kann das Schicksal, welches die gesittete Menschheit jetzt erfährt, kann die Kulturwende, in der sie mitteninne steht, nicht ohne Folgen bleiben. Deutsches Land ist mehr als andere dahinein verwickelt. Und – ich sagte das schon vor 2½ Jahren in Hamburg – es wird darauf ankommen, wie hier die Denkenden sich mit der Lage auseinandersetzen, und ob dieses Volk geistig vermag, die Reformation vorwärts zu bringen, über die Linien hinaus, an denen einst Luther, erst recht die Lutheraner, haltmachten. Hierzu ist unter vielem anderen, unmittelbar tathaften, heutzutage nötig, daß man planmäßig nach Wahrheit forsche, daß man selbstkritisch denke und zusammenhangsvolle, doch bestimmte Begriffe bilde.

VIII.

Weitreichende Unklarheiten und beharrliche Irrtümer haben in der Regel stärkere Wurzeln als theoretische. So beruht das phänomenalistische Vorurteil nicht nur darauf, daß unsere Wissenschaft jung ist, ihre Logik ungefestigt, ihre Gegenstände verwickelt. Die selbstgenugsame, zugleich aber überhebliche „Psychologie ohne Seele" ist recht ein Kind des ausgehenden 19. Jahrhunderts. Von dessen Geiste sprachen wir schon angesichts der Psychoanalyse. Diese war noch zeitverhafteter als jemals die Laboratoriumspsychologie. Noch ausschließlicher als diese in ihren Frühformen beschränkt sich die Wiener Schule auf Einzel„fälle", ja auf Impressionen, und andererseits dachte sie noch einseitiger mechanistisch. Beide Denkweisen entstammen einer Epoche, da die Wirtschaft großbetrieblich und dem Kapitalismus hörig wurde. Die beteiligten Völker ballten sich in Weltstädten, in Fabrikvororten und Verkehrszentren zusammen. Im Dienste privater Geldinteressen überbot sich die Technik. Ein ungeheurer Apparat von Mitteln wurde aufgebaut und gewann dämonische Eigenständigkeit. Expansion wurde um ihrer selbst willen erstrebt. Rationalisierung in Großbetrieben, kommerziell, maschinenmäßig griff von der Wirtschaft auf alles menschliche Tun und Lassen über, nicht zuletzt auf das Geisteswesen. Frondienst für möglichst hohen, „solidarisch" umkämpften Lohn oder Profit wurde der Hauptinhalt eines Lebens ohne Feste, ohne Achtung vor dem Staat und ohne das Haltgebende echter Gemeinschaft. „Die" „Arbeit" verdrängte das Göttliche, das Ewige von seinem Thron und aus den Herzen jegliche Ehrfurcht. Das Werkertum betete man götzendienerisch an; daneben die positivistische Aufklärung. Gleichzeitig aber erniedrigte man die Arbeitskraft der lebendigen Menschen zur Ware und den Dienst an der Wahrheit sowie den an der Schönheit zum Sklaven privatwirtschaftlicher

Zwecke. Was immer an Bindungen äußerer und innerer Art für das Leben notwendig ist, lockerte sich oder wurde zerschnitten. Die überpersönlichen Güter, deren Wert den früheren Geschlechtern selbstverständlich war, wie die des Familien- und Gemeindelebens, wie Nachbarschaft und ehrenamtlicher Dienst, sanken tief in der Schätzung der Großstädter. Die Verfertiger von „Ideologien" – so nannte man jetzt die grundsätzlichen Gedanken über das Menschentum – stellten all dergleichen radikal in Frage. Die Zusammenhänge zwischen Individuum und Gemeinschaft, die in der lebendigen Wirklichkeit begründeten Verzahnungen zwischen Sein und Sollen wurden in einem richtungslosen Sinne „problematisch". Dabei verloren sogar die Gelehrten den notwendigen Anschluß an die Vorgeschichte dieser alten Kernfragen, welche Vorgeschichte auf deutschem Boden am ertragreichsten gewesen war.

In Deutschland stürmischer als irgendwo sonst vollzogen sich zur gleichen Zeit in der Gesellschaft, im gemeinen Wesen überhaupt, Umwälzungen von einschneidender Realität. Sie schienen zwangsläufig dahin zu führen, daß das Denken es aufzugeben habe, die Verbundenheit des Menschen mit seinesgleichen und mit den überpersönlichen Mächten haltbar zu begründen. Die Ideale des klassischen Idealismus von Totalität der Persönlichkeit und ihrer Bildung wurden nur noch schwächlich vertreten, ohne Geltungsanspruch für den rauhen Werktag. Ebenso die bedeutsamen Ergebnisse eines Herder, Möser und Fichte, eines Görres, Jahn, E. M. Arndt in Sachen des Volkstums. Was die Sehnsucht ihrer romantischen Nachfahren und was die Hingabe der historisch Arbeitenden da hinzugewonnen hatte an Ideen oder Gedanken von Bindekraft, dem allen gaben die führenden Köpfe des wilhelminischen Zeitalters keine Folge. Leidvoll, aber mit leidenschaftlichem Schwung bekämpfte Friedrich Nietzsche, der einsame Höhenwanderer, jene Bemühungen der am innigsten volkverbundenen Geister. Krampfhafter noch, hilflos zuletzt, wandte sich in unseren Tagen die späteste Romantik – der Klages, Jaspers, Spengler – von der Wirklichkeit des vollen Menschenwesens ab zu einer „Lebens"-Philosophie – der Verzweiflung.

Gewiß, die Dinge standen jetzt auf einer steilen Schneide und noch immer gähnen Abgründe dicht neben der abendländischen Zivilisation. Alles Menschentümliche hat sich dermaßen entformt, daß seine Kernsubstanz, die seelische, den Zersetzungen bloßliegt. Weithin ist sie selber bedrohlich angetastet und erkrankt. In solcher Lebensgefahr des gemeinsamen Daseins sollten doch die Denker und Forscher, die etwas davon verstehen, zusammentreten mit den Könnern der nach außen wirkenden Tat und je an ihrem Teile dahin arbeiten, daß seelenhafte Geformtheit noch das Erwerbswesen durchdringe, daß überall durch das Chaos hindurchgerettet werde, was dem Menschen ureigentümlich ist. Aber damit es dahin komme, müssen die Verantwortlichen sich mit gründlicher Wahrhaftigkeit hierauf besinnen. Wie eimmal die Lage sich verwickelt hat, müssen sie alle die Mühe auf sich nehmen, erst einmal klar zu erkennen, was in wesentlicher Weise ist und was von daher immer neu werden kann. Davon aber, von den Wirklichkeiten des Menschseins, entfernten sich in Deutschland zunehmend gerade die, die für die zugehörigen Wissenschaften den Ton angaben. Die Kathederphilosophen, einseitig des Geistes und der Kultur, ergingen sich in formaler Wissenschaftstheorie oder setzten zeitbedingte abstrakte Geistigkeiten absolut. Die Spätromantiker, draußen bleibend, antworteten darauf mit einem Verächtlichmachen alles Geistigen, eingeschlossen dem geistgeleitet männlichen Willen. Die in einem bestimmten Frontabschnitt unentbehrlich wären, die wissenschaftlichen Psychologen, beschränkten das Gesetzliche des psychischen Geschehens auf die Oberfläche des ausgegliederten Individuums, ließen die Tiefenschichten von Psychoanalyse umspinnen und überantworteten das Soziale den Formalisten oder den Historikern. Grundsätzlich, wie gesagt, leugneten sie die Realität der Seele selbst; Wirklichkeiten wie Arbeit, vollends Sitte, Volksgeist oder Staat entzogen sich ihrem Blick. Kein Wunder, daß jugendfrische Männer der Tat solches glaubensschwach „intellektuelle" Treiben zum alten Eisen warfen.

Über Deutschland ist die moderne Technik, Arbeitsweise und Zersplissenheit besonders einschneidend hereingebrochen. Unvermittelter und rascher als die anderen Hauptvölker ist das unsrige von alledem ergriffen worden, bis zur Auflösung der lebenswichtigsten Bänder und Formen seines Daseins. Dieses vergleichsweise junge, noch unverbrauchte Volk der europäischen Mitte ist am plötzlichsten in die innere Not geraten, daß es tief erfährt, es könnte Unwiederbringliches verlieren, ihm stehe bevor, mit allen seinen Gliederungen Schaden zu nehmen eben an seiner Seele. Aus dieser gemeinsamen Not, sobald sie gemeinschaftlich gefühlt wurde, ist die deutsche Revolution entstanden. Heil uns, daß Männer, die sie erkannten und danach zu handeln wußten, der Nation Führer geworden sind. Bei uns zu Lande gehört jetzt mehr dazu an Schaffensmut, an Opferbereitschaft und also an Glauben, daß sich das Volk in seiner erbeigentümlichen Art behaupte, geschützt und gehalten von der Eigenmacht seines Staates. Hierbei geht es nicht nur um die deutsche Zukunft. Die Gesittung und mit ihr das Leben der weißen Menschheit steht auf dem Spiel. Letztlich stammt aus diesen Notständen auch der wahrhaft wissenschaftliche Wille, von Grund aus zu erkennen, was der Mensch sei und was er vermöge.

Die *Grenzen* menschlichen Könnens und Verstehens leichtsinnig zu übersehen, liegt unserm durch Leid verinnerlichten Volke fern. Von mehr als menschlichen Mächten weiß es sich umfangen und getragen. Es will eingegliedert bleiben in das unendliche Ganze, das es mit Ehrfurcht bekennt als das lebendig und geistig Allerwirklichste. Aber eben daher schreibt sich, daß die Deutschen seit Jahrhunderten die erfahrbar seelische Wirklichkeit ernst nehmen in jeder ihrer Formen. Die in der Geschichte mächtigste auf die Dauer heißt *Volkstum*. Sie ist zugleich wohl die metaphysisch bedeutsamste. Unsere charaktervollsten Denker erkannten darin eine notwendige Gestalt des Ewigen auf der Erde. Endlich ist es so weit, daß die Deutschen einmütig solche Wahrheit anerkennen. Noch aber sehen nicht alle klar, daß gerade bei uns der *Geist* zu dem völkischen Leben, darin er wurzelt, wechselwirksam dazu gehört; so auch, auf dessen gegenwärtiger Entwicklungsstufe der wissenschaftlich geformte und Wissenschaft lebendig erzeugende Geist. Der weht keinen Menschen im Traume an. Er sprießt nicht wie ein Wildgewächs aus unbearbeitetem Boden hervor. Die Fähigkeiten zum strengen Dienst an der Wahrheit wollen gezüchtet und pfleglich behandelt sein. Sie müssen zusammengehalten bleiben in Körperschaften und in einem besonderen Stande, die voller Eigenleben mit dem übergreifenden Ganzen verbunden sind.

In der Schicksalswende Europas muß unser Volk, das reformatorische, alle seine Kräfte sammeln und einsetzen. Richard Wagner, der Mitkämpfer der 48er Revolution, hat 1865 gewarnt: „Wehe uns und der Welt, wenn diesmal das deutsche Volk gerettet wäre, aber der deutsche Geist aus der Welt schwände".

Jetzt ist Deutschland von Grund aus aufgerüttelt. Das Volk steht einmütig zusammen, und seine Vorhuten sind aufgebrochen wie Anfang August des Jahres 1914, aber noch freiwilliger. Seine Stände und Klassen sind inniger, daher fester miteinander verbunden als jemals seit Jahrhunderten. Viel Schutt und Verkrustung sind fortgeräumt. Dem Verfall ist Einhalt geboten. Neuland wird angebaut auf weite Sicht.

Die Führer unseres neuen Staats, an ihrer Spitze Adolf Hitler, der weitschauende, kühne und gemütstiefe Kanzler, der ein Volksmann ist, schaffen Arbeit. Sie bewirken Sauberkeit und kämpfen erfolgreich für die deutsche Ehre. Sie wissen, daß dieses edle Volk nicht vom Brote allein lebt. Aber das genaue, wissenschaftliche Erforschen des wirklichen Seelenlebens hat Folgen auch für die Volkswirtschaft und für den Staat. Davon wird jetzt hier in Leipzig einiges noch für die Fernerstehenden erkennbar werden.
Wir dürfen hoffen!

    Gehen wir an unsere Arbeit.

Das Referat findet sich in: Klemm, O.(Hrsg.) *Bericht über den XIII. Kongreß der Deutschen Gesellschaft für Psychologie* in Leipzig vom 16.–19.Oktober 1933 Jena: Gustav Fischer, 1934, 9–36.

Professor Dr. Erich Jaensch,
Direktor des Instituts für psychologische Anthropologie an der Universität in Marburg,
Vorsitzender der Deutschen Gesellschaft für Psychologie.

Von den Aufgaben und dem Umbruch der deutschen Wissenschaft im nationalsozialistischen Staate.
(Erläutert am Beispiel der Psychologie.)

Psychologie ist die Wissenschaft, die vom normalen seelisch-geistigen Leben, vor allem natürlich von demjenigen des Menschen, handelt. Im Gegensatz zu freischwebenden Gedankenkonstruktionen über Seele und Geist, die in philosophischen Systemen oft hervortraten, ist die Psychologie Erfahrungswissenschaft; sie stützt sich, ähnlich wie die Naturwissenschaften, auf die empirische Erforschung der Wirklichkeit. Darum hat sie auch, im Unterschied zu manchen philosophischen Spekulationen, von Anfang an der Erfahrungstatsache Rechnung getragen, daß Leib und Seele aufs engste zusammenhängen. Sie faßt darum auch gar nicht die Seele allein ins Auge, sondern zugleich den Körper, soweit er durch seine Funktion und Beschaffenheit zum Seelischen Beziehung hat. Darum hieß das Fach früher, in seinen ersten Anfängen „Psychophysik". Heute nennt es sich, um diesen Zusammenhang zwischen Körperlichem und Seelischem zum Ausdruck zu bringen, an einigen seiner Arbeitsstätten „psychologische Anthropologie."

I. Der Geist der eigentümlich deutschen Wissenschaft und der Geist des 19. Jahrhunderts.

Schon hieraus wird deutlich, daß der Psychologie im Rahmen unserer deutsch-völkischen Kulturbewegung eine besondere Aufgabe zufallen muß. An der großen, ja geradezu zentralen Bedeutung der Rassenfrage in unserer nationalsozialistischen Bewegung zeigt sich, in welchem Maße das Interesse am Menschen und am Volke in ihr bestimmend ist. Innerhalb der Wissenschaft ist dieses Interesse auch die treibende Kraft der psychologischen Anthropologie, die ganz allgemein die wissenschaftlichen Vorfragen der Gestaltung menschlich-seelischer Dinge zum Gegenstand hat.

Alles, was eigentümlich deutsch ist und darum beim Aufbau einer deutsch-völkischen Kultur besondere Bedeutung gewinnt, erklärt sich am einfachsten aus der Grundform deutschen Wesens, aus bäuerlicher Art. Ueberträgt sich bäuerlich-idealistisches Streben, das fern von allem Geschäftssinn, wie ein dringendes Pflichtgebot über den Menschen waltet, von dem Bereiche der Tiere und Feldfrüchte auf denjenigen des Menschen, so ist man bei dem Interessenkreis, der auch die letzte Triebkraft der psychologischen Anthropologie bildet. Nicht allein Getreidearten, Rinder und Pferde immer mehr zu veredeln, immer höher zu führen, sondern das Entsprechende vor allem auch mit dem edelsten Erdengeschöpf, mit dem Menschen zu tun, das erscheint als bindendes Gebot und hehre Verpflichtung.

Das lebendige Sein und das lebendige Menschentum bildete darum auch immer das Hauptinteresse der eigentümlich deutschen Wissenschaft. Ueber ihr Wesen schrieb der Philosoph Schelling (1861) folgende Sätze: „Dahin, nach diesem Ziel hat alle deutsche Wissenschaft getrachtet von Anbegim, nämlich die Lebendigkeit der Natur und ihre innere Einigkeit mit geistigem und göttlichem Wesen zu sehen. In dieser Anschauung lebte der große Geist des Johannes Kepler, welcher in dem Zeitalter des Cartesius Atem und Seele der Erde gab, die physische Bedeutung geistiger Formen, die Vorbildlichkeit der Mathesis in bezug auf die Natur und das Weltsystem erkannte."

Aber in der jüngst vergangenen Epoche herrschte überwiegend ein anderer Geist. Die eigentümlich deutsche Wissenschaft konnte darum ihre Schwingen nicht frei entfalten. Der deutsche Geist war daran gehindert, ein seinem innersten Wesen entsprechendes Kultursystem aufzubauen, und er verfiel darum der Ueberfremdung. Das lebendige Sein, dem die bäuerliche Sinnesart am stärksten zugewandt ist, war im Interessenkreis der letzten Jahrhunderte immer zunehmend zurückgetreten. Im Vordergrunde stand in der Breite des Daseins das Interesse an den toten Sachen und der Kultus der toten Sachwerte.

Neben dieser immer unzulänglicher gewordenen Wirklichkeit wurde ein abseitiges Reich der „Bildung" aufgerichtet, gleichsam als eine Zufluchtsstätte, in die die tieferen Menschen aus dem wirklichen Leben flüchteten; ein Reich der reinen und hochgeistigen Ideen, das — so meinte man — hoch über dem wirklichen Leben schwebe, dieses aber trotzdem beherrsche. Das verklingende Kultursystem war somit eine Kultur des Unterlebendigen und des Ueberlebendigen. Es fiel dabei aus dem Bereich des Lebendigen und damit gerade dasjenige, was deutsch-bäuerlicher Sinnesart am wichtigsten ist. Im Grunde freilich das Wichtigste für Kultur überhaupt; denn das Wort „cultura" hängt nicht nur zufälligerweise zusammen mit „agricultura" und „colere", mit Ackerbau und bäuerlicher Betätigung.

II. Die Rolle des Judentums in Wissenschaft und Weltanschauung.

In einer solchen Kultur konnte das Judentum die Herrschaft an sich reißen. Es ist ja entwurzelt und kennt nicht die bäuerlichen Belange. Sein entwurzelter Geist ist in einer Atmosphäre, die von allem Lebendigen, von Boden und Scholle, von allen Bereichen einer, im weitesten Sinne verstanden, bäuerlichen Sinnesart losgelöst ist, ebenso zu Haus, wie sich der deutsche Geist daselbst fremd fühlt und darin verkümmert. Der deutsche Geist wiederum kann im Bereiche der toten Materie allein, in Materialismus und Kultur toter Sachwerte niemals heimisch werden; ebensowenig in einem Bezirk reiner und ganz abstrakter, über der Wirklichkeit schwebender Ideen, in dem sich der Geist des Judentums gerade am wohlsten fühlt. Der jüdische Geist ist der Gegenpol des deutschen Geistes. So mußte in einer Kulturepoche, die sich aufs weiteste von deutscher Wesensart entfernte, notwendig die Führung in die Hand bekommen*. Am vollständigsten geschah dies natürlich in den Weltanschauungsfächern Philosophie und Psychologie.

Die deutsche Philosophie unterstand damals geradezu, wie es Bruno Bauch einmal ausgedrückt hat, der „jüdischen Oberzensurbehörde" des Kreises um Hermann Cohen in Marburg. Cohen eine führende Persönlichkeit in der Freimaurerei (Großloge U.O.B.B.), eine ganz große internationale Autorität in der Wissenschaft vom Judentum, die er zeitweilig in den akademischen Ferien an einer Berliner jüdischen Privathochschule vertrat, wurde gelegentlich eines Jubiläums gefeiert als der „begeisterte Verkünder der Lehren der Propheten, der wissenschaftliche Verfechter der ewigen Wahrheiten des Judentums". Nach der Anschauung, die damals an den deutschen Hochschulen von der „Oberzensurbehörde" allein zugelassen war, müssen alle eben genannten Prädikate — aus der Widmung einer Cohen überreichten Festschrift „Judaica" —, eigentlich auch auf Kant und den deutschen Idealismus angewandt werden. Denn Cohen behauptet, daß die Weltanschauung, die er selbst lehrte, im Grunde auch schon von Kant und den deutschen Idealisten vertreten worden sei, und daß man diese Lehren bisher nur nicht richtig verstanden hätte. Gerade durch die Behauptung, Verwalter und Fortbildner des deutschen Idealismus zu sein, fand dieser jüdische Führer so starken Widerhall in der deutschen Oeffentlichkeit, die natürlich Kant und den deutschen Idealismus als etwas ihr selbst Wesensverwandtes ansehen mußte. „Kant ,ist' ein Jude", pflegte damals ein namhafter Philosophiehistoriker zu sagen: d. h. Kant wurde um im Sinne der jüdischen Geistesart umgedeutet. Was Cohen vertrat und auch in den deutschen Idealismus hineinlegte, war in Wahrheit eine geschickt maskierte Erneuerung der altjüdischen Memrah-Lehre: der im Judentum tief blutmäßig verankerten und in den verschiedensten Formen immer wiederkehrenden Lehre von einem Geist, der kein wirklicher Geist ist, aber alles Wirkliche aus sich erzeugt. In diesem „unwirklichen" Geist spiegelt sich die ganze Erdbodenferne und Entwurzelung der jüdischen Geistesart, und zugleich kommt ihr unbegrenzter Machtanspruch in der These zum Ausdruck, daß dieser Geist, obwohl selbst nicht wirklich, alles Wirkliche aus sich erzeuge. Dieser unwirkliche Geist, der das Wirkliche hervorbringt, ist nach Cohen „der Geist der Wissenschaft", und diese Behauptung wiederum ist ein Niederschlag des schrankenlosen jüdischen Intellektualismus. — Diese Lehre, also die altjüdische Memrah-Lehre, bildet nach Cohen im Grunde auch den Inhalt der Philosophie Kants und des deutschen Idealismus, wenn man sie nur richtig versteht. Der deutsche Geist wurde auf diese Weise von Cohen mit dem jüdischen gleichgesetzt; aber natürlich bestand diese Angleichung nur in der Aufsaugung des ersteren durch den letzteren. Verständlich, daß Cohen als ein ganz großer Führer galt im inter-

---

* Hierzu auch: E. Jaensch, die Wissenschaft und die deutsche völkische Bewegung. Marburg 1933.

nationalen Judentum! Es war, das muß zugegeben werden, ein großangelegter und fast unbemerkt durchgeführter Eroberungsfeldzug gegen den deutschen Geist, und es erschien mehrere Jahrzehnte so, als sollte er siegreich bleiben. Die „Oberzensurbehörde" in Weltanschauungsfragen beherrschte auch die Presse. Kein Wunder daher, daß es (1912/13) zu einem riesenhaften Hochschulskandal aufgebauscht wurde, als die Marburger Fakultät diesem orientalischen Spuk in deutschen Landen ein Ende machen wollte und auf den Lehrstuhl Cohens, bei dessen Rücktritt, einen Vertreter derjenigen Forschungsrichtung berief, die der Erneuerer der Memrah-Lehre am glühendsten gehaßt und am leidenschaftlichsten bekämpft hatte, den Verfasser dieser Zeilen als Vertreter der Psychologie.

III. Der extreme Liberalismus und das kulturwissenschaftliche Denken in Wissenschaft und Weltanschauung.

Neben Marburg war damals Heidelberg der andere Hauptmittelpunkt der deutschen Hochschulphilosophie. Hier wurde von dem Philosophen Wilhelm Windelband und dem von ihm begründeten Heidelberger „kulturwissenschaftlichen Kreis", — dem unter anderen auch der spätere Kultusminister C. H. Becker angehörte —, eine vielfach ähnliche Lehre von unwirklichen Geisteswelten vertreten, wenn auch nicht in jüdischer, so doch in extrem-liberalistischer Form. Die dortigen Gestirne besaßen ganz gewiß nicht die Gestalt des Davidssterns, zogen aber immer einen langen Kometenschweif von nicht arischer Beschaffenheit nach sich (der sich zeitweilig allerdings auch tief in irdische Regionen hinabsenkte, so z. B. einmal auf das Physikalische Institut in Heidelberg, als der deutsche Forscher und Nobelpreisträger Lenard dort herausgeholt, durch die Straßen der Stadt geschleppt wurde und in den Neckar geworfen werden sollte). Alles dies ist sehr begreiflich. Ueber den Köpfen der wirklichen Menschen, sie alle — natürlich auch Deutsche und Juden — in unterschiedslos gleicher Weise formend und gestaltend, schwebt nach der in jenem Kreise vertretenen Lehre der „Geist der Kultur", wie ein „Universale" im Sinne der Scholastik, das die wirklichen Dinge aus sich hervorbringt. Um jeden Anklang an das wirkliche, an Fleisch und Blut gebundene Geistesleben und an die verhaßte Psychologie, die es zum Gegenstand hat, zu vermeiden, ersetzte Windelband den Ausdruck „Geisteswissenschaft" durch die Bezeichnung „Kulturwissenschaft", und er erwirkte die Einbürgerung dieses Sprachgebrauchs in einem großen Teil der Geisteswissenschaften. Es ist nur eine selbstverständliche Folgerung aus dieser Weltanschauung, wenn z. B. auf einem historischen Lehrstuhl dieses Kreises mit großem Nachdruck die Anschauung vertreten wurde, daß Karl der Große die Niedersachsen mit vollem Rechte unterwarf, weil diese noch nichts für die „Kultur" getan hatten, also vom „Kulturgeist" gleichsam noch nicht geformt waren.

Weil die deutsche Psychologie, gestützt auf die Erfahrungstatsachen ihres Gebietes, dieser „kulturwissenschaftlichen" Neuscholastik notwendig entgegentreten mußte, darum wurde sie von Heidelberg aus ähnlich heftig und unerbittlich bekämpft wie von Marburg her. Die Presse wurde in Weltanschauungsfragen hauptsächlich von diesen beiden Stellen aus bedient und hämmerte der deutschen Oeffentlichkeit fortwährend die Behauptung ein von der Wertlosigkeit aller psychologisch-anthropologischen Arbeit. Als die badische Regierung und die Heidelberger Fakultät trotz alledem die Einrichtung eines zweiten philosophischen Lehrstuhls und mit demselben die Berufung des Psychologen Oswald Külpe forderte, drohte Windelband mit seinem Rücktritt, und daraufhin blieb alles wieder beim alten.

IV. Der Kampf der deutschen Psychologie mit den geistigen Mächten des 19. Jahrhunderts.

Die Psychologie war, als eine Erfahrungs- und Wirklichkeitswissenschaft, von Anfang an der schärfste Widerpart und glühend gehaßte Gegenspieler aller dieser eng zusammenhängenden Philosophenschulen, die sich in Spekulationen ergingen über wirklichkeitsferne Geisteswelten, über „Bewußtsein überhaupt", „transzendentales Bewußtsein", „Geist der Kulturen" usw. Wir bezeichneten oben das versinkende Kultursystem als ein zweifach gespaltenes, als eine Kultur der Unterlebendigen und der Ueberlebendigen. Alle jene reinen — Geist — Lehren der damals stark verjudeten oder wenigstens angejudelten Hochschulphilosophie bildeten die tragende Grundlage und den nährenden Boden, woraus der zweite jener beiden Stämme hervorging: die Kultur des Ueberlebendigen und ihr Bildungssystem der reinen Hochgeistigkeit. Durch ihre Lehre von den „außerwirklichen" und darum jeder Kontrolle an der Wirklichkeit entrückten Begriffsideen und Geisteswelten eröffneten diese Philosophien riesenhafte Tummelplätze für die Betätigung einer um die Wirklichkeit unbekümmerten talmudisch-scholastischen Dialektik und begrifflichen Spitzfindigkeit. In der Tat wurden in dieser Hinsicht wahre Orgien gefeiert, und es ist selbstverständlich, daß man Hochschullehrer der Philosophie, d. h. ein Führer auf diesen Tummel-, genauer Spielplätzen — denn es war in der Tat ein leeres, nichtiges Spiel — im allgemeinen nur dann werden konnte, wenn man auf diesem Gebiet bereits bis zu einem nicht unerheblichen Grade des Wahnwitzes fortgeschritten war. Und nun erschien, als Verderberin dieses Spiels, das allmählich auf dem Wege über die höhere „Bildung" das ganze deutsche Leben in seinen Bann gezogen hatte, die Psychologie. Sie erklärte die gesamte spätidealistische, „transzendentale", „phänomenologische" usw. Begriffsjonglierkunst für nichtig und wies auf das wirkliche Seelenleben hin und auf die Tatsache, daß dies wirkliche Seelenleben — ja, o Schrecken, selbst der Geist — in unserer irdischen Existenz an einen Leib gebunden ist und von ihm abhängt. Wilhelm Wundt in Leipzig, der Begründer des ersten größeren psychologischen Hochschulinstituts, das dann für entsprechende Einrichtungen in fast allen zivilisierten Ländern der Erde vorbildlich geworden ist, war von Haus aus Physiologe. Also ein „Naturförster", wie man im „kulturwissenschaftlichen Kreise" die Naturforscher gern bezeichnete (natürlich unter Ausnehmung derjenigen, welche sogar die Naturwissenschaft in rein begrifflich-talmudische Spitzfindigkeiten aufzulösen suchten; diese galten als zugehörig, und man sagte lobend „wirklich ein gebildeter Mann"). Diese „Naturförster" betätigten sich nicht in einem „außerwirklichen" oder „transzendentalen" Wald: auch nicht in einem solchen, der in einem „irrealen Wertreich" liegt. Diese „Naturförster" legten vielmehr innerhalb des Hochschulbereichs tastend den ersten Grund zu einer Kultur und Bildung des Lebendigen, wie es dem deutschen bäuerlichen Sinn entspricht; gewiß in vielem noch mit Unsicherheiten und Fehlern, wie wir heute erkennen, aber sie machten damit den Anfang, und sie taten es auf dem hierfür unzugänglichsten und schwierigsten Boden, dem der Geisteswissenschaften. Sie drangen allenthalben auf das Wirkliche. Oswald Külpe, Wundts Schüler, vertrat in der Lehre von der Erkenntnis mit Entschiedenheit den Realismus, und damit die dem unverbildeten Verstand eigentlich selbstverständliche, damals aber keineswegs allgemein anerkannte These, daß alles Erkennen auf die Wirklichkeit gerichtet sein müsse und notwendig Wirkliches zum Gegenstand hat. Alle philosophischen Schulen, die damals an den Universitäten vorherrschten, verbanden sich, obwohl untereinander über fast keinen Satz einig, zum gemeinsamen Abwehrkampf gegen diesen Spielverderber und Störenfried, gegen die Psychologie.

Wilhelm Wundt, der Altmeister des Faches, war sich dessen klar bewußt und bekannte es auch, daß die Psychologie innerhalb der Wissenschaft wesentliche Belange gerade des deutschen Geistes vertrete. Im Ausland gilt auch die Psychologie als ein im ausgesprochenen Maße deutsches Fach. Institute wurden überall nach deutschem Vorbild eingerichtet. Ausländische Gelehrte besuchen fortwährend in großer Zahl unsere Arbeitsstätten. Forscher des Auslandes veröffentlichen sehr oft in ihren heimischen Fachzeitschriften ihre Arbeiten in deutscher Sprache.

Aber die Herrschaft des talmudisch-scholastischen Denkens und des „kulturwissenschaftlichen Kreises" in Philosophie und Geisteswissenschaft forderte eben die Ausschaltung des Wirklichkeitsdenkens und der Wirklichkeitswissenschaft in diesen Gebieten und verlangte damit im Grunde gerade die Zerstörung ihrer eigentümlich deutschen Note. Demgemäß blieb natürlich bei dem Vernichtungsfeldzug gegen die deutsche Psychologie etwas verschont und machte sogar, unter besonders pfleglicher Behandlung, unaufhaltsame Fortschritte: die jüdische Psychologie innerhalb Deutschlands. Das war, neben der talmudisch-scholastisch ausgerichteten Philosophie, die andere Frontlinie, gegen die die deutsche Psychologie fortgesetzt ihr Lebensrecht verteidigen mußte. Die staatlichen Stellen unterstützten hierbei immer die Gegenpartei. Doch von diesen wissenschaftlichen Fehden könnte vielleicht einmal gesondert berichtet werden, da sie die kulturellen und rassischen Gegensätze, die in der Systemzeit im Hochschulbereich zusammenprallten, sehr deutlich erkennen lassen.

V. Die deutsche völkische Bewegung als Befreiung auch im Bereich der geistigen Kultur.

Wir haben es in unserem Fache sehr deutlich zu spüren bekommen, daß der Liberalismus nur gegenüber bestimmten Gruppen duldsam, nach anderen Seiten dagegen tyrannisch ist. Die nationalsozialistische Erhebung bedeutet daher zugleich eine Befreiungstat auf geistig kulturellem Gebiet und wurde als solche begrüßt. Die Tagungen unserer Gesellschaft, die seit dem Umbruch stattfanden, legen Zeugnis davon ab, daß sich das Fach der hohen hieraus erwachsenden Verpflichtung bewußt ist und rastlos an den wissenschaftlichen Aufgaben arbeitet, die die große Wende stellt. Die erste Zusammenkunft nach dem Umschwung, in Leipzig im Frühjahr 1934 abgehalten, führte namentlich die Vertreter der Psychologie mit denen der Rassenkunde zusammen und erbrachte wichtige Förderungen des Grenzgebietes. Die Tübinger Tagung, im Herbst 1934, huldigte gleichsam dem örtlichen Genius, aber in den Formen neuzeitlich ausgerichteter deutscher Wissenschaft. Die Erforschung des Gemeinschaftslebens bildete hier das Rahmenthema. Hegel, der bedeutende Philosoph des Schwabenlandes, hatte diese Fragen in seiner Lehre vom „objektiven Geist" erstmals in den Gesichtskreis der europäischen Philosophie eingeführt. Der Kongreßbericht („Psychologie des Gemeinschaftslebens", herausgegeben von Otto Klemm, Jena 1935, Gustav Fischer), zeigt, was die moderne empirische Forschung hierzu beiträgt. Manches ist aufgehellt, anderes befindet sich in Bearbeitung, die Fortschritte verspricht. In ähnlicher Weise knüpfte dann unsere letzte Tagung in Jena, Sommer 1936, an die großen örtlichen Ueberlieferungen der Vergangenheit an, bestrebt, sie mit gänzlich neuen auf die Zeitenwende ausgerichteten Mitteln fortzuführen. Hier an der Stätte des klassischen deutschen Idealismus handelte die Tagung von den seelischen Haupttriebkräften, denen aller Idealismus entspringt, „Gefühl und Wille", sowie von den „Wandlungen des deutschen Idealismus".

VI. Entschiedenheit und Aktivismus als Forderung auch im Wissenschafts- und Hochschulbereich.

Es gibt immer noch Persönlichkeiten an den Hochschulen, welche der Meinung sind, man dürfe als wissenschaftlicher Forscher kein Nationalsozialist sein. Sie befürchten von entschiedener Ausrichtung auf das Neue eine Gefährdung des wissenschaftlichen Geistes und bilden sich ein, daß dadurch das Ansehen der deutschen Wissenschaft im Ausland bedroht werde, das ja immer eines unserer größten Aktiva darstellte. Sie meinen wohl, die deutschen Hochschulen müßten jetzt ausgestaltet werden zu Museen für den Geist des 19. Jahrhunderts, damit er daselbst inzwischen von den unsanften Eingriffen der neuen Zeit geschützt werde, um dann später — „wenn der Sturm vorüber ist" —, wieder hervorgeholt und von herbeiströmenden Wissenschaftsbeflissenen aus dem In- und Ausland bewundert zu werden. Ein verhängnisvoller Irrtum! Das gerade Gegenteil von dem, was im Wissenschafts- und Hochschulbereich richtig und geboten ist! Derartige Museen würden wahrscheinlich eines Tages als Mausoleen dastehen, in der Grabesstille verlassener Friedhöfe, während das lebendige Leben anderwärts weiterginge. Nein, es verhält sich umgekehrt: Je entschiedener und rückhaltloser wir heute dem neuen Aufbau unserer deutschen Kultur dienen, und in je ehrlicherer, aufrichtigerer Gesinnung dies geschieht, je mehr also hierbei alle auf die Hervorbringung eines bloßen Scheines gerichtete Betriebsamkeit vermieden wird, um so mehr gewinnen wir auch, allmählich aber sicher, die Sympathien und das teilnahmsvolle Interesse der Wissenschaft des Auslandes. Die Kultur steht an einer großen Wende, und die Probleme, vor die sich die deutsche Wissenschaft jetzt gestellt sieht, tauchen nach und nach in fast allen Ländern auf. Nicht dasjenige erweckt heute in der Wissenschaft das größte Interesse der ausländischen Forscher, was den Geist der neuen Zeit am sorgsamsten von sich fernhält, sondern umgekehrt gerade das, was mit größter Entschiedenheit und stärkstem Aktivismus auf das Kommende und Werdende ausgerichtet ist! Das konnte man jetzt an der Anteilnahme des Auslandes an unseren Tagungen deutlich bemerken, und an der Art des Interesses, das es den einzelnen Gegenständen entgegenbringt. Auf dem Jenaer Kongreß waren, obwohl es sich um eine intern deutsche Angelegenheit handelte, 17 verschiedene Nationen vertreten.

Wenn wir so immer wieder mit Genugtuung feststellen können, daß auch unser Fach dem Namen deutscher Wissenschaft im Ausland Ehre gemacht hat, vor allem wollen wir doch an unserem Teile Deutschland und immer wieder Deutschland dienen und den großen Problemen des Aufbaus einer eigentümlich deutschen Kultur!

Der hier vollständig abgedruckte Beitrag erschien in der Zeitschrift *Ziel und Weg*, 1936, *24*, 670–674.

Geleitwort

des Rektors Professor Dr. Gerhard Pfahler.

Eine deutsche Universität in den Aufbaujahren des neuen Reiches gleicht einem Regiment, das an einem entscheidend wichtigen Frontabschnitt zum Sturm angetreten ist. Die Jahre seit dem 30. Januar 1933 sind Wellen und Etappen dieses Sturms. Vor jedem neuen Abschnitt des Einsatzes tut Besinnung not auf die Kampftüchtigkeit der Truppe, auf das Erreichte und auf das Gelände, das noch unerobert im Vorfeld liegt.

Was ist erreicht? Die Universitäten samt allen ihren Angehörigen, Dozenten, Studenten, Beamten, Angestellten und Arbeitern sind mit Ende des Wintersemesters 1934/35 endgültig in den großen Verband des Reichskultusministeriums eingegliedert. Es gibt eine Reichshabilitationsordnung, die den Boden des Nachwuchses im Hochschullehrerberuf weit über den Rahmen der Hochschulen hinaus ausweitet und einen scharfen Strich zieht zwischen nur wissenschaftlicher und auch menschlich-politischer Eignung für diesen Beruf; es gibt vom 1. April ab eine Reichszentrale für Einstellung und Aussiebung sämtlicher Hochschulassistenten; eine neue Berufsausbildungsordnung für deutsche Richter ist in Kraft; Promotions- und Gebührenordnung sind unterwegs. Wer den Zusammenhang von Organisation und organischem Wachstum nur an der Nähe des Gewordenen zum Gewesenen mißt, mag vieles mehr als Bruch denn als stetiges Wachstum empfinden; zumal wenn er weiß, daß — vom Ganzen des deutschen Hochschulaufbaus her entschieden — der Einzeluniversität mancherlei Verzicht auferlegt werden muß. Aber jeder solcher Verzicht ist eine Granate, die ein Stück mehr von den Grenzmauern zwischen den alten Einzelstaaten einebnet. Solche Einebnung setzt den Mut zum radikalen Abbruch voraus. Nicht von Bruch oder Stetigkeit der Entwicklung i m A u g e n b l i c k hängt es ab, ob das Organisierte organisch ist.

Entscheidend ist, ob die Einebnung der Grenzmauern endlich den Anlauf zum Ziel führt, der so oft in unserer Geschichte versäumt wurde oder in persönlicher bzw. kleinstaatlicher Selbstsucht stecken blieb; und der doch allein unserem Volksgeschehen Richtung in Neuland zu geben vermag. Organisation muß u. U. mit scharfem

Schnitt beginnen; organisch ist sie dann, wenn sie — an großen geschichtlichen Maßstäben gemessen — „gewachsen" ist (mutiger Bruch kann echtestes Wachstum sein), und die Keime zum Weiterwachsenkönnen in sich aufnahm.

Die Sturmwelle der Organisation hat das befohlene Ziel erreicht. Erreicht ist bei diesem Sturm zugleich eine recht eindeutige Scheidung innerhalb der Mannschaft des Regiments. Drei Gruppen machen das Verschiedensein in bezug auf die kommende Verwendbarkeit innerhalb der Truppe sichtbar. Es gibt die innerlich Neinsagenden, denen alles wider den gewohnten anerzogenen und so geliebten Lebensstil geht; es gibt die Willigen, die wohl Ausmaß und Bedeutung der geschichtlichen Stunde spüren und bejahen, sich aber zugleich durch jeden Schatten neben dem Licht die Helle und Freudigkeit ihres eigenen Einsatzes verdunkeln lassen. Und es gibt die eigentlichen Kämpfer, denen jeder fremde Schatten Aufforderung an ihr eigenes Gewissen bedeutet, selbst mehr Licht herzugeben und mehr Bereitschaft. Das gilt für Dozenten und Studenten; für die Lehrer vielleicht deshalb besonders stark, weil jeder von ihnen kraft seines Amtes in einen mächtigen geistigen Entwicklungs- und Traditionszusammenhang hineingestellt ist, dessen Verlust unabsehbare Schädigung unseres ganzen Volkskörpers bedeuten würde. Dies zusammen mit dem Unterschied des Alters bedingt, daß Dozenten und Studenten zahlenmäßig wohl verschieden auf die drei Gruppen verteilt sind. Trotzdem sind sie durch einen gemeinsamen Befehl für die neue Etappe des Sturms auf Gedeih und Verderb zusammengebunden. Dieser Befehl heißt: Vortreiben der inneren Hochschulreform. Er führt in ein Vorfeld, in das knapp die ersten Patrouillen vorgefühlt haben; in wirkliches Neuland.

Hinter dem „was ist erreicht?" wartet das „wohin führt der neue Vorstoß?"

Es ist genau wie mit dem stürmenden Regiment: 1933 der stürmisch-begeisterte erste Ansprung; 1934 der Ausbau der gewonnenen Stellung; nicht um des Ausbaus selber willen, sondern um eine Ausgangsstellung für den neuen entscheidenden Sturm zu gewinnen, der noch aussteht. Es gibt für jeden scharf Zusehenden mancherlei Anzeichen dafür, daß bei vielen Männern des Regiments die „Ruhe" zwischen beiden Stürmen eine starke Ermattung, ein Genughaben, ein Nichtmehrweiterwollen zutage kommen läßt. Es sind oft kaum sichtbare Anzeichen, die das verraten; oft ist es nicht mehr, als daß z. B. die Treue zu hergebrachtem Brauchtum umschlägt in eine sture Verliebtheit in es, nur weil es „Brauchtum" ist. Wird die Kraft zum Ansprung weiter reichen? Ist sie bereits verbraucht?

Die verantwortlichen Führungsstellen haben auf alle Erscheinungen solchen Erlahmens mit dem einzig sicheren Urteil geantwortet: sie haben allen „Zwang" — für ängstliche Gemüter fast unheimlich — systematisch abgebaut und ebenso systematisch die Frei=Willigen zu sammeln begonnen. Am eindrucksvollsten wird das sichtbar an der kurzen Entwicklungsgeschichte der Führungs= und Gefolgschafts= grundsätze innerhalb der deutschen Studentenschaft. Wenn das Regiment müde werden will, reißt ein guter Kommandeur zunächst einmal die Freiwilligen zusammen; wohl wissend, daß sie allein das Ganze mitzureißen vermögen.

Das Regiment „Hochschule" hat für den kommenden Sturm seinen Sonderauftrag genau so wie jedes andere der Volksregimenter. Es hat den geistigen Reichtum unseres Volkes zu wahren, zu mehren und weiterzugeben. Und: es hat ihn mit dem Geist neuen natio= nalen und sozialistischen Menschentums zu durchsetzen, ihn dadurch zu einer ganz neuen und fruchtbaren Lebendigkeit zu führen. Das Errungene, den Bestand der Wissenschaft streng zu hüten und es mit dem Geist nationalsozialistischer Berufsauffassung völlig zu durchtränken: in dieser Doppelaufgabe begegnen sich die Genera= tionen, Dozenten und Studenten. Nur in Gemeinschaft vermögen sie sie zu lösen. Stürmt eine Gruppe ohne die andere, geht alle Stoß= kraft ins Leere. Nur strenges, von harter Verantwortung getragenes Zusammenschaffen führt das Regiment über den toten Punkt hin= weg. Wer sich im Kampf um die innere Hochschulreform nicht in die Etappe verziehen will, muß gleichermaßen sicher sein der Wis= senschaft, die er pflegt, lehrt oder lernt u n d der menschlichen Hal= tung, die den wahren Nationalsozialisten vom getarnten unter= scheidet. Es gehört zum Wesen der Wissenschaft, „konservativ" zu sein und streng im Prüfen und Urteilen. Sie und der stürmische Wille zu echter Volksgenossenschaft stehen zunächst spröde einander gegenüber; oft in ein und demselben Menschen, wie zwei ge= trennte Räume seines einen Daseins. Hochschulreform beginnt immer an der Stelle, an der sie einander so durchdringen, daß eines für das andere zum unentbehrlichen Antrieb wird. Und es ist ein Glück für die Hochschulen, daß von dieser echten Durchdringung einem nichts, gar nichts leicht und billig in den Schoß fällt. So bleiben sie davor bewahrt, Reform zu mimen, statt zu reformieren. Die Alten brauchen das lebendige, ernste und kritische Fragen der Jungen als Antrieb ihrer wissenschaftlichen Arbeit; die Jungen die Strenge der Wissen=

schaft als Prüfstein der Echtheit ihres völkischen Wollens und Suchens. Wer als Hochschullehrer in Lehre und Forschung nichts von der Forderung seines Volkes spürt, bleibt Zugehöriger einer sterbenden Zeit. Wer als Student nichts von der Unerbittlichkeit und Strenge des Wahrheitsuchens in seinem Fach erlebt, ist ein Stümper und Schwätzer beim besten Willen zum Dienst an seinem Volk.

Das Regiment steht zwischen erstem und zweitem Sturm. Im neuen Hochschuljahr werden die Stoßtrupps der Frei=Willigen gebildet. Freiwillige vor!

Aus *Gießener Universitätsführer* 1935/36. Herausgegeben in Auftrag der Gießener Studentenschaft von Hans Fritz Schuster, Schriftleiter (RDP), 8. Ausgabe, Darmstadt 1935, C. F. Wintersche Buchdruckerei.

Gespräche in Deutschland*

Von
Prof. Dr. Wolfgang Köhler, Univ. Berlin

Die mächtigen Männer, die eben Deutschland [führen], haben mehr als einmal nach den anderen [D]eutschen gefragt, nach denen, die bisher abseits [steh]en und die zu gewinnen sicher lohnte. Wer sie ge[wi]nnen will, muß wissen, weshalb sie abseits stehen. [Un]d wenn sie wirklich etwas wert sind, wird offene [Ver]handlung dieser Frage vaterländische Pflicht.

Man kann leicht erfahren, was sie fernhält; denn [sie] können sie von nichts anderem sprechen. Dabei [ist] ihnen aller Klatsch zuwider, und ihre Sorge geht [mi]t einem Ernst auf die Nation, wie in keiner Partei [ang]etroffen werden kann. Niemals sah ich schöneren [Pa]triotismus als ihren: Deutschsein ist ihnen eine [Au]fgabe. Sie wird gelöst, wenn aus dem merk[wü]rdigen, mit sich selbst ringenden Reichtum deutscher [Art] das Adligste an Gesinnung und Verhalten ent[steh]t. Es ist nur eine Stimme unter ihnen, daß ein [Er]einigungswerk vor sich gegangen ist, wie es not[we]ndiger kaum hätte sein können; sie bewundern die [Wu]cht des Geschehens, durch welches Deutschland in [we]nigen Tagen zum erstenmal ein festes Reich wurde, [un]d nicht zuletzt sind sie dankbar für den schroffen [Ruc]k, mit welchem so ungemeine Willenskraft uns alle [au]s der Bequemlichkeit der letzten Jahre und so solcher [Sa]chheit aufgerissen hat.

Wie können sie trotzdem traurig sein? Ein Kind [ver]mag zu erkennen, daß sie unter schwerem Druck [le]ben. Sie sind traurig aus Angst um ihre Nation.

Mit politischem im engeren Sinn des [W]ortes hat diese Besorgnis wenig zu tun. Durch un[er]hörte Konzentration von Macht ist der bisherige Er[fol]g errungen, und diese Macht geschlossen zu halten, [mu]ß vor dem Führer eine Selbstverständlichkeit sein. [A]ber wo die eigentliche Politik und die Machtfragen [m]it der Fülle der Sachfragen verschmelzen, da ist [sa]gen diese Menschen — immer noch Deutschland, [d.h]. ist das unübersehbare bunte Leben von Deutschen [in] hundert Berufen. Für die Gliederung, die Standes[ver]tretung dieser Berufe, für die Verfassung deutscher [A]rbeit hat die neue Staatsführung bestimmte große [Zi]ele, und insofern reicht ihre Politik in jede Sach[fr]age und in alles deutsche Leben überhaupt. Aber sie [re]icht eben in Sachfragen, und damit ist der erste [Ge]genstand tiefer Sorge erreicht. Keine dieser Auf[g]aben bis zur letzten kann der Nation gleichgültig sein, [u]nd wenn deshalb eine jede in den Händen eines [P]atrioten liegen muß, so ist schon die nächste Forde[ru]ng, daß dieser nach Sachkenntnis auf dem betreffen[den] Gebiet, nach Persönlichkeit und nach Einsicht der [wei]seste Mann sein soll, den man im betreffenden Falle [ü]berhaupt finden kann. Da nun auf und ob im Lande, [i]n den Fachvertretungen der Berufe, den Verbands[le]itungen der Wirtschaft, und bis in die einzelnen [U]nternehmen ein Mann nach dem andern davon muß, [a]n dessen deutscher Gesinnung so wenig gezweifelt [wer]den kann wie an seiner gründlichen Sachkenntnis [un]d seiner Eignung als Charakter, so höre ich immer [wie]der die Frage: Warum? Wer sind die Nachfolger? [D]aß die mächtige Bewegung, die nun herrscht, starke [Pe]rsönlichkeiten genug für alle wesentlichen Stellen [po]litischer Macht bereithielt, hat sie gezeigt. Daß sie

obendrein auch noch, ferner dem unmittelbar politischen Bereich, für jedes Sachgebiet deutschen Lebens hinreichend viele bessere und beste Männer hergeben könne, für die Verwaltung der Hochschulen, der Berufsverbände, der Einzelunternehmungen in der Wirtschaft, wo immer oben oder weiter unten etwas nach Sachlichkeit gefordertheit zu führen ist — das scheint meinen Freunden fast ein Ding der Unmöglichkeit.

Ich finde gar nicht, daß diese Menschen etwa neidisch wären. Sie haben einfach Angst um die nahe Zukunft ihres Vaterlandes, wenn in jedem Lebensbereich nicht der schlechthin geeignetste unter allen Männern deutscher Gesinnung, sondern überall der Nationalsozialist des Bereiches die Führung in seine Hand nimmt. Sie wagen nicht zu hoffen, daß dieser immer mit jenem identisch sein werde. Und inzwischen steht ihnen nur zu oft das Vaterland näher selbst als die Partei, die schon so Großes am Vaterlande geschaffen hat. Man mißverstehe diese Leute nicht; sie sind keine Aufrührer. Im Gegenteil, nichts wünschen sie mehr als feste Ordnung im Staat, und wenn sie die mächtigen Männer der Regierung um etwas bitten würden, so wäre es weniger Lockerung der Staatszügel als vielmehr gerechte Strenge, und die für alle Deutschen nach gleichem Maß.

Ich fragte solche Menschen, weshalb sie, bei so viel Uebereinstimmung in wesentlichen Punkten, nicht in die Partei eintreten und sich so, je auf ihrem Sachgebiet, zur Auswahl für wesentliche Stellen verfügbar machen. Die Antwort war immer dieselbe: „Auch vorzügliche Männer haben gehen müssen, anscheinend weil sie nicht zur Partei gehörten. Diesen haben das nicht verstanden; denn es geht ja um Deutschland und nicht um eine Partei, und sei es die wertvollste. Es wird uns schwer, einer Partei beizutreten, deren Vorgehen wir in einem so wesentlichen Punkt noch nicht begreifen."

Wenn ich aber weiter frage, so zeigt sich, daß noch eine andere Sorge vorliegt, die freilich ebenfalls aus dem Prinzip der Sachlichkeit um der Nation willen entspringt. Sie betrifft die Rassenpolitik der nationalsozialistischen Partei und des neuen deutschen Staates. Keiner von den Deutschen, die ich meine, leugnet das Vorhandensein eines Judenproblems in Deutschland; die meisten von ihnen glauben, daß die Deutschen das Recht haben, die Zusammensetzung ihres Volkskörpers zu kontrollieren und den zu groß gewordenen Anteil von Juden an der Führung aller wesentlichen Angelegenheiten des Volkes durch weise Regelung zu beschränken. Nur solche Maßnahmen aber können sie innerlich billigen, die nicht auf Umwegen Deutschland schädigen, die nicht plötzlich die Existenz von ganz unschuldigen Menschen zerstören und die nicht die bedeutenden, vornehmen Menschen unter den deutschen Juden schwer verletzen. Denn meine Freunde wollen der These nicht zustimmen, daß jeder Jude, als Jude, eine niedere, minderwertige Form von Menschentum darstellt. Als ich fragte, griff einer nach den Psalmen und las:

> Der Herr ist mein Hirte; mir wird nichts mangeln.
>
> Er weidet mich auf einer grünen Aue und führet mich zum frischen Wasser. —
>
> Und ob ich schon wanderte im finstern Tal, fürchte ich kein Unglück; denn du bist bei mir.

Auch den 90. Psalm las er noch und sagte dann: Kaum hat je ein Deutscher Menschenherzen tiefer erschüttert und getröstet, die in Not sind. Und dies ist von den Juden zu uns gekommen.

Ein anderer erinnerte mich, daß niemals ein Mensch reiner um Klärung seiner Welt gerungen haben wird als der Jude Spinoza, dessen Weisheit Goethe verehrte. Er scheue sich nicht zu verehren, wo es Goethe getan hat. Ueberdies hätte Lessings saubere Feder gewiß den „Nathan" nicht geschrieben, wenn menschlicher Adel nicht unter Juden vorkäme.

Von den Deutschen, die jetzt abseits stehen, sind viele Lehrer an deutschen Hochschulen, und manche sind Naturforscher. Es scheint, daß keiner an das kurze Leben und das große Schaffen von Heinrich Hertz denken kann, ohne daß eine fast zärtliche Bewunderung in seine Augen kommt. In Hertz aber war jüdisches Blut.

Einer hat mir unterwegs auf der Straße gesagt: „Der größte deutsche Experimentalphysiker der Gegenwart heißt Franck; manche glauben, er sei der größte Experimentator dieser Wissenschaft, den eben die Welt besitzt. Dieser Franck ist Jude, ein gütiger Mensch, wenn je einer in Deutschland war. Bis vor wenigen Tagen war er Professor in Göttingen, ein Ruhm Deutschlands, um den uns draußen die wissenschaftliche Welt beneidete. Ein deutsches Gesetz hat, nicht dem Wortlaut nach, wohl aber durch seinen inneren Sinn diesen guten und großen Menschen so schwer getroffen, daß er aus unseren Reihen scheidet. Haben Sie gelesen, mit welchen Worten er seine Stellung aufgibt? Wenn es noch eines Beweises bedurft hätte, daß Juden vornehme Menschen sein können, dieser Mann hat ihn erbracht." Er nahm seinen Hut ab, und mir schien, ich sollte es auch tun.

Vielleicht ist hier der ernsteste Grund zu sehen, weshalb alle diese Leute beiseitestehen: sie fühlen den Grund und Boden ihrer moralischen Welt tangiert. Für sie gilt, daß nur die wirkliche Beschaffenheit eines Menschen über ihn zu entscheiden erlaubt, und daß geistige Bedeutung, Vornehmheit der Gesinnung und evidentes Verdienst vornehme deutsche Kultur bleiben, was sie sonst sind, wenn sie an einem Juden gefunden werden. Alles, was sie seit ihrer Kindheit lernten, und sicher noch tiefer liegende Kräfte verpflichten sie auf diese Haltung, von der sie schlechterdings nicht abgehen können. — Dazu aber kommt wiederum die Sorge um ihre Nation. Die gegenwärtige geistige Kultur Deutschlands ist ein mächtiges Haus, gebaut aus Steinen von mancherlei Art. Manche Steine haben sich als minderwertig erwiesen. Kein Zweifel, daß man diese entfernen muß. Indessen fürchten meine Freunde, daß die Steine nicht auf ihre wirkliche Sachbeschaffenheit geprüft, sondern alle Steine gerade nur einer Herkunft beanstandet, diese schnell herausgerissen und dabei unversehens Teile des ganzen Baues gefährdet werden könnten. Denn nie erfaßt der vom Zorn umwölkte Sinn klar seinen Gegenstand. Meine Freunde denken, daß es unentbehrliche Träger im Haus der deutschen Kultur gibt, welche von Juden stammen. Jeder Stoß, der eben durch dies Haus geht, macht sie für das Haus und seine Zukunft zittern.

Ich will ein Wort hinzufügen, das die gedrückte Stimmung dieser Deutschen noch besser zu verstehen hilft. Kaum einer wollte, daß ich ihre Sorgen der Oeffentlichkeit bekanntgäbe. Ich würde mir nur selbst damit schaden; eben dürfe man dergleichen nicht sagen. Hierin bin ich anderer Meinung, und nicht zum wenigsten, weil ich das Buch des Reichskanzlers gelesen habe mit all seiner Verachtung für Leisetreter und seinem immer wiederholten Ruf nach gerader Leuten. Den Deutschen, von denen ich spreche, kann wenigstens in diesem Punkt sofort geholfen werden und zwar dadurch, daß sie sehen: niemand denkt daran, uns Bedenken zu verargen, die echter Sorge um die Nation entspringen, und niemand wird uns ihretwegen verfolgen.

Gerade nachdem dies geschrieben ist, wird in großen Linien das Gesetz bekannt, welches die Ueberfremdung der Schulen und Hochschulen behandelt. Auch meine Freunde werden nicht leugnen, daß dieses Gesetz von entschiedenen, aber zugleich behutsamen Händen geformt ist. Ihr größter Wunsch dürfte sein, daß nur diese befugten Hände über solche Dinge entscheiden, alle unberufenen Reformatoren aber sich der Autorität des Staates beugen.

Aus *Deutsche Allgemeine Zeitung* (Berlin), Reichsausgabe, vom 28. April 1933.

*Professor Dr. W. Köhler an die Hörer seiner Vorlesung
am 3. November 1933*

Meine Damen und Herren!

Ich habe Sie soeben beim Eintreten in einer Form begrüßt, die die Regierung vorgeschrieben hat. Einen Anlaß, weshalb das nicht geschehen sollte, vermag ich nicht zu sehen.

Indessen muß ich eine Bemerkung dazu machen: ich bin Professor der Philosophie dieser Universität, und dieser Umstand verpflichtet mich auch, nämlich zur Aufrichtigkeit gegen Sie, meine Hörer. Ein Professor, der Sie in Wort und Tat über seine Gesinnung täuschen wollte, hätte hier keinen Platz. Sie könnten ihn nicht mehr achten: von Philosophie und wichtigen Menschendingen dürfte er fortan kein Wort mehr zu Ihnen reden.

Deshalb sage ich: Die Form meines Grußes war bis vor kurzem das Zeichen einer ganz bestimmten Gruppe von Anschauungen auf politischem Gebiet und sonst. Wenn ich ehrlich bleiben und von Ihnen geachtet werden will, muß ich also erklären, daß ich zwar bereit bin, in jener Form zu grüßen, daß ich aber nicht alle die Anschauungen teile, als deren Äußerung der Gruß zu gelten pflegt oder doch pflegte.

Diese Erklärung werden die Nationalsozialisten unter Ihnen besonders begrüßen. Vornehme und saubere Art unter den Deutschen ist eines der Ziele, für welche sich die Nationalsozialisten mit aller Kraft einsetzen. Ich bin kein Nationalsozialist. Aber aus demselben Bedürfnis, vornehm und sauber zu verfahren, habe ich Ihnen gesagt, was der deutsche Gruß in meinem Fall bedeutet und was er nicht bedeutet. Ich erwarte von Ihnen, daß Sie meine Motive respektieren.

Hat sich das Psychologische Institut gleichgeschaltet?

Das Psychologische Institut war der nationalsozialistischen Studentenschaft schon immer als Hochburg der Kommunisten und Juden bekannt. Es war stets so, dass sich der deutsche Student im Institut isoliert fühlte. Es war auch offenbar, dass jüdische Studenten den deutschen vorgezogen wurden. Nicht nur, dass sie Bücher aus der Instituts-Bibliothek entleihen konnten, die für deutsche Studenten unentleihbar waren, es war auffällig, dass so viele Juden im Institut Arbeitsplätze erhielten, während der deutsche Student vielfach unbegreiflicherweise abgelehnt wurde. Es ist kein Wunder, dass mancher deutsche Student, angeekelt von dem Betrieb, dem Institut den Rücken wandte, und damit auf die naturwissenschaftliche Psychologie verzichten musste.

All dies konnte freilich nicht Wunder nehmen. Ein Assistent war Jude und blieb sonderbarerweise mehr als zehn Jahre im Amt (inzwischen ist er nach U.S.A. beurlaubt). Ein anderer Assistent, Dr. Duncker betätigte sich kommunistisch und trug, auch im Dienst, das Antifa-Abzeichen. Unter den Institutsmitgliedern wurden mit Wissen der Assistenten Sammlungen für die Karl-Marx-Schule veranstaltet und Unterschriften zugunsten Ossietzkis gesammelt. Der Beamte Haar verbreitete selbst nach dem Verbot der K.P.D. im Institut kommunistische Flugzettel.

Wir fragen uns nur: Wie konnte ein deutscher Professor all dies dulden? Es ist nicht möglich, dass er gar nichts wusste, zumal er mit seinen Assistenten und Institutsmitgliedern einen geselligen Verkehr pflegte.

Doch unsere Hauptfrage kommt erst: Hat sich das Psychologische Institut inzwischen gleichgeschaltet? Herr Professor Köhler ist ehrlich genug zuzugeben, dass er kein Nationalsozialist ist. Er hat sich auch als Freund des Professors Wertheimer bekannt. Wie kommt es aber, dass sein Assistent Dr. Duncker noch im Amte ist, ebenso der Beamte Haar, obwohl beide schon einmal wegen kommunistischer Betätigung entlassen waren. Wie kommt es, dass eine kommunistische Jüdin, Dr. Liebmann, noch den Bibliotheksdienst versieht? Wie kommt es, dass der staatenlose Jude Koseleff, der das antifaschistische Abzeichen bis zur Machtübernahme offen getragen hatte, im Institut noch sein Unwesen treiben und kommunistische Lieder singen darf? Und wie kommt es, dass sich noch heute nationalsozialistische Studenten isoliert und von dem latenten Kommunismus, der nur durch eine äusserliche Umstellung notdürftig übertüncht wurde, angewidert fühlen? Die Vorherrschaft der Juden scheint am Psychologischen Institut noch nicht gebrochen zu sein. Wir würden gerne wissen, wie hoch sich heute noch ihr Prozentsatz beläuft.

Wir fragen noch einmal: Hat sich das Psychologische Institut wirklich gleichgeschaltet?

Aus *Wissen und Dienst*, 1. Jahrgang (1933), Nr. 2, S. 58.

Antworten der Studierenden des Psychologischen Instituts

Zu Satz 3: Dazu ist kein Anhaltspunkt gegeben. Nachweis notwendig.

zu 4: Dasselbe wie 3; die Studenten wurden überhaupt nur nach ihren wissenschaftlichen Leistungen aufgenommen. Es kann nicht bestritten werden, dass unter den Studierenden eine Auswahl getroffen worden ist.

zu 5: Dieser Fall ist bisher als einziger von Preuss bekannt, von dem wir es auch erst jetzt erfahren haben.

zu 7: Professor Lewin ist auf Grund seiner wissenschaftlichen Leistungen im Amt geblieben, dass hat auch das gegenwärtige Ministerium anerkannt, indem es seine Amtszeit verlängerte.

zu 8: Dr. Duncker hat sich unseres Wissens nicht kommunistisch betätigt.

zu 9: Für die Karl-Marx-Schule ist im Psychologischen Institut nicht gesammelt worden. Für Ossietzki im Sommer 1932 sind im Institut Unterschriften gesammelt worden. (Die Initiative hatte ein früherer Studierender des Psychologischen Instituts Dr. Rudolf Arnheim).

zu 10: 1. Herr Haar ist kein Beamter. 2. Er hat nie kommunistische Flugblätter verteilt und sich nie für die kommunistische Partei betätigt, weil er organisierter Sozialdemokrat war.

zu 15: Weder Dr. Duncker noch Haar sind wegen kommunistischer Betätigung entlassen worden. Erstens: Duncker ist weder gekündigt noch entlassen worden, zweitens: Haars Einspruch gegen seine Kündigung ist von dem Minister als berechtigt anerkannt worden.

zu 16: Fräulein Dr. Liebmann ist nie Kommunistin gewesen und hat sich weder kommunistisch noch überhaupt politisch betätigt. Sie hat nicht den Bibliotheksdienst versehen und steht in keinem Angestelltenverhältnis zum Institut. Sie ist für gelegentliche Schreibarbeiten auf ordnungsmässigem Wege aus dem sächlichen Etat der Universität bezahlt worden. Wie wir erfahren betrug die jährliche an Frl. Dr. Liebmann gezahlte Summe nicht mehr als 30–40 Mk.

zu 17: Uns war Koseleff bekannt als inaktiver Mensch, der sich in keine Richtung im Institut politisch betätigt hat. Er stand zweifellos der kommunistischen Weltanschauung nahe, hat aber jedenfalls nach der Machtübernahme das Antifa-Abzeichen nicht getragen.

zu 18: Es ist nicht wahr, dass sich die nationalsozialistischen Studenten im Institut isoliert und angewidert fühlen.

zu 19: Eine Vorherrschaft der Juden hat im Psychologischen Institut nicht bestanden.

Anmerkungen

Die Lage der Seelenwissenschaften in der deutschen Gegenwart.
F. KRUEGER   292

Mit dem Referat „Die Lage der Seelenwissenschaft in der deutschen Gegenwart" eröffnet der Vorsitzende der Deutschen Gesellschaft für Psychologie, Professor Felix Krueger, den XIII. Kongreß dieser Gesellschaft in Leipzig.
Von dem 28 Druckseiten umfassenden Referat werden hier nur die Einleitungspassage und der VIII. und letzte Abschnitt abgedruckt, um einen Eindruck von der Aufbruchs- oder Umbruchsstimmung zu vermitteln, die Krueger besonders empathisch verkörperte.

Von den Aufgaben und dem Umbruch der deutschen Wissenschaft in nationalsozialistischen Staate. E. JAENSCH   296

Auch Erich Jaensch, der inzwischen Felix Krueger im Vorsitz der Deutschen Gesellschaft für Psychologie abgelöst hatte, demonstriert am Beispiel der Psychologie, was er als „Umbruch" der deutschen (!) Wissenschaft schon vor 1933 intendiert, vorbereitet und nun von allen verstanden haben will.

Geleitwort. G. PFAHLER   301

Über Gerhard Pfahler berichtet Peter Chroust (1979, 29 f.):
„Der 1897 in Freudenstadt geborene Gerhard Pfahler erhielt nach Privatdozenturen in Tübingen (1928) und Professuren an den Pädagogischen Hochschulen Rostock (1929), Altona (1930) und Frankfurt/M. (1932), seine erste ordentliche Professur 1934 in Gießen ... Hier übernahm er den Lehrstuhl von Prof. August Messer, der am 1.8.1933, angeblich „auf sein Ersuchen ...", in den Ruhestand versetzt" ... wurde. Tatsächlich wurde dem bürgerlich-liberalen Messer eine von ihm geschriebene Novelle über einen authentischen Schülerselbstmord ... und generell „unklare und schwankende Linie" in seinen Publikationen gegenüber „nationalsozialistischen Erziehungsfragen" vorgeworfen. Nachdem ebenfalls 1933 Prof. Ernst von Aster ... (Philosophie und Pädagogik) aus politischen Gründen (wegen seiner SPD-Mitgliedschaft) und der apl. a.o. Prof. Erich Stern ... (Philosophie und Pädagogik) aus rassischen Gründen entlassen worden waren, konnte Pfahler das nunmehr „gesäuberte"

Philosophisch-pädagogische Seminar der Gießener Ludwigs-Universität übernehmen. Außerdem leitete er noch das Institut für experimentelle Psychologie und Pädagogik der Gießener Universität, dessen bisheriger Direktor, der Ganzheitspsychologe Prof. Friedrich Sander, einen Ruf nach Jena erhalten hatte.... Schließlich war Pfahler von 1934 bis 1937 noch Rektor der Gießener Universität ... und Sturmführer des SA-Sturms 116...."

Chroust, P. (1979) Gleichschaltung der Psyche. Zur Faschisierung der deutschen Psychologie am Beispiel Gerhard Pfahlers. *Psychologie und Gesellschaftskritik, 3,* Heft 4, 29–40

Gespräche in Deutschland. W. KÖHLER   305

Vgl. hierzu den Beitrag von M. Ash in diesem Band.

Professor Dr. W. Köhler an die Hörer seiner Vorlesung am 3. November 1933.
W. KÖHLER   307

Als vorgeschrieben wurde, daß Lehrer und Hochschullehrer zu Beginn der Lehrveranstaltungen ihre Schüler bzw. Studenten mit dem „Deutschen Gruß", also mit „Heil Hitler!" zu begrüßen hatten, wandte sich Wolfgang Köhler, ausweislich einer erhalten gebliebenen studentischen Mitschrift, am 3. November 1933 mit den hier wiedergegebenen Worten an seine Hörer, ehe er zur Sache kam.

Hat sich das Psychologische Institut gleichgeschaltet?   308

Maschinenschriftliche Abschrift im Besitz von Herrn Hans Haar, Berlin, ehem. Mechaniker im Psychologischen Institut.

Antworten der Studierenden des Psychologischen Instituts   309

Zu dem Artikel in der Zeitschrift *Wissen und Dienst* Nr. 2 von Otto Schuster. Antworten der Studierenden des Psychologischen Instituts. Bisher unveröffentlichtes maschinenschriftliches Manuskript, im Besitz von Herrn Hans Haar, Berlin (w. o.).

Die Studenten schreiben den Artikel in *Wissen und Dienst* irrtümlicherweise dem Herausgeber der Zeitschrift, Otto Schuster, zu. Er wurde von dem Psychologiestudent Hans Preuss verfaßt und anonym veröffentlicht. (S. den Beitrag von M. Ash in diesem Band.)

Namenverzeichnis

Die *kursiv* gesetzten Ziffern beziehen sich auf die Literatur.

Ach s. Bühler K 234, *260*
Ach NK 15, 149, *160*
Achelis 122
Adams D 120
Adam UD 263, *277*
Adenauer K 166
Adler 117
Adorno TW 283, 289, *289*
Adorno TW, Frenkel-Brunswik E, Levinson DJ, Sanford RN 11, *12*, 279, 281, 282, 284, 286, 288, 289, *289*
Alesch J v 115, 120, 140, 141, 142, 145, 274
Althoff F 114
Alverdes F, Krieck B 47, *51*
Andermann F 47, *51*
Anon. 227, 228, 253, 254, *259*
Ansbacher HL 9, *12*, 141, 150, *160*
Anschütz G 274
Aquin T v 24, 47
Aristoteles 24, 32, 47
Arndt EM 293
Arnheim R 5, 8, 117, 139, 309
Arnhold K *259*
Ash MG 4, 11, *12*, 90, *110*, 115, 116, 120, *136*, 139, *160*, *161*, 223, 234, 253, *259*, 269, 276, *277*, 311
Ash MG s. Woodward WR 11, *13*
Aster E v 310
Aydelotte F 135

Bach JS 68
Bachér 127, 128
Baeumler A 128, 132
Baldwin JM 27
Bargheer 215
Barnes B 223, 249, 251, *259*
Barth P 26, *51*
Baruch 78
Batz W-D 221
Bauch B 297
Baumgarten F 2, 11, *12*, 234, 235, *259*
Becher E 21, 146
Beck FA 36, *51*
Beck R 131
Becker CH 200, 207, *218*, 298
Behn S 276
Benjamin W 251, *259*
Benz A 160, *161*
Benz A s. Heil FE 143, *162*
Benze R 208, *218*
Bergius R 11, 136
Bernal 223
Beyerchen AD 123, *136*, 263, *277*
Bieberbach L 123, 129, 135
Bieberstein MF v 170
Billig M 249, *259*
Bindewald 199, *218*
Bismarck O v 166
Bleuel HP 80, *84*
Bloch E 62, *84*
Blumenfeld W 276
Bobertag O 254, *260*
Boder TP 4, *12*
Bondy C 5, 276
Bormann 208, 211

Box GEP, Jenkins GM 257, *260*
Box GEP, Tino GC 257, *260*
Brandenburg H 211, *218*
Briefwechsel zwischen Wilhelm Dilthey und dem Grafen Paul Yorck von Wartenburg 114, *136*
Bromley S s. Crosby F 280, *289*
Broszat M 265, *277*
Brown JF 120
Brückner P 67, *84*
Brunswik E 5
Buchheim H 210, *218*
Bühler Ch 5, 11, *12*
Bühler K 5, 18, 19, 20, *51*, 231, 232, 234, *260*
Bühler K, Stern W, Ach, Katz, Poppelreuter, Volkelt 234, *260*
Burckardt G 276
Burt C 156
Busemann A 254, *260*

Carlberg C, Harbeck, Huth, Stern 239, *260*
Carmon A 267, *277*
Cartesius 296
Christie R 281, *289*
Chroust P 271, *277*, 310, *311*
Claparède 177
Clausewitz v 144
Clauss LF 4, 109, 132
Cocks GC 253, *260*
Cohen H 297, 298
Cohn R 276
Coker F 65, *84*

313

Comte A 26
Cornelius H 81
Coué 117
Couvé R 252, *260*
Couvé R s. Moede W 245, *262*
Crannell CW 120, 124, *136*
Crosby F, Bromley S, Saxe L 280, *289*
Crowther 223

d'Alquen 211
Dembo T 120
Deuchler G 276
Deutsche Verwaltung für Volksbildung in der sowjetischen Besatzungszone 189, *194*
Deutz 236
Dietrich O 36, *51*
Dilthey W 19, *51*, 114, *136*
Dölle EA 55
Driesch H 21, 40, 41, 42, 43, 49, *51*, 61, *84*
Düker H 5
Duncker K 5, 118, 119, 124, 127, 128, 130, 131, 139, 141, 144, 154, 275, 308, 309
Dürckheim-Montmartin, Graf K von 63, 64, *84*
Dürken B 46, *51*

Ebbinghaus 232
Eberhardt M 139, 140
Ebert F 166, 167
Eckhart 68
Eilers R 212, *217*
Einstein A 123, 232
Eliasberg W 242, 253, *260*
Emge 180, 182
Engels F s. Marx K 249, *261*
Erdély M 225, *260*
Erdmann B 128
Ertel S, Kemmler L, Stadler M 141, *161*
Eschler E 189, *194*

Eulenburg 236
Ewert O 9

F. P 170, *194*
Faltin G s. Feger H 282, *289*
Faust A 123, *136*
Faye J-P 251, *260*
Fechner GT 26, 45, 165
Feger H 11
Feger H, Faltin G 282, *289*
Fehrle 180
Feldmann E 197, 202, 203, 205, 206, *218*
Feldmann E, Hoffmann H 205, *218*
Fichte 25, 70, 293
Fischel W 55, *84*
Fischer A 276
Fischer E 123, 129, 153, 156, 160, 180
Fischer G 301
Fischer GH 149, 274
Fischer S 168, 178
Fitts PM 9, *12*
Forman P 61, *84*
Franck J 123, 306
Frank H 139
Frank W 184, *194*
Frenkel-Brunswik E s. Adorno TW 11, *12*, 279, 281, 282, 284, 286, 288, 289, *289*
Freud S 92, 93
Frick 213
Friedmann G 250, *260*
Friedrich A 183
Friedrich Wilhelm I. 179
Fröbel 197
Frobenius L 179
Fröhlich WD 113

Galen v 146
Galileo 123
Gamm HJ 208, 211, 213, *218*
Gärtner K 186
Gasman D 56, *85*
Gehlen A 76
Gelb A 5, 115, 119, 127, 130, 139, 142, 143, 157, 252, 276
Gessen B 223
Geuter U 1, 2, 4, 6, 7, 9, *12*, 55, 57, 61, 71, 75, 76, 79, 83, 84, *85*, 90, 95, 109, *110*, 117, 120, 129, 131, 132, 133, *136*, 140, 143, 151, 159, *161*, 215, *219*, 221, 223, 225, 226, 227, 229, 230, 243, 252, *260*, 263, 265, 269, 272, 275, 276, 277, *277*
Giese F 224, 243, 244, 245, *260*
Giles G 274, *278*
Gnaden GB 186
Goebbels J 185, 211, 273
Goethe JW v 23, 48, 146, 306
Goldmeier E 142, *161*
Goldschmidt RH 146, 152, *161*, 276
Goldstein K 5, 118, 119, 130, 134, 139, 252
Golf A 78
Göring H 211
Görres 293
Gottschaldt K 117, 119, 132, 139, 140, 152, 153, 154, 155, 156, 160, *161*, *162*
Gradenwitz 170
Graumann CF 11, *12*, 109, *110*, 223, *260*
Graumann CF, Willig R 285, *289*
Grelling K 176, 177, *194*
Grimm H 80
Groß W 129
Grotewohl 188
Gruhle H 118, 130, 134, 174, 175
Grünhut L s. Jaensch R 20, *52*
Gumbel E 40, 170
Gundlach H 10
Güntert FK 174, 175, 180
Günther HFK 75, 76, 132, 213, 214, 215, *219*

Haakon, König 167
Haar H 308, 309, 311
Haber F 123
Habermas J 62, *85*
Haeckel E 40, 56
Hahn H 241, *260*
Hainisch 167
Haldane JBS 119
Hamann JG 146
Hancke K 176, 177, *194*
Harbeck s. Carlberg C 239, *260*
Häreticus (i. e. W. Frank) 184, 185, *194*
Harmjanz 132, 136
Harms B 236, *260*
Harrower M 122, *136*
Hartmann 125
Hartnacke W 92, 190, *194*
Hartshorne EY 253, *260*
Haselier G 188, *194*
Hauff v 125
Heckhausen H 141, *162*
Heckhausen H s. Kemmler L 141, *162*
Hegel 23, 300
Heiber H 194, *194*
Heidegger M 80
Heider F 5
Heil FE, Benz A 143, *162*
Hellpach W 149, 165, 166, 168, 169, 170, 171, 172, 173, 174, 175, 176, 177, 178, 179, 180, 181, 182, 183, 184, 185, 186, 187, 188, 189, 190, 191, 192, 193, *194*, *195*
Henle M 11, *12*, 98, *110*, 120, 128, *136*, 139, *162*
Henning F-W 246, *260*
Herbart JF 92
Herder 25, 65, 146, 293
Herrmann T 55, *85*
Herrnstein 42
Hertlein v 170
Hertwig O 29, 30, 32, 34, *51*
Hertz H 78, 306

Hess R 211
Hesse Mary B 222, *261*
Heuss E 49, *51*, 83
Heuss Th 165, *195*
Heyde L 236, *261*
Heyse P 78, 180, 182
Hindenburg P v 166, 170
Hinrichs P 237, *261*
Hirsch J 237, *261*
Hische W 248, *261*
Hitler A 71, 77, 92, 101, 109, 165, 166, 173, 175, 177, 186, 208, 209, 210, 213, 216, 225, 245, 264, 276, 295, 311
Hoeth F 157, *162*
Hoffmann 170
Hoffmann H s. Feldmann E 205, *217*
Hofstätter PK 247, *261*
Höhn E 11
Holle HG 35, *51*
Honecker M 276
Hoppe F 139, 140
Horkheimer M 62
Hornbostel EM v 139, 142, 151, 157, 276, 277
Hornbostel EM v, Wertheimer M *162*
Horstmann I 125
Huber ER 210
Huber K 140, *162*, 275
Hugo W 193
Humboldt W v 115
Huth s. Carlberg C 239, *260*

Immig G 252, *261*
Ipsen G 276
Irle M 284, *289*

Jaeger S, Staueble I 11, *12*
Jaensch ER 4, 15, 19, 49, 50, *51*, 73, 75, 76, 78, 79, 109, 129, 132, *136*, 149, 264, 274, *296*, 297, 310
Jaensch ER, Grünhut L 20, *52*

Jahn 293
Jahnke U 120, 122, 124, 128, *136*
James W 19
Jaspers K 293
Jenkins GM s. Box GEP 257, *260*
Jensen 42
Jesinghaus C 277
Johnson A 135
Jucknat M 135
Juhász A 231, 232, 233, *261*
Jung 76

Kabitz 145
Kafka G 277
Kalikow TJ 273, *278*
Kalvermann W 236, *261*
Kamin L 156, *162*
Kant I 23, 25, 297
Karsten A 120, 134, *136*
Kater MH 80, *85*, 123, 125, 126, *137*, 263, 264, 265, 275, 276, *278*
Katona G 5, 8
Katz D s. Bühler K 234, *260*
Katz D 5, 119, 127, 276
Katz R 5
Keller H 127, 128, 132
Kelly RC 263, 272, 277, *278*
Kemmler L, Heckhausen H 141, *162*
Kemmler L s. Ertel S 141, *161*
Kepler J 296
Kerkhof 180, 182
Kern B 147
Kerner R 179, *195*
Kienert 185
Kienzle R 276
Kinloch GC 249, *261*
Klages L 26, 60, 61, 293
Klassen FJ *219*
Klemm O 246, 253, *261*, *295*, 300
Klix F 141, 155, *162*
Knauer A 212, *219*
Koffka K 17, 43, *52*, 115,

118, 119, 122, 136, 139, 150, 151, 159
Köhler W 5, 7, 11, *13,* 40, 58, 75, 93, 96, 97, 98, *110,* 115, 116, 118, 120, 121, 122, 123, 124, 125, 126, 127, 128, 129, 130, 131, 134, 135, 136, *137,* 139, 140, 141, 142, 144, 147, 150, 151, 152, 153, 158, 159, *162,* 172, 173, 182, 184, 187, 188, 277, 305, 307, 308, 311
König R 70, *85*
Kopfermann H 119
Korsch K 117
Koseleff 310, 312
Kracauer S 239, 240, *261*
Kraepelin E 166, 167
Kràl J 176
Krampf W 176, *195*
Krannhals O 22, 34, 35, 36, *52*
Krauss H 241, *261*
Kretschmer E 76, 214
Krieck E s. Alverdes F 47, *51*
Krieck E 36, 37, 38, 39, 47, 48, 49, 50, *51, 52,* 145, 149, 186, 215, 216
Kries J v 119
Kroh O 4, 49, *52,* 132, 133, 134, *137,* 147, 149, 214, 215, 216, *219,* 246, 247, 248, *261*
Krueger F 4, 16, 19, 20, 21, 22, 23, 25, 26, 39, 40, 41, 45, 49, *52,* 55, 56, 57, 58, 59, 60, 61, 62, 63, 64, 65, 66, 67, 68, 69, 70, 71, 72, 73, 74, 75, 76, 77, 78, 79, 80, 84, *85, 86,* 89, 90, 91, 92, 93, 94, 95, 97, 98, 99, 100, 101, 102, 106, 107, 109, *110,* 292, 310
Ksiensik I 221
Kuhn T 224
Külpe O 93, 298, 299

Landmann 239, *261*
Langfeld H 115
Lashley K 127, 135
Laue M v 123
Lauenstein O v 118, 126, 127, 128, 131, 139, 141, 154
Lazarsfeld P 5
Lazarus 176
Lederer 236
Lehmann E 45, 46, 47,*52*
Leibniz 25
Lenard 298
Lepsius R 5, *13*
Lersch P 4, 84, 149, 253, 272, 273
Leser 276
Lessing T 40, 306
Ley R 209, 210
Levinson DJ s. Adorno TW 11, *12,* 279, 281, 282, 284, 286, 288, 289, *289*
Lewin K 5, 8, 98, 115, 117, 119, 120, 122, 127, 130, 131, 139, 143, 150, 151, 153, 154, 155, 277, 309, 311
Liebermann 31
Liebmann 308, 309
Lindheimer 178
Lindner A 176
Lindner H 129, *137*
Lion F 177
Lipman O 231, 238, 245, *261*
Lipps, T 81
Litt T 76
Lorenz K 47, *52,* 273
Luchins AS 11, *13*
Lukàcs G 56, 67, 84, *86*
Luther M 68, 292

Mach 232
MacLeod RB 135
Madekung 276
Madlung 143
Maier NRF 120
Maikowski R, Mattes P, Rott G 55, *86,* 229, *261*

Mamdapurkar G 132
Mann Th 15, 168, 169, 177, 193, *195*
Marcuse H 72, *86*
Maron 125
Marx K 66
Marx K, Engels F 249, *261*
Masaryk 167
Matejka F 252, *261*
Mathesis 296
Mattes P s. Maikowski R 55, *86,* 229, *261*
Mehrtens H 263, *278*
Meier M 276
Meili R 117, *137,* 139, 141, *162*
Meinong 140
Mendel 46
Mendelssohn 78
Merton RK 221, *261*
Merz F 55, *86,* 89, 109, *110*
Messer A 302, 310
Métraux A 9, 223, *261*
Metzger W 7, 9, *13, 43,* 44, 49, *52, 53,* 83, 89, 90, 91, 99, 102, 103, 104, 105, 106, 107, *110,* 117, 130, 131, 132, 136, *137,* 139, 140, 141, 142, 143, 144, 145, 146, 147, 148, 149, 150, 151, 152, 157, 158, 159, 160, *162, 163*
Meumann E 28, *52,* 82, 215
Meyenberg F 236, *261*
Meyer 215
Meyer-Abich A 45, 46,*53*
Mikulinskij SR 223, *261*
Milgram S 279, 288, *289*
Ministerium für Volksbildung der Deutschen Demokratischen Republik 189, *195*
Moede W 225, 231, 234, 238, 239, 241, 253, *262,* 277
Moede W, Couvé R, Tramm KA 245, *262*

Mommsen H 70, *86*
Morinaga 147
Möser 293
Muchow M 4, 5
Muck O 47, *53*
Müller GE 19, 132, 232
Munipov VM s. Zinčenko VP 252, *262*
Münsterberg H 224, 225, *262*
Myers CS 135

Needham J 223, *262*
Nell-Breuning 33
Newman E 134
Newton 223
Nietzsche F 293
Nissl F 166
Noskova OG s. Zinčenko VP 252, *262*

Oppenheim H 166, 167
Oppenheimer E 142, *163*
Ossietzky C v 41, 308, 309
Oster 180
Österreich TK 277
Ottweiler O 207, 208, 210, 211, 212, 215, *219*

Partei-Statistik 276, *278*
Paulsen F 198, 199, *219*
Perry RB 128
Petermann B 20, 21, 44, 45, 49, *53*
Peters Chr, Weckbecker A 6, *13*
Peters W 5, 216, 276
Petry C 275, *278*
Pfahler G 4, 75, 214, 215, 216, *219,* 271, 301, 310, 311
Pfetsch FR 114, *137*
Pick A 119
Pieck W 188, 189
Plato 24
Platonov KK 252, *262*
Plessner H 253, *262*
Pollatschek S 179, *195*
Pongratz LJ, Traxel W,

Wehner EG *110,* 141, 157, 163
Poppelreuter W 109
Poppelreuter W s. Bühler K 234, *260*
Preuss H 124, 131, 309, 311
Prinz W 83, 140, 143, 146

Rausch E 141, 142, 157, 158, *163, 164*
Reble A 199, *219*
Redslob O 125
Reichenbach H 119
Reichsschrifttumskammer 184, *195*
Reinhard 186
Restorff H v 125, 126, 130, 135
Rickert 186
Rieffert JB 128, 129, 131, 135: 136, 154, 180, 182
Ringer FK 29, *53,* 62, 80, *86,* 117, 118, *137*
Rokeach M 249, *262*
Rosenberg A 46, 143, 190, 194, 215, 274
Roßner F 47, *53*
Roth E s. Russell WA 55, *86*
Rothacker E 80, 153, 273
Rott G s. Maikowski R 55, *86,* 229, *261*
Rubin E 135
Rudert J 74, 75, 76, 78, 84, *86*
Rupp H 116
Rüsche F 47, *53*
Russell WA, Roth E 55, *86*
Rust B 127, 207, 208, 209, 210, 211, 212, 215, 216

Sader M 141, *164*
Salin 236
Sander F 4, 49, 50, *53,* 71, 72, 73, *87,* 109, *110,* 132, 151, 157, 277, 311

Sanford RN s. Adorno TW 11, *12,* 279, 281, 282, 284, 286, 288, 289, *289*
Sarkowicz H 80, *87*
Sauerbruch 125
Saxe L s. Crosby F 280, *289*
Schaal R 276
Schacht H 180, 182, 187
Schäfer B, Six B 279, 280, *289*
Schäffle A 27
Schaxel J 39, 40, *53*
Scheerer E 20, 24, 27, *53,* 65, 100
Schelderupp-Ebbe T 119
Scheler 23, 232
Schelling 23, 25, 45, 70, 296
Schelsky H 5, *13*
Schemm H 175
Scherer W 115
Schering WM 276
Schirach B von 185, 211, 213, *219*
Schlamm W 178, 184, 194, *195*
Schlenk 125
Schlick M 41, 60, 61, *87,* 119
Schmidt W 47, *53,* 125, 126
Schmitthenner P 173
Schneider C 174, 175, 185
Schopenhauer 144
Schroeder-Gudehus B 80, *87,* 223, *262*
Schulte H 144, *164*
Schultz-Hencke 149
Schumann 142, 159
Schumpeter 236
Schunter-Kleemann S 160, *164*
Schuster HF 304
Schuster O 126, 311
Seebohm HB 4, *13*
Selz O 4, 5, 174, 276
Semgal 167

317

Seraphim HG   210, *219*
Simmel G   203
Simoneit M   7, 9, *13*
Six B s. Schäfer B   279, 280, *289*
Sodhi K   132
Sommer   211
Sontheimer K   56, 61, 65, 77, *87*
Spann O   26, 32, 33, *53*
Spencer H   26
Spengler O   60, 77, 293
Spinoza   78, 232, 306
Spranger E   18, 19, 20, 22, 34, 35, 36, *53,* 197, 198, 199, 200, 203, *219,* 232
Spreng H   252, *262*
Springer J   118
Stachura PD   211, *219*
Stadler M   83, 132, 141, *164*
Stadler M s. Ertel S   141, *161*
Stapels W   39
Staueble I s. Jaeger S   11, *12*
Stein J   175, 184, 186
Steinbach L   285, *289*
Steinthal   176
Stern E   5, 197, 202, 203, 204, 205, 206, 216, *218,* 277, 310
Stern H   197
Stern W   4, 5, 64, 65, 75, *87,* 115, 214, 216, 231, 234, 241, 242, 245, *262,* 276
Stern W s. Bühler K   234, *260*
Stern W s. Carlberg C   239, *260*
Stiebitz F   83, *87*
Stiehl F   198, 199, 207, *219*
Stieler   276
Strätz H-W   125, *137*

Strauhal MA   132
Studentkowsky OR   78, 79
Stumpf C   17, 114, 115, 116, 128, 133, *137,* 139, 152

Teuber HL s. Wyatt F   11, *13,* 55, *87*
Thälmann   175
Thoma R   183
Thomae H   84, 286, 287, *289*
Thomas W   174, 187
Tino GC s. Box GEP   257, *260*
Tönnies F   26, *53*
Tramm KA   241, *262*
Tramm KA s. Moede W   245, *262*
Traxel W   6, 7, *13*
Traxel W s. Pongratz LJ   *110,* 141, 157, *163*

Uexküll J von   30, 31, 32, 34, 35, 41, *53*

Vahlen T   125, 127, 135
Velden M   83, *87*
Volkelt s. Bühler K   234, *260*
Volkelt H   19, 28, *53,* 58, 77, 143, 215

Wagner R   186, 295
Wallach H   5, 131, 139
Wassermann O   168
Weber M   66
Weber W   225, 241, 252, *262*
Weckbecker A s. Peters Chr   6, *13*
Wehner EG s. Pongratz LJ   *110,* 141, 157, *163*
Weinhandl F   21, *53*
Weinschenk C   120, *137*
Weisert   165
Wellek A   7, *13,* 55, 57, 58, 71, 77, 78, 79, 83, *87,* 89, 90, 109, *111*
Wells   168
Werner H   4, 5, 8, 277
Wertheimer M   5, 21, 44, *53,* 93, 94, 97, 98, 99, 102, *111,* 115, 118, 119, 120, 125, 127, 130, 131, *137,* 139, 141, 142, 143, 144, 150, 151, 152, 157, 159, *164,* 276
Wertheimer M s. Hornbostel EM von   *162*
Wesley F   140, *164*
Westermann D   119
Wies B   229, *262*
Wiesenthal P   253, *262*
Wilde K   274
Wilhelm II.   166
Willig R s. Graumann CF   285, *289*
Windelband W   298
Wirth W   15
Witkowitz   252
Witte W   141, *164*
Wolff   179
Woodward WR, Ash MG   11, *13*
Wundt W   17, 57, 80, 82, 92, 97, 114, 146, 165, 166, 167, 171, 190, 299
Wyatt F, Teuber HL   11, *13,* 55, *87*

Zadeck W   239, *262*
Zeigarnik B   117, 120, 134
Zeiss C   252
Zielasko G   277
Zier   165
Zillig M   246, *262*
Zinčenko VP, Munipov VM, Noskova OG   252, *262*
Zinnecker J   4, *13*
Zneimer R   263, 267, 271, 272, *278*

MIX
Papier aus verantwortungsvollen Quellen
Paper from responsible sources
FSC® C105338

If you have any concerns about our products,
you can contact us on
ProductSafety@springernature.com

In case Publisher is established outside the EU,
the EU authorized representative is:
**Springer Nature Customer Service Center GmbH
Europaplatz 3, 69115 Heidelberg, Germany**

Printed by Libri Plureos GmbH
in Hamburg, Germany